生物材料科学与工程丛书

王迎军 总主编

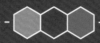

生物材料三维打印技术及应用

孙 伟 著

科学出版社

北 京

内 容 简 介

本书为"生物材料科学与工程丛书"之一。生物材料的三维打印，可对细胞、生物材料、生长因子等进行空间精确定位组装，在构建个性化医疗器械、组织工程、药物测试、病理模型和器官芯片等领域具有广阔的应用前景。本书先概述生物材料先进制造的三维打印技术及其在大健康领域的应用，聚焦再生医学中硬、软组织和仿生植入体的三维打印，以及体外肿瘤模型、药物检测模型和微器官芯片的打印构建，从工艺、材料、制造和应用等方面做综合阐述，介绍打印工艺设计、结构形成、细胞损伤控制等机理和生物学基础应用方面的系统研究。

本书有助于丰富和发展生物制造、生物三维打印及生物材料先进制造学科科学内容，为相关领域学者及研究生学习提供重要的学术参考。

图书在版编目（CIP）数据

生物材料三维打印技术及应用 / 孙伟著. —北京：科学出版社，2022.10
（生物材料科学与工程丛书 / 王迎军总主编）
国家出版基金项目
ISBN 978-7-03-073182-1

Ⅰ．生… Ⅱ．①孙… Ⅲ．①立体印刷－印刷术－应用－生物材料－研究 Ⅳ．①R318.08

中国版本图书馆 CIP 数据核字（2022）第 168309 号

丛书策划：翁靖一
责任编辑：翁靖一 孙静惠 / 责任校对：杜子昂
责任印制：师艳茹 / 封面设计：东方人华

科学出版社 出版
北京东黄城根北街 16 号
邮政编码：100717
http://www.sciencep.com
北京九天鸿程印刷有限责任公司 印刷
科学出版社发行 各地新华书店经销
*
2022 年 10 月第 一 版 开本：B5（720 × 1000）
2022 年 10 月第一次印刷 印张：27 1/2
字数：519 000
定价：198.00 元

生物材料科学与工程丛书

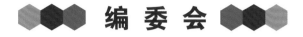

编 委 会

■■ 总　序 ■■

　　生物材料科学与工程是与人类大健康息息相关的学科领域，随着社会发展和人们对健康水平要求的不断提高，作为整个医疗器械行业基础的生物材料，愈来愈受到各国政府、科学界、产业界的高度关注。

　　生物材料及其制品在临床上的应用不仅显著降低了心血管疾病、重大创伤等的死亡率，也大大改善了人类的健康状况和生活质量。因此，以医治疾病、增进健康、提高生命质量、造福人类为宗旨的生物材料也是各国竞争的热点领域之一。我国政府高度重视生物材料发展，制定了一系列生物材料发展战略规划。2017 年科技部印发的《"十三五"医疗器械科技创新专项规划》将生物材料领域列为国家前沿和颠覆性技术重点发展方向之一，并将骨科修复与植入材料及器械、口腔种植修复材料与系统、新型心脑血管植介入器械及神经修复与再生材料列为重大产品研发重点发展方向，要求重点开展生物材料的细胞组织相互作用机制、不同尺度特别是纳米尺度与不同物理因子的生物学效应等基础研究，加快发展生物医用材料表面改性、生物医用材料基因组学、植入材料及组织工程支架的个性化 3D 打印等新技术，促进生物材料的临床应用，并从国家政策层面和各种形式的经费投入为生物材料的大力发展保驾护航。

　　生物材料的发展经历了从二十世纪的传统生物材料到基于细胞和分子水平的新型生物材料，以及即将突破的如生物 3D 打印、材料基因组等关键技术的新一代生物材料，其科学内容、研究范围和应用效果都发生了很大的变化。在科技快速迭代的今天，生物材料领域现有的重要专著，已经很难满足我国生物材料科学与工程领域科研工作者、教师、医生、学生和企业家的最新需求。因此，对生物材料科学与工程这一国际重点关注领域的科学基础、研究进展、最新技术、行业发展以及未来展望等进行系统而全面地梳理、总结和思考，形成完整的知识体系，对了解我国生物材料从基础到应用发展的全貌，推动我国生物材料研究与医疗器械行业发展，促进其在生命健康领域的应用，都具有重要的指导意义和社会价值。

为此，我接受科学出版社的邀请，组织活跃在科研第一线的生物材料领域刘昌胜、陈学思、顾宁等院士、教育部"长江学者"特聘教授，国家杰出青年科学基金获得者等近四十位优秀科学家撰写了这套"生物材料科学与工程丛书"。丛书内容涵盖了纳米生物材料、可降解医用高分子材料、自适应性生物材料、生物医用金属材料、生物医用高分子材料、生物材料三维打印技术及应用、生物材料表界面与表面改性、生物医用材料力学、生物医用仿生材料、生物活性玻璃、生物材料的生物相容性、基于生物材料的药物递送系统、海洋生物材料、细菌纤维素生物材料、生物医学材料评价方法与技术、生物材料的生物适配性、生物医用陶瓷、生物医用心血管材料与器械等生物材料科学与工程的主要发展方向。

本套丛书具有原创性强、涵盖面广、实用性突出等特点，希望不仅能全面、新颖地反映出该领域研究的主流和发展趋势，还能为生物科学、材料科学、医学、生物医学工程等多学科交叉领域的广大科技工作者、教育工作者、学生、企业家及政府部门提供权威、宝贵的参考资料，引领对此领域感兴趣的广大读者对生物材料发展前沿进行深入学习和研究，实现科技成果的推广与普及，也为推动学科发展、促进产学研融合发挥桥梁作用。

在本套丛书付梓之际，我衷心感谢参与撰写、编审工作的各位科学家和行业专家。感谢参与丛书组织联系的工作人员，并诚挚感谢科学出版社各级领导和编辑为这套丛书的策划和出版所做出的一切努力。

中国工程院院士

亚太材料科学院院士

华南理工大学教授

前 言

生物三维（3D）打印以细胞、活性分子和生物材料为基本单元，用 3D 打印技术构建具有个性化、复杂结构和生物功能的体外三维生物结构模型。生物 3D 打印技术集成了材料、制造、信息和生命等诸多学科，在个性化复杂生物结构体的构建方面具有独特的优势，正成为推动生物材料、组织工程和生物医学应用新领域发展的交叉前沿。

作者和清华大学生物制造团队从 20 世纪 90 年代末即开展生物材料 3D 打印技术及应用研究。多年来，以创新和引领新兴学科前沿发展为目标，作者和团队在生物 3D 打印的基础科学研究和技术应用领域致力于开创性的研究，研究方向涉及生物材料 3D 打印，再生医学模型构建及其在组织工程中的应用，细胞/组织/器官的 3D 打印及体外生物功能结构体的仿生设计与打印制造，体外肿瘤模型、生物/病理/药理模型和新药检测模型打印制造及应用，以细胞和活性分子为基础的细胞/组织/器官微流体芯片打印制造及应用，体外生命系统工程，新颖生物墨水及先进生物 3D 打印装备的研发及应用等。本书系统地总结了作者及团队逾 20 年在生物材料 3D 打印技术和应用领域部分有代表性的工作，介绍的内容有助于丰富和发展生物制造、生物 3D 打印及生物材料先进制造学科科学内容，为相关领域学者及研究生学习提供重要的学术参考。

本书第 1 章对生物材料 3D 打印技术及应用研究发展现状做了系统的总结和展望。按使用的生物材料性能及所适用的应用领域，作者将生物材料 3D 打印的技术和应用总结为 5 个不同的发展阶段，涵盖从体外辅助手术模型到降解/非降解体内植入体制造，从细胞打印 3D 生物结构体到打印构建体外类肿瘤模型，从细胞/组织/器官芯片和微生理系统到新兴的体外生命系统工程。本章内容的贡献者还包括清华大学欧阳礼亮博士（2017 年清华大学优秀博士毕业生，现任清华大学机械工程系助理教授），在此表示感谢！

第 2 章主要介绍由清华大学研发的生物材料低温沉积 3D 打印技术及其在骨和软骨组织工程中的应用，特别着重介绍了多尺度孔隙的骨组织工程中支架的打印制造及应用。本章工作的主要贡献者为清华大学熊卓博士（清华大学机械系长聘副教授）和张婷博士（生物制造团队副研究员），在此表示感谢！

第 3 章聚焦微挤出式细胞 3D 打印技术及应用。内容以打印含细胞的软组织三维结构为背景，针对生物墨水流变性能、交联性能、成形性能、打印工艺参数的优选对软组织结构打印构建的可行性、细胞的打印损伤保护和打印结构体的成型稳定性等做了系统的介绍。本章还对胚胎干细胞（embryonic stem cell）打印及胚胎体（embryonic body）成型构建做了应用实例介绍。本章工作的贡献者还包括清华大学欧阳礼亮博士和姚睿博士（清华大学机械工程系副教授），在此表示感谢！

第 4 章着重介绍喷墨式细胞 3D 打印技术特点和优势、打印墨水和工艺参数的选择及对细胞活性的影响。本章还就使用喷墨式细胞 3D 打印技术对组织工程皮肤的打印应用做了介绍。本章内容的主要贡献者为清华大学博士生裴犇、周德志、刘博勋和博士生导师徐弢教授，在此深表感谢！

第 5 章着重介绍熔融微挤压 3D 打印技术及其在组织工程骨支架和心血管支架制备中的应用。内容包括熔融微挤压打印技术简介，骨组织工程支架打印制备、结构和生物学表征及支架表面改性分析，高分子生物材料可降解心血管支架设计、打印制备和结构性能表征。本章聚己内酯骨支架打印工作的贡献者还包括作者早期德雷塞尔（Drexel）大学博士生 A. Darling（2005 年毕业）、B. Starly（2006 年毕业，美国北卡罗来纳州立大学 James T. Ryan 讲席教授）、L. Shor（2008 年毕业）、E. Yildirim（2010 年毕业，美国 Toledo 大学副教授）、Q. Hamid（2015 年毕业）；可降解心血管支架打印工作的贡献者还包括现清华大学博士生王程锦和张磊博士（生物制造团队副研究员），在此一并表示感谢！

第 6 章介绍生物 3D 打印微纳米纤维及其在角膜组织工程中的应用。具体内容包括以挤出式 3D 打印、微流控纺丝、静电纺丝及近场静电纺丝为制造手段的 3D 打印微纳米纤维技术介绍，眼角膜支架的材料选择、制备方式及打印设备开发，3D 打印微纳米纤维构建眼角膜模型及对打印模型的物理/生物学表征和大鼠基质内板层移植的动物实验评估。此外，本章还对微纳米纤维诱导角膜组织再生机理和角膜支架拓扑结构及化学因子对角膜基质细胞表型维持的影响做了探讨，并对 3D 打印构建角膜未来可能的发展方向做了总结与展望。本章工作的主要贡献者包括清华大学博士生孔彬（2020 年清华大学优秀博士毕业生）和弥胜利博士（生物制造团队成员，清华大学深圳国际研究生院教授），在此表示感谢！

第 7 章主要介绍生物 3D 打印技术在血管化心肌组织工程中的研究及应用。内容包括 3D 打印心肌组织的研究进展、主流打印技术及血管化功能性心肌组织的设计和打印制备。本章工作的贡献者还包括清华大学博士生方永聪（2020 年毕业）和张婷博士、熊卓博士，在此表示感谢！

癌症是危害人类健康的重大疾病之一，癌肿瘤微环境的复杂性和高异质性更为癌症的治疗和抗癌药物的选择带来巨大挑战，也使得癌症治疗迫切需要一种更精准和个性化的治疗模式。生物 3D 打印技术可将癌细胞、细胞外基质成分、生物材料和生长因子通过可控组装进行空间打印，模拟体内肿瘤微环境，实现复杂、个性化、异质肿瘤组织结构和微环境的体外构建，并将打印构建的体外肿瘤模型用于研究肿瘤发生、发展和迁移机制以及抗癌药物筛选和制定个性化治疗方案。本书第 8~10 章从三个不同的技术层次——打印体外类肿瘤模型（第 8 章）、打印体外个性化肿瘤模型（第 9 章）和打印体外异质肿瘤模型（第 10 章），分别介绍了生物 3D 打印构建体外类肿瘤模型技术及应用。

第 8 章主要介绍明胶基温敏水凝胶的挤出式打印技术及其在构建体外类肿瘤模型中的应用。内容包括明胶基温敏水凝胶材料流变性能及其对打印细胞存活率和打印结构成型性的影响，并由此寻求优化工艺参数。本章还给出了打印 A549类肺肿瘤模型和 HeLa 类宫颈癌肿瘤模型的应用实例、常规二维模型和打印的三维模型生物学/肿瘤学生化表征比较、基于打印模型的上皮-间质转化特性和癌肿瘤转移诱导研究等。本章工作的贡献者还包括清华大学博士生赵雨（2016 年毕业），清华大学姚睿博士、庞媛博士（生物制造团队助理研究员），以及合作单位中国医学科学院肿瘤医院的程书钧教授、张开泰教授、冯林副教授，在此深表感谢！

第 9 章介绍生物 3D 打印构建体外个性化肿瘤模型及其在抗癌药物检测中的应用。内容包括个性化肿瘤模型的 3D 打印工艺研究、模型打印制备及对靶向抗癌药物有效性检测。本章最后还阐述了个性化肿瘤模型构建的挑战，并就结合微流控、下一代基因测序等新技术的打印模型的应用前景进行了展望。本章内容的贡献者还包括清华大学博士生毛双双、庞媛博士及合作单位北京协和医学院毛一雷教授、杨华瑜副研究员，在此深表感谢！

第 10 章介绍了体外异质肿瘤模型的 3D 打印技术及模型构建方法。内容包括交变滞惯力驱动的单细胞喷射打印技术和异质细胞团簇打印技术的系统集成、体外异质肿瘤模型的打印构建及应用。本章工作的贡献者还包括清华大学博士生刘天坤、庞媛博士，在此表示感谢！

第 11 章介绍了 hiPSC 的 3D 打印及打印模型的应用。内容包括通过优选细胞基质材料、打印设备和打印工艺参数来实现 hiPSC 细胞高成活率的 3D 打印技术方法，以及打印后 hiPSC 的扩增效率提升。本章介绍的针对 hiPSC 和新型墨水材料的打印工艺研发流程和相关结果，可为 hiPSC 的研究和应用提供有效的技术手段。本章工作的贡献者还包括清华大学博士生李扬（2019 年毕业）、张婷博士、姚睿博士、庞媛博士。清华大学博士生徐圆圆帮助进行本章文稿整理。在此对所有贡献者表示感谢！

第 12 章介绍了 3D 打印构建载药组织工程支架技术方法及使用低温沉积打印

构建载有抗 HPV 蛋白（JB 蛋白）的可植入个性化宫颈修复体的应用。内容包括载药支架递送原理、现有技术局限、3D 打印构建载药支架的优势、主流打印技术介绍及 3D 打印制备载药宫颈组织工程支架的应用。本章工作的贡献者还包括清华大学博士生赵晨佳、博士生季静远、庞媛博士，在此表示感谢！

3D 打印技术结合微流控芯片技术将会成为器官芯片构建及其更深应用的新的突破点。本书第 13 章介绍了 3D 打印与微器官芯片集成制造技术，包括打印材料和打印工艺的选择、3D 打印微流控装置、芯片内生物组织的 3D 打印及 3D 打印一体化微器官芯片。本章内容的主要贡献者包括清华大学博士生杜志昌（2020年毕业，厦门集美大学副教授）、弥胜利博士，在此表示感谢！

第 14 章对微喷头挤出式 3D 打印的打印材料和工艺参数在打印过程中对打印细胞的损伤给出了系统的介绍。本章首先通过理论计算推导了非牛顿流体在打印过程中典型物理量（流量和最大剪切力）与工艺参数的相关公式。随后通过评估和量化细胞凋亡程度来表征和优化挤出式细胞打印系统，定量地计算挤出压力和喷嘴直径对细胞损伤的影响，并通过对最大剪切应力的计算来预测细胞的打印存活率。此方法有望为优化细胞打印的工艺参数提供理论依据。此外，本章还给出应用多尺度有限元分析方法通过变形能量来计算分析单细胞损伤。本章工作的贡献者还包括德雷塞尔大学早期博士生 S. Khalil（2005 年毕业）、K. Nair（2009 年毕业，美国 Bradley 大学教授）、B. Chang（2009 年毕业，美国 Stevens 理工学院副教授），清华大学博士生赵雨（2016 年毕业）、欧阳礼亮及 K. Yan（美国新泽西理工学院教授）。清华大学博士生季静远帮助进行文稿整理。在此对各位贡献者深表感谢！

最后，作者诚挚感谢清华大学、德雷塞尔大学、清华大学生物制造团队的全体老师、同学和行政辅助人员多年来给予的大力支持和帮助。

孙 伟

清华大学教授

德雷塞尔（Drexel）大学 Albert Soffa 讲席教授

目　录

总序

前言

第1章　绪论 …………………………………………………………………… 1

　1.1　引言 ………………………………………………………………………… 1

　1.2　生物材料 3D 打印技术简介 ……………………………………………… 1

　　1.2.1　3D 打印技术的基本概念与原理 …………………………………… 1

　　1.2.2　用于 3D 打印的生物材料简介 ……………………………………… 2

　　1.2.3　典型的生物材料 3D 打印技术简介 ………………………………… 6

　1.3　生物材料 3D 打印技术发展现状 ………………………………………… 9

　　1.3.1　没有生物相容性要求材料打印 ……………………………………… 9

　　1.3.2　生物相容但不可降解材料打印 …………………………………… 10

　　1.3.3　生物相容且可降解可吸收材料打印 ……………………………… 10

　　1.3.4　直接细胞打印 ……………………………………………………… 11

　　1.3.5　构建类器官、微生理系统和体外生命系统工程 ………………… 11

　1.4　生物材料 3D 打印技术应用现状 ……………………………………… 11

　　1.4.1　组织工程与再生医学应用 ………………………………………… 12

　　1.4.2　药物检测应用 ……………………………………………………… 13

　　1.4.3　病理模型及疾病研究应用 ………………………………………… 13

　1.5　生物材料 3D 打印前景与挑战 ………………………………………… 14

　　1.5.1　生物材料 3D 打印的前景 ………………………………………… 14

　　1.5.2　生物材料 3D 打印的挑战 ………………………………………… 16

　参考文献 ……………………………………………………………………… 18

第2章　低温沉积 3D 打印技术及其在骨和软骨组织工程中的应用 ……… 22

　2.1　引言 ……………………………………………………………………… 22

　2.2　骨、软骨支架的材料与结构设计 ……………………………………… 23

2.2.1 常用的支架材料 ···········23
2.2.2 支架的材料结构设计 ···········24

2.3 低温沉积制造工艺原理及打印设备 ···········26
2.3.1 低温沉积制造工艺原理 ···········26
2.3.2 低温沉积3D打印设备 ···········30

2.4 低温沉积3D打印技术应用：骨与软骨组织工程 ···········37
2.4.1 修复大段骨缺损 ···········37
2.4.2 梯度支架修复骨软骨缺损 ···········39

2.5 低温沉积3D打印的拓展：仿生骨软骨支架 ···········41
2.5.1 仿生骨软骨支架设计 ···········41
2.5.2 仿生骨软骨支架制备 ···········42
2.5.3 仿生骨软骨支架修复动物关节缺损 ···········43

2.6 总结与展望 ···········45
参考文献 ···········46

第3章 微挤出式细胞3D打印技术及应用 ···········49
3.1 引言 ···········49
3.2 微挤出式细胞3D打印技术及生物墨水概述 ···········49
3.2.1 微挤出式细胞3D打印技术 ···········49
3.2.2 微挤出式细胞3D打印生物墨水 ···········50

3.3 微挤出式细胞3D打印的共性技术问题 ···········51
3.3.1 微挤出式细胞3D打印的技术共性特征 ···········51
3.3.2 微挤出式细胞3D打印的技术共性要求 ···········52
3.3.3 微挤出式细胞3D打印的通用性技术策略 ···········55

3.4 典型微挤出式细胞3D打印工艺介绍：温敏生物墨水的打印 ···········56
3.4.1 温敏生物墨水的制备与表征 ···········56
3.4.2 工艺过程设计 ···········60
3.4.3 结构成形性及工艺参数对结构成形性影响 ···········61
3.4.4 生物相容性、工艺参数及剪切力对细胞存活率的影响 ···········66
3.4.5 工艺参数、结构成形性与细胞存活率的耦合 ···········69

3.5 微挤出式细胞3D打印微环境中基本生物学表征 ···········71
3.5.1 微挤出式细胞3D打印细胞活性表征 ···········71
3.5.2 微挤出式细胞3D打印细胞增殖表征 ···········74

3.6 微挤出式细胞3D打印技术应用：胚胎干细胞及多能干细胞3D打印 ···········75
3.6.1 胚胎干细胞及多能干细胞简介 ···········75
3.6.2 打印后拟胚体的形成规律及形态 ···········76

　　　3.6.3　拟胚体的形态定量表征 ··· 79
　　　3.6.4　拟胚体的"全能性"保持 ··· 81
　　　3.6.5　拟胚体形成方法的比较 ··· 82
　　3.7　总结与展望 ··· 85
　　　3.7.1　通用化的解决方案 ·· 85
　　　3.7.2　机器学习及智能化控制 ··· 86
　　　3.7.3　生物 4D 打印 ·· 86
　　参考文献 ··· 86
第 4 章　喷墨式细胞 3D 打印技术及其在皮肤打印中的应用 ····················· 89
　　4.1　喷墨打印技术的发展历史 ·· 89
　　4.2　喷墨式细胞打印技术介绍 ·· 90
　　　4.2.1　喷墨式细胞打印工作原理 ·· 90
　　　4.2.2　喷墨式细胞 3D 打印工艺 ·· 94
　　　4.2.3　喷墨式细胞打印设备 ··· 96
　　4.3　喷墨式细胞 3D 打印墨水 ·· 97
　　　4.3.1　胶原 ·· 98
　　　4.3.2　明胶 ·· 98
　　　4.3.3　海藻酸钠 ·· 99
　　　4.3.4　纤维蛋白原 ··· 100
　　　4.3.5　聚乙二醇 ·· 100
　　4.4　喷墨式细胞 3D 打印的特点与优势 ·· 101
　　4.5　喷墨打印对细胞功能的影响 ·· 103
　　4.6　喷墨式细胞 3D 打印技术应用：组织工程皮肤打印 ·· 106
　　　4.6.1　组织工程皮肤背景 ·· 106
　　　4.6.2　喷墨打印构建人工皮肤 ··· 107
　　　4.6.3　展望 ·· 114
　　4.7　总结与展望 ··· 115
　　参考文献 ··· 117
第 5 章　熔融微挤压 3D 打印技术及其在合成高分子材料 3D 打印中的应用 ··· 120
　　5.1　引言 ·· 120
　　5.2　熔融微挤压打印技术 ·· 122
　　5.3　合成高分子生物材料 ·· 126
　　　5.3.1　合成高分子生物材料选取 ·· 126
　　　5.3.2　脂肪族聚酯类高分子生物材料 ··· 127
　　5.4　3D 打印合成高分子生物材料应用：骨组织工程支架打印 ·································· 128

5.4.1 组织工程支架制备 ······················· 128

5.4.2 支架结构表征 ······························ 131

5.4.3 复合支架打印 ······························ 132

5.4.4 支架表面改性 ······························ 133

5.4.5 支架生物学评价 ·························· 135

5.5 3D 打印合成高分子生物材料应用：可降解心血管支架打印 ·········· 138

5.5.1 心血管支架设计 ·························· 139

5.5.2 心血管支架制备 ·························· 141

5.5.3 心血管支架表征 ·························· 143

5.6 总结与展望 ···································· 148

参考文献 ·· 150

第 6 章 生物 3D 打印微纳米纤维及其在角膜组织工程中的应用 ·········· 153

6.1 引言 ·· 153

6.2 生物 3D 打印微纳米纤维技术简介 ·········· 154

6.2.1 挤出式 3D 打印成丝制备技术 ········ 154

6.2.2 微流控纺丝 ································· 155

6.2.3 静电纺丝 ····································· 156

6.2.4 近场静电纺丝 ······························ 157

6.3 生物 3D 打印微纳米纤维眼角膜支架模型 ·········· 160

6.3.1 构建角膜组织材料选择 ·················· 160

6.3.2 角膜的 3D 打印构建技术 ················ 161

6.3.3 角膜的 3D 打印模型的物理及结构表征 ········· 163

6.4 打印角膜支架应用：诱导角膜组织再生 ·········· 167

6.4.1 拓扑结构及化学因子对角膜基质细胞表型维持的影响 ········ 167

6.4.2 大鼠基质内板层移植及评估 ············ 170

6.5 总结与展望 ···································· 172

6.5.1 总结 ·· 172

6.5.2 展望 ·· 173

参考文献 ·· 174

第 7 章 生物 3D 打印构建血管化心肌组织结构及应用 ·········· 178

7.1 引言 ·· 178

7.2 3D 打印心肌组织技术进展 ···················· 181

7.2.1 微挤出式打印在心肌组织构建的应用 ········· 181

7.2.2 悬浮打印在心肌组织构建的应用 ········ 182

7.3 血管化心肌组织的打印 ······················ 185

7.3.1 仿生结构心肌支架设计 ················· 185

7.3.2 心肌支架成形的技术方案 ················· 187

7.3.3 牺牲模的材料筛选与 3D 打印制备 ················· 188

7.3.4 仿生心肌支架的成形与参数优化 ················· 193

7.3.5 仿生心肌支架的结构形态学表征 ················· 195

7.3.6 细胞种植与心肌支架的生物功能评价 ················· 198

7.4 总结与展望 ················· 202

参考文献 ················· 204

第 8 章 生物 3D 打印构建体外类肿瘤模型及其应用 ················· 207

8.1 三维肿瘤模型发展趋势 ················· 207

8.2 肿瘤细胞打印工艺技术介绍 ················· 211

8.2.1 引言 ················· 211

8.2.2 明胶基温敏水凝胶材料流变性能 ················· 212

8.2.3 明胶基温敏水凝胶材料流变特性与细胞存活率的关系 ················· 217

8.2.4 明胶基温敏水凝胶材料流变特性与打印成形性的关系 ················· 222

8.2.5 小结 ················· 225

8.3 生物 3D 打印体外类肿瘤模型的构建 ················· 226

8.3.1 引言 ················· 226

8.3.2 生物 3D 打印技术构建 A549 类肺肿瘤模型 ················· 227

8.3.3 生物 3D 打印技术构建 HeLa 类宫颈癌肿瘤模型 ················· 230

8.3.4 小结 ················· 239

8.4 生物 3D 打印体外类肿瘤模型的应用：上皮-间质转化特性研究 ················· 239

8.4.1 引言 ················· 239

8.4.2 3D 打印宫颈癌模型及其细胞活性与增殖性评价 ················· 241

8.4.3 TGF-β 诱导 3D 宫颈癌模型的 EMT 过程 ················· 242

8.4.4 EMT 相关标志物的检测与评价 ················· 243

8.4.5 TGF-β 阻断剂用于抑制 EMT 过程 ················· 246

8.4.6 小结 ················· 247

参考文献 ················· 248

第 9 章 生物 3D 打印构建体外个性化肿瘤模型及其在抗癌药物检测中的应用 ··· 252

9.1 引言 ················· 252

9.2 个性化肿瘤模型的生物 3D 打印工艺技术 ················· 257

9.2.1 打印技术及生物材料的选择 ················· 257

9.2.2 结构设计及细胞的选择 ················· 260

9.3 个性化肿瘤模型的 3D 打印构建及其生物学特性评价 ················· 262

9.3.1 存活率及增殖能力评价 ……………………………………… 263

9.3.2 肿瘤恶性程度、干性、纤维化指标、入侵及迁移能力评估 ……… 264

9.3.3 基因组测序评价 ………………………………………………… 268

9.4 个性化肿瘤模型在药物检测方面的应用 ………………………… 270

9.5 挑战和发展 ……………………………………………………… 271

9.5.1 细胞来源的局限性和新材料的应用 …………………………… 271

9.5.2 精准控制和长期培养：自愈性凝胶基底打印和血管化肿瘤模型 … 272

9.5.3 器官级别的药物反应：3D 打印微流控肿瘤模型 …………… 273

9.6 总结与展望 ……………………………………………………… 275

参考文献 ……………………………………………………………… 275

第 10 章 生物 3D 打印构建异质细胞和异质肿瘤模型及应用 ……… 281

10.1 引言 ……………………………………………………………… 281

10.2 异质性与体外异质细胞模型 …………………………………… 281

10.2.1 细胞异质性 …………………………………………………… 282

10.2.2 微环境异质性 ………………………………………………… 282

10.2.3 肿瘤异质性 …………………………………………………… 282

10.2.4 体外异质细胞模型的常规构建技术 ………………………… 283

10.3 体外异质细胞模型的生物 3D 打印构建 I：构建技术 ………… 288

10.3.1 生物 3D 打印技术 …………………………………………… 288

10.3.2 异质细胞打印技术的系统搭建和工艺开发 ………………… 289

10.4 体外异质细胞模型的生物 3D 打印构建 II：体外肿瘤模型构建应用 295

10.4.1 异质肿瘤模型的设计 ………………………………………… 295

10.4.2 异质肿瘤模型的分步构建工艺 ……………………………… 296

10.4.3 异质肿瘤模型的一步构建工艺 ……………………………… 297

10.5 体外异质细胞模型应用、材料选择及影响 …………………… 299

10.5.1 异质细胞模型的应用 ………………………………………… 299

10.5.2 异质细胞模型的材料选择及影响 …………………………… 300

10.6 总结与展望 ……………………………………………………… 301

参考文献 ……………………………………………………………… 302

第 11 章 hiPSC 细胞 3D 打印及扩增 ……………………………… 308

11.1 引言 ……………………………………………………………… 308

11.2 hiPSC 3D 打印工艺简介 ……………………………………… 309

11.2.1 hiPSC 细胞培养 ……………………………………………… 310

11.2.2 羟丙基甲壳素墨水材料的制备及性能表征 ………………… 311

11.2.3 hiPSC 打印工艺参数的选择 ………………………………… 314

11.2.4 墨水组分对 hiPSC 打印成活率的影响 ⋯⋯⋯⋯⋯⋯⋯⋯⋯ 320

11.2.5 小结 ⋯⋯⋯⋯⋯⋯⋯⋯⋯⋯⋯⋯⋯⋯⋯⋯⋯⋯⋯⋯⋯⋯⋯ 321

11.3 应用：基于细胞打印的 hiPSC 规模化扩增与团簇形成研究 ⋯⋯⋯ 322

11.3.1 引言 ⋯⋯⋯⋯⋯⋯⋯⋯⋯⋯⋯⋯⋯⋯⋯⋯⋯⋯⋯⋯⋯⋯⋯ 322

11.3.2 hiPSC 规模化扩增与团簇形成实验设计与实验方法 ⋯⋯⋯ 323

11.3.3 不同 hiPSC 培养体系的扩增效果评价 ⋯⋯⋯⋯⋯⋯⋯⋯ 324

11.3.4 hiPSC 在三维打印培养过程中的团簇形成机制及尺寸表征 ⋯ 327

11.3.5 hiPSC 的多能性保持 ⋯⋯⋯⋯⋯⋯⋯⋯⋯⋯⋯⋯⋯⋯⋯⋯ 334

11.3.6 小结 ⋯⋯⋯⋯⋯⋯⋯⋯⋯⋯⋯⋯⋯⋯⋯⋯⋯⋯⋯⋯⋯⋯⋯ 335

参考文献 ⋯⋯⋯⋯⋯⋯⋯⋯⋯⋯⋯⋯⋯⋯⋯⋯⋯⋯⋯⋯⋯⋯⋯⋯⋯ 336

第 12 章 3D 打印构建载药支架技术及应用 ⋯⋯⋯⋯⋯⋯⋯⋯⋯⋯ 338

12.1 引言 ⋯⋯⋯⋯⋯⋯⋯⋯⋯⋯⋯⋯⋯⋯⋯⋯⋯⋯⋯⋯⋯⋯⋯⋯⋯ 338

12.1.1 基于支架的药物缓释研究背景 ⋯⋯⋯⋯⋯⋯⋯⋯⋯⋯⋯ 338

12.1.2 基于支架的药物缓释原理与药物负载方式 ⋯⋯⋯⋯⋯⋯ 339

12.1.3 载药支架模型的应用 ⋯⋯⋯⋯⋯⋯⋯⋯⋯⋯⋯⋯⋯⋯⋯ 344

12.2 载药支架模型的 3D 打印构建技术 ⋯⋯⋯⋯⋯⋯⋯⋯⋯⋯⋯⋯ 346

12.3 宫颈修复体载抗 HPV 蛋白支架的 3D 打印构建及应用 ⋯⋯⋯ 348

12.3.1 背景介绍 ⋯⋯⋯⋯⋯⋯⋯⋯⋯⋯⋯⋯⋯⋯⋯⋯⋯⋯⋯⋯ 348

12.3.2 材料筛选 ⋯⋯⋯⋯⋯⋯⋯⋯⋯⋯⋯⋯⋯⋯⋯⋯⋯⋯⋯⋯ 349

12.3.3 宫颈修复体的仿生设计、蛋白加载及蛋白缓释模型 ⋯⋯⋯ 350

12.3.4 仿生宫颈修复体的 3D 打印构建 ⋯⋯⋯⋯⋯⋯⋯⋯⋯⋯ 351

12.3.5 3D 打印仿生宫颈修复体的性能表征 ⋯⋯⋯⋯⋯⋯⋯⋯ 351

12.3.6 抗病毒蛋白的加载与释放 ⋯⋯⋯⋯⋯⋯⋯⋯⋯⋯⋯⋯⋯ 356

12.3.7 讨论及总结 ⋯⋯⋯⋯⋯⋯⋯⋯⋯⋯⋯⋯⋯⋯⋯⋯⋯⋯⋯ 358

12.4 总结与展望 ⋯⋯⋯⋯⋯⋯⋯⋯⋯⋯⋯⋯⋯⋯⋯⋯⋯⋯⋯⋯⋯⋯ 360

12.4.1 总结 ⋯⋯⋯⋯⋯⋯⋯⋯⋯⋯⋯⋯⋯⋯⋯⋯⋯⋯⋯⋯⋯⋯⋯ 360

12.4.2 展望 ⋯⋯⋯⋯⋯⋯⋯⋯⋯⋯⋯⋯⋯⋯⋯⋯⋯⋯⋯⋯⋯⋯⋯ 361

参考文献 ⋯⋯⋯⋯⋯⋯⋯⋯⋯⋯⋯⋯⋯⋯⋯⋯⋯⋯⋯⋯⋯⋯⋯⋯⋯ 362

第 13 章 3D 打印与微器官芯片集成制造技术介绍 ⋯⋯⋯⋯⋯⋯⋯ 368

13.1 引言 ⋯⋯⋯⋯⋯⋯⋯⋯⋯⋯⋯⋯⋯⋯⋯⋯⋯⋯⋯⋯⋯⋯⋯⋯⋯ 368

13.2 3D 打印在微器官芯片构建中的应用 ⋯⋯⋯⋯⋯⋯⋯⋯⋯⋯⋯ 370

13.2.1 3D 打印构建微流控装置 ⋯⋯⋯⋯⋯⋯⋯⋯⋯⋯⋯⋯⋯ 370

13.2.2 3D 打印构建芯片内生物组织 ⋯⋯⋯⋯⋯⋯⋯⋯⋯⋯⋯ 373

13.2.3 3D 打印构建一体化的微器官芯片 ⋯⋯⋯⋯⋯⋯⋯⋯⋯ 375

13.3 用于微器官芯片构建的 3D 打印技术和材料 ⋯⋯⋯⋯⋯⋯⋯⋯ 376

13.3.1　用于 3D 打印微流控装置的 3D 打印方法和材料 …………… 376
13.3.2　器官芯片中的生物 3D 打印方法和生物材料 ……………… 378
13.4　3D 打印微器官芯片中新的技术、方法和材料的发展 …………… 381
13.5　讨论与总结 …………………………………………………… 386
参考文献 …………………………………………………………… 388
第 14 章　细胞打印共性问题：打印过程造成的细胞损伤及分析 ……… 394
14.1　引言 …………………………………………………………… 394
14.2　打印过程的流体力学基本理论分析 ………………………… 395
14.2.1　细胞打印系统简介 ……………………………………… 395
14.2.2　挤出过程的流量计算 …………………………………… 395
14.2.3　挤出过程中剪切力的计算 ……………………………… 397
14.3　剪切力对细胞影响的理论分析 ……………………………… 398
14.3.1　基于打印参数的经验公式建立 ………………………… 398
14.3.2　作用于细胞的剪切力与细胞存活率的关系 …………… 402
14.3.3　细胞损伤多尺度有限元分析 …………………………… 404
14.4　对由打印引起细胞损伤的生物学表征 ……………………… 408
14.4.1　细胞活性 ………………………………………………… 408
14.4.2　细胞恢复行为 …………………………………………… 409
14.4.3　细胞种类的影响 ………………………………………… 411
14.5　小结 …………………………………………………………… 413
参考文献 …………………………………………………………… 414
关键词索引 ………………………………………………………… 416

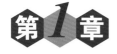

第*1*章   >>

绪论

1.1 ▶ 引言

　　作为 21 世纪新一代制造技术的代表，三维（3D）打印在军事、科研、医疗、能源等领域都展现出了巨大应用潜力。将 3D 打印技术应用于生物材料的加工制造，将大大助力生物材料在基础研究和临床转化上的应用。从医学模型和术前规划的原型制造，到三维多孔组织工程支架制造，再到活细胞的直接组装（生物 3D 打印），生物材料 3D 打印的发展经历了从无生命到有生命的跨越。

　　本章将从 3D 打印制造技术的基本概念与原理出发，简述用于 3D 打印的生物材料及典型技术，通过五个应用阶段的划分，介绍生物材料 3D 打印技术的发展现状及相关内容。

1.2 ▶ 生物材料 3D 打印技术简介

1.2.1　3D 打印技术的基本概念与原理

　　3D 打印是基于数字模型，通过计算机控制将材料逐层堆积，制造出 3D 实体的技术。3D 打印的基本思想源于 19 世纪末一种分层制造地貌地形图的方法，自 20 世纪 80 年代科学家提出快速原型（rapid prototyping，RP）制造构想，先后诞生了立体光刻（stereo lithography，SLA）、熔融沉积（fused deposition modeling，FDM）、实体平面固化（solid ground curing，SGC）以及叠层实体制造（laminated object manufacturing，LOM）等工艺技术及商业化设备。进入 21 世纪，随着学科交叉融合的发展，3D 打印作为下一代制造技术的代表，引起了广泛的关注，除了传统原型制造，在复杂金属零件、组织及器官制造等方面都显示出巨大应用潜力。

　　目前用以描述该类技术的概念主要有快速原型、增材制造和 3D 打印，其中快速原型是从原型制造这种应用场景出发，强调了该类技术的快速制造特性；增材制造是从制造科学的角度对这类技术的概括，有别于传统减材制造（如车削、铣削等）和等材制造（如锻造、铸造等）；3D 打印是一个形象而通用的描述，表达了 3D 结构成形的关键特征。本书所涉及的生物材料 3D 打印，是指以生物材料为原材料，采用增材制造思想，制造用于生命科学研究与应用的有生命或无生命的生物学产品的技术。它是生物制造（biofabrication）的重要内容之一，强调了以 3D 打印为工具手段进行生物材料加工制造的特性。

3D 打印过程涉及三个核心要素：打印机（装备）、打印墨水（材料）以及建模-控制软件。3D 打印的核心思想是"离散-堆积"制造，它也概括了该技术的两个重要环节（图 1-1）。离散指的是对墨水材料进行离散化处理，用以进一步形成基本构筑单元进行堆积制造，根据材料的不同属性和特征，常见的离散化状态包括粉末、均相溶液、高分子单体等。离散化过程主要体现在原材料制备上，更为关键的环节是如何将离散化材料进行堆积。堆积过程的本质是根据材料的性质，采用一定的能量输入，结合机械结构的运动，实现可控层厚的离散材料的固化以及逐层堆叠。这里的能量输入涉及声（声波等）、光（激光、紫外光、双光子等）、电（电子束等）、热（热气泡喷射等）、力（电动推挤、压电喷射、交变滞惯力喷射等）等方面，它们的作用方式主要分为两类：直接对离散材料进行位置操控以及间接使离散材料实现可控局部固化。例如，典型的熔融沉积制造通过机械推挤，将离散的熔融高分子材料挤出并沉积到相应的位置，实现自下而上的三维实体制造。在立体光刻技术中，激光聚焦在一定层厚范围内，通过在层内进行可控的位置扫描将光固化树脂固化定型。从材料角度考虑，离散墨水的固化是结构成形的关键，这里的固化广义地概括了由离散到聚集的过程，除了传统的"液相-固相"变化（如高分子树脂的光固化、水凝胶材料的凝胶反应），还包括粉末（金属、陶瓷等）材料的烧结和黏结。

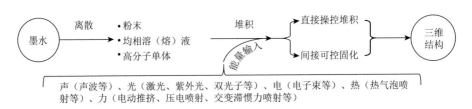

图 1-1　3D 打印"离散-堆积"制造基本原理

1.2.2　用于 3D 打印的生物材料简介

随着 3D 打印技术的发展，越来越多的生物材料被应用于制造个性化的复杂

3D 模型，直接或间接地应用于生物医疗及生命科学领域。当前用于 3D 打印制造的生物材料包括金属、陶瓷、高分子以及由高分子材料分散在水相中形成的水凝胶材料，其中金属、陶瓷及高分子材料主要针对硬组织，而水凝胶则被广泛地应用于软组织的构建。

　　按照是否还有活性细胞来划分，用于生物 3D 打印的生物材料又可以分为生物墨水和生物材料墨水，其中前者是含细胞或由细胞组成的原材料，后者是无细胞生物材料。最常见的生物墨水是以水凝胶材料包裹细胞及小分子、微纳颗粒等成分所构成的打印原材料，其中水凝胶材料通过成形为细胞提供力学支撑、3D 生长微环境，促进细胞生长以及组织形成和成熟[1]。此外，在一些特殊的生物 3D 打印工艺中，纯细胞（单个细胞悬液或细胞团簇）直接作为原材料进行打印，是一类特殊的生物墨水。

1. 金属

　　随着金属 3D 打印技术的快速发展，诸多金属及合金类生物材料被成功地用以制造个性化的 3D 结构，包括不锈钢、钛合金、钴铬钼合金等。其中用于骨科植入物制造最典型的材料是纯钛及 Ti6Al4V 合金。纯钛具有极强的抗腐蚀性能，当暴露在氧化性液体环境时可在表面自发地形成一层稳定的惰性氧化层，被认为是最理想的生物相容性金属材料。T6Al4V 合金则能提供更高的力学性能，同时兼具良好的抗疲劳和抗腐蚀性能。其他可用于 3D 打印的生物相容性金属材料包括316L 不锈钢和钴铬合金，为了保证打印结构的力学性能和纯度，通常都要求在这些材料的 3D 打印过程中严格控制氧气含量，一般在惰性气体氛围下进行。常用的金属 3D 打印技术包括激光选区熔化（selective laser melting，SLM）、激光选区烧结（selective laser sintering，SLS）和电子束自由曲面成形（electron beam freeform fabrication，EBFF）等。

2. 陶瓷

　　陶瓷材料是一类含无机盐的混合物，最典型的生物陶瓷材料是羟基磷灰石、磷酸钙和生物玻璃，鉴于良好的生物相容性、生化稳定性以及优异的成骨诱导性，它们被广泛地用于人工关节以及齿科植入物的制造。羟基磷灰石是骨组织中的关键成分之一，已被成功地应用于激光选区熔化和激光选区烧结技术中。和金属及高分子材料相比，陶瓷材料通常具有不同的固化机理，烧结后往往具有明显的残余应力，能影响到最终的力学性能和孔隙结构。为了获得致密的陶瓷结构，在 3D 打印过程中，需要严格考虑铺粉、激光-粉末相互作用、热应力及残余应力等关键因素。此外，残余黏结剂的影响也需要考虑在内，一般可通过体外细胞实验测试其生物相容性。由于陶瓷材料本身具有很大的脆性，黏结剂的使用以及混合其他柔性组分有助于改善其力学性能，比如，研究者将磷酸四钙和聚己酸内酯混合，通过熔融挤出打印，制备具有骨诱导性的多层支架。

3. 高分子

用于3D打印制造的高分子生物材料主要有热塑性塑料以及光固化树脂两类。典型的用于3D打印制造的热塑性塑料包括聚己内酯（PCL）、聚乙烯醇（PVA）和聚乳酸（PLA），它们通常采用熔融挤出打印技术制备组织工程多孔性支架。光固化树脂的3D打印制造主要采用立体光刻（SLA）和数字光处理（DLP）技术，理论上，凡具有光固化特性的高分子前体材料（一般为液态）均可应用于这类3D打印技术。典型的用于3D打印的光固化树脂包括丙烯树脂和环氧树脂以及它们的混合物，其中，聚乙二醇丙烯类材料具有良好的生物相容性，被用以制备高精度的组织工程支架及植入体。

4. 水凝胶及含细胞生物墨水

水凝胶指的是分散在水相中的高分子链通过物理或化学交联网络所形成的胶类材料，它具有高含水量、可调力学性能等特性，能有效模拟体内细胞外基质的3D微环境，是用于细胞3D培养的主要材料。根据水凝胶材料的来源，重点介绍以下用于生物3D打印的水凝胶材料。

（1）动物来源天然外基质材料。这类材料被认为能最有效地模拟体内细胞3D微环境，它们来源于动物体内的细胞外基质（ECM），能为细胞提供生长、分化及组织形成所需的力学及生化环境。比较典型的用于生物3D打印的细胞外基质材料有胶原、纤维蛋白、透明质酸、基质胶、明胶等。其中胶原是人体内最重要的蛋白质之一，几乎占了蛋白质总量的一半。胶原中整合素受体上含有RGD（精氨酸-甘氨酸-天冬氨酸）序列，能够调整细胞骨架与细胞外基质之间的相互作用，同时起到多种信号通路和细胞功能的信号传导作用。纤维蛋白是一种高度不溶的蛋白质多聚体，是像细针一样的晶状物，其主要来源于血浆蛋白，具有优异的血液和组织相容性。透明质酸是一种天然糖胺多糖，几乎存在于所有的结缔组织中。作为一类天然的细胞外基质材料，透明质酸具有天然的生物相容性，且在很多细胞行为和组织功能中扮演着重要角色，包括细胞迁移、增殖、分化以及血管再生等[2]。基质胶是从富含细胞外基质蛋白的Engelbreth-Holm-Swarm（EHS）小鼠肿瘤中提取出的基底膜基质，其主要成分有层粘连蛋白、Ⅳ型胶原、巢蛋白、肝素糖蛋白，还包含生长因子和金属蛋白酶等，能促进多种细胞的分化以及组织形成。明胶是一种多肽聚合物，由三螺旋结构的胶原部分水解产生。明胶具有良好的生物相容性、强吸水性以及无免疫排斥效应，在体内可以完全降解。明胶是一种典型的温敏水凝胶，它在低温时凝胶，依靠二级作用力（如氢键）形成凝胶网络，在高温（如 37℃）时溶胶，具有热可逆性[3]。

（2）非动物来源天然水凝胶材料。这类材料以多糖为主，一般具有良好的生物相容性，但通常认为在细胞功能实现及组织形成上不如上述动物来源天然外基质材料。这类材料经济易得，力学性能优异，是一类重要的生物医用材料。常用于 3D 打印的主要有海藻酸、壳聚糖和琼脂糖。海藻酸是一种从褐藻中提取出来的多糖碳水化合物，类似于天然细胞外基质中的糖胺聚糖，具有良好生物相容性，没有毒性或者致癌性。海藻酸由单糖醛酸线性聚合而成，单体为 β-1, 4-D-甘露糖醛酸（M）和 α-1, 4-L-古洛糖醛酸（G），M 和 G 单元以 M-M、G-G 或 M-G 的组合方式通过 1, 4-糖苷键相连成为嵌段共聚物[4]。海藻酸钠（sodium alginate）是最常见的水溶性海藻酸盐，它可与二价阳离子 Ga^{2+}、Mg^{2+} 发生凝胶化反应，交联网络主要通过古洛糖醛酸的钠离子与二价阳离子交换而得。海藻酸钠的离子交联反应迅速（数秒内发生），形成的凝胶结构力学性能好、生物相容性好，被广泛地应用于生物医学工程领域[5]。壳聚糖是几丁质经过脱乙酰作用后的产物，是一种天然的无毒、生物可降解的多糖。由于与体内透明质酸、糖胺多糖等多糖成分类似，壳聚糖被广泛应用于骨、软骨及皮肤组织工程[6]。壳聚糖一般在酸性条件下溶解，并通过调节 pH 可以进行凝胶反应，反应一般持续几分钟到几十分钟。由于凝胶反应较慢，且力学性能较差，壳聚糖一般与其他墨水材料混合使用。琼脂糖是一种提取自藻类的半乳糖多聚物，琼脂糖水凝胶的交联具有热敏及热可逆性，其羟乙基化作用的程度能影响其溶胶温度[7]。应用于生物 3D 打印的琼脂糖需要有较低的凝胶温度和溶胶温度（不高于 37℃），以保证打印过程中细胞的活性[8]，打印过程一般采用温控型工艺。琼脂糖可以作为一种非黏附性墨水材料，用在 3D 打印结构中以形成细胞团簇[9]。

（3）合成类高分子水凝胶材料。这类材料通过人工合成而来，成分明确，性质可调。目前常用于生物 3D 打印的主要有聚乙二醇（PEG）、普朗尼克 F127（PF127）等。聚乙二醇水凝胶具有生物相容性及较低的免疫原性，常作为医学及非药物产品的赋形剂，已有多款基于聚乙二醇的产品被美国食品药品监督管理局（FDA）批准用于临床使用。聚乙二醇通过改性可以进行相应的物理性、离子性或者共价性交联，应用于 3D 打印的主要是可光交联的聚乙二醇材料，包括聚乙二醇二丙烯酸酯（PEGDA）、聚乙二醇二甲基丙烯酸酯（PEGDMA）[10]。这些光交联材料的水溶液的黏度较低，打印时容易流失，挤出成形性能较差，一般同其他墨水材料混合打印并同步或后续光交联以稳定结构[11, 12]。普朗尼克 F127 是一个商品名，实际是聚乙二醇-聚丙二醇-聚乙二醇（PEG-PPO-PEG）构成的三嵌段共聚物，它被美国 FDA 批准用作药物释放载体应用于烧伤及其他损伤修复[13]。该材料具有温敏特性，20%（质量分数）的溶液在室温下呈现溶胶状态，在 20℃ 以上则开始凝胶，凝胶温度与材料浓度有关[14]。

　　表 1-1（据文献[14-16]整理）总结了典型墨水材料的交联特性（类型与时间）、所适用的技术以及目前文献报道情况。从上述介绍及表 1-1 可以看出，打印技术的开发和设计需要紧密联系墨水的交联机理，而后续细胞培养过程中的生物功能实现则很大程度上依赖墨水材料的生物相容性[17, 18]。动物来源的细胞外基质材料拥有天然的生物活性，是墨水材料的理想来源，但往往价格昂贵、凝胶困难、力学性能差；非动物来源天然生物材料及合成高分子材料获取容易，性能可控性强，但在支持细胞及组织的功能性上存在短板。从表中还可以看出，目前使用较多的几种墨水材料主要是胶原、海藻酸和明胶。

表 1-1　各种生物墨水材料的比较[14-16]

材料名称	材料种类	交联类型	交联时间	适用技术	文献比例*
胶原	天然蛋白	pH、温敏交联	几分钟～几十分钟	微滴、微挤出	24.9%
纤维蛋白	天然蛋白	酶交联	几秒钟～几分钟	微滴、微挤出	8.1%
透明质酸	天然多糖	光交联**、酶交联	几分钟	微挤出	6.3%
基质胶	天然细胞外基质混合物	pH、温度交联	几十分钟	微滴、微挤出	1.6%
明胶	胶原衍生物	温度交联、光交联**	几分钟	微滴、微挤出、光刻/光投影	18.9%
海藻酸	天然多糖	离子交联	几秒钟～几分钟	微滴、微挤出	23.7%
壳聚糖	天然多糖	pH 交联	几十分钟	微挤出	6.1%
琼脂糖	天然多糖	温度交联	几分钟～几十分钟	微滴、微挤出	4.0%
PEG	合成高分子	光交联**	几秒钟～几分钟	微滴、微挤出、光刻/光投影	5.6%
普朗尼克 F127	合成高分子	温度交联	几分钟	微挤出	0.9%

*数据来源于 Web of Science，以"bioprinting"及相应材料名称为检索词，时间 2003～2016 年。
**光交联一般通过化学改性实现。

1.2.3　典型的生物材料 3D 打印技术简介

　　生物材料 3D 打印技术发展至今，已涌现出多种不同的形式和类别，其中对应于金属、陶瓷及高分子材料的打印技术，主要针对骨科硬组织的修复，一般并不涉及直接的细胞操控，与非生物活性材料的 3D 打印类似。其中金属及陶瓷主要采用基于粉末原材料进行的激光选区熔化、激光选区烧结、电子束自由成形等工艺，而高分子材料则主要采用熔融挤出、立体光刻、数字光处理等工艺。基于水凝胶材料的软组织 3D 打印涉及更为复杂的材料特性及环境控制，所面临的不同软组织/器官的挑战也更为多样和复杂，这里将以这类软材料的 3D 打印制造为例，进行相关技术的简介。

按照驱动源分类，生物材料 3D 打印技术可以分为热效应、压电效应、声波效应、气压驱动、电机推动、螺杆挤出等，按照有无喷嘴分类，可以分为基于喷嘴喷射或挤出式打印（包括喷墨式、阀式、微挤出式打印等）和无喷嘴开放式打印（包括激光诱导转移式、声波式、光刻/光投影式打印等）。为更简洁地对这些打印技术进行归纳，本节从生物材料 3D 打印的增材制造属性出发，按基本成形单元及基本技术特征对现有技术进行如下分类（图 1-2，据文献[19-21]重新编辑）。

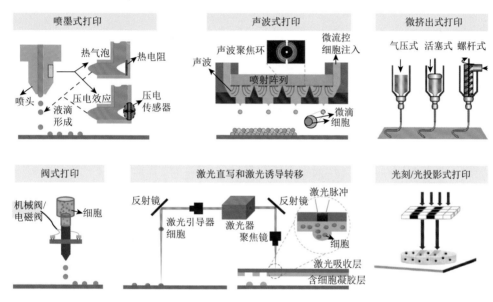

图 1-2　典型生物 3D 打印技术[19-21]

1. 基于微滴式的 3D 打印

这类技术以大小可控的含细胞微滴为基本成形单元，主要包括喷墨式、阀式、声波式、激光直写和激光诱导转移。喷墨式打印在微喷嘴末端通过压电效应或热效应产生微气泡，进而产生推力将微液滴喷射出来，结合计算机辅助设计（CAD）模型和运动控制，可以制造微滴二维图案甚至三维结构[22]。阀式打印的成形原理类似于喷墨式打印，只是微滴的产生是通过机械阀或电磁阀的开关来实现[23]。喷墨式及阀式打印所适用的生物墨水黏度一般较低（<20mPa·s），微滴的尺寸可以控制到很小（1pL/滴）。基于声波的打印通过在生物墨水溶液中产生环形的声波，驱动环形中央的液体从环形中孔以液滴的形式喷射出来，该方法能较好地实现阵列式的打印，所适用的生物墨水黏度也较低[24]。激光直写和激光诱导转移以激光

为驱动源，其中激光诱导转移应用较为普遍，它通过将激光照射在一块倒置的黏附有生物墨水的平板上，激发平板底部产生微气泡，进而将含细胞的生物墨水以微滴的形式喷射在成形平台上[25, 26]。本质上，激光诱导转移也是一种通过（激光）局部热效应驱动气泡产生以及微滴喷射的技术。

在细胞打印过程中，上述四种方法都存在一些潜在的细胞损伤源，包括热效应、气泡破裂的张力、微滴喷射时的瞬时冲击力、微滴蒸发导致脱水等，总体而言，通过有效的工艺优化，基于微滴式的打印过程能实现 85% 以上的细胞存活率。在成形性方面，这些基于微滴式的方法的突出优点是成形精度高、打印速度快，主要缺点是墨水黏度较低，微滴定型困难，从而难以成形较大的复杂三维结构。

2. 基于微丝式的 3D 打印

基于微丝式的 3D 打印主要指的是微挤出式技术，包括经典的熔融挤出工艺以及溶液挤出工艺。基于水凝胶的微挤出式打印的基本过程是，通过一定的驱动力将离散状态的墨水材料从一个狭窄的喷头挤出，通过一定的环境控制，使得挤出的墨水材料（部分）固化成丝，进而进行堆积制造。这里的驱动力包括气动、螺杆以及机械推挤等，环境控制指的是通过外界条件的施加，促使墨水材料凝固或凝胶，如通过控温使温敏材料固化。微挤出式生物 3D 打印开发较早（2003 年[27]），是目前应用最广泛的生物 3D 打印技术之一[28]。它的一个显著优点是可以成形大尺度复杂结构，同时能满足不同交联机理、流变特性的天然或合成高分子材料的成形。一般而言，为了满足凝胶微丝的形成和结构堆积的需求，应用于微挤出式打印过程的生物墨水都具有一定的黏度[21]。与基于微滴式的打印方法不同，微挤出式方法不存在气泡破裂、瞬时冲击等效应带来的细胞损伤，其主要的细胞损伤来源是挤出过程对细胞的剪切作用，当墨水材料黏度越大时，该剪切损伤越明显[29, 30]。

3. 基于光刻/光投影的 3D 打印

这类技术主要指立体光刻及数字光处理打印技术，适用于光交联墨水材料，同时可进行细胞的直接打印。打印时，交联光源通过激光聚焦或数字投影仪照射在光交联墨水上，光照作用平面内的墨水使其依据数字模型选择性凝胶，通过层层堆叠即可得到三维结构[31, 32]。该类技术没有物理喷头，基于光源的有效控制，可以实现较高的打印速度与精度[33]。立体光刻技术作为最早发明的 3D 打印技术之一，在原型制造领域应用广泛。对于细胞直接打印，它除了浪费墨水、结构脱离困难、氧气抑制等缺点外，还可能对细胞造成由光刺激及光引发剂毒性引起的损伤，此外墨水材料种类的局限性以及多材料结构的打印也是该类技术的短板。

将上述三类技术的部分特点总结，如表 1-2（据文献[21, 30, 34]重新整理）所示，微滴式和光刻/光投影式精度较高，但前者所使用的墨水黏度较低，较难成形复杂三维结构，而后者存在较大的细胞损伤隐患且设备较为复杂昂贵。基于微丝的微挤出式生物 3D 打印技术性能较为全面，能打印多种性能的墨水材料，较接近真实组织及器官构建的需求[35]，并已应用在多种组织工程（血管、骨、软骨、肌肉等）、大分子及药物释放、器官芯片等领域。从相关的文献报道统计结果也可以看出，采用不同形式的微挤出式方法进行细胞打印的文献占比超过 36%，说明微挤出式生物 3D 打印已成为研究的主流之一。

表 1-2 各类生物 3D 打印技术的比较[21, 30, 34]

	微滴式	微丝式（微挤出）	光刻/光投影式
成本	低（喷墨式）～高（激光式）	低	高
细胞存活率	>85%	40%～90%	>85%
细胞浓度	低	高	中等
适用的墨水	低黏度	各种水凝胶材料、细胞团簇等	可光交联
精度	高	中等	高
垂直面质量	差	好	好
结构复杂性及尺度	二维阵列精度高，较难成形复杂三维结构	适合成形复杂三维结构	适合成形复杂三维结构
目前应用领域	组织工程（血管、骨、软骨、皮肤等）	组织工程（血管、骨、软骨、神经、肌肉、癌症等）、大分子及药物释放、器官芯片	组织工程（血管、软骨）
文献比例*	55.4%	36.2%	8.4%

*数据来源于 Web of Science，以相应工艺名称为检索词，时间 2003～2016 年。

1.3 生物材料 3D 打印技术发展现状

3D 打印的个性化制造特性，使其在生物材料加工及生物医药应用领域展现出巨大应用潜力。根据所使用的生物材料的特性以及所适用的应用领域，可以将生物材料 3D 打印的发展分为如图 1-3 所示的几个阶段[36]。

1.3.1 没有生物相容性要求材料打印

没有生物相容性要求材料的 3D 打印主要应用于体外医学模型、手术导板、3D 打印体外假肢或矫形辅具等领域，从功能性角度考虑，这类应用更多的是利用 3D 打印快速原型制造的优势。这类 3D 打印产品一般不进入人体内，基于计算机

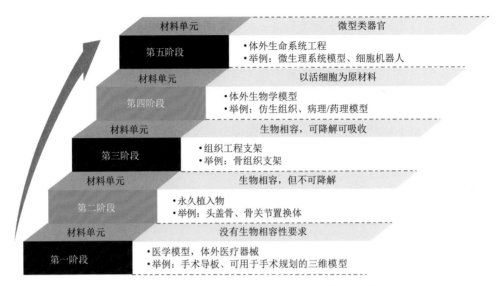

图 1-3 生物材料 3D 打印技术发展的五个阶段[36]

断层扫描（CT）、磁共振成像（MRI）等医学影像数据，体外制造的个性化模型可以真实、直观地反映病患特征，有助于临床治疗方案的制定和实施，起到减轻患者痛苦、提高手术效率等作用。作为 3D 打印技术在生物医疗领域的第一个阶段应用，目前该领域在产业化方面已逐渐成熟，而 3D 打印机也已作为各科室的标准设备进行配备。这类应用对材料的生物相容性及生物功能性要求较低，更多关注打印精度及几何形态学的准确性，几乎所有经济且具有高精度打印特性的材料及 3D 打印技术都被考虑在内，最常用的是基于热塑性塑料的熔融挤出技术。

1.3.2 生物相容但不可降解材料打印

此类应用定位于制造体内永久植入物，要求材料具有较好的生物相容性、较低的免疫排斥反应以及稳定的生化特性。相关的用于 3D 打印制造的材料包括以钛及钛合金为代表的金属材料，其中 3D 打印金属植入物某厂商多个产品获得我国国家药监局产品上市许可证书，并已应用于临床。这类产品主要面向关节、脊柱、齿科、颅颌面及其他骨科创伤等硬组织方面，这些组织及部位的特点是细胞含量相对较少，力学支撑是主要的功能性因素。

1.3.3 生物相容且可降解可吸收材料打印

这一阶段的应用主要为组织工程支架，组织工程是一门结合了工程学和生命科学基本原理的交叉学科，致力于发展用于维持、修复或者改善组织功能的生物替代品[37]。其要求打印的体内植入物不仅具有生物相容性，还要具有可降解特性，促进体内缺损组织的生长和愈合。组织工程的常用策略是：获取少量活体组织细胞，经过体外扩增后种植到具有一定孔隙结构的生物材料支架上，辅助以生长因子进行体外培养，然后植入体内病损部位，最后达到创伤修复和功能重建的目的[38]。基于增材制造思想，3D 打印能从底层的成形单元出发对材料进行空间及时间的控制，为组织工程支架的制造提供更多的解决方案[39]。目前用于这类组织工程支架制造的生物材料主要是可生物降解的高分子类材料。

1.3.4 直接细胞打印

细胞定位与种植效率是组织工程"支架制造 + 细胞种植"策略的短板，2003 年研究者首次尝试直接将细胞用于 3D 打印成形[22, 40]，衍生出了一个新的研究方向——生物 3D 打印（或细胞直接 3D 打印）。生物 3D 打印将支架制造与细胞种植结合起来，以含细胞的生物墨水为原材料进行细胞的直接操控，成形出含细胞的三维结构。生物 3D 打印有三个基本要素，即打印技术、墨水材料和细胞。墨水材料既决定了打印技术的实施，也直接构建了打印产品中的细胞 3D 微环境，影响着细胞的功能实现及组织形成，是生物 3D 打印技术的研究重点之一。采用活细胞作为原材料进行打印，也标志着生物材料 3D 打印进入第四和第五阶段，用于直接构建工程化组织、病理或药理模型、微生理系统、细胞机器人等体外生命系统。

1.3.5 构建类器官、微生理系统和体外生命系统工程

第五层次，体外生命系统及生命机械制造：利用干细胞、类组织、类器官（organoid）或微器官为结构单元打印构建体外生命系统（*in vitro* engineering living system）、微生理系统（micro-physiological system）、生物机械（cellular machine）及具有生物学意义的"拟人系统"等。

1.4 ▶ 生物材料 3D 打印技术应用现状

作为一种生物材料成形方法，3D 打印相比传统的模具浇注及多孔支架方法，具有多方面的优势。表 1-3（据文献[21, 41]重新整理）列举了三种成形方法的典型特征，其中浇注法和生物 3D 打印都可以直接操控细胞，浇注法能够通过采用

精细的模具来制造高精度的含细胞类组织块（＞500nm），但难以实现梯度、非均质复杂结构的构建，成形可控性不高，针对真实组织仿生制造存在较大短板。多孔支架方法适用于高分子、金属、陶瓷等可降解及不可降解材料，可以实现分级孔隙制造，但不能直接操控细胞，后期的细胞种植培养存在困难，无法对多种细胞进行精确定位和控制。生物 3D 打印从微滴或微丝这种最小成形单元出发进行细胞和生物材料的直接控制，能够实现三维空间中复杂异形类组织结构的构建。虽然当前的生物 3D 打印过程可能会造成一些细胞损伤，且目前适用的材料种类较为有限，但相关材料和技术在发展，正逐步解决这些难题。

表1-3　三种成形方法的比较[21, 41]

	浇注	多孔支架	生物 3D 打印
材料	天然/合成高分子、含细胞生物材料	天然/合成高分子、金属、陶瓷	天然/合成高分子、含细胞生物材料
精度	＞500nm	100nm～1000μm	10～1000μm
优势	模具可重复使用，可较精确控制小尺度细节（＜100μm），对细胞较柔和	可控的材料特性（多孔性、力学性能），适用材料的多样性	宽尺度范围内的几何形态控制，精确的材料和细胞直接控制
劣势	产品的成分、结构单一，大块结构缺少养分	细胞种植效率低，缺少对多种细胞的非均匀控制	打印过程对细胞的损伤，可适用的材料种类有限

目前生物 3D 打印的应用领域主要集中在组织工程与再生医学、药物测试、病理模型等方面。其中组织工程与再生医学为主要研究方向，而药物测试与病理模型的研究也在逐步跟进，并展现出广阔的市场前景[42]。

1.4.1　组织工程与再生医学应用

到目前为止，尚没有真正将生物 3D 打印产品应用于临床试验的报道，主要原因是相关的法律法规对于临床试验的审批时间长、难度大[43]。已有的大量组织修复及再生研究主要针对鼠、兔、犬、猪、猴等动物模型，所涉及的组织类型囊括了结缔组织、上皮组织、肌肉组织及神经组织。举例而言，骨和软骨损伤修复已取得良好效果，采用透明质酸、基质胶等材料可以对较小尺寸的骨及软骨缺损进行修复[44]，然而含血管的大块骨组织以及局部关节软骨的修复依然面临挑战，骨和软骨的一体化修复是未来的一个发展方向；皮肤组织结构相对简单，且具有很强的自愈合特点，生物 3D 打印在这方面的应用效果显著，下一步需要达到的效果是无瘢痕修复及汗腺的整合；血管修复和移植也取得了一些成果，然而多尺度范围的血管网络的重建依然是重大难题；心肌修复具有一定效果，由于心肌细胞不可增殖，打印时一般需要使用较高细胞浓度，此外研究者还在体外建立了心脏瓣膜的精确模型，但尚缺少体内实验；肝脏及肺脏尚没有理想的修复案例，病患个体细胞来源及细胞长期存活是主要挑战。总体来看，皮肤、骨等细胞相对较少、结构相对简单的组织修复发展迅速，而心脏、肺等复杂器官修复发展相对缓慢，组织中的血管化构建是重要制约因素之一[45]。未来进行临床试验时，除了植入已打印好或已体外培养成熟的组织外，还可能进行病灶的原位实时打印。

1.4.2 药物检测应用

新药研发需要耗费巨大的人力物力，生物 3D 打印由于其定制化、可控的细胞 3D 模型构建能力，有望制造更接近体内情况的三维复杂类组织及器官结构，为新药提供行之有效的体外测试模型，进而缩短药物研发时间并降低成本。3D 打印的肝脏[46]是较为常见的用于药物筛分的模型，所使用的技术以基于微滴式的打印方法为主，通过构建药物或细胞的微滴阵列[47, 48]进行批量化的药物筛选。研究者基于 3D 打印构建的微环境，开发了一些基于对流扩散的药物作用动力学模型，有助于更好地掌握三维微组织的药理及毒理特性。近年来，一些生物 3D 打印公司开始提供一些打印的药筛产品，如 Organovo 公司的 exVi-ve3D^{TM} 肝脏模型用以测试肝毒性[49]，其他的生物 3D 打印公司很多也以此类药检模型为研发方向。作者团队也在使用生物 3D 打印的体外类肿瘤模型进行药物检测方面做了一些有代表性的工作，如将原发性人类肝细胞癌的生物 3D 打印模型用于个性化药物检测[50]，生物 3D 打印的肝癌细胞模型在抗肿瘤药物研究中的应用[51]，患者源性体外胆管癌肿瘤模型的生物印记、构建、评估和测试抗癌药物[52]，3D 细胞打印类脑组织构建及应用[53]，肝癌细胞的生物 3D 打印以及微流控技术在 Metuzumab 药效学测试中的应用[54]。部分工作在本书第 8 章"生物 3D 打印构建体外类肿瘤模型及其应用"和第 9 章"生物 3D 打印构建体外个性化肿瘤模型及其在抗癌药物检测中的应用"也有相应介绍。

1.4.3 病理模型及疾病研究应用

目前，病理模型的研究主要集中在癌症模型，相比二维模型，生物 3D 打印能构建更接近体内的 3D 微环境，有望更好地在体外进行癌症研究。目前已尝试构建的癌症模型包括卵巢癌[55]、宫颈癌[56, 57]、乳腺癌[58]模型，主要采用微挤出式生物 3D 打印方式，这些模型大多数处于前期研究阶段，缺少全面的癌症模型表征及抗癌药物的测试。其中，有研究者采用明胶-海藻酸钠-纤维蛋白的混合材料体系打印 HeLa 宫颈癌细胞[57]，构建了以癌细胞团簇为单元的三维癌症模型，并进行了相关抗药性和金属蛋白酶表达分析，证明了 3D 打印模型相比于二维单层细胞模型更有优势。作者团队也在使用生物 3D 打印模型进行疾病和癌症研究方面做了部分工作，如使用生物 3D 打印模型研究延长患有肝衰竭的小鼠存活时间[59]，以及用于人类癌症模型的 3D 乳房上皮球体的生物打印[60]。

1.5　生物材料 3D 打印前景与挑战

1.5.1　生物材料 3D 打印的前景

过去十年，生物材料 3D 打印呈现出了爆发式的发展，各种新材料的开发，3D 打印技术的优化，使得 3D 打印技术在生物医疗领域的应用趋于全面和深入。在学术研究和市场化两方面，生物材料 3D 打印都呈现了指数型的增长趋势，是生物材料领域及 3D 打印领域最为活跃的研究方向之一。图 1-4 表示的是 Gartner 公司 2018 年 7 月对部分 3D 打印技术的成熟度评估，该曲线代表了一项技术从萌芽期、顶峰期、低谷期、复苏期到平台期的生命周期，其中涉及生物材料 3D 打印的领域包括了组织或器官移植、制药、基础科研、齿科器械等方面，它们所处的生命周期阶段如下。

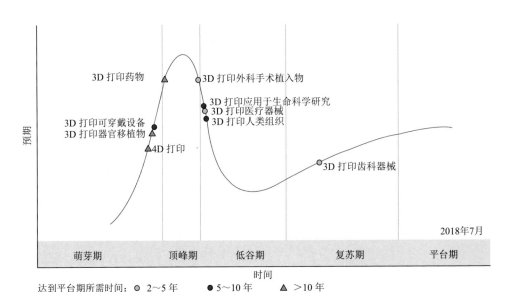

图 1-4　生物材料 3D 打印技术 Gartner 技术成熟度曲线[61]

萌芽期（innovation trigger）。3D 生物打印器官移植物（3D bioprinted organ transplant）目前尚处于萌芽期，其主要技术解决方案是含细胞的生物 3D 打印技术，近期已有部分突破性研究报道了打印可跳动的含血管心脏模型以及可用于泵血的肺泡模型，虽然器官的打印和移植面临各种复杂的挑战，但该领域也被认为是最激动人心和活跃的方向，目前已进入萌芽阶段的后期。

顶峰期（peak of inflated expectations）。3D 打印药物（3D printed drug）目前处于发展的顶峰期，采用 3D 打印技术生产药物的出发点是对于定制化药物的需求，2015 年，美国 FDA 批准了第一款 3D 打印药品，即由美国制药公司 Aprecia 生产的用以治疗癫痫的左乙拉西坦（Levetiracetam）药物。通过个性化的药品制备过程，可以根据患者情况灵活调整药剂的用量、胶囊药片的尺寸。目前，研究者已致力于开发多种药物可控结合及降解释放的 3D 打印系统，有望根据患者的治疗方案个性化地生产药剂。该领域进入发展平台期还需十年以上的时间。

低谷期（trough of disillusionment）。用于科研的生物 3D 打印以及 3D 生物打印人类组织（3D bioprinted human tissue）两个领域目前刚刚越过发展的顶峰期，进入了洗牌式的低谷期。过去十年间，服务于科研的生物 3D 打印机、生物墨水的发展迅猛，全球已有近百家生物 3D 打印公司，而生物 3D 打印设备也逐渐成为生物医学及生命科学研究实验室的重要工具。体外人体组织的构建相比于全器官的构建，在结构复杂性和功能性上更加简单，目前 3D 打印仿生组织已应用于皮肤、软骨、心肌组织工程等方面。这两方面的研究是目前生物材料 3D 打印的发展重点，其中简单组织功能的实现，是未来复杂器官制造和移植的必经之路。

复苏期（slope of enlightenment）。服务于齿科的 3D 打印器械（3D printing of dental devices）目前已成功跨越低谷，进入了复苏阶段的后期，有望在 2～5 年内进入技术成熟的平台期。由于骨组织相对简单的细胞组分及功能，以齿科植入物为代表的硬组织修复取得了快速发展，是目前产业化的热点方向，已逐渐形成相关企业标准、行业标准。

根据 Mordor Intelligence 网站的报道，2018 年生物 3D 打印市场份额为 3.8556 亿美元，并将在 2019～2024 年间以 25.36% 的复合年增长率增长。该报告认为，市场的快速增长源于该技术对健康医疗和制药行业带来的革命性突破，例如，欧洲于 2013 年出台法规禁止动物模型的使用，生物 3D 打印所提供的仿生组织模型将有望解决这一问题。同时政府的积极投入和企业研发的加大也大力推进了行业的发展，例如，2018 年 10 月，美国 FDA 对包括哈佛大学在内的五所研究机构拨款 250 万美元用于包括生物 3D 打印在内的生物制造技术研发。从地区发展来看，北美目前拥有最大的市场份额并将在未来 5～10 年保持这一优势，但亚太地区在未来 5 年将具有更高的增长率，未来将是生物材料 3D 打印的主要市场之一。

1.5.2 生物材料 3D 打印的挑战

整体来看，当前生物材料 3D 打印领域所面临的挑战主要来源于以下几个方面：3D 打印技术、墨水材料、细胞来源、血管化、神经再生及组织成熟[45]。其中前三者类似于传统组织工程"支架制造＋细胞种植"策略中的三要素，是后续生物功能实现的基础。后三者是体外培养或体内植入后，反映所构建的仿生结构生物功能性的主要方面，其中血管化是目前关注较多的难题。

1. 生物材料 3D 打印技术

虽然当前发展起来的生物 3D 打印技术种类繁多且各有利弊，例如，喷墨打印精度高但成形复杂、打印三维结构困难，微挤出式打印三维成形能力好但精度有待提高。总体而言，生物 3D 打印机需要在打印精度、速度上继续提高，同时需要提供更多的功能，包括多喷嘴或多通道打印、自动定位、智能优化打印路径等。其中，三维结构中异质组分的控制是生物 3D 打印技术发展的一大方向，早在 2005 年，研究者已开发了四喷头的微挤出式打印设备，用以操控不同的材料和细胞[62]。2017 年，研究者采用一个七通道单喷头来打印更多种的材料或细胞，通过控制通道的开合及切换，可以在单根成形微丝上控制不同的组分分布[63]。通过组合已有的不同打印技术可能可以实现优势互补，达到更优异的成形性能，此外，集成了模型设计、打印过程、反应器培养等环节的生物 3D 打印平台是未来生物 3D 打印的另一个发展方向。

2. 3D 打印墨水材料

为了更好地仿生体内组织及器官的细胞外基质环境，并达到相应的功能性、机械性等要求，生物墨水材料一般应具有一定的材料组分组合或梯度分布。此外，针对特定应用场景的新墨水开发也是未来工作之一，为了适应打印工艺过程，常常需要对墨水材料进行针对性改性或组分设计[64]。除了采用单一或已知成分的墨水材料，未来还可以选用脱细胞基质材料进行打印，脱细胞基质直接从动物组织中经过脱细胞处理而来，具有组织形成及成熟所需的所有材料因子[65]。同时，通过对脱细胞基质进行成分和结构分析，可以更好地指导墨水的选配。

3. 细胞来源

细胞来源决定了所制造的组织工程产品的基本生物学属性，针对不同应用应该采用合适的细胞种类。细胞来源一直是组织工程的一大难题，自体细胞提取数量少且会造成附加创伤，异体细胞则可能存在免疫排斥反应，由自体干细胞进行体外扩增和分化是一个重要手段，而诱导多能干细胞技术则是另一个具有广阔应用前景的方向。在组织及器官的仿生设计中，应该注意到体内不同细胞之间的非均质分布，并相应地操控多种细胞进行仿生制造。此外，未来需要更好地理解体内组织中异质细胞之间的相互作用关系，针对性地在后续培养中通过小分子或其他因素对细胞的增殖、分化等行为进行控制。

4. 血管化

对于大块组织而言，树枝状血管化网络能够为细胞提供必需的营养物质及氧气，是细胞长期存活及组织功能实现的保障。工程化血管网络的构建一直是生物 3D 打印的热点，百微米级的血管通道可以在打印时进行设计和构建，更复杂的分叉梯度血管网络通道的构建则面临较大挑战，主要受限于打印精度及墨水材料的性质。目前常用的一个策略是先构造出较大尺寸的血管网络，通过进一步的动态培养和生长因子作用，使细胞自发地形成毛细血管状的微血管通道。对于临床植入而言，所构建或形成的血管应具有一定的力学性能，以应对生理环境下的各种压力并满足手术时的缝合要求。

5. 神经再生

神经支配对于大部分正常组织来说是必需的，在打印的三维组织结构中对细胞进行药物或生长因子的刺激诱导，可能可以产生神经网络[53]。为了达到植入要求，一般在植入前需要用生物反应器对仿生结构进行动态培养或环境模拟。

6. 组织成熟

组织功能单元的自组装和成熟需要时间，体外采用反应器进行培养可以维持组织并促进其进一步成熟，培养过程中，一般需要辅以组织成熟因子及生理压力源进行生理环境的模拟。目前，神经再生与组织成熟方面的研究工作报道较少，随着前面几个核心挑战的有效克服，未来人们将更多地关注神经网络再生和功能性组织形成等方面的问题。

总结上述各方面的挑战和趋势，生物 3D 打印下一步发展的重要方向包括但不限于：异质材料及细胞的控制及成形、新墨水材料的开发与拓展、类血管及血管化组织的打印等。另外，最近发展起来的四维生物打印（4D bioprinting）概念，也可能是未来的一个重要发展方向[66]。它在 3D 打印基础上多了一个时间维度，最常见的例子是形状记忆材料的打印：三维含细胞结构成形后，通过环境因子的刺激或自发启动，结构体的全部或局部发生形状变形，在某些刺激因素的作用下，该变形具有可逆及可控的特点。四维生物打印有望在细胞行为调控、血管形成及组织成熟方面展现巨大潜力[67]。

参 考 文 献

[1] Ouyang L L. Study on Microextrusion-based 3D Bioprinting and Bioink Crosslinking Mechanisms. Singapore: Springer, 2019.

[2] Burdick J A, Chung C, Jia X, Randolph M A, Langer R. Controlled degradation and mechanical behavior of photopolymerized hyaluronic acid networks. Biomacromolecules, 2005, 6 (1): 386-391.

[3] Djabourov M, Leblond J, Papon P. Gelation of aqueous gelatin solutions: Ⅱ. Rheology of the sol-gel transition. Journal De Physique, 1988, 49 (2): 333-343.

[4] Rowley J A, Madlambayan G, Mooney D J. Alginate hydrogels as synthetic extracellular matrix materials. Biomaterials, 1999, 20 (1): 45-53.

[5] Augst A D, Kong H J, Mooney D J. Alginate hydrogels as biomaterials. Macromolecular Bioscience, 2006, 6 (8): 623-633.

[6] Ye K, Felimban R, Traianedes K, Moulton S E, Wallace G G, Chung J, Quigley A, Choong P F, Myers D E. Chondrogenesis of infrapatellar fat pad derived adipose stem cells in 3D printed chitosan scaffold. PLoS One, 2014, 9 (6): e99410.

[7] Serwer P. Agarose gel electrophoresis of bacteriophages and related particles. Journal of Chromatography, 1987, 418: 345-357.

[8] Landers R, Hubner U, Schmelzeisen R, Mulhaupt R. Rapid prototyping of scaffolds derived from thermoreversible hydrogels and tailored for applications in tissue engineering. Biomaterials, 2002, 23 (23): 4437-4447.

[9] Almeida C R, Serra T, Oliveira M I, Planell J A, Barbosa M A, Navarro M. Impact of 3-D printed PLA- and chitosan-based scaffolds on human monocyte/macrophage responses: unraveling the effect of 3-D structures on inflammation. Acta Biomaterialia, 2014, 10 (2): 613-622.

[10] Pereira R F, Bartolo P J. 3D bioprinting of photocrosslinkable hydrogel constructs. Journal of Applied Polymer Science, 2015, 132 (48): 42458.

[11] Censi R, Schuurman W, Malda J, di Dato G, Burgisser P E, Dhert W J A, van Nostrum C F, di Martino P, Vermonden T, Hennink W E. A printable photopolymerizable thermosensitive p(HPMAm-lactate)-PEG hydrogel for tissue engineering. Advanced Functional Materials, 2011, 21 (10): 1833-1842.

[12] Bertassoni L E, Cardoso J C, Manoharan V, Cristino A L, Bhise N S, Araujo W A, Zorlutuna P, Vrana N E, Ghaemmaghami A M, Dokmeci M R, Khademhosseini A. Direct-write bioprinting of cell-laden methacrylated gelatin hydrogels. Biofabrication, 2014, 6 (2): 024105.

[13] Chang C C, Boland E D, Williams S K, Hoying J B. Direct-write bioprinting three-dimensional biohybrid systems for future regenerative therapies. Journal of Biomedical Materials Research B: Applied Biomaterials, 2011, 98 (1): 160-170.

[14] Skardal A, Atala A. Biomaterials for integration with 3-D bioprinting. Annals of Biomedical Engineering, 2015, 43 (3): 730-746.

[15] Hospodiuk M, Dey M, Sosnoski D, Ozbolat I T. The bioink: a comprehensive review on bioprintable materials. Biotechnology Advances, 2017, 35 (2): 217-239.

[16] Jose R R, Rodriguez M J, Dixon T A, Omenetto F, Kaplan D L. Evolution of bioinks and additive manufacturing technologies for 3D bioprinting. ACS Biomaterials Science & Engineering, 2016, 2 (10): 1662-1678.

[17] Panwar A, Tan L P. Current status of bioinks for micro-extrusion-based 3D bioprinting. Molecules, 2016, 21 (6): 685.

[18] Mironov V，Visconti R P，Kasyanov V，Forgacs G，Drake C J，Markwald R R. Organ printing：tissue spheroids as building blocks. Biomaterials，2009，30（12）：2164-2174.

[19] Tasoglu S，Demirci U. Bioprinting for stem cell research. Trends in Biotechnology，2013，31（1）：10-19.

[20] Malda J，Visser J，Melchels F P，Jungst T，Hennink W E，Dhert W J，Groll J，Hutmacher D W. 25th anniversary article：engineering hydrogels for biofabrication. Advanced Materials，2013，25（36）：5011-5028.

[21] Mandrycky C，Wang Z，Kim K，Kim D H. 3D bioprinting for engineering complex tissues. Biotechnology Advances，2016，34（4）：422-434.

[22] Mironov V，Boland T，Trusk T，Forgacs G，Markwald R R. Organ printing：computer-aided jet-based 3D tissue engineering. Trends in Biotechnology，2003，21（4）：157-161.

[23] Moon S，Hasan S K，Song Y S，Xu F，Keles H O，Manzur F，Mikkilineni S，Hong J W，Nagatomi J，Haeggstrom E，Khademhosseini A，Demirci U. Layer by layer three-dimensional tissue epitaxy by cell-laden hydrogel droplets. Tissue Engineering Part C：Methods，2010，16（1）：157-166.

[24] Fang Y，Frampton J P，Raghavan S，Sabahi-Kaviani R，Luker G，Deng C X，Takayama S. Rapid generation of multiplexed cell cocultures using acoustic droplet ejection followed by aqueous two-phase exclusion patterning. Tissue Engineering Part C：Methods，2012，18（9）：647-657.

[25] Barron J A，Ringeisen B R，Kim H，Chrisey D B，Spargo B J. Application of laser printing to mammalian cells. Thin Solid Films，2004，453/454（1）：383-387.

[26] Barron J A，Wu P，Ladouceur H D，Ringeisen B R. Biological laser printing：a novel technique for creating heterogeneous 3-dimensional cell patterns. Biomedical Microdevices，2004，6（2）：139-147.

[27] 刘海霞. 细胞直接三维受控组装技术研究. 北京：清华大学，2006.

[28] Ozbolat I T，Hospodiuk M. Current advances and future perspectives in extrusion-based bioprinting. Biomaterials，2016，76：321-343.

[29] Chang R，Nam J，Sun W. Effects of dispensing pressure and nozzle diameter on cell survival from solid freeform fabrication-based direct cell writing. Tissue Engineering Part A，2008，14（1）：41-48.

[30] Nair K，Gandhi M，Khalil S，Yan K C. Characterization of cell viability during bioprinting processes. Biotechnology Journal：Healthcare Nutrition Technology，2009，4（8）：1168-1177.

[31] Sukmana I，Vermette P. The effects of co-culture with fibroblasts and angiogenic growth factors on microvascular maturation and multi-cellular lumen formation in HUVEC-oriented polymer fibre constructs. Biomaterials，2010，31（19）：5091-5099.

[32] Nahmias Y，Arneja A，Tower T T，Renn M J，Odde D J. Cell patterning on biological gels via cell spraying through a mask. Tissue Engineering，2005，11（5-6）：701-708.

[33] Hribar K C，Choi Y S，Ondeck M，Engler A J，Chen S. Digital plasmonic patterning for localized tuning of hydrogel stiffness. Advanced Functional Materials，2014，24（31）：4922-4926.

[34] Seol Y J，Kang H W，Lee S J，Atala A，Yoo J J. Bioprinting technology and its applications. European Journal of Cardio-Thoracic Surgery，2014，46（3）：342-348.

[35] Kang H W，Lee S J，Ko I K，Kengla C，Yoo J J，Atala A. A 3D bioprinting system to produce human-scale tissue constructs with structural integrity. Nature Biotechnology，2016，34（3）：312-319.

[36] Sun W，Starly B，Daly A C，Burdick J A，Groll J，Skeldon G，Shu W，Sakai Y，Shinohara M，Nishikawa M，Jang J，Cho D W，Nie M，Takeuchi S，Ostrovidov S，Khademhosseini A，Kamm R D，Mironov V，Moroni L，Ozbolat I T. The bioprinting roadmap. Biofabrication，2020，12（2）：022002.

[37] Langer R，Vacanti J. Tissue engineering. Science，1993，260（5110）：920-926.

[38] Drury J L, Mooney D J. Hydrogels for tissue engineering: scaffold design variables and applications. Biomaterials, 2003, 24 (24): 4337-4351.

[39] Mironov V, Reis N, Derby B. Review: bioprinting: a beginning. Tissue Engineering, 2006, 12 (4): 631-634.

[40] Xu T, Jin J, Gregory C, Hickman J J, Boland T. Inkjet printing of viable mammalian cells. Biomaterials, 2005, 26 (1): 93-99.

[41] Ren X, Ott H C. On the road to bioartificial organs. Pflügers Archiv, 2014, 466 (10): 1847-1857.

[42] Li J, Chen M, Fan X, Zhou H. Recent advances in bioprinting techniques: approaches, applications and future prospects. Journal of Translational Medicine, 2016, 14: 271.

[43] Ozbolat I T, Peng W, Ozbolat V. Application areas of 3D bioprinting. Drug Discovery Today, 2016, 21 (8): 1257-1271.

[44] Cui X F, Gao G F, Yonezawa T, Dai G H. Human cartilage tissue fabrication using three-dimensional inkjet printing technology. Journal of Visualized Experiments, 2014, (88): e51294.

[45] Murphy S V, Atala A. 3D bioprinting of tissues and organs. Nature Biotechnology, 2014, 32 (8): 773-785.

[46] Chang R, Nam J, Sun W. Direct cell writing of 3D microorgan for in vitro pharmacokinetic model. Tissue Engineering Part C: Methods, 2008, 14 (2): 157-166.

[47] Shen Y I, Abaci H E, Krupsi Y, Weng L C, Burdick J A, Gerecht S. Hyaluronic acid hydrogel stiffness and oxygen tension affect cancer cell fate and endothelial sprouting. Biomaterials Science, 2014, 2 (5): 655-665.

[48] Demirci U, Montesano G. Single cell epitaxy by acoustic picolitre droplets. Lab on a Chip, 2007, 7 (9): 1139-1145.

[49] Vaidya M. Startups tout commercially 3D-printed tissue for drug screening. Nature Medicine, 2015, 21 (1): 2.

[50] Xie F H, Sun L J, Pang Y, Xu G, Jin B, Xu H, Lu X, Xu Y, Du S, Wang Y, Feng S, Sang X, Zhong S, Wang X, Sun W, Zhao H, Zhang H, Yang H, Huang P, Mao Y. Three-dimensional bio-printeing of primary human hepatocellular carcinoma for personalized medicine. Biomaterials, 2021, 265: 120416.

[51] Sun L, Yang H, Wang Y, Zhang X, Jin B, Xie F, Jin Y, Pang Y, Zhao H, Lu X, Sang X, Zhang H, Lin F, Sun W, Huang P, Mao Y. Application of a 3D bioprinted hepatocellular carcinoma cell model in antitumor drug research. Frontiers in Oncology, 2020, 10: 878.

[52] Mao S S, Pang Y, Yang H Y, Xu G, Jin B, Xu H, Lu X, Xu Y, Du S, Wang Y, Feng S, Sang X, Zhong S, Wang X, Sun W, Zhao H, Zhang H, Yang H, Huang P, Mao Y. Bioprinting of patient-derived in vitro cholangiocarcinoma tumor model: establishment, evaluation and anti-cancer drug testing. Biofabrication, 2020, 12: 045014.

[53] Song Y, Su X L, Firouzian K, Fang Y, Zhang T, Sun W. Engineering of brain-like tissue constructs via 3D cell-printing technology. Biofabrication, 2020, 12: 035016.

[54] Li Y, Zhang T, Peng Y, Li L, Chen Z N, Sun W. 3D bioprinting of hepatoma cells and application with microfluidics for pharmacodynamic test of Metuzumab. Biofabrication, 2019, 11 (3): 034102.

[55] Xu F, Celli J, Rizvi I, Moon S, Hasan T, Demirci U. A three-dimensional in vitro ovarian cancer coculture model using a high-throughput cell patterning platform. Biotechnology Journal, 2011, 6 (2): 204-212.

[56] Huang T Q, Qu X, Liu J, Chen S. 3D printing of biomimetic microstructures for cancer cell migration. Biomedical Microdevices, 2014, 16 (1): 127-132.

[57] Zhao Y, Yao R, Ouyang L, Ding H, Zhang T, Zhang K, Cheng S, Sun W. Three-dimensional printing of Hela cells for cervical tumor model in vitro. Biofabrication, 2014, 6 (3): 035001.

[58] Yang H, Sun L, Pang Y, Hu D, Xu H, Mao S, Peng W, Wang Y, Xu Y, Zheng Y, Du S, Zhao H, Chi T, Lu X, Sang X, Zhong S, Wang X, Zhang H, Huang P, Sun W, Ma Y. Three-dimensional bioprinted hepatorganoids

prolongs the survival of mice with liver failure. GUT，2021，70（3）：567-574.

[59] Swaminathan S，Hamid Q，Sun W，Clyne A M. Bioprinting of 3D breast epithelial spheroids for human cancer models. Biofabrication，2019，11（2）：025003.

[60] King S M，Presnell S C，Nguyen D G. Development of 3D bioprinted human breast cancer for *in vitro* drug screening. Cancer Research，2014，74（19）：2034.

[61] https://www.gartner.com/en/documents/3759564.

[62] Darling A，Shor L，Khalil S，Mondrinos M，Lelkes P，Guceri S，Sun W. Multi-material scaffolds for tissue engineering. Macromolecular Symposia，2005，227：345-355.

[63] Liu W，Zhang Y S，Heinrich M A，de Ferrari F，Jang H L，Bakht S M，Alvarez M M，Yang J，Li Y C，Trujillo-de S G，Miri A K，Zhu K，Khoshakhlagh P，Prakash G，Cheng H，Guan X，Zhong Z，Ju J，Zhu G H，Jin X，Shin S R，Dokmeci M R，Khademhosseini A. Rapid continuous multimaterial extrusion bioprinting. Advanced Materials，2017，29（3）：1604630.

[64] Jungst T，Smolan W，Schacht K，Scheibel T，Groll J. Strategies and molecular design criteria for 3D printable hydrogels. Chemical Reviews，2016，116（3）：1496-1539.

[65] Pati F，Jang J，Ha D H，Won Kim S，Rhie J W，Shim J H，Kim D H，Cho D W. Printing three-dimensional tissue analogues with decellularized extracellular matrix bioink. Nature Communication，2014，5：3935.

[66] Gao B，Yang Q，Zhao X，Jin G，Ma Y，Xu F. 4D bioprinting for biomedical applications. Trends in Biotechnology，2016，34（9）：746-756.

[67] Gladman A S，Matsumoto E A，Nuzzo R G，Mahadevan L，Lewis J A. Biomimetic 4D printing. Nature Materials，2016，15（4）：413-418.

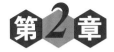

低温沉积 3D 打印技术及其在骨和软骨组织工程中的应用

2.1 引言

3D 打印技术在组织工程和再生医学领域的应用最早出现在骨与软骨等硬组织的支架成形领域。在通过组织工程的方法重建人体组织的过程中，支架不仅是细胞黏附生长的载体，而且是组织再生所必需的某些生长因子的可控缓释载体。支架应该满足以下几点性能要求[1]：①三维贯通的可控孔隙结构和高孔隙率，为组织的长入、组织再生过程中的营养输送和代谢产物排出提供通道；②良好的生物相容性和生物降解性能，实现支架降解速度与组织再生速度的良好匹配；③适合细胞黏附、增殖与分化的表面化学性能；④良好的力学性能。为了使支架能够同时满足上述复杂的性能要求，支架材料往往应该是由两种或两种以上不同材料组成的复合材料，而且应该具有适合组织再生的复杂多孔结构。

20 世纪 90 年代中后期开始，先进的制造技术——3D 打印技术进入支架的成形领域，为解决传统的支架成形技术所存在的问题提供了新的思路。美国的麻省理工学院、卡内基-梅隆大学、密歇根大学以及新加坡国立大学和我国的清华大学等都在从事这方面的研究工作。其中，有的研究者采用现有的 3D 打印工艺设备和支架材料直接成形，如新加坡国立大学 D. W. Hutmacher 的研究小组[1]、麻省理工学院 M. J. Cima 的研究小组[2, 3]和卡内基-梅隆大学的骨组织工程中心[4, 5]。而清华大学机械工程系的研究团队则致力于为组织工程的支架材料开发新的 3D 打印工艺，以满足支架成形的特殊要求，低温沉积制造工艺由此诞生。

2.2　骨、软骨支架的材料与结构设计

2.2.1　常用的支架材料

在骨、软骨组织工程研究中使用的材料大致可分为以下三类。

1. 钙磷盐

钙磷盐是骨组织的主要无机成分。钙磷盐可以根据其钙磷比（Ca/P）分为不同的类型。各种钙磷盐均可以通过化学反应制得。羟基磷灰石（HA）是在中性或略偏碱性的条件下获得的，更高钙磷比的钙磷盐需在碱性条件下才能沉积获得，更低钙磷比的钙磷盐则需在酸性的条件下才能沉积获得。在组成骨组织的钙磷盐中，主要的钙磷盐为钙磷比 1.67 的 HA 结晶，此外还含有少量的其他钙磷盐，如磷酸八钙（OCP）和焦磷酸钙（CPP）等[6]。

目前，用作骨组织工程支架材料的钙磷盐主要包括 HA、磷酸三钙（TCP）和 HA/TCP 复合材料。HA 含有能与人体组织发生键合的羟基（—OH），它的表面能通过键的结合与人体组织相亲和，形成骨性界面结合，这种结合属化学结合。因此，HA 具有优秀的生物相容性。此外，HA 具有较好的力学性能，经过烧结的致密的 HA 具有与人的密质骨接近的抗弯强度，它的抗压强度甚至远高于人的密质骨。但该材料韧性差，难以直接加工成形。HA 的生物降解性能差，稳定性好，在体内几乎不发生降解。通过不同的制备方法，可以得到不同结晶形态的 TCP：无定形 TCP、α-TCP、β-TCP 和 γ-TCP。TCP 在体内有很好的生物降解性能，稳定性较差，易发生水化作用，并通过体液的侵蚀和细胞的吞噬作用被机体逐步吸收而被取代。研究表明，TCP 在体内具有一定的诱导成骨作用[7-9]。TCP 的降解过程导致在植入部位局部 Ca^{2+} 和 PO_4^{3-} 浓度增加，在 TCP 植入体的表面形成一个碳酸磷灰石结晶层，从而刺激 HA 结晶的生成和骨组织的再生。但是，TCP 的力学性能较差，即使是经过烧结的致密的 TCP，其强度也远低于人的密质骨，材料韧性也差，难以加工成形。通过沉淀法可以获得 HA/TCP 多相材料。这种材料具有较好的综合性能，其生物降解速度和力学性能可以通过调整复合材料中各相的比例来进行调整。但是，这种材料的韧性仍然较差，难以加工成形。

2. 人工合成高分子材料

人工合成高分子材料具有可控的生物降解速度和力学性能，也便于成形加工。脂肪族聚酯类高分子材料是目前应用较多的合成生物降解高分子，常用的有聚乳

酸（polylactic acid，PLA）、聚羟基乙酸（polyglycolic acid，PGA）和聚乳酸/羟基乙酸共聚物[poly(lactide-*co*-glycolic acid)，PLGA]，这些材料都已经获得了美国FDA的批准，可以应用于人体植入。其中PLGA可以通过调整乳酸（LA）和羟基乙酸（GA）的比例调控其降解速度[10]及力学性能[11]，在骨、软骨组织工程研究中得到了广泛的应用[12-15]。但PLGA材料也存在下述缺点：表面亲水性和细胞黏附能力差[16, 17]，在降解过程中会产生大量的酸性降解产物[10, 18]，如果超出周围组织的代谢能力就会导致周围组织的炎症反应。

此外，聚己内酯（polycaprolactone，PCL）[19]、聚丙烯延胡索酸酯[poly（propylene fumarate），PPF][20-24]等材料也有一定的应用。

3. 天然材料

天然材料是对动物组织进行生物化学处理而提取出来的生物材料。目前应用较多的包括胶原、明胶、海藻酸钠、壳聚糖、纤维蛋白、透明质酸等。其中，胶原是人体和脊椎动物的主要结构蛋白，是骨、软骨组织中的主要有机成分，广泛应用于骨、软骨组织工程的相关研究中[25, 26]。一些天然高分子聚合物具有细胞识别信号（如某些氨基酸序列），利于细胞的黏附、增殖和分化，因而具有良好的生物相容性。同时可以根据目标组织的成分进行材料仿生设计[27]，但其力学性能较差，不具有稳定的塑形能力。

2.2.2 支架的材料结构设计

1. 骨支架

脂肪族聚酯类材料作为基体复合粉末状的钙磷盐类材料得到的复合材料具有较好的综合性能，选择其作为骨组织工程支架的主体材料。与单一材料相比，它具有以下主要优点：以脂肪族聚酯作为基体，钙磷盐作为增强组织，得到的复合材料拥有比单一的脂肪族聚酯更高的强度以及比单一的钙磷盐更好的韧性，综合力学性能得到了优化；钙磷盐的加工成形一般需要加入一定的黏结剂并（或）经过高温烧结过程，加入脂肪族聚酯充当钙磷盐的黏结剂，使材料的加工成形更为方便；钙磷盐降解时产生的Ca^{2+}和PO_4^{3-}可以为新生骨组织所利用，促进骨组织的再生；而脂肪族聚酯的降解产物可减弱钙化抑制物（蛋白多糖、糖胺多糖）的作用，并可促进宿主骨组织中骨形态发生蛋白（BMP）和其他生长因子的释放；加入钙磷盐能够改善脂肪族聚酯的表面化学性能，改善材料表面与细胞及组织的亲和性；钙磷盐的降解产物呈碱性，能够中和脂肪族聚酯的酸性降解产物，减少对宿主组织的刺激，避免炎症反应。

组织长入和支架降解要求支架具有高孔隙率。如果支架孔隙率太低，表面积太小，则孔隙之间的贯通性不好，不利于组织的长入；由于与体液的接触面积小，也不利于支架在体内的降解。因此，在保证支架结构的稳定性和要求的力学性能的前提下，支架应具有尽量高的孔隙率。此外，细胞和组织的黏附和长入还与支架的孔隙结构（包括孔径大小和孔隙形状）密切相关。Yang 等对多孔陶瓷支架的研究表明，孔径在 150μm 以上时，包含有哈佛氏系统的成熟骨可以长入[28]。Nam 等认为，孔径在 100μm 以下的微孔结构对于营养输送和实现生长因子的可控缓释有重要的作用[29]。此外，微孔结构为再生组织的营养供应和代谢产物排出提供了通道。为了方便细胞的黏附和组织的长入，孔隙的形状应该尽量圆润，不宜有尖锐的棱角和突起。根据以上对孔隙结构的要求，设计了如图 2-1 所示的支架分级结构。

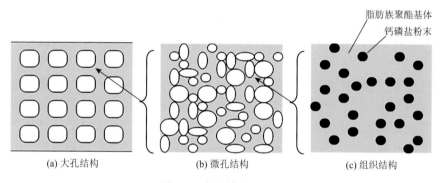

(a) 大孔结构　　　　　　(b) 微孔结构　　　　　　(c) 组织结构

脂肪族聚酯基体
钙磷盐粉末

图 2-1　支架的分级结构

在孔径 200～500μm 圆润的大孔结构的孔壁中，布满了孔径 100μm 以下圆润的微孔结构。而微孔结构的孔壁则是由脂肪族聚酯基体和钙磷盐粉末所形成的均匀弥散的组织结构。微孔的孔壁厚度仅为几微米，甚至不到 1μm。这种分级结构兼顾了新生骨组织长入、BMP 等生长因子的可控缓释和组织的营养代谢等要求。

2. 梯度骨软骨支架

骨软骨复合损伤（即关节软骨及其下骨同时损伤）是骨科临床常见疾病，由于缺乏血液供应，也没有干细胞可以进入，单纯关节软骨的修复就较为困难[29-31]，关节软骨及其下骨同时损伤的修复就更为棘手。3D 打印技术可以成形具有宏观孔隙结构和微观孔隙结构梯度的组织工程支架，复合细胞和/或生长因子实现骨软骨复合损伤的一体修复。

梯度骨软骨支架采用图 2-2 所示的材料设计方案。三个区域均以 PLGA 为基体材料，为支架提供稳定的外形结构及与组织相近的力学性能。在骨支架区域和界面隔离层的 PLGA 基体材料中加入 TCP。由于 PLGA 材料本身亲水性较差，加入 TCP 后改善作用有限。因此，在软骨支架区域和骨支架区域添加胶原材料，其目的为：提高支架的细胞黏附能力，便于在体外复合更多的种子细胞；软骨依靠滑液渗出吸取氧和营养物质，加入胶原改善支架的亲水性对于软骨区域种子细胞的生长至关重要。界面隔离层不添加胶原，保持其疏水性，以减少氧和营养物质从骨髓腔向关节腔扩散，确保关节软骨所需的低氧分压环境[29]。

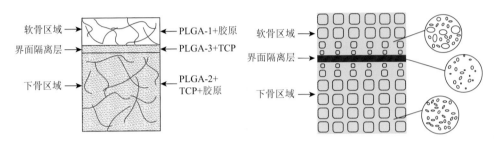

图 2-2　梯度骨软骨支架材料设计与孔隙结构设计

　　骨软骨支架的孔隙结构设计包括宏观孔隙和微观孔隙的设计。宏观孔隙为细胞提供长入的空间，使组织再生过程在三维尺度进行；组成宏观孔隙的材料需带有微观孔隙结构，以便于细胞更好地黏附并为其提供输送氧和营养的通道，以及增大支架材料与体液的接触面积，加速材料的降解。最终的孔隙结构设计方案如图 2-2 所示，该支架具有梯度变化的宏观孔隙和微观孔隙组成。支架总体具有较高的孔隙率；骨软骨区域的宏观孔隙满足孔径 100～350μm 的组织再生要求；在骨软骨区域还有大量的微观孔隙以满足细胞黏附和生长的需要；为阻止骨髓腔和骨组织中的细胞进入软骨区域，界面隔离层需包含一不带有宏观孔隙结构的薄层，且其贯通微孔尺寸应小于阻止细胞进入所需要的最小尺寸。

2.3　低温沉积制造工艺原理及打印设备

2.3.1　低温沉积制造工艺原理

　　低温沉积制造是一种将材料的挤压/喷射过程和热致相分离过程集成起来的硬组织支架 3D 打印新工艺。

1. 工艺过程

低温沉积制造工艺能够成形既包含大孔结构又包含微孔结构的支架分级结

构。首先将支架材料制备成液态的浆料，在包含大孔结构设计的电子模型的驱动下，喷头将浆料在低温成形室中挤压/喷射并冷冻成形，得到具有大孔结构的冷冻支架；浆料在冷冻成固态之前，发生了热致相分离过程，在冷冻的浆料内部形成了两相结构；在后续的冷冻干燥过程中，溶剂升华，两相结构形成了微孔结构，冷冻支架成为常温下为固态的支架。结合多喷头成形技术，低温沉积制造工艺能够成形复杂非均质材料的支架。具体的工艺过程如图 2-3 所示。

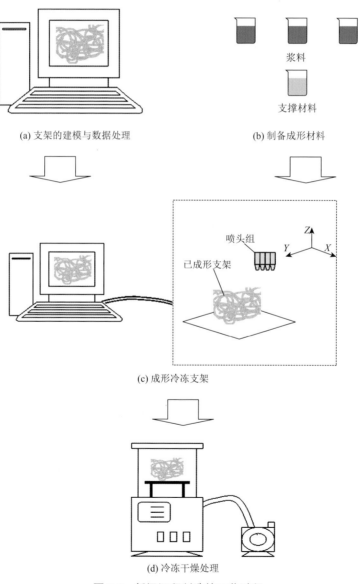

(a) 支架的建模与数据处理　　　　(b) 制备成形材料

(c) 成形冷冻支架

(d) 冷冻干燥处理

图 2-3　低温沉积制造的工艺过程

如图 2-3（a）所示，根据支架大孔结构设计的结果，建立支架的电子模型，通过数据处理软件产生包含工艺加工信息的层片文件。这个层片文件可以通过转换生成可供数控加工的数值控制（NC）代码文件。在此过程中包含对电子模型的某些部位进行添加支撑的处理，因为在支架的外形和大孔结构中存在某些悬空结构，需要支撑材料来辅助其成形。

如图 2-3（b）所示，根据支架材料组分设计所选定的组分配方，将选定的脂肪族聚酯溶解在溶剂中，然后在其中加入选定的钙磷盐粉末，搅拌均匀后得到支架材料的浆料备用。若材料为非均质材料，则需要配制不同组分配方的几种浆料。准备去离子水作为支撑材料。

如图 2-3（c）所示，将浆料和支撑材料分别加入成形设备的各喷头的储料罐中，计算机中的控制软件根据输入的层片文件和设定的加工参数控制各喷头的扫描运动和挤压/喷射运动。在低温成形室中，从喷头中出来的材料迅速凝固且相互粘接在一起，堆积成形冷冻支架。设计的大孔结构就是在这一过程中通过喷头的扫描和挤压/喷射来实现的。浆料的冷冻成形过程伴随着相分离过程，在冷冻支架内部形成两相结构。

如图 2-3（d）所示，将冷冻支架放入冷冻干燥机中，进行冷冻干燥处理，去除溶剂和支撑材料，得到常温下为固态的支架。在此过程中，溶剂的升华使冷冻支架内的两相结构转变为微孔结构。

需要指出的是，对于大孔结构，并非所有悬空结构都需要加支撑。若悬空结构尺寸较小，浆料的表面张力足够大，在低温成形室中的凝固速度足够快，挤压/喷射的浆料还来不及坍塌就已经凝固成形了。对于这种情况，在成形过程中不必加支撑。

在上述低温沉积制造工艺过程中，冷冻支架成形的详细过程如图 2-4 所示。

成形开始后，在计算机的控制下，各喷头依次进行 XY 平面内的扫描运动并将各种浆料和支撑材料挤压/喷射到工作台上电子模型所规定的位置。在低温成形室中，浆料会迅速凝固，并与工作台面粘接在一起［图 2-4（a）］。在此过程中，刚刚从喷嘴中挤压/喷射出来的液态浆料依靠自身所携带的热量，熔融与其相接触的已固化的材料表面，当接触表面再次凝固后，实现了材料间的粘接。此粘接过程是一个材料熔融自粘接的过程，即以扩散机理为主导的粘接过程。工作台与喷头离开一个层厚的距离，可以是喷头上升一个层厚的高度 Δh［图 2-4（b）］，也可以是工作台下降一个 Δh。在计算机的控制下，进行下一个层面的扫描和挤压/喷射运动。在此过程中除了在同一层内先后挤压/喷射出来的材料之间进行熔融自粘接外，材料还与上一层的已经固化成形的材料通过相同的机理粘接在一起［图 2-4（c）］。重复图 2-4（b）和（c）的过程，直到完成整个冷冻支架的成形。

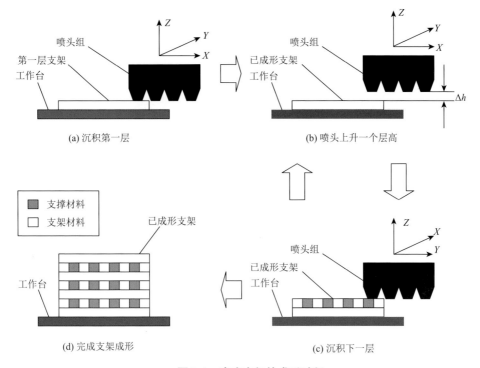

图 2-4　冷冻支架的成形过程

在低温沉积制造工艺过程中，微孔的形成实际上是通过聚酯溶液的热致相分离过程和冷冻干燥过程来实现的，其详细过程如下。

在低温成形室内，随着浆料的迅速降温，浆料中均匀的聚酯溶液发生固-液相分离或液-液相分离，生成溶剂结晶和富聚酯相（固-液相分离），或者生成贫聚酯相和富聚酯相（液-液相分离），然后在更低的温度下分离的两相均凝固成固体。在此过程中，钙磷盐粉末基本上全部聚集在富聚酯相中。发生这种相分离的原因在于，在较高的温度下均相的聚酯溶液处于热力学稳定状态，随着温度的降低聚酯溶液进入亚稳定状态或不稳定状态，自发发生两相分离[29, 32, 33]。脂肪族聚酯与 1, 4-二氧六环构成固-液相分离体系。在 1, 4-二氧六环中加入少量的水（水在混合液体中的体积分数少于 20%），构成的聚酯/1, 4-二氧六环/水体系为液-液相分离体系。

从低温成形室中取出的冷冻支架，被直接放入冷冻干燥机中去除溶剂和支撑材料。在冷冻干燥机的真空环境中，冷冻支架中的溶剂发生升华，得到具有微孔结构的支架。支架的这种微孔结构直接取决于相分离过程中形成的两相结构，溶剂结晶相或贫聚酯相形成孔隙，而富聚酯相形成孔壁，钙磷盐粉末弥散分布在孔壁中。

2. 工艺特点

作为一种新的快速成形工艺，低温沉积制造工艺具备快速成形工艺所共有的特点，如 CAD 模型直接驱动、可以制造任意复杂形状的三维零件和高度的柔性等。此外，低温沉积制造工艺作为一种新的骨组织工程支架快速成形工艺，比较原有工艺，存在以下特点。

1）材料的挤压/喷射与热致相分离过程相集成的工艺

这种集成不是将两种工艺过程简单结合在一起，而是通过软硬件集成，综合了两种工艺各自的优点，克服了各自的不足。在成形室中，通过一次成形，形成了支架分级结构，实现了材料成形与材料制备过程的统一，即支架的成形过程同时也是包含分级结构的复合材料的制备过程。

2）可以成形复杂的非均质材料支架

通过多喷头技术，可以实现复杂非均质材料的成分梯度；由于采用基于挤压/喷射的工艺原理，不需去除多余材料，可以实现复杂非均质材料的精细的孔隙结构梯度。

3）在成形过程中可以很好地保持材料的生物学性能

在工艺过程中，采用溶剂溶解的过程将材料制备成液态，然后在低温成形室中冷冻成形，材料始终在室温左右或低于室温的环境下处理和成形，而没有像其他工艺一样采用加热、激光烧结或加入非生物相容性的光敏树脂等方法处理和成形材料。这种工艺过程有利于在成形过程中保持材料原有的理化性能，最重要的是保证了材料的生物学性能在成形过程中不受影响。即使是对温度非常敏感的一些生物活性蛋白，经过这样的处理过程，其生物活性也不会受到影响。

2.3.2 低温沉积 3D 打印设备

1. 实验系统

低温沉积制造实验系统是一个典型的机械电子学产品。如图 2-5 所示，从系统的角度，该系统由三个子系统组成——数据处理子系统、机构本体子系统和控制驱动子系统。

数据处理子系统工作的流程为：读入支架的电子模型，包括表示支架外形轮廓的 STL 文件和支架的大孔结构设计信息；对 STL 文件进行检验和修正后，采用大孔结构单元对其进行三维填充处理；对填充后的 STL 文件进行分层和层片内的填充处理，生成层片文件（SLI、CLI）和网格文件（NET）；经检验/修正后转换成可以驱动机构本体子系统的扫描矢量。STL、SLI、CLI 和 NET 都是快速成形技术的数据转换格式。

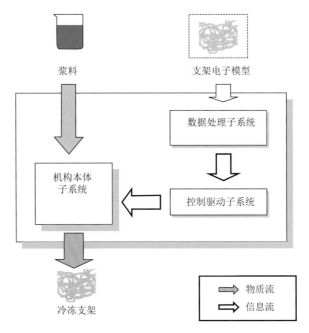

图 2-5　低温沉积制造实验系统的系统构成图

对比传统的基于挤压/喷射的快速成形设备，如熔丝沉积成形（FDM）设备，这一子系统的特点在于增加了一个支架成形特有的处理步骤——在读入表示支架轮廓的 STL 文件后对其进行大孔结构填充处理。

机构本体子系统是工艺过程的执行机构。如图 2-6 所示，它包括喷头模块、扫描运动模块和成形室模块。喷头模块实现材料的送进和挤压/喷射；扫描运动模块实现喷头在 XY 平面内的扫描运动和喷头与工作台面在 Z 方向上的相对运动，保证从喷嘴出来的材料的精确堆积；成形室模块为整个成形过程提供可控的低温环境，保证从喷嘴出来的材料适时固化。

控制驱动子系统是实现数据处理子系统与机构本体子系统之间信息耦合的桥梁。它从数据处理子系统读入零件的扫描矢量，根据工艺要求产生控制扫描运动和喷头挤压/喷射运动的指令，通过驱动器件，驱动机构本体子系统完成规定的运动操作；它还根据工艺要求，通过采集工艺的有关温度参数（如成形室温度和喷头中的浆料温度），控制和驱动执行器件（如成形室的制冷压缩机和喷头的加热组件）完成规定操作，实现对温度参数控制，保证成形室保持要求的低温，保证喷头中的浆料保持设定的温度。通过这两个温度参数，可以控制浆料在成形室中的热致相分离过程和凝固过程的条件，实现对大孔结构的成形质量、黏结强度和微孔结构的孔径及形状的调控。

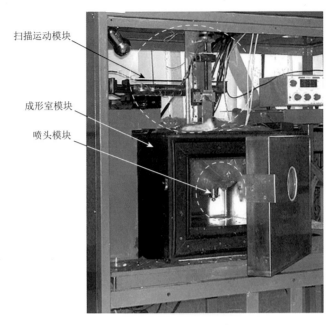

扫描运动模块

成形室模块

喷头模块

图 2-6　机构本体子系统

　　控制驱动子系统共有 6 个控制对象。分别分析这 6 个控制对象，找到这 6 个控制对象之间的相互关系，是进行控制驱动子系统设计的基础。

　　在 6 个控制对象中，有 4 个运动控制对象。其中 X 轴和 Y 轴的运动需要带动喷头在平面内按照支架外形和大孔结构的设计要求进行精确而复杂的扫描运动。它们之间有较强的联动要求，需要至少有直线插补功能的数控系统控制。Z 轴的运动是为了实现每一个层片完成之后，工作台和喷头之间的相对距离增加一个层厚，为下一层的成形加工做准备。它与 XY 平面的运动不同时进行。喷头的开关应与喷头扫描运动的起停同步；为了改善成形质量，喷头挤压/喷射速度应与扫描速度呈一定的比例关系。但是，作为实验系统，为了给予各种类型材料的工艺实验更大的灵活性，方便在成形的过程中实时调整扫描速度，系统在控制设计上仅仅要求喷头的开关与扫描运动的启停同步，而喷头的挤压/喷射速度采用单独的控制装置。成形室的温度和喷头中浆料的温度是相对独立的控制对象，它们与其他 4 个控制对象之间也是相互独立的。

　　通过上面的分析可知，只需用一个具有三轴控制能力的运动控制卡就可以实现对 X 轴、Y 轴和 Z 轴的运动控制，喷头的挤压/喷射采用单独的驱动控制单元。市场上广泛应用的四轴 NC 控制卡价格合理，从系统将来可能的功能扩充考虑，低温快速成形实验系统采用美国 Park 公司的 OEM-AT6400 四轴运动控制卡。该卡为四轴步进电机驱动系统，具有两轴直线插补、圆弧插补和三轴线性插补的功能。喷头的挤压/喷射动作从独立的波形发生电路获得速度信号，通过运动控制卡的 I/O 端口实现与 XY 平面扫描起停的同步。上述运动控制的上位机为工业控制计算机（IPC）。成形室的温度控制和喷头中浆料的温度控制采用独立的控制系统，分别通过温控表根据实时检测得到的温度值来控制和驱动制冷或加热组件。温控部分不与上位机通信。图 2-7 所示为控制驱动子系统的组成框图。低温沉积制造实验系统制造的一些骨组织工程支架如图 2-8 所示。从图 2-9 可以看到，在通过控制喷头的扫描与挤出得到的几百微米大小的大孔结构周围，布满了微米级的微孔结构。

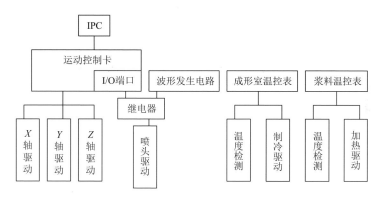

图 2-7　控制驱动子系统

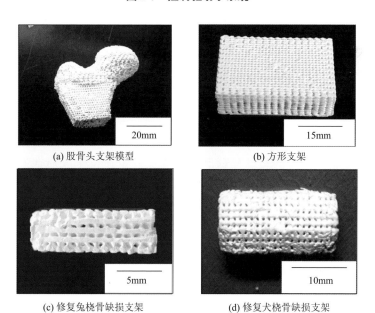

(a) 股骨头支架模型　　　　　(b) 方形支架

(c) 修复兔桡骨缺损支架　　　(d) 修复犬桡骨缺损支架

图 2-8　低温沉积制造实验系统制造的骨组织工程支架

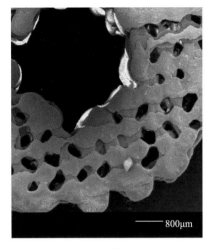

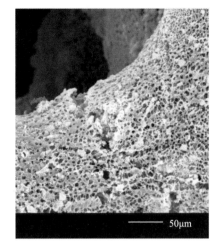

(a) 低倍　　　　　　　　　　　　　　　　　　(b) 高倍

图 2-9　低温沉积制造工艺成形的支架孔隙结构

2. 多喷头系统

在单喷头实验系统的基础上，开发了多喷头低温沉积制造系统，目的是在计算机模型的驱动下，成形由多种材料组成的冷冻支架，并形成计算机设计的宏观孔隙结构。该系统主要由成形室模块、喷头模块、运动模块和控制模块四个部分组成。成形室模块提供与外界隔开的低温环境；喷头模块提供液态材料的喷射手段，将支架需要的多种材料由各个喷头喷射至低温成形室中；运动模块驱动喷头在三维空间的相对运动，由 X、Y、Z 三轴组成；控制模块包括数控系统和温控系统，数控系统实现计算机与运动模块的交互，使喷头的扫描运动和材料喷射在计算机的控制下进行，温控系统则实现对于成形温度、喷头保温温度等的控制。

系统整体框架如图 2-10 所示。低温成形室置于固定框架内部，X、Y、Z 三个方向均由位于成形室外的滚珠丝杠驱动，喷头固定在位于成形室上方的 X 轴、Y 轴滑块上，Z 轴丝杠固定于成形室后方的固定框架上。

系统设计的核心问题包括三个方面：①喷射手段设计，需要能够喷射多种生物材料的溶液/悬液，且对材料本身破坏作用小；②多喷头安装及工作过程的设计，避免多喷头之间的相互干扰，提高成形效率；③低温成形室的设计，保证成形温度均匀且连续可控，降温速度快以节约时间成本。

多喷头低温沉积制造系统采用了两种喷头：螺杆挤出喷头和容积驱动喷头。螺杆挤出喷头是利用螺杆转动给材料提供剪切力，以达到将液体材料挤出的目的。

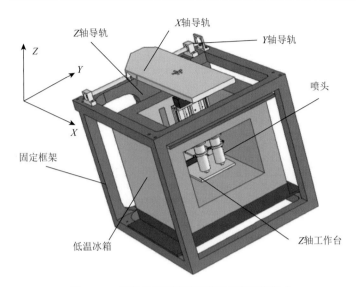

图 2-10　多喷头低温沉积制造系统框架组成

该喷头适合中高黏度范围材料，使用螺杆挤出喷头可成形 PLGA 和 PLGA-TCP 等骨、软骨组织工程支架。容积驱动喷头如图 2-11 所示，将需要喷射的液态材料装在标准医用注射器中，步进电机驱动注射器活塞下压，将其中的液态材料从细小的喷嘴挤出。容积驱动喷头主要由注射器、驱动机构、保温套筒、温控系统和喷嘴组成，该喷头可成形的材料黏度范围较大，能实现低黏度材料（如胶原等）的挤出成形。

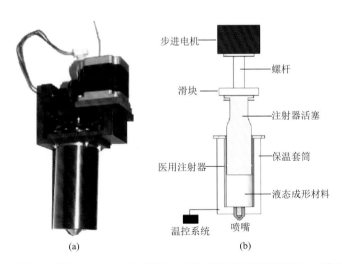

图 2-11　螺杆挤出喷头（a）与基于标准医用注射器的容积驱动喷头示意图（b）

使用多喷头低温沉积制造系统可以成形具有梯度材料和结构组成的组织工程支架。图 2-12 所示为成形梯度支架的范例：（a）为带有大血管的网格支架，且血管支架和网格支架由不同的材料组成，可用于构建带有大血管的组织/器官（如肝、心脏等）；（b）是由两种材料均匀分布组成的网格支架，可用于成形具有综合性能的复合材料支架；（c，d）为两个圆台支架，各自由不同的宏观孔隙结构和材料区域组成。

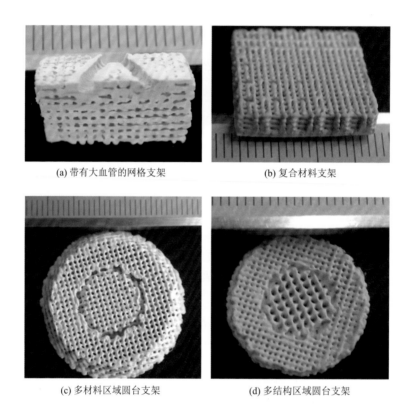

(a) 带有大血管的网格支架　　　　　　　(b) 复合材料支架

(c) 多材料区域圆台支架　　　　　　　(d) 多结构区域圆台支架

图 2-12　多喷头低温沉积制造系统制备的梯度支架

3. 商品化设备

上普博源（北京）生物科技有限公司对低温沉积制造系统进行了商品化生产，图 2-13 所示为该公司生产的双喷头组织工程支架 3D 打印机 ALPHA-BP11。该机型的打印温度可低至−30℃，其独特的低温沉积打印技术集成了生物 3D 打印与冷冻干燥微观制孔技术的优势，可实现同时具有宏观可控孔隙（百微米级）与微观微丝孔隙（十微米级）的组织工程支架的 3D 打印，提高了支架内的细胞种植率，更有利于细胞在支架内部的生长和组织功能的实现。

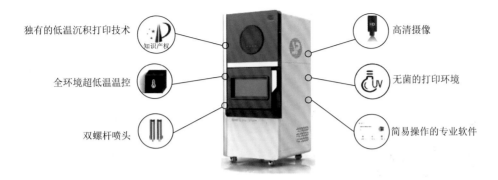

独有的低温沉积打印技术

全环境超低温温控

双螺杆喷头

高清摄像

无菌的打印环境

简易操作的专业软件

图 2-13　双喷头组织工程支架 3D 打印机 ALPHA-BP11

2.4　低温沉积 3D 打印技术应用：骨与软骨组织工程

2.4.1　修复大段骨缺损

对于低温沉积制造工艺所制备的骨支架，将其与重组人骨形成蛋白（rhBMP）-2 复合构建人工骨，并采用这种人工骨修复兔和犬的桡骨节段性骨缺损，对其进行了生物学评价。

采用图 2-8（c）所示的支架进行了兔桡骨节段性缺损修复实验，此支架为低温沉积制造工艺制造的左旋聚乳酸（PLLA）/TCP 复合材料支架，PLLA 与 TCP 的质量比为 7∶3，支架的开放孔隙的孔隙率为 80%，大孔孔径约为 500μm，微孔孔径约为 5μm。支架的外形为直径 5mm、长 15mm 的圆柱形，共 24 个。实验组支架按照每个支架 1.0mg 的标准复合 rhBMP-2，制备组织工程人工骨，对照组支架不复合 BMP。从图 2-14（a）可以看到，实验组术后 24 周，骨痂塑形完好，骨痂皮质骨与缺损两断端的皮质骨完全融合成一体，骨痂中心区密度降低。图 2-14（b）所示为术后实验组修复组织与正常桡骨的骨密度值（面积骨密度[34]），可见术后 24 周时为正常桡骨的 96.8%，与正常桡骨无显著性差异（$P>0.05$）。由实验组 24 周的组织切片可见骨痂的皮质骨致密、光滑，与断端融合成一体，皮质骨与未降解支架之间的区域有贯通的骨髓组织［图 2-14（c）］，支架进一步降解，支架中央的岛状骨组织逐渐变为骨髓组织，面积增大，并相互连通［图 2-14（d）］。这说明人工骨具有良好的骨诱导和骨传导性能。

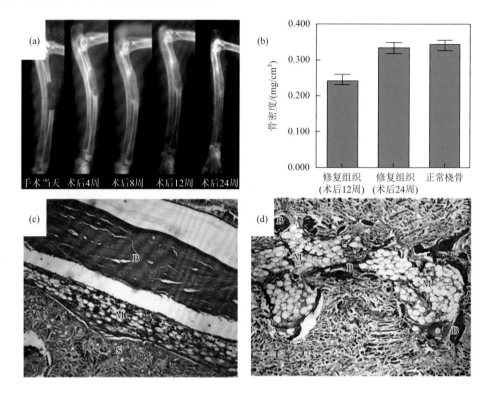

图 2-14 （a）PLLA/TCP/rhBMP-2 人工骨植入兔桡骨缺损 X 射线照片；（b）人工骨植入兔桡骨缺损后的修复组织与正常桡骨的骨密度值；（c）PLLA/TCP/rhBMP-2 人工骨植入兔桡骨缺损 24 周组织切片，骨痂外层，HE 染色，40 倍（B：皮质骨，M：骨髓组织，S：未降解支架）；（d）PLLA/TCP/rhBMP-2 人工骨植入兔桡骨缺损 24 周组织切片，骨痂中央，HE 染色，100 倍（B：骨组织，M：骨髓组织，S：未降解支架）

　　采用图 2-8（d）所示的支架进行了犬桡骨节段性缺损修复实验，支架的成分和孔隙结构与修复犬桡骨缺损的支架相同。支架的外形为外径 10mm、内径 5mm、长 20mm 的圆管形，共 12 个。实验组按照每个支架 3.0mg 的标准复合 rhBMP-2（华东基因技术研究所），制备组织工程人工骨，对照组支架不复合 BMP。从图 2-15（a）可以看到，术后 24 周，骨痂与断端完全融合成一体。实验组术后 24 周的组织切片显示，骨痂外层的新生皮质骨十分致密［图 2-15（b）］，与断端无界限，骨痂中央部位小梁骨减少，骨髓组织增多，材料进一步降解，被小梁骨分割成大小不等的片状［图 2-15（c）］。这说明人工骨具有良好的骨诱导性能和骨传导性能。术后 24 周实验组的术侧桡骨和正常桡骨的抗弯强度如图 2-15（d）所示。实验组术侧桡骨的抗弯强度 F_{max} 为（646.8±10.2）N，正常侧为（623.3±7.6）N，术侧桡骨的抗弯强度高于正常桡骨，两者有显著差异

（$P<0.05$）。这一结果从功能恢复的角度进一步说明了人工骨具有骨诱导性能和骨传导性能。通过骨的塑形过程，强度较高的术侧桡骨将逐步恢复正常的强度水平。

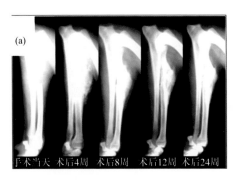
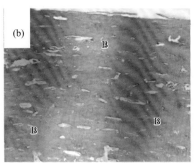
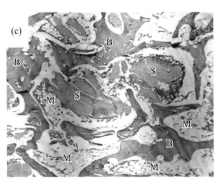
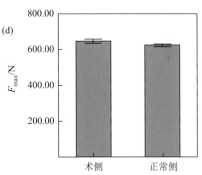

图 2-15　（a）PLLA/TCP/rhBMP-2 人工骨植入犬桡骨缺损 X 射线照片；（b）PLLA/TCP/rhBMP-2 人工骨植入犬桡骨缺损 24 周组织切片，骨痂外层，HE 染色，40 倍（B：皮质骨）；（c）PLLA/TCP/rhBMP-2 人工骨植入犬桡骨缺损 24 周组织切片，骨痂中央，HE 染色，40 倍（B：皮质骨，M：骨髓组织，S：未降解支架）；（d）人工骨修复犬桡骨缺损后，术侧桡骨与正常桡骨的抗弯强度

植入实验表明所采用的人工骨对于兔桡骨 15mm 节段性骨缺损和犬桡骨 20mm 节段性骨缺损具有良好的修复效果，修复后的桡骨具有与正常桡骨接近的性能，所采用的人工骨具有良好的骨诱导性能和骨传导性能，其支架具有良好的组织相容性和较好的生物降解性能。

2.4.2　梯度支架修复骨软骨缺损

使用多喷头低温沉积制造工艺制备梯度骨软骨支架，在体外复合新西兰兔来源的骨髓基质干细胞后，修复兔膝关节软骨及下骨缺损，对其进行了生物学评价。

在髌骨关节股骨髁间窝中央利用骨科钻做直径为 4.0mm 的深达骨髓腔的缺损，实验组植入复合细胞的梯度支架，对照组植入空白支架，术后 6 周取材。大体观察［图 2-16（a）］可见，对照组缺损表面形成白色透明膜样组织，表面较平整，稍凹陷，与周围组织界限明显；实验组缺损内有白色膜样组织填充，表面平整，与周围组织界限不明显。微 CT 观察［图 2-16（b）］发现，对照组缺损部位不含有未降解材料、骨组织和软骨组织；实验组表面稍有凹陷，上层有类似软骨的组织生成，内部残留未降解材料。组织学观察结果［图 2-16（c）］显示，实验组缺损上层为新生软骨，软骨细胞较多，分布均一，排列无明显方向性，基质异染较弱，HE 没有明显蓝染；下层见新生组织与未降解材料混合存在，其间有少量骨小梁形成；软骨下骨及潮线未恢复；新生组织与周围正常组织连接较紧密。

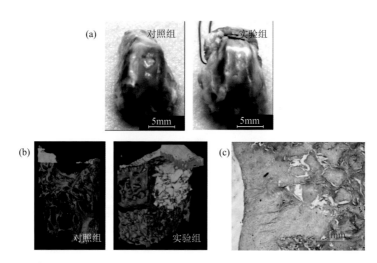

图 2-16 （a）基于梯度骨软骨支架修复兔关节缺损大体观察结果；（b）基于梯度骨软骨支架修复兔关节缺损微 CT 三维重构结果（蓝色：未降解材料，橘黄色：宿主骨组织，绿色：软骨组织）；（c）基于梯度骨软骨支架修复兔关节缺损实验组组织学观察结果（HE 染色，50 倍，左侧为新生软骨表面）

在这一针对深达骨髓腔的兔关节软骨及下骨复合损伤的修复实验中，结合目标动物组织和缺损的特点，对梯度骨软骨支架的外形、尺寸、材料、宏观孔隙结构和微观孔隙结构进行设计，并成形梯度支架；提取骨髓来源 MSC 并在体外扩增，复合到带有隔离层的梯度支架后植入体内。植入 6 周后初步实现了关节软骨及下骨的同时构建，且新生组织与周围正常组织连接紧密，支架材料的生物相容性良好。

2.5　低温沉积 3D 打印的拓展：仿生骨软骨支架

为进一步改善对骨软骨缺损的修复效果，对支架进行了仿生设计。将低温沉积制造工艺进一步拓展，改进喷头设计，并将其与定向热致相分离工艺结合，制造了仿生骨软骨支架，其在体内植入实验中展现了更优的性能，获得了更好的修复效果。

2.5.1　仿生骨软骨支架设计

选用天然软骨细胞外基质添加壳聚糖的材料体系作为仿生软骨支架材料，在结构方面也探索开展仿生设计。研究者利用偏振光纤维等技术证实了软骨的定向胶原网络，这种定向网络结构对于软骨的生物机械性能是不可或缺的[35, 36]。有研究还证实了定向结构支架对于组织工程软骨修复的重要作用[37-39]。根据软骨组织 ECM 结构，设计了具有定向大孔及贯通小孔软骨组织工程支架仿生结构，如图 2-17（a）所示。支架孔隙沿高度方向定向排布，孔隙截面直径约为 60～100μm，支架内部密布 10μm 以下的贯通小孔。

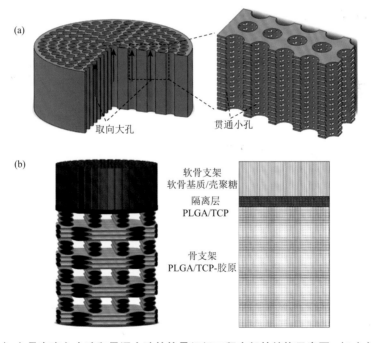

图 2-17　（a）具有定向大孔和贯通小孔的软骨组织工程支架的结构示意图；（b）仿生骨软骨支架（通过致密层隔离并连接）

骨支架部分以 PLGA/TCP 为基体,为组织修复提供力学支撑。胶原均匀包裹在 PLGA/TCP 细丝外部形成包芯结构,有利于细胞高密度并且较均匀贴附支架表面。骨与软骨支架仍通过致密层连接。仿生骨软骨支架整体设计如图 2-17(b)所示。

2.5.2 仿生骨软骨支架制备

仿生骨软骨支架的制备工艺流程如图 2-18 所示。软骨支架部分采用定向凝固热致相分离(TIPS)工艺 [图 2-18(a)],将"软骨基质/壳聚糖"材料溶于高沸点、低挥发性的稀乙酸溶剂中,将混合溶液放在一个设定好的一维温度场中冷却,混合溶液就会在冷却过程中发生固-液相分离和液-液相分离,并在一维温度梯度下发生定向结晶,最终通过冷冻干燥的方法获得带有定向大孔和贯通小孔的软骨组织工程支架。

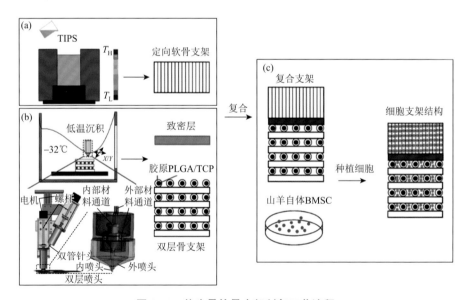

图 2-18　仿生骨软骨支架制备工艺流程

骨支架部分采用改进喷头后的低温沉积制造工艺制备 [图 2-18(b)],将 PLGA/TCP 溶液和胶原溶液分别输入进行了改进设计的双材料同轴挤出喷头中,同时挤出使得胶原包裹着 PLGA/TCP 丝材,得到如图 2-18 所示的包芯结构骨支架。隔离层采用普通低温沉积喷头制备,选择"溶解粘接"工艺将骨、软骨支架粘接在一起 [图 2-18(c)],软骨组织工程支架如图 2-19 所示。

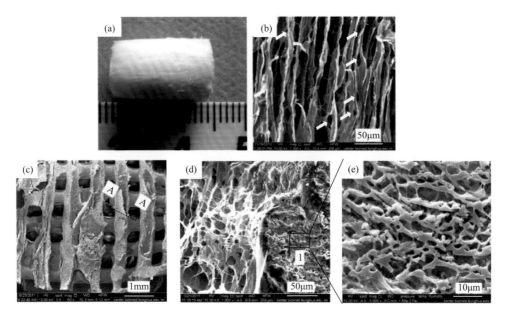

图 2-19 定向凝固热致相分离后成形的软骨支架：（a）外观图；（b）SEM 图；（c）支架总体情况，（d）A-A 剖视图，（e）局部放大图

2.5.3 仿生骨软骨支架修复动物关节缺损

将制备的仿生骨软骨支架，在体外复合新西兰兔来源的骨髓基质干细胞后，修复兔膝关节软骨及下骨缺损，对其进行生物学评价，获得了比采用梯度骨软骨支架更好的修复效果。

复合细胞 1 天后的扫描电镜照片如图 2-20 所示，可以看到细胞在定向结构软骨和包芯结构骨支架贴附良好，并且增殖旺盛 [图 2-20（a，b）]，并且培养过程中的粘接处粘接良好，没有松动的迹象，定向结构软骨部分和包芯结构骨支架部分都保持着自身结构特点 [图 2-20（c）]。细胞接种后的复合支架培养 5～7 天后进行植入实验，修复兔关节缺损。

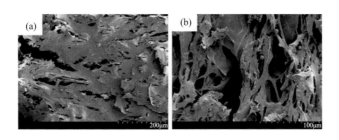

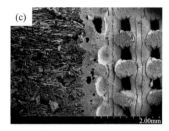

图 2-20　仿生骨软骨支架接种细胞后 SEM 图片：（a）定向支架表面；（b）包芯支架表面；（c）复合支架总体情况

　　微 CT 三维重构结果如图 2-21 所示，图（a，b）为支架复合细胞后植入缺损部位后 40 天的结果，缺损已经部分修复，有较多的新生软骨和骨组织长成，但缺损部分仍然存在一定凹陷，部分骨组织还处在钙化阶段，可以看到明显未降解支架；图（c，d）为支架复合细胞后植入缺损后 70 天的结果，缺损已经基本被新生组织填充，缺损部位基本平整，新生骨钙化较完全，存在少量的未降解材料，新生骨组织基本改建完成并与宿主骨组织结合良好。

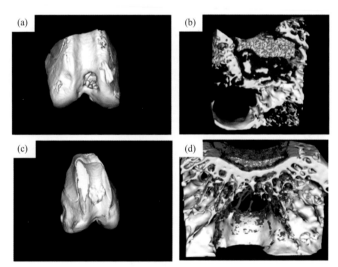

图 2-21　基于梯度骨软骨支架修复兔关节缺损微 CT 三维重构结果：（a，b）支架复合细胞后接种关节缺损 40 天修复情况外观图；（c，d）支架复合细胞接种关节缺损 70 天修复情况外观图；橘红色：软骨组织及未改建（钙化）完全的新生骨组织；绿色：未降解的支架材料；灰色：宿主骨组织以及改建完全的新生骨

　　骨软骨修复的组织学观察如图 2-22 所示，图（a）为移植后 12 周、24 周、48 周的软骨组织番红精 O 染色图像，图（b）是区域放大图像，图（c）是甲苯胺蓝染色图像。组织学染色结果显示缺陷部位充满了纤维软骨样和纤维组织的混合物，软骨下区域可以发现新骨块生成。

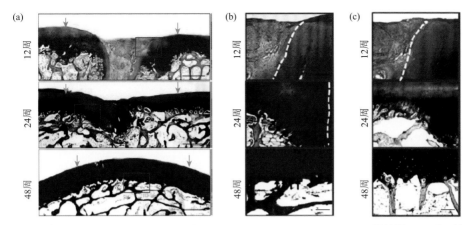

图 2-22　骨软骨组织修复的组织学评价：（a）移植后 12 周、24 周、48 周的软骨组织番红精 O 染色情况；（b）区域放大图像；（c）甲苯胺蓝染色情况

2.6　总结与展望

低温沉积制造是一种专为生物材料成形开发的 3D 打印技术，与其他成形方式相比具有如下优势：①低温沉积制造技术本质上是一种增材制造技术，可以借助计算机技术辅助设计具有宏观孔隙的复杂支架结构，利用增材制造特有的制造方式将其成形出来；②低温沉积制造技术是一种将材料的挤压/喷射过程和热致相分离过程集成起来的骨组织工程支架快速成形工艺，能够成形既包含大孔结构又包含微孔结构的多孔支架，在添加适当造孔剂之后还可以成形有多级孔隙结构的支架结构；③低温沉积制造技术的成形温度通常都在室温以下，低温的环境可以保护材料中细胞、蛋白质及其他生物材料的生物活性，给硬组织支架材料提供了更多的选择范围。

自清华大学的研究团队发表低温沉积制造工艺以来，该工艺经过了近 20 年的发展，在骨软骨支架的成形制造方面得到广泛应用。香港中文大学秦岭教授、中国科学院深圳先进技术研究院赖毓霄研究员团队利用 3D 打印技术发展功能性多孔镁复合支架，该支架可缓慢释放钙、镁离子，赋予植入材料成骨与成血管活性及降解力学调控[40]。广东医科大学崔燎教授团队和香港中文大学李刚教授团队利用低温沉积 3D 打印技术，打印出适合患者的组织和关节材料，并在里面放置天然药物，实现药物缓释作用[41]。深圳中科精诚医学科技有限公司，基于低温沉积生物 3D 打印技术研发的"含镁可降解高分子骨修复材料"进入国家食品药品监督管理总局医疗器械技术审评中心发布的《创新医疗器械特别审批申请审查结果公示》（2018 年第 7 号）。相信随着生物 3D 打印技术的不断进步，低温沉积制造技术将在硬组织工程领域获得更多发展和应用。

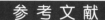

参 考 文 献

[1] Hutmacher D W. Scaffolds in tissue engineering bone and cartilage. Biomaterials，2000，21（24）：2529-2543.

[2] Wu B M，Borland S W，Giordano R A，Cima L G，Sachs E M，Cima M J. Solid free-form fabrication of drug delivery devices. Journal of Controlled Release，1996，40（1）：77-87.

[3] Cima L G，Vacanti J P，Vacanti C，Ingber D，Mooney D，Langer R. Tissue engineering by cell transplantation using degradable polymer substrates. Journal of Biomechanical Engineering，1991，113（2）：143-151.

[4] Hu Y，Hollinger J O，Marra K G. Controlled release from coated polymer microparticles embedded in tissue-engineered scaffolds. Journal of Drug Targeting，2001，9（6）：431-438.

[5] Marra K G，Szem J W，Kumta P N，Dimilla P A，Weiss L E. *In vitro* analysis of biodegradable polymer blend/hydroxyapatite composites for bone tissue engineering. Journal of Biomedical Materials Research，1999，47（3）：324-335.

[6] 王丹. 磷酸钙陶瓷的理化性能与宿主组织的关系. 国外医学：生物医学工程分册，2001，（2）：81-85.

[7] Qu S，Leng Y，Guo X，Cheng J，Chen W Q，Yang Z J，Zhang X D. Histological and ultrastructural analysis of heterotopic osteogenesis in porous calcium phosphate ceramics. Journal of Materials Science Letters，2002，21（2）：153-155.

[8] Yuan H，de Bruijn J D，Zhang X D，van Blitterswijk C A，de Groot K. Use of an osteoinductive biomaterial as a bone morphogenetic protein carrier. Journal of Materials Science-Materials in Medicine，2001，12（9）：761-766.

[9] Yuan H，Yang Z，de Bruij J D，de Groot K，Zhang X D. Material-dependent bone induction by calcium phosphate ceramics：a 2.5-year study in dog. Biomaterials，2001，22（19）：2617-2623.

[10] Park T G. Degradation of poly（lactic-*co*-glycolic acid）microspheres：effect of copolymer composition. Biomaterials，1995，16（15）：1123-1130.

[11] Sherwood J K，Riley S L，Palazzolo R，Brown S C，Monkhouse D C，Coates M，Griffith L G，Landeen L K，Ratcliffe A. A three-dimensional osteochondral composite scaffold for articular cartilage repair. Biomaterials，2002，23（24）：4739-4751.

[12] Xiong Z，Yan Y，Wang S G，Zhang R J，Zhang C. Fabrication of porous scaffolds for bone tissue engineering via low-temperature deposition. Scripta Materialia，2002，46（11）：771-776.

[13] Kang S，Yoon J，Lee J，Kim H J，Lim H，Lim H C，Park J，Kim B. The use of poly（lactic-*co*-glycolic acid）microspheres as injectable cell carriers for cartilage regeneration in rabbit knees. Journal of Biomaterials Science，Polymer Edition，2006，17（8）：925-939.

[14] Uematsu K，Hattori K，Ishimoto Y，Yamauchi J，Habata T，Takakura Y，Ohgushi H，Fukuchi T，Sato M. Cartilage regeneration using mesenchymal stem cells and a three-dimensional poly-lactic-glycolic acid（PLGA）scaffold. Biomaterials，2005，26（20）：4273-4279.

[15] Yoon S J，Park K S，Kim M S，Rhee J M，Khang G，Lee H B. Repair of diaphyseal bone defects with calcitriol-loaded PLGA scaffolds and marrow stromal cells. Tissue Engineering，2007，13（5）：1125-1133.

[16] Lee S J，Khang G，Lee Y M，Lee H B. Interaction of human chondrocytes and NIH/3T3 fibroblasts on chloric acid-treated biodegradable polymer surfaces. Journal of Biomaterials Science，Polymer Edition，2002，13（2）：197-212.

[17] Khang G，Lee S J，Lee J H，Lee H B. Interaction of fibroblast cells on poly（lactide-*co*-glycolide）surface with wettability chemogradient. Bio-Medical Materials and Engineering，1999，9（3）：179-187.

[18] Bergsma J E, de Bruijn W C, Rozema F R, Bos R, Boering G. Late degradation tissue response to poly（L-lactide）bone plates and screws. Biomaterials, 1995, 16（1）: 25-31.

[19] Cao T, Ho K, Teoh S. Scaffold design and *in vitro* study of osteochondral coculture in a three-dimensional porous polycaprolactone scaffold fabricated by fused deposition modeling. Tissue Engineering, 2003, 9: S103.

[20] Domb A J, Manor N, Elmalak O. Biodegradable bone cement compositions based on acrylate and epoxide terminated poly（propylene fumarate）oligomers and calcium salt compositions. Biomaterials, 1996, 17（4）: 411-417.

[21] Lee K, Wang S, Fox B C, Ritman E L, Yaszemski M J, Lu L. Poly（propylene fumarate）bone tissue engineering scaffold fabrication using stereolithography: effects of resin formulations and laser parameters. Biomacromolecules, 2007, 8（4）: 1077-1084.

[22] Lewandrowski K U, Cattaneo M V, Gresser J D, Wise D L, White R L, Bonassar L, Trantolo D J. Effect of a poly（propylene fumarate）foaming cement on the healing of bone defects. Tissue Engineering, 1999, 5（4）: 305-316.

[23] Liao E, Yaszemski M, Krebsbach P, Hollister S. Tissue-engineered cartilage constructs using composite hyaluronic acid/collagen I hydrogels and designed poly（propylene fumarate）scaffolds. Tissue Engineering, 2007, 13（3）: 537-550.

[24] Vehof J W M, Fisher J P, Dean D, van der Waerden J, Spauwen P, Mikos A G, Jansen J A. Bone formation in transforming growth factor beta-1-coated porous poly（propylene fumarate）scaffolds. Journal of Biomedical Materials Research, 2002, 60（2）: 241-251.

[25] Donzelli E, Salvadè A, Mimo P, Vigano M, Morrone M, Papagna R, Carini F, Zaopo A, Miloso M, Baldoni M, Tredici G. Mesenchymal stem cells cultured on a collagen scaffold: *in vitro* osteogenic differentiation. Archives of Oral Biology, 2006, 52（1）: 64-73.

[26] Cunniffe G, Brien F J O, Dickson G. Investigation of a collagen NanoHA scaffold with potential for bone tissue engineering. Tissue Engineering, 2007, 13（7）: 1719.

[27] Fan H, Hu Y, Zhang C, Li X, Lv R, Qin L, Zhu R. Cartilage regeneration using mesenchymal stem cells and a PLGA-gelatin/chondroitin/ hyaluronate hybrid scaffold. Biomaterials, 2006, 27（26）: 4573-4580.

[28] 杨守峰. 仿骨人工骨研究. 北京: 清华大学, 1999.

[29] Nam Y S, Park T G. Biodegradable polymeric microcellular foams by modified thermally induced phase separation method. Biomaterials, 1999, 20（19）: 1783-1790.

[30] Kang S, Bada L P, Kang C, Lee J, Kim C, Park J, Kim B. Articular cartilage regeneration with microfracture and hyaluronic acid. Biotechnology Letters, 2008, 30（3）: 435-439.

[31] Grimshaw M J, Mason R M. Modulation of bovine articular chondrocyte gene expression *in vitro* by oxygen tension. Osteoarthritis Cartilage, 2001, 9（4）: 357-364.

[32] 张翠兰, 王志, 李凭力, 等. 热致相分离法制备聚丙烯微孔膜. 膜科学与技术, 2000, 20（6）: 36-41.

[33] 骆峰, 张军, 王晓琳, 等. 热诱导相分离法制备高分子微孔膜的原理与进展. 南京化工大学学报（自然科学版）, 2001, （4）: 91-96.

[34] 段云波. 骨量、骨大小、骨密度和骨结构. 中国骨质疏松杂志, 2000, 6（2）: 64-72.

[35] Rieppo J, Hallikainen J, Jurvelin J S, Kiviranta I, Helminen H J, Hyttinen M M. Practical considerations in the use of polarized light microscopy in the analysis of the collagen network in articular cartilage. Microscopy Research and Technique, 2008, 71（4）: 279-287.

[36] Oliveira J, Silva S, Mano J, Reis R L. Innovative technique for the preparation of porous bilayer

hydroxyapatite/chitosan scaffolds for osteochondral applications. Key Engineering Materials，2006，309-311：927-930.

[37]　Cheng N C，Estes B T，Awad H A，Guilak F. Chondrogenic differentiation of adipose-derived adult stem cells by a porous scaffold derived from native articular cartilage extracellular matrix. Tissue Enginnering Part A，2009，15（2）：231-241.

[38]　Han S K，Federico S，Grillo A，Giaquinta G，Herzog W. The mechanical behaviour of chondrocytes predicted with a micro-structural model of articular cartilage. Biomechanics and Modeling in Mechanobiology，2007，6（3）：139-150.

[39]　Responte D J，Natoli R M，Athanasiou K A. Collagens of articular cartilage: structure，function，and importance in tissue engineering. Critical Reviews in Biomedical Engineering，2007，35（5）：363-411.

[40]　Lai Y，Li Y，Cao H，Long J，Wang X，Li L，Li C，Jia Q，Teng B，Tang T，Peng J，Eglin D，Alini M，Grijpma D W，Richards G，Qin L. Osteogenic magnesium incorporated into PLGA/TCP porous scaffold by 3D printing for repairing challenging bone defect. Biomaterials，2019，197：207-219.

[41]　Lin S，Cui L，Chen G，Huang J，Yang Y，Zou K，Lai Y，Wang X，Zou L，Wu T，Cheng J C Y，Li G，Wei B，Lee W Y W. PLGA/β-TCP composite scaffold incorporating salvianolic acid B promotes bone fusion by angiogenesis and osteogenesis in a rat spinal fusion model. Biomaterials，2019，196：109-121.

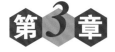

微挤出式细胞 3D 打印技术及应用

3.1 ▶ 引言

作为当前应用最广泛的生物材料 3D 打印技术之一，微挤出式细胞 3D 打印具有优异的三维结构成形能力和广泛的墨水材料适用性，在学术研究和市场转化两方面都显示出极大的潜力。本章将围绕微挤出式细胞 3D 打印技术，综述其发展现状，总结其技术共性问题，介绍一种典型的温敏型生物墨水打印工艺，并展示其在全能干细胞打印中的应用。

3.2 ▶ 微挤出式细胞 3D 打印技术及生物墨水概述

3.2.1 微挤出式细胞 3D 打印技术

微挤出式细胞 3D 打印是通过合适的驱动力，将含细胞墨水材料挤出成丝并进行层层堆积制造的一类技术，常用的挤出驱动源包括气压推动、机械推挤和螺杆挤出等。气压推动式通过控制气压的大小来控制材料的挤出流量，针对不同流变特性的墨水材料，其"流量-气压"对应关系可能有所区别，在具体打印实践中需要进行相应的优化调整。气压推动式的优点是所提供的推挤力范围较宽，起停节点处控制准确，缺点是无法直接控制挤出量，同时需要额外的气动装备，增加了系统复杂程度。机械推挤式是通过电机直接带动活塞或推杆的运动来推挤墨水材料，理想情况下，电机的转速对应一定的活塞运动速度，也决定了材料的挤出体积，而与材料的种类无关。机械推挤式结构简单，操作容易，可以直接控制挤出流量，但当推挤超高黏度墨水时，所需的推挤力可能超过机械推挤装置的刚度，导致活塞与墨水之间的应力积累，影响打印精度。螺杆挤出式是通过在料腔中转动螺杆，使内部的墨水材料沿着螺纹槽直接推挤出来。这种方式推挤力大、起停稳定、控制精度高，非常适合墨水黏度过高、其他两种驱动力无法满足的情况，其缺点是清理麻烦，存在染菌及细胞剪切损伤的风险。含细胞生物墨水一般呈现中低黏度状态，其所需的推挤力一般在气动驱动和活塞推挤装置可承受的范围之内[1]，二者是较为常用的驱动源。

驱动力解决的是墨水挤出的动力来源问题，而墨水微丝的形成及其沉积则直接关系到最终产品的质量。微挤出式的方法在形成微丝及三维结构时，一般伴随着墨水材料的凝胶或交联反应进行，概括而言，墨水材料的交联策略可以总结为预交联、后交联及前后共交联三种。预交联处理是在打印前即对墨水进行（部分）交联，以提高材料黏度使其可以直接挤出成丝[2]。后交联处理形式较为多样，总的原则是在喷嘴尾部促使挤出的墨水凝胶成丝，如采取墨水与交联剂的同步跟随喷射[3]、同轴喷射[4, 5]、雾化喷射[6]以及直接将墨水打印在交联剂溶液中[7]等，这些不同形式的处理在海藻酸水凝胶的打印中应用广泛。前后共交联是同时采取预交联和后交联操作，例如，对于各种温敏性的墨水材料，在套筒中（挤出前）及平台上（挤出后）采取针对性的加热或冷却处理，以达到理想的打印成丝效果[8, 9]。

3.2.2 微挤出式细胞 3D 打印生物墨水

在众多可用于生物三维打印的水凝胶材料中，胶原、明胶和海藻酸钠的使用最为广泛。明胶作为胶原的衍生物，具有优异的生物相容性，同时兼具可逆的温敏凝胶特性。海藻酸钠属于天然生物材料，由于其良好的力学性能而被广泛用于生物医学领域。本章后续将以明胶、海藻酸钠这两种典型墨水材料为例，介绍微挤出式细胞 3D 打印的工艺及应用。

墨水材料的流变及交联特性对于三维成形起着决定性的作用，按照凝胶网络的特点，墨水材料的交联可以分为物理交联和化学交联。前者不发生化学反应，从简单的分子包合到离子螯合，种类众多，性质各异；后者以共价交联为代表，一般指发生化学反应后生成了共价键。以明胶基水凝胶材料为例，这类材料具有天然温度敏感特性，冷却时形成三维胶束网络，形成凝胶，加热时溶胶，属于可逆过程。离子交联的典型代表是海藻酸钠与二价阳离子的螯合反应形成凝胶，该凝胶网络呈现"蛋盒"结构，其反应迅速，交联结构相对稳定。共价交联的一种典型代表是光交联反应，它可以实现非接触式的反应触发，基于丙烯酸酯类基团（包括甲基丙烯酸酯、丙烯酸酯等）的自由基式的光交联应用较为广泛。

3.3　微挤出式细胞 3D 打印的共性技术问题

3.3.1　微挤出式细胞 3D 打印的技术共性特征

生物三维打印实际上是基于增材制造思想，将含细胞的生物墨水成形为三维结构，并应用于生物医学和生命科学领域的过程。本章将以微挤出式细胞 3D 打印技术为例，介绍软组织结构的 3D 成形及其应用。图 3-1 所示为微挤出式细胞 3D 打印技术的过程解析图，该图呈现了从原料到产品的三个基本阶段：①离散的生物墨水；②一维的凝胶微丝单元；③三维的含细胞结构。其中，生物墨水是成形的原材料，处于喷头料腔中，一般呈溶液或溶胶态，其中生物大分子材料的交联特性是涉及结构成形的重要特性，其生物相容性和功能性则主要决定了三维微环境中细胞或组织的功能实现。凝胶微丝作为微挤出式三维打印方法的结构构造单元，是成形的基础，它由生物墨水凝胶化而来，一般形成于喷嘴和成形平台之间，主要表征参数包括尺寸、力学性能等。三维含细胞结构是成形过程的产品，由微丝单元受控堆积而来，结构完整性和稳定性是其基本表征参数。

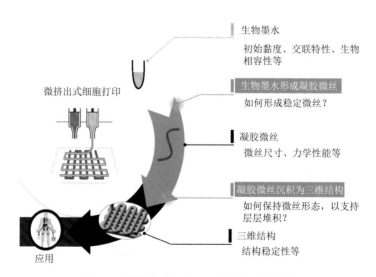

图 3-1　微挤出式细胞 3D 打印的过程解析

上述三个阶段囊括了微挤出式生物 3D 打印的全过程，而相邻两个阶段之间的转化环节则代表了其工艺的关键，即：①墨水形成凝胶微丝；②凝胶微丝沉积为三维结构。凝胶微丝的形成和保持是结构成形的前提，生物墨水从液态或溶胶态到凝胶态伴随着交联或凝胶反应的进行，要形成符合要求的凝胶微丝，一般需要结合生物墨水的交联或凝胶特性进行过程控制。该环节主要发生在喷头料腔到成形面之间的区域，生物墨水往往经历了从较大空间（料腔）到狭小空间（喷嘴微管）再到自由空间（成形区）的挤出过程。该过程不仅决定了结构的成形性能，还常常引起一定的细胞剪切损伤，需要特别关注[10, 11]。

微丝沉积结构是在微丝形成之后，根据预先设计的模型，计算机控制喷头与成形平面之间产生 X-Y 平面内的相对运动进行微丝的二维沉积，通过在 Z 轴方向的相对运动进行自下而上层层切换实现三维沉积目的。该环节除了取决于硬件和软件的联动控制（如速度匹配、路径优化等），还受微丝特性的影响，典型问题包括凝胶微丝的力学强度是否足以支持上层微丝的堆叠、相互接触的微丝之间是否能够实现良好黏合、微丝的凝胶程度是否支持后续孵育条件的稳定培养等。在很多成形工艺中，该环节常常伴随着额外的交联反应，通过调节结构的交联程度来达到平稳沉积、良好黏合、结构稳定的效果。

3.3.2 微挤出式细胞 3D 打印的技术共性要求

3D 打印结构和所装载的细胞是提出技术要求的两个主要方面（图 3-2）：前者是无生命的三维水凝胶结构，是成形效果的主要体现，也是打印技术所要克服的首要技术问题；后者是有生命的细胞，是一切生物学行为的基础，是有别于非生物三维打印的根本特征。

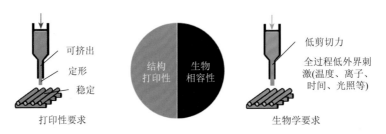

图 3-2 微挤出式细胞 3D 打印的基本共性要求

总结而言，三维结构的打印特征可描述为打印性（printability），近年来研究者逐渐关注到打印性表征的重要性，并尝试建立相关理论和实验方法[10, 12]。一般而言，打印性对墨水和工艺提出了以下要求：可平稳挤出、挤出后可定形、沉积后结构稳定（图 3-2）。而细胞对墨水和工艺提出的主要要求是尽可能温和的外部环境，细胞存活率是表征该要求的基本参数，更多的表征参数包括细胞增殖、迁移、功能表达等方面。由于各种理化因素都可能影响细胞活性，对细胞的保护需要贯穿在生物三维打印的全过程，公认的较为显著的影响因素是挤出过程的剪切力[11, 13, 14]。以下将分别分析各共性要求的具体内容，包括概念、特点、表征手段及可能的影响因素等。

1. 挤出平稳

与典型的热塑性塑料的熔融挤出工艺（原材料一般为丝材）和金属材料的粉末烧结工艺（原材料一般为金属粉末颗粒）不同，微挤出式生物三维打印的原材料——生物墨水，一般应呈现流体状态，须满足可稳定挤出的要求。可挤出是打印的第一步，生物墨水的挤出过程主要发生在从较大空间的喷头料腔到狭小空间的喷嘴微管之间，需要克服来自管壁的阻力。一般而言，所采用的生物墨水中高分子分散性越好、黏度越低、交联程度越低，越有利于稳定挤出。然而在实际应用中，因为成形性和生物功能性需求，以及所用水凝胶材料本身的特性，配制的墨水材料往往不能完全满足上述要求。例如，为了提高成形性能采用预先部分交联处理，可能导致挤出紊乱[9]。再如，温敏材料由于热敏感性，可能受周围环境温度的影响，导致局部或间歇式过度凝胶，堵塞喷头。因此，在配制生物墨水和设计挤出装置时，应先验证墨水的挤出效果，可以通过测量所需的推挤力来对此进行表征，推挤力的大小和随时间的波动程度分别代表挤出难易程度以及平稳程度。

2. 微丝定形

微丝定形指的是生物墨水从狭小空间（喷嘴）挤出到自由空间（成形区）后的形状保持，即水凝胶微丝单元的形成和保持。一般而言，生物墨水从喷嘴处挤出后，受到表面张力与内聚力的共同影响，前者使墨水具有在喷嘴处膨胀且聚集成滴的趋势，后者则使墨水连接成丝随自重垂直落下。增加生物墨水的黏稠度可以有效改善墨水挤出后的成丝效果，具体可以通过提高分子浓度、添加额外组分等手段来实现。此外，墨水挤出后的交联操作能进一步使微丝定形并保持，该交联反应的实施也是常用手段之一。

微丝的形成和保持可以通过其形态来表征，理想状态下微丝呈标准的圆柱形（与喷嘴微管内壁横截面形状有关，一般为圆形），其横截面越接近圆形则表明微丝保持得越好。在喷头垂直悬空状态下进行挤出测试，若微丝能够均匀连续地挂流在喷嘴处，则基本说明了良好的微丝状态，一般这种状态的微丝是三维结构构造的理想单元。实际情况中，微丝会被用来在平面上层层堆积成形，平面堆积时的微丝状态更能反映真实场景中的微丝特点。在微丝沉积到二维平面上之后，可以通过挤出量估算微丝的体积，并通过测量微丝 X-Y 平面上的尺寸来估算其"饱满"程度（接近圆柱形的程度）[1]。某些情况下，即使在喷嘴悬空状态下不能挂流成丝，当墨水被沉积在成形面上时，相对运动产生的来自成形面的摩擦力和来自喷头的拉力可能促进墨水呈丝状分布，并通过进一步的交联操作使其定形。

3. 结构稳定

结构稳定涉及微丝层层堆积的黏合性、三维结构的完整性以及培养过程中结构的稳定性。增材制造的基本过程是低维构造单元组装成高维结构，需要解决的问题之一是构造单元之间的黏合。表面过于光滑或者过于刚性的微丝都不利于结构的搭建，融合性较好或者表面可被后交联的微丝有助于达到层层微丝之间的黏合。在缓冲液浸泡状态下，若三维结构不出现断层式解体，则初步说明层层微丝之间存在黏合[9]。进一步的表征包括观察纵切面的显微结构，以及测试纵向的力学拉伸性能。

结构的完整性涉及成形精度、成形控制能力等方面，它反映的是整体结构复刻三维模型的程度。成形过程中一些典型的问题会影响到结构的完整性，例如，黏性水凝胶材料挤出堆积时存在暂停点的流涎问题，即当推挤暂停后，依然有额外的部分墨水由于应力积累或惯性继续流出，影响整体结构。又如，微丝力学性能不足，在成形到较高层数时，可能导致结构整体坍塌。

培养过程的稳定性是打印产品的重要性能，包括培养过程中结构完整性的保持、降解速率的快慢等。水凝胶结构在培养时通常会出现吸水溶胀或失水收缩现象，作为正常的理化反应，该现象一般不会影响结构的整体形态。某些墨水在成形阶段进行的交联（主要交联）属于可逆交联或凝胶在常态下的降解，作为可选操作，二次交联（辅助交联）常常被用来增强培养时的稳定性以及调整降解速率。

4. 细胞损伤控制

上述三点要求更多地针对打印性，在细胞保护方面，从原始的生物墨水到最后的成形产品，都体现了对细胞保护的生物学要求。

（1）无菌环境。无菌环境是一项必须满足的基本要求，喷头套筒、料腔、喷嘴（针头）、墨水材料、成形平台、转移工具等所有需要接触细胞、生物墨水、打印结构的地方都需要严格灭菌处理。

（2）生物相容性。墨水材料的生物相容性是对生物墨水的基本要求，只有被验证了无细胞毒性的生物材料才可被用于配制生物墨水。墨水材料进一步的细胞亲和性与生物功能性则影响到培养过程中的细胞活性和功能表达。

（3）低剪切损伤。在喷墨打印中，热气泡破裂的瞬间张力和微滴喷射的瞬间冲力是引起细胞损伤的主要外力来源。对于微挤出式三维打印，挤出过程的剪切力则是造成细胞损伤的主要因素，具体而言，墨水的高黏度、高挤出速度、过小的喷嘴微管都会提高作用在细胞上的剪切力，进而造成细胞损伤。

（4）其他要求。除了剪切力这个外力因素，来自外界的诸多其他理化刺激也是潜在的细胞损伤来源，如细胞长时间脱离营养供应及合适温度、湿度环境所引起的细胞凋亡，水凝胶结构失水导致的细胞渗透压不平衡而脱水死亡等。另外，在很多情况下，因为交联反应的需要，所施加的额外条件也可能导致细胞损伤，如温度交联反应中过高或过低温度、离子交联中过高的离子浓度、酶交联中相应酶的副作用、光交联中光照刺激及引发剂毒性等。

3.3.3 微挤出式细胞 3D 打印的通用性技术策略

水凝胶三维结构成形的实质是生物墨水的凝胶反应与三维运动的结合，而凝胶反应的设计也是微挤出式三维打印工艺设计的主要内容之一。针对不同的凝胶交联机理，需要在合适环节添加相应的交联条件，图 3-3（a）显示了可能进行交联条件施加的区域：Ⅰ为喷头料腔，指发生收紧挤压前的区域，包括其他形式的料腔（如连接中间输送管道的外置储料腔）；Ⅱ为喷嘴微管，是微丝定型的狭小管状空间，或者锥形喷嘴的内部锥形收紧空间；Ⅲ为从喷嘴尾端到成形平面的自由空间；Ⅳ为成形之后的结构区域。

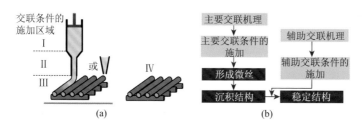

图 3-3 （a）微挤出式细胞 3D 打印的交联条件分区示意图；（b）总体工艺设计思路

交联反应设计的思路如图 3-3（b）所示，首先根据主要交联机理，考虑主要交联条件的施加，如温敏交联对应的温度、光交联对应的光照等。主要交联条件的施加位置可能在Ⅰ～Ⅲ的任何区域，同时不排除多区域的同时（或非同时）施加，例如，在Ⅰ位置进行预处理后，在Ⅲ位置进行进一步后处理。一般而言，对水凝胶材料的打印，在Ⅲ位置进行快速后处理的情况较为普遍。主要交联反应的目的是形成凝胶微丝，进而结构沉积，在结构沉积过程中以及结构沉积之后，根据结构的实际成形效果及性能，可以（可选的）采取辅助交联反应。辅助交联条件根据辅助交联机理的特点进行施加，一般发生在Ⅲ中的成形平面或Ⅳ结构成形之后。

3.4 典型微挤出式细胞 3D 打印工艺介绍：温敏生物墨水的打印

3.4.1 温敏生物墨水的制备与表征

1. 明胶基生物墨水的制备

这里以一种典型的明胶-海藻酸钠混合材料体系为例，介绍温敏生物墨水的制备方法。明胶具有可逆的温敏交联特性，在生理条件下呈现溶胶态，而海藻酸钠可进行二次离子交联，可以提高结构强度和稳定性[15, 16]。在该混合生物墨水中，明胶作为打印性组分，海藻酸钠作为主要的结构支撑组分。

生物墨水的配制操作：各组分分别溶解于水配制成一定浓度的存储溶液，经过 70℃室温的反复处理（3 次，每次 30min），达到类似巴氏消毒法的灭菌效果。存储液可置于 4℃保存，实验进行前，将各组分存储液置于 37℃孵育 30min 预热，然后立即以合适的比例混合均匀并再次置于 37℃孵育。待混合溶液温度回升后呈现稳定溶胶状态时，迅速将细胞悬液与材料混合液混合均匀，并再次置于 37℃孵育待用。明胶溶液对温度较为敏感，在室温条件下，数分钟内便能显著凝胶，影响转移、混合、搅拌等操作。以上混合-孵育的反复操作目的是尽量使材料处于溶胶状态，提高混合的均匀性并保护细胞。

2. 明胶基生物墨水的流变学表征

为初步了解混合墨水中各组分的温敏特性，对单纯明胶、单纯海藻酸钠以及它们的共混溶液分别进行降温扫描（5℃/min）的振荡测试（固定应变 0.1%，频率 1.5Hz，下同），如图 3-4（a）所示。从图中可以看出，1wt%海藻酸钠（简称 1%Alg）溶液的黏度基本不随温度的变化而变化，7.5wt%明胶（简称 7.5%Gel）溶液与 7.5%Gel + 1%Alg 混合溶液对温度的响应类似，在 20~25℃范围内发生黏度的急剧变化，表明随着温度的降低发生了凝胶反应。该结果验证了在明胶-海藻酸钠混合材料体系中，明胶是主要的温度响应组分。

实际上，在溶胶（升温）和凝胶（降温）过程中，明胶基材料流变性能的温度曲线并不一致。从图 3-4（b）可以看出，在相同的变温速度（5℃/min）下，溶胶温度（约 33℃）明显比凝胶温度（约 24℃）高，原因可能是明胶的温度响应受初始条件和加热历史的影响[17]。此外，在相同的初始温度（37℃）条件下，

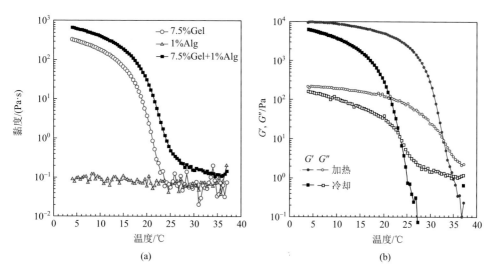

图 3-4　（a）各材料组分的黏度随温度的变化趋势；（b）明胶-海藻酸钠混合材料的
剪切模量（G'，G''）随升温和降温过程的变化趋势

测试了不同浓度的共混墨水在不同测试温度下的时间扫描曲线，如图 3-5 所示。从图中可以看出，虽然测试温度保持不变，但存储模量（G'）和耗散模量（G''）均随着时间而升高，在一定时间后趋近平台期。设置的测试温度越低，G' 和 G'' 升高越快，且达到理论凝胶点（当 $G'=G''$ 时）的时间越短。该结果直接说明，明胶基材料的温度响应具有时间依赖效应，而且该效应能明显影响材料的流变学性能。

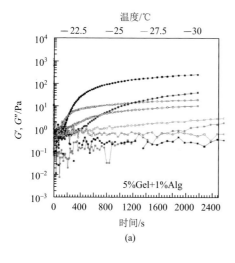

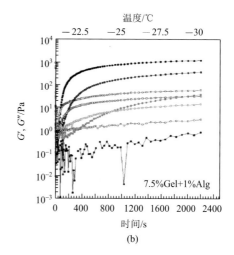

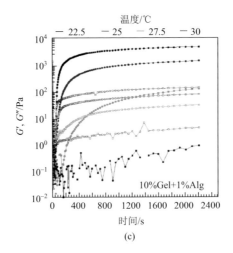

图 3-5　明胶-海藻酸钠共混材料在不同浓度和温度下的时间响应性

　　该时间依赖效应可以用达到理论凝胶点的时间（凝胶时间 t_{gel} ）来衡量，如图 3-6（a）所示。为了更好地理解这个现象，探究该凝胶时间与温度，以及凝胶点处的黏度（凝胶黏度 η_{gel} ）与浓度之间的关系。如图 3-6（b）所示，凝胶时间的对数($\lg t_{gel}$)与温度的倒数（$1/T$）呈线性关系，且测试温度越低，凝胶时间越短。根据阿伦尼乌斯方程（Arrhenius equation），即化学反应速率常数与温度变化的关系，可以得到如下等式[18]：

$$\lg t_{gel} = A + \frac{E_a}{RT} \tag{3-1}$$

其中，A 为常数；E_a 为表观活化能；R 为摩尔气体常数，8.314J/(K·mol)；T 为反应温度（即此处的测试温度，以开尔文为单位）。用该式对图 3-6（b）进行拟合，可以得到该材料体系的表观活化能数值。具体而言，5%Gel + 1%Alg、7.5%Gel + 1%Alg 和 10%Gel + 1%Alg 三种浓度墨水的 E_a 大小分别为 424.3kJ/mol、353.5kJ/mol 和 350.6kJ/mol。虽然在不同测试温度条件下，材料的黏度变化趋势不同，但凝胶点处的黏度却趋于一致，如图 3-6（c）所示。该图说明，凝胶黏度更多地与材料浓度有关，材料浓度越大，凝胶黏度越大。

　　上述结果表明，时间依赖效应可以简单地使用阿伦尼乌斯方程解释，即明胶基材料对温度的响应过程类似于化学反应过程，凝胶的快慢类似于反应的快慢。同时，凝胶时间受测试温度和材料浓度的共同影响。

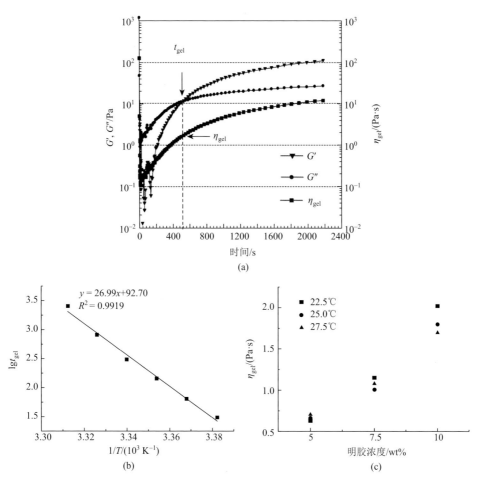

图 3-6　（a）明胶-海藻酸钠共混材料的凝胶时间与凝胶黏度的确定；（b）凝胶时间与温度的
关系；（c）凝胶黏度与明胶浓度的关系

为更真实地反映含细胞生物墨水的流变学特性，在上述共混材料中加入不同浓度的小鼠胚胎干细胞进行测试。如图 3-7 所示，总体上，较低细胞浓度（$1×10^6\sim$ $2×10^6$ 个/mL）对墨水材料的黏度影响不大，较大细胞浓度（$5×10^6\sim10×10^6$ 个/mL）则能显著地降低体系的黏度。可能的原因是，在材料体系中加入细胞颗粒有可能阻隔凝胶网络的形成，同时细胞颗粒在流变测试中可能起到润滑作用，导致测得生物墨水的黏度偏低。

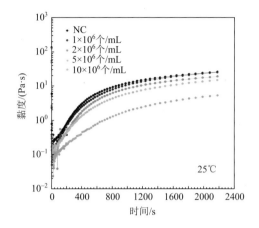

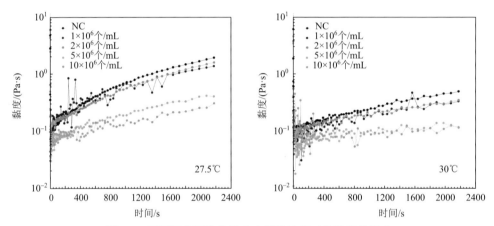

图 3-7　不同温度下生物墨水中细胞浓度对其黏度的影响

NC 表示无细胞参考组

3.4.2　工艺过程设计

基于明胶-海藻酸钠材料的上述温敏特性，可以采取的基本成形原理如图 3-8 所示：在喷头腔体中控制一个较高温度（T_1），使得生物墨水处于溶胶状态，便于

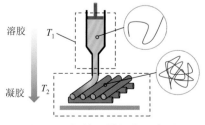

图 3-8　温控三维打印示意图

挤出并保护细胞；当生物墨水从喷嘴中挤出时，到达较低温度（T_2）的成形室及成形区域，发生凝胶化反应。

具体而言，各时间阶段的温度可以分别进行设置，如图 3-9 所示。在生物墨水配制阶段，进行约 30min 的 37℃孵育，这有助于溶胶墨水混合均匀。之后立即将生物墨水装载到预先设置好温度的喷头套筒中，并随即开始打印操作，同时监测打印结构的状态。基于前述流变学分析，为覆盖从不凝胶到迅速凝胶的大范围参数，分别设置喷头套筒温度（即打印温度）为 22.5℃、25℃、27.5℃以及 30℃。同时将成形室设置为接近室温（RT）的 22.5℃，在该温度下各浓度生物墨水均能较快凝胶。与三维打印过程同步进行的是前述流变学表征，通过经历相同的热历史并设置相同的工作温度，可以尽可能地反映打印过程中墨水的流变性能的变化。打印过程将持续 35～40min，是决定成形效果的关键环节。三维成形结束之后，所打印的结构将置于 100mmol/L $CaCl_2$ 溶液中进行 3min 左右的离子交联，用磷酸缓冲液（PBS）溶液充分洗净之后，将含细胞三维水凝胶结构置于孵育箱（37℃，5% CO_2）培养。

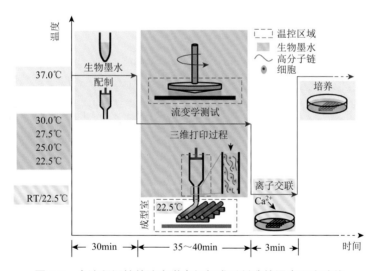

图 3-9　全流程温控的流变学表征与成形制造的同步研究路线

3.4.3　结构成形性及工艺参数对结构成形性影响

1. 水凝胶微丝单元的保持

各种物理状态的墨水在挤出后的成丝效果可以分为三类：欠凝胶、合适凝胶与过凝胶。如图 3-10（a）所示，欠凝胶状态下，材料在喷嘴处聚集成滴，累积到一定程度后受重力作用滴落，新挤出的材料重新聚集成滴，墨水材料在该状态下进行沉积时容易流失，一般认为不适合进行层层堆积制造。合适凝胶状态下［图 3-10（b）］，材料在喷嘴处挂流，形成边界光滑的均匀微丝，被认为是理想的凝胶状态。过凝胶状态下［图 3-10（c）］，墨水材料在挤出时可能发生挤压破裂[19]，形成不均匀的微丝，影响三维结构成形。

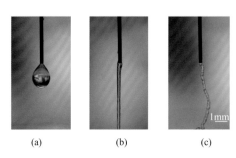

图 3-10　明胶基生物墨水的三种凝胶状态对应的挤出效果：
（a）欠凝胶；（b）合适凝胶；（c）过凝胶

2. 工艺参数对结构成形性影响

为简单起见，采用一个双层的交叉网格结构设计进行成形性的验证。理想状态下，通过上下两层结构的分布可以区别交叉方向的微丝沉积次序，同时交叉网格形成的微孔形态也能反映成形性的优劣。借鉴封闭图形圆度的概念，对成形结构微孔的凹凸程度进行简化定量：

$$C = \frac{4\pi A}{L^2} \tag{3-2}$$

其中，C 为圆度（circularity）；A 为封闭图形的面积；L 为封闭图形的周长。正圆形的圆度最大，值为 1，正方形的圆度数值为 $\pi/4$。定义一个表征成形性的参数——打印性（printability，Pr），规定正方形的 Pr 值为 1，并基于式（3-2）进行如下表达：

$$Pr = \frac{\pi}{4C} = \frac{L^2}{16A} \tag{3-3}$$

从式（3-3）可以看出，合适凝胶状态下所对应的 Pr 值在 1 左右，欠凝胶的 Pr 小于 1，最小值为 $\pi/4$（微孔为正圆形），过凝胶的 Pr 大于 1。需要注意的是，该方法属于经验型半定量表征手段，在本节所讨论的范围内，能用于区分各种不同的打印结构状态，但并不能完全用于判断封闭图形的几何形状。

图 3-11 所示为打印进行到 30min 时，各浓度（列）材料在不同温度（行）下打印的结构显微图片，各小图下方为测量的对应结构的 Pr 值。从图片可以看出，

材料浓度最大（10%Gel＋1%Alg）、打印温度最低（25℃）时，结构呈现最不规则形态，微丝扭曲不均匀；当材料浓度最低（5%Gel＋1%Alg）、打印温度最高（30℃）时，结构呈现最规则的图案，但能明显看出两层间的融合以及微孔缩小；而某些中间参数下的结构相对规则且层次分明。结合测量得到的 Pr 值，可以看出该值较好地反映了打印结构的上述趋势，即过凝胶结构（行-列：1-2，1-3，2-3，3-3）的 Pr 值普遍较大（＞1.25），欠凝胶结构（行-列：2-1，3-1）的 Pr 值普遍较小（＜0.9），可接受的结构（行-列：1-1，2-2，3-2）的 Pr 值在 0.9～1.1 之间。上述结果说明半定量 Pr 表征方法具有可行性。

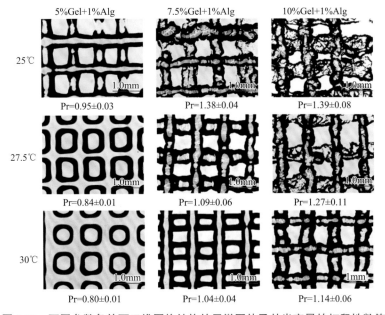

图 3-11 不同参数条件下三维网格结构的显微图片及其半定量的打印性数值

通过分析 40min 打印时长内每隔 3～4min 所打印的样品的成形性，可以检测结构打印性随时间的变化，如图 3-12 所示。根据上述经验，可以将打印性的合适区间设为 Pr＝0.9～1.1。总体而言，Pr 值随着时间的延长以及材料浓度的增加而呈现上升趋势。对于 5%Gel＋1%Alg 体系，当打印温度设置为 25℃时，整个打印过程都能得到较为理想的结构（Pr＝0.9～1.1），但当打印温度在 27.5℃和 30℃时，结构反映出墨水呈现欠凝胶状态（Pr＜0.9）。对于 7.5%Gel＋1%Alg 体系，打印温度为 27.5℃和 30℃时能保证较好的结构（Pr＝0.9～1.1），打印温度为 25℃时，Pr 只有最初 10min 处于合适区间内，之后随时间而大幅提高。对于 10%Gel＋1%Alg 体系，各温度下 Pr 值随时间上升的趋势都很明显，只在最开始的几分钟范围内处于合适区间。

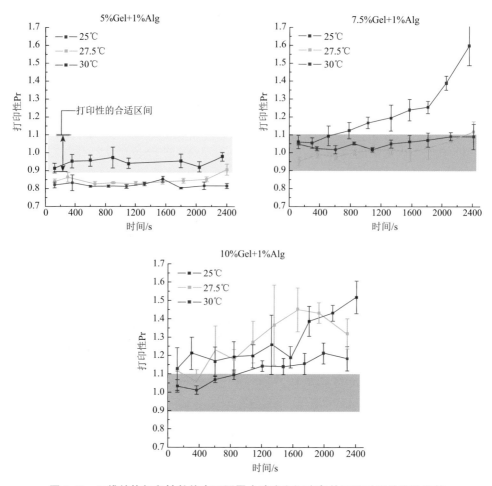

图 3-12　三维结构打印性数值在不同墨水浓度和温度条件下随时间的变化趋势

基于上述结果，可以选用 7.5%Gel + 1%Alg 以及打印温度 30℃ 作为优化的参数组合，进行不同结构的打印（图 3-13）。图 3-14 所示 SEM 图片清楚地展现了打印的网格结构具有分级孔隙，即从微丝间微孔（200~500μm）到微丝内微孔（约10μm）。

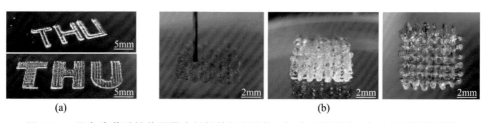

图 3-13　明胶-海藻酸钠共混墨水材料的打印结构：（a）文字图案；（b）三维网格结构

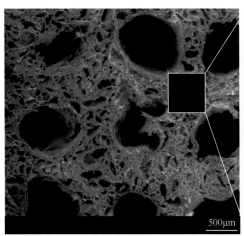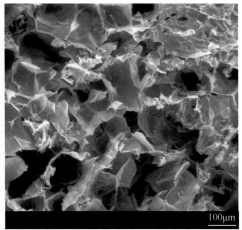

图 3-14　3D 打印结构的分级孔隙分布

　　上述结果得出的是打印性与打印参数之间的间接对应关系，直接影响打印性的是材料的凝胶状态，这里结合实际过程中材料的凝胶状态变化过程，来尝试解释影响打印性的直接因素。在实际的打印工艺中，材料从保温套筒到成形室有一个温度跳变，若套筒中温度较低，可能在材料挤出时已经凝胶，则对应了过凝胶的状态，不满足成形要求。这里只考虑当材料挤出时尚未凝胶，通过对成形时更低温度的响应达到快速凝胶的情况。在这种情况下，材料从套筒中的未凝胶到成形时的凝胶有一个时间间隔，称为凝胶间隔时间 Δt_{gel}，该时间除了与浓度和温度有关，还与挤出的时间点（即打印时间）有关。图 3-15（a）表示的是 7.5%Gel + 1%Alg 墨水材料在打印温度为 30℃时，于第 5min 挤出所对应的流变状态变化曲线，温变开始点到凝胶点之间的时间间隔即为 Δt_{gel}。Δt_{gel} 越大，说明材料挤出后在成形室内达到凝胶需要的时间越长。实际成形时，层层堆积的基础之一是下层结构足以支撑上层结构，这里取两层之间的成形时间间隔为 Δt_{layer}，并考虑 $\Delta t_{gel} / \Delta t_{layer}$ 对打印性的影响。总体来看，当上层堆积到下层表面时，若 $\Delta t_{gel} / \Delta t_{layer} > 1$，则下层的微丝尚未凝胶，若 $\Delta t_{gel} / \Delta t_{layer} < 1$，则下层的微丝已经凝胶。

　　图 3-15（b）表示的是在不同参数配置下，打印性数值与 $\Delta t_{gel} / \Delta t_{layer}$ 之间的关系，从图中可以看出，以 $\Delta t_{gel} / \Delta t_{layer} = 1$ 为界，$\Delta t_{gel} / \Delta t_{layer} > 1$ 范围内的 Pr 值较小（0.8～0.85），$\Delta t_{gel} / \Delta t_{layer} < 1$ 范围内的 Pr 值在 1.0 左右。由此可以说明，要取得合适的 Pr 值（0.9～1.1），应使得 $\Delta t_{gel} < \Delta t_{layer}$，即材料要在下一层沉积之前凝胶。该结果说明，以凝胶间隔时间和两层堆积间隔时间为参考，能够定性地判断结构打印效果，它也直接从墨水的凝胶特性角度解释了导致欠凝胶打印效果的原因。

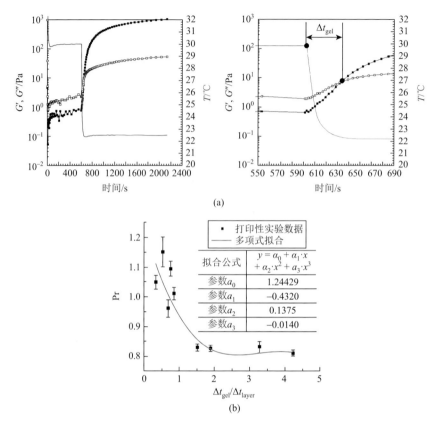

图 3-15　三维结构打印性与凝胶时间的关系：（a）流变状态变化曲线；（b）打印性数值与 $\Delta t_{gel}/\Delta t_{layer}$ 之间的关系

3.4.4　生物相容性、工艺参数及剪切力对细胞存活率的影响

1. 细胞类型对存活率的影响

虽然明胶-海藻酸钠共混材料被应用于癌细胞、成纤维细胞、内皮细胞等的三维打印[20-23]，但不同细胞所适用的打印参数可能有所区别。图 3-16 显示的是，在相同工艺参数（7.5%Gel＋1%Alg 材料，22.5℃打印温度）下，HeLa 宫颈癌细胞、C2C12 成肌细胞以及 mESC 小鼠胚胎干细胞打印后的活-死荧光染色图片。从图中可以看出癌细胞能保持 90%左右的存活率，可以认为该参数满足打印要求，然而成肌细胞以及胚胎干细胞的存活率都远低于 90%，特别是胚胎干细胞，只有不到 15%。该结果说明，不同细胞对挤出过程的承受能力并不一样，针对一些较为强势的细胞（如癌细胞）进行的工艺优化，并不一定能应用到较为敏感的细胞（如胚胎干细胞）上。

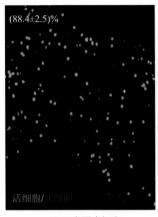
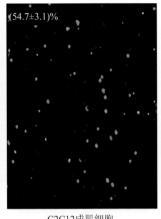

(88.4±2.5)%　　　(54.7±3.1)%　　　(13.8±2.1)%

200μm

活细胞/死细胞

HeLa宫颈癌细胞　　　　C2C12成肌细胞　　　　mESC小鼠胚胎干细胞

图 3-16　不同细胞在相同工艺参数下的存活率比较

2. 工艺参数对存活率的影响

借鉴前述对结构成形性的全方面监测,可以对不同参数及时间点下的细胞存活率进行分析。图 3-17 表示的是采用 7.5%Gel + 1%Alg 及打印温度 22.5℃的条件,40min 内不同时间点打印样品中细胞的活-死染色图片。从图中可以清楚地看到随着打印时间的进行,死细胞的占比越来越多。通过定量统计,绘制各种参数下的细胞存活率变化曲线,如图 3-18 所示。总体上,细胞存活率随时间逐渐下降,从趋势上看,各组细胞在最开始的 1~3min 内都能保持平均 90% 以上的存活率,以下两组参数下的细胞在大概 5min 以后只有不到 20% 的存活率:7.5%Gel + 1%Alg,22.5℃;10%Gel + 1%Alg,25℃。此外,打印温度越低,材料浓度越高,细胞存活率越低。具体地,在以下三组参数配比下,细胞的全程存活率都能保持 85% 以上:5%Gel + 1%Alg,30℃;5%Gel + 1%Alg,27.5℃;7.5%Gel + 1%Alg,30℃。

3. 剪切力对细胞存活率的影响

一般认为,生物墨水挤出过程中作用在细胞上的剪切力是造成细胞损伤的主要原因,较高的材料浓度和较低的打印温度,都会增加材料黏度,进而提高剪切力。基于文献中报道的关于剪切力计算的方法[10],可以估算出图 3-18 不同时间点对应的最大剪切力,将得到的所有数据点放在一张"细胞存活率-最大剪切力"坐标图上,如图 3-19 所示。该图数据点来源于不同材料浓度、打印温度、打印时间,所得出的规律在全参数范围内具有代表性。从图中可以看出,细胞存活率确实随着剪切力的增大而降低,总体呈现指数型相关关系(相关系数为 0.938)。为了得到存活率高于 90% 的结果,挤出过程的最大剪切力需要控制在 100Pa 以内。

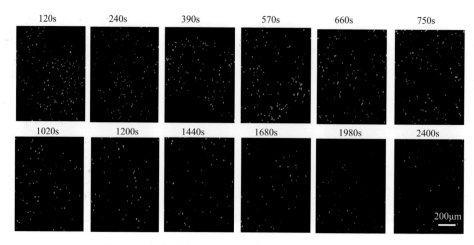

图 3-17 打印过程中不同时间点的细胞活-死染色图片

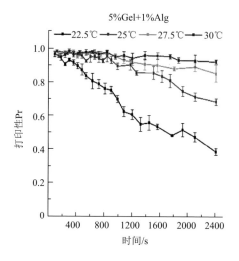

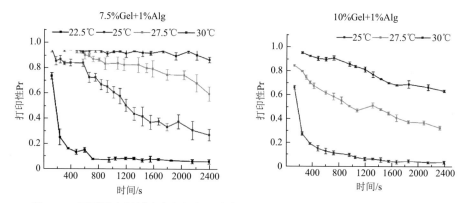

图 3-18 不同墨水材料浓度和打印温度条件下细胞存活率随打印时间的变化趋势

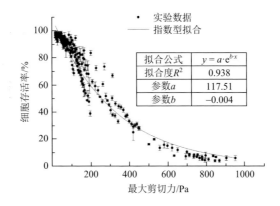

图 3-19　不同参数条件下细胞存活率与最大剪切力的关系

图 3-19 不仅可以解释挤出过程中对细胞的剪切损伤，还可以用来指导工艺参数的优化，它验证了剪切力是影响细胞存活率的一个关键因素[14]。值得注意的是，细胞存活率与剪切力之间的关系可能与细胞类型有关，图 3-19 仅代表 mESC 细胞的结果，更为强势的细胞的实验曲线可能在该曲线之上，即受剪切力的影响更为缓和[24]。

3.4.5　工艺参数、结构成形性与细胞存活率的耦合

基于上述分析的不同参数配置下的结构成形性与细胞存活率的规律，可以得到二者与参数的关系图谱。在某个固定时刻，从图 3-12 的结果可以整理得到打印性与明胶浓度-温度的双参数关系，在三维坐标图中对实验数据点进行曲面拟合（Matlab 中的 surf 函数），可以得到如图 3-20（a）所示的结果。这里定义合适的打印性范围为 0.9～1.1，由此可以得到实验参数范围内的合适参数区间，如图 3-20（c）所示。该图说明，针对打印性的合适的参数组合区域，在浓度-温度坐标图中沿正相关方向延伸，高浓度配合低温以及低浓度配合高温都不满足打印性要求。

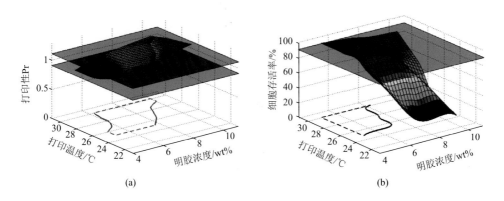

(a)　　　　　　　　　　　　　　(b)

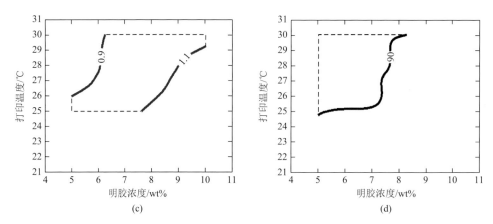

(c)   (d)

图 3-20 打印 10min 时，结构打印性与细胞存活率的最优参数区间选择：（a）打印性与参数的关系；（b）细胞存活率与参数的关系；（c）打印性的最优参数区间；（d）细胞存活率的最优参数区间

    类似地，从图 3-18 的结果可以整理得到存活率与明胶浓度-温度的双参数关系曲面，如图 3-20（b）所示。通过定义理想的存活率范围为>90%，可以得到对应的理想参数区间，如图 3-20（d）所示。该图说明，针对存活率的合适的参数组合区域，在浓度-温度坐标图中向左上方延伸，即较低浓度配合较高温度。

    对打印性与存活率的合适参数区间进行叠加，就能得到既满足良好成形性能又保证较高存活率的耦合参数区间，如图 3-21（a）所示。为了验证该区间的合理性，以区间内的参数点（绿色圆点：7.5%Gel + 1%Alg 及 30℃）为例，在 10min 左右打印了一个三维网格结构，如图 3-21（b）所示，该结构网格清晰分明，结构完整性良好。同时对结构内细胞进行活-死染色以鉴定其存活率，如图 3-21（c）所示，该图表明细胞存活率能保证 90% 以上。这些结果说明，优化后的耦合参数能同时满足结构打印性和细胞存活率的要求。

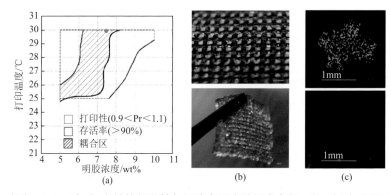

(a)   (b)   (c)

图 3-21 打印 10min 时：（a）结构打印性与细胞存活率的耦合参数区间；（b）采用区间内参数进行打印的结构范例；（c）采用区间内参数进行打印后的细胞存活率

　　鉴于前述关于明胶基材料时间依赖性的讨论，采用类似的方法对 30min 时刻的优化区间进行了整理，如图 3-22 所示。该图说明，合适打印性及存活率的参数区间均随着时间而缩小，特别是对应存活率的区间，区间面积只剩下原来的约 20%。相应地，耦合后的重合区间也大大缩小 ［图 3-22（c）］。

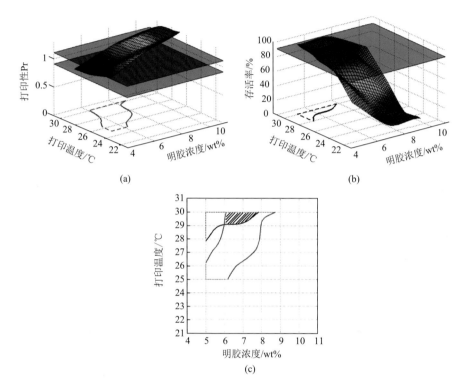

图 3-22　打印 30min 时：（a）打印性与参数的关系；（b）细胞存活率与参数的关系；
（c）结构打印性与细胞存活率的耦合参数区间

3.5　微挤出式细胞 3D 打印微环境中基本生物学表征

3.5.1　微挤出式细胞 3D 打印细胞活性表征

　　上述内容介绍了打印过程中细胞损伤或者打印后细胞存活率，本节就培养过程中细胞的活性状态做进一步表征和评价。以人胚肾细胞（293FT）和小鼠胚胎干细胞（mESC）为例，分别研究它们在明胶基温敏墨水打印结构中的活性变化。二者均为成熟的细胞系，293FT 细胞常被用于细胞转染，是研究细胞间相互作用的理想细胞模型之一[25]；mESC 细胞作为典型的"全能性"干细胞，是发育学和组织工程的重要细胞来源[26]。

基于前述的工艺优化，在明胶基温敏墨水打印结构中，293FT 细胞呈现成球生长特性，同时保持较高的存活率。图 3-23 所示为细胞团的激光共聚焦三维扫描图片，绿色显示了细胞骨架的位置（F-actin），蓝色代表了细胞核（4′, 6-二脒基-2-苯基吲哚染色，DAPI 染色）。从图中可以看出该细胞的细胞核较大，团内的细胞排列紧凑。此外，从第 2～5 天，细胞团直径从约 30μm 变大到约 90μm，说明团内细胞增殖。

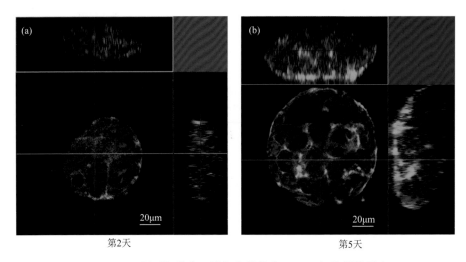

图 3-23 不同时间节点三维打印结构中 293FT 细胞团的形态

虽然三维结构为细胞提供了相比二维培养更高维度的生长空间，但对于无限增殖细胞，随着培养的进行，接触抑制现象会出现，并进而导致细胞凋亡。图 3-24 所示为 30 天的培养周期里，含有 293FT 细胞的三维网格结构的显微镜图片（8mm×8mm 结构的全景图）。从图中可以看出随着培养的进行，细胞密集程度增大，但时间过长以后大量细胞呈现凋亡状态，反而导致细胞密度降低：培养 14 天后，细胞基本完全占据了材料所在的位置；培养 30 天后，大量细胞死亡并解离成碎片，结构中细胞团簇变小变黑。

与 293FT 细胞相比，mESC 细胞具有更强的聚集生长趋势，在二维培养条件下，胚胎干细胞即呈现克隆集落状生长，在悬浮培养和悬滴培养等三维培养环境中，胚胎干细胞则倾向于聚集成球。与 293FT 细胞类似，在明胶-海藻酸钠构造的三维打印结构中，mESC 细胞也呈现团簇生长状态。如图 3-25 所示，在 7 天的培养周期里，细胞团逐渐变大，且很少看到死细胞（红色荧光）。然而，

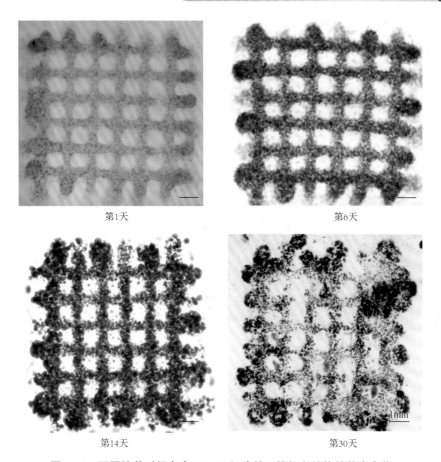

第1天　　　　　　　　　　第6天

第14天　　　　　　　　　　第30天

图 3-24　不同培养时间点含 293FT 细胞的三维打印结构的状态变化

随着培养的进一步进行，细胞团之间空间越来越小，细胞开始逐渐死亡，特别是在团簇的中间区域。如图 3-26（a）所示，第 8 天时可以观察到少量死细胞团，第 10 天时细胞团密度降低，且出现很多碎片式的红色荧光，即死细胞或死细胞团碎片。为了定量表征整个体系中的细胞存活率，可将结构浸没于柠檬酸钠-乙二胺四乙酸（EDTA）缓冲溶液中反复吹打使结构溶解[27]，然后收集细胞团沉淀，加入干细胞解离试剂进行解离。解离后的单细胞悬液如图 3-26（a）左下角小图所示，通过定量分析发现，mESC 细胞在第 8 天时还能保持 90% 的存活率，之后存活率逐渐降低，到第 10 天时只剩下约 60%，且与第 7 天存在显著性差异［图 3-26（b）］。

该结果反映了与 293FT 细胞类似的问题，即无限增殖细胞系在长时间的培养中存在的接触抑制现象。即使在三维微环境空间中，到达一定培养时间节点，细胞活性依然会在达到顶峰后开始降低，该时间节点受初始细胞浓度、周围材料因

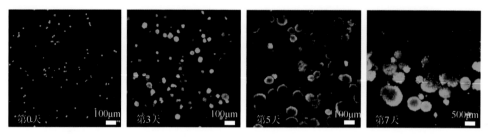

图 3-25 不同时间 3D 打印结构中 mESC 细胞的活-死染色图片（绿色：活细胞，红色：死细胞）

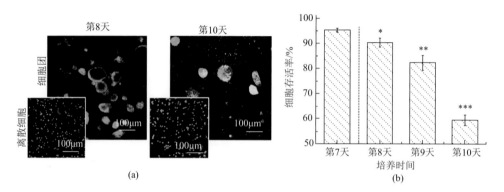

图 3-26 （a）三维打印结构中 mESC 细胞活-死染色图片（绿色：活细胞，红色：死细胞）；
（b）培养 10 天内三维打印结构中 mESC 细胞存活率的变化趋势

*，**，***均表示第 7 天具有统计学显著性差异，显著性差异水平：*代表 $P \leqslant 0.05$，**代表 $P \leqslant 0.01$，***代表 $P \leqslant 0.001$

子等因素的共同影响。对于 mESC 这样的干细胞，三维打印模型除了作为简单的细胞扩增手段，更重要的是通过分化培养应用于体外发育学研究、分化细胞源获取等方面。在分化培养中，mESC 会逐步启动分化程序，减缓增殖，在这种应用场景下，细胞将具有更长时间的活性，并利用三维打印所构建的微环境进行相应的功能表达和形成原位组织[28, 29]。

3.5.2 微挤出式细胞 3D 打印细胞增殖表征

采用细胞增殖试剂盒（CCK-8）可以对不同时间点的细胞活性进行检测，用以判断细胞的增殖情况。该试剂盒中的 WST-8 成分能被活性细胞线粒体中的脱氢酶还原为橙黄色甲臜，该产物可溶于水，通过后续吸光度检测可反映产物量。有别于二维培养细胞的直接上清检测，对于三维打印结构中的细胞，添加试剂盒溶液孵育后，可考虑两种检测方法：直接提取结构周围的上清（3D 原位组）；将结构溶解，离心后提取上清（3D 收集组）。此外，鉴于 mESC 细胞的成团生长特性，假设某个特定的细胞团是由一个细胞增殖而来，且随着细胞团的长大，团内细胞分布密度不变，那么细胞团体积的变化可一定程度反映细胞的增殖情况。这里将上述各处理组得到的第 1 天的吸光度值及细胞团体积进行归一化处理，其余各天相应按第 1 天的相对倍数进行处理，如图 3-27 所示，其中 2D 对照组是二维培养条件下细胞增殖情况。从中可以看出，3D 细胞团体积所反映的细胞增殖速度最快，3D 收集组其次，3D 原位组较慢且在第 7 天时落后于 2D 对照组。基于上述分析，3D 原位组由于甲瓒可能在结构中富集残留，导致上清中吸光度比实际值更低。而细胞团体积的检测方法误差较大，随着培养的进行，细胞团之间距离接近，容易出现融合现象，导致数值偏高。这里以较为真实的 3D 收集组数据为参考，可以得出在打印构建三维微环境中，mESC 细胞的增殖速度比二维培养条件下更快。

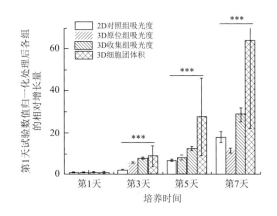

图 3-27　二维和三维细胞培养条件下细胞增殖速率比较

***表示具有统计学显著性差异，显著性差异水平 $P \leqslant 0.001$

3.6　微挤出式细胞 3D 打印技术应用：胚胎干细胞及多能干细胞 3D 打印

3.6.1　胚胎干细胞及多能干细胞简介

胚胎干细胞及多能干细胞具有自我更新和分化到所有类型体细胞的潜能，在体外发育学研究和基于细胞的诊断、治疗等领域具有广阔的应用前景。特别是近年来诱导多能干细胞及基因编辑技术的发展，有望解决长久再生医学领域的诸多根本性难题，如异体免疫排斥、细胞源欠缺等。通常情况下，多能干细胞呈现群落聚集式的生长状态，二维培养条件下，以无规则的多细胞克隆形式生长。为了更好地理解和认识胚胎发育及分化过程，研究者常常使用三维培养条件，促使多能干细胞形成三维团簇，模拟囊胚内部的三维微环境，该团簇一般被称为拟胚体。拟胚体的形成是干细胞扩增和可控分化的基础，常用的三维培养方法包括悬浮法和悬滴法等。目前这些干细胞培养方法可以基本满足细胞扩增和拟胚体形成的要求，但难以模拟更复杂三维微环境中细胞-细胞、细胞外基质材料间相互作用。同时，如何在宏观三维结构中，对多能干细胞进行操控组装和原位分化，也是这类干细胞应用于组织工程和再生医学的挑战之一。鉴于此，以微挤出式细胞 3D 打印技术为例，介绍如何构建基于多能干细胞的三维培养模型，以期达到高通量扩增和原位分化形成三维组织的目的。

3.6.2　打印后拟胚体的形成规律及形态

作为"全能性"干细胞，胚胎干细胞具有分化为三胚层所有细胞的潜力，是组织工程和发育学的研究重点[30]。拟胚体一定程度上模拟了体内胚胎发育的三维结构和环境，能增强细胞与细胞之间的相互作用，基于拟胚体的分化也是较早使用且较为成熟的一种方法[26]。mESC 在明胶基墨水打印结构中呈现成球生长状态，实际上，这些胚胎干细胞组成的团簇即可认为是拟胚体[31]。作为进一步诱导分化的基础，拟胚体的形态、尺寸以及"全能性"的保持都能影响分化的方向和效率[32, 33]。

图 3-28 表示的是不同初始细胞浓度条件下，mESC 细胞在三维结构中形成拟胚体的过程。从中可以看出，拟胚体在三维结构内的分布密度与初始的细胞浓度直接相关，初始密度越大，拟胚体密度越大，数量越多。随着培养的进行，拟胚体逐渐长大，且占据三维结构的体积比例增大。随着初始细胞浓度的提高和培养的进行，网格结构微孔处开始逐渐出现细胞及拟胚体，在 2×10^6 个/mL 的初始浓度和第 7 天时，微孔中的细胞团簇尤为明显。拟胚体的长大和密度的提高都可以归因于 mESC 细胞的增殖，而细胞从凝胶微丝位置游移到不含材料和细胞的微孔位置，可以认为是微丝边缘的拟胚体长大到一定程度时伸出凝胶部分，并进一步长大而脱离微丝。

为了更明显地观察微丝中拟胚体的形成过程，在较低初始细胞浓度条件下监测了同一位置几个单细胞的生长过程，如图 3-29 所示。不同颜色的数字用于追踪初始状态时不同的单细胞及其形成的拟胚体，从图中可以明显看到四个被监测的单细胞逐渐长大形成直径约 150μm 的拟胚体的过程，且单细胞基本停

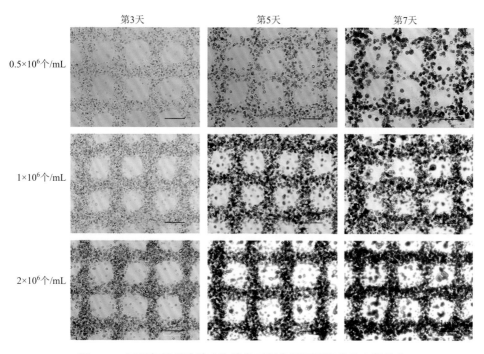

图 3-28　不同初始细胞浓度和培养时间条件下拟胚体的生长状态

留在原始位置进行增殖，形成的拟胚体并没有明显迁移。在 138h 时，1 号和 2 号拟胚体由于各自长大产生接触，到 162h 时观察到部分交叉融合，而 3 号拟胚体由于靠近微丝边缘，长大到 162h 时已脱离微丝，未出现在视野中。从这些结果可以得出以下基本结论：三维打印结构中拟胚体基本由初始的单个胚胎干细胞原位增殖而形成，当拟胚体足够大时会产生由于物理接触而导致的团簇融合。

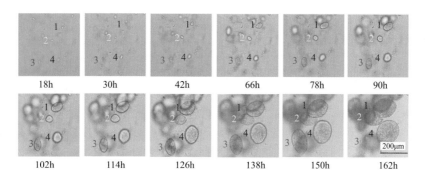

图 3-29　三维结构中拟胚体生长行为的动态监测

基于上述结果，可以提出三维打印结构中拟胚体的生长模型，如图 3-30 所示：初始的单个细胞原位增殖形成细胞团簇即拟胚体，拟胚体的长大过程即细胞数量增多的过程。随着拟胚体在空间的占比增大，拟胚体和水凝胶交联网络之间相互作用力增大，拟胚体的进一步长大可能受到交联网络的约束。图 3-31 所示为培养 7 天后三维网格结构的局部扫描电镜图片，选取其中两个代表性的视野：i）微丝中间区域显示了内部拟胚体大体轮廓（黄色箭头所指），由于冷冻干燥处理，不含细胞处材料干瘪塌陷，含拟胚体处饱满突出，拟胚体外围被材料包裹，无法看出拟胚体内部状态；ii）微丝边缘区域显示了一个典型的即将游离出微丝的拟胚体（蓝色箭头所指），该拟胚体伸出凝胶微丝的部分整体呈球形，通过少量的细胞与微丝保持连接，伸出部分能清楚地看出表面颗粒状的细胞密集分布。由于没有周围材料的包裹，视野 ii）的拟胚体裸露在环境中，更真实和清楚地反映了拟胚体的表面形态。视野 i）的结果说明了上述材料网络对拟胚体束缚的假设，视野 ii）解释了图 3-28 中部分细胞出现在微孔中的现象。

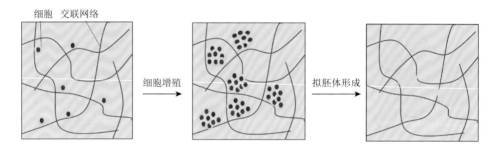

图 3-30　三维打印结构中拟胚体生长的模型示意图

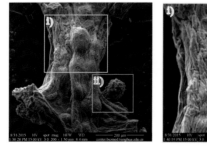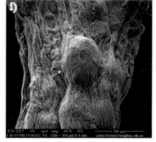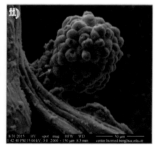

图 3-31　三维打印结构中拟胚体的扫描电镜图片

为了更清楚地看出所形成的拟胚体的内部形态，对三维打印结构进行组织切片观察，图 3-32 所示为第 7 天的苏木精-伊红（HE）染色图片。从右侧两张局部放大图可以看出，拟胚体（紫红色团簇）大体被周围的材料包裹（淡紫色絮状物，黑色箭头所指），进一步验证了上述假设。同时拟胚体内部细胞颗粒状明显，细胞排列紧密，部分区域出现微小的空心结构（黄色箭头所指），可能预示着胚泡的形成。理论上，随着拟胚体的进一步长大（当前直径约 100μm），胚泡将变大[34]。

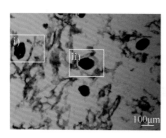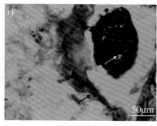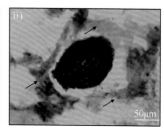

图 3-32　三维打印结构中拟胚体的 HE 染色图片

3.6.3　拟胚体的形态定量表征

尺寸和圆整程度是表征拟胚体形态的重要指标，尺寸对分化方向具有显著影响，有研究指出直径约 100μm 的拟胚体表达更多的外胚层标记物，而直径约 500μm 的拟胚体表达更多的内胚层和中胚层标记物[35]。圆整程度主要影响分化的可控性，理想状态下拟胚体呈现球形，极不规则的拟胚体提高了分化环境的复杂程度，容易出现分化不均匀，通常可以用二维封闭图形的圆度概念［式（3-2）］来表征拟胚体的圆整程度。

图 3-33 和图 3-34 分别为拟胚体尺寸和圆度分布，分别选取 0.5×10^6 个/mL、1.0×10^6 个/mL 和 2.0×10^6 个/mL 三种初始细胞密度，并选择第 3 天、第 5 天和第 7 天进行统计。从图 3-33 可以看出，拟胚体的尺寸随着培养时间而增大，第 3 天时各种初始细胞密度下的拟胚体直径均为 50μm 左右，第 5 天时增大到 65μm，第 7 天时达到 100μm 以上。在尺寸分布上，不同条件下的直径大致呈正态分布，且培养时间越长，分布的离散程度越大。对于拟胚体的圆度而言，以圆度数值 0.8 为界，圆度大于 0.8（简称高圆度）的拟胚体被认为具有较好的分化可控性，这类拟胚体的占比越多代表了拟胚体的总体质量越好[34]。总体上，较低细胞密度下（0.5×10^6 个/mL）拟胚体一周内均保持了较好的圆度（高圆度数均在 92% 以上），同时，从圆度的分布图中可以看出各时间节点的圆度中值均在 0.9 左右。1.0×10^6 个/mL 和 2.0×10^6 个/mL 细胞密度下，圆度分布曲线的峰值随着培养时间的进行向低值

移动，第 3 天时均具有较好的高圆度比例（95%以上），之后均有明显下降。其中，2.0×10^6 个/mL 组在第 5 天以后有 20%以上的细胞圆度低于 0.8，呈现较不规则形态。总之，高细胞密度和长培养时间较容易导致拟胚体形状不规则，原因与上述尺寸均匀性类似，即拟胚体长大所带来的接触融合。

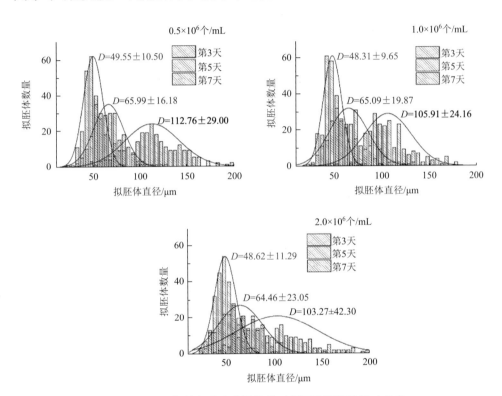

图 3-33　不同初始细胞密度及培养时间下的拟胚体尺寸分布

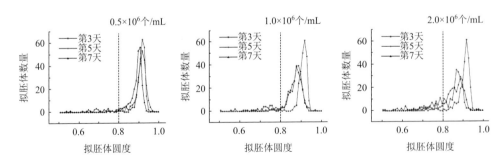

图 3-34　不同初始细胞密度及培养时间下的拟胚体圆度分布

3.6.4　拟胚体的"全能性"保持

胚胎干细胞最大的特点之一就是"全能性"，其"全能性"的保持也是分化研究的基本前提之一[36]。在 mESC 的正常培养过程中，常在培养液中加入分化抑制剂（leukemia inhibitory factor，LIF）以保持其"全能性"，但"全能性"也受到诸多外界理化因素的影响[37]。对典型的"全能性"特异标记物进行分析，可以了解细胞的"全能性"状态，这里以 OCT4、SSEA1 以及 Nanog 标记物为例。

图 3-35 是对第 7 天的拟胚体进行免疫荧光染色的图片，其中 OCT4 为核蛋白，其红色荧光区域代表了细胞核的位置，与 DAPI 染色的蓝色荧光位置重合；SSEA1 为细胞骨架蛋白，其绿色荧光区域代表了细胞质的位置。红绿色荧光着色的细胞即为"全能性"细胞，从图中的合并图片可以看出，红色荧光和蓝色荧光基本完全重合，说明有细胞核的地方都有 OCT4 的表达，代表着极高的"全能性"细胞比例。绿色荧光在拟胚体内的表达同样活跃，特别是边缘位置，中心位置荧光较弱，原因可能是荧光扫描时中心较厚区域对激发光的吸收较差。绿色荧光标记的细胞骨架并不能清楚地区分单个细胞，因此从免疫荧光图片中无法准确判断 SSEA1 的表达比例。

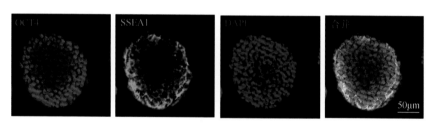

图 3-35　三维打印结构中拟胚体的"全能性"标记物染色图片

为了定量得到各"全能性"蛋白标记物的表达比例，对染色标记后的拟胚体进行解离，并用流式细胞仪对解离后的单细胞进行荧光分析。图 3-36（a）所示为分析后的定量结果，不同形式图均表明，成功染上红色荧光（PE-Texas Red，用以标记 OCT4 蛋白）和绿色荧光（Alexa Fluor 488，用以标记 SSEA1 蛋白）的细胞数均在 98% 左右，代表了极高的 OCT4 和 SSEA1 表达量，也说明了极高的"全能性"比例。同时，采用聚合酶链式反应（PCR）来确认相关"全能性"基因的表达。图 3-36（b）所示为细胞内 OCT4 和 Nanog 基因相对管家基因（GAPDH）的表达量，与二维培养的"全能性"细胞（2D）相比，三维打印结构中形成的拟胚体（3D）的两个基因表达量均无显著差异，进一步验证了拟胚体的"全能性"。上述结果从蛋白（免疫荧光染色和流式细胞分析）和基因（聚合酶链式反应）层面证明了在打印构建三维环境中，"全能性"拟胚体的形成（"全能性"保持接近 100%）。

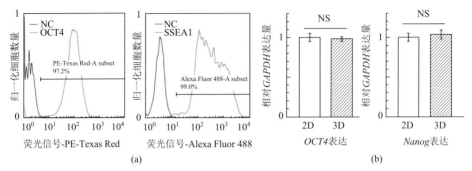

(a)

(b)

图 3-36 三维打印结构中拟胚体"全能性"的（a）流式细胞分析和（b）PCR 分析结果；
NS 表示无统计学显著性差异

3.6.5 拟胚体形成方法的比较

拟胚体的形成有两种经典方法，即悬滴法和悬浮法，如图 3-37 所示。悬滴法将含一定数目细胞的液滴倒置，通过细胞的自重作用在液滴底部聚集成球，并随着培养的进行进一步长大。悬浮法采用底面非贴附培养皿，细胞在悬浮状态下，自发随机地聚集成球，随着培养的进行可能进一步长大或者进一步聚集。这两种方法有各自的优缺点，悬滴法产生的拟胚体大小均匀，形态规则，可控性好，但产量较低，操作不便；悬浮法操作简单，产量高，但拟胚体均匀性和可控性较差。

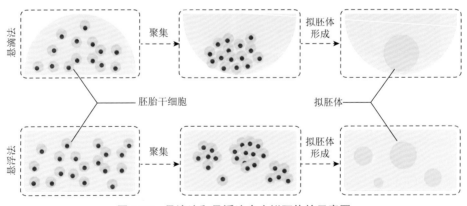

图 3-37 悬滴法和悬浮法产生拟胚体的示意图

三维打印法在形成拟胚体方面具有独特的优势，这里将其与上述两种经典方法进行系统比较，并总结它们在拟胚体的质量、产量等方面的特点。图 3-38 为悬浮法和三维打印法形成不同尺寸拟胚体的显微镜图片，在不同尺寸范围内，悬浮法中存在极小团簇（甚至单细胞）与较大拟胚体共存的现象，而三维打印法中形成的拟胚体相对均匀。为了定量比较两种方法在形成拟胚体质量上的区别，将各尺度范围下的拟胚体的直径和圆度进行统计，如图 3-39 和图 3-40 所示。在 30～50μm 尺度下，三维打印法形成的拟胚体的尺寸集中程度（$\sigma = 8.38$）比悬浮法（$\sigma = 9.34$）略高，且圆度远远高于悬浮法：三维打印法中大部分拟胚体的圆度都集中在 0.9 左右，而悬浮法则较为分散，不存在圆度分布的明显波峰。在 60～70μm 和 100～110μm 尺度下，三维打印法中拟胚体尺寸的集中度都保持较好（$\sigma < 19$），且明显优于悬浮法，悬浮法在 100～110μm 尺度下的分散性极大（$\sigma = 55.26$）。在圆度方面，虽然悬浮法出现了明显圆度分布波峰，但总体的圆度集中程度依然不如三维打印法。总结而言，在百微米量级内，三维打印法在拟胚体尺寸均匀性、圆度方面比悬浮法具有明显的优势。

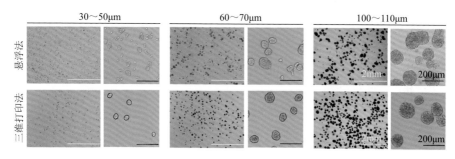

图 3-38　悬浮法和三维打印法产生不同大小的拟胚体的形态比较

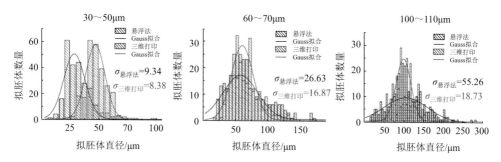

图 3-39　悬浮法和三维打印法产生不同大小的拟胚体的尺寸分布

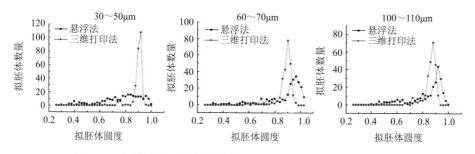

图 3-40　悬浮法和三维打印法产生不同大小的拟胚体的圆度分布

除了拟胚体尺寸、圆整程度及均匀性，产量也是衡量拟胚体形成方法的重要标准[34]。图 3-41 是每平方厘米面积范围内，各方法产生拟胚体数量的比较，可以直观反映拟胚体的产量。悬滴法受液滴大小（20μL）的影响，在 $1cm^2$ 范围最多形成 9 个液滴，即 9 个拟胚体。悬浮法采用一个合适的细胞悬液浓度（$0.33×10^6$ 个/mL，过大的细胞浓度导致均匀性极差），在 $1cm^2$ 范围内大致可以得到 6 个 4 倍显微镜视野，估算得到拟胚体数约 900 个。三维打印法采用 $1×10^6$ 个/mL 的细胞浓度，打印 1 个 6 层网格结构，可以看到拟胚体在结构内密集分布（图中结构已浸泡在溶解液中，因此呈现塌陷状态），估算得到＞3000 个规则的拟胚体。该结果说明，就拟胚体形成和制造而言，三维打印技术在产量上具有较大优势，通过在 Z 轴方向提高三维结构的尺寸，能够为拟胚体的形成提供更多的空间，从而进一步提高产量。

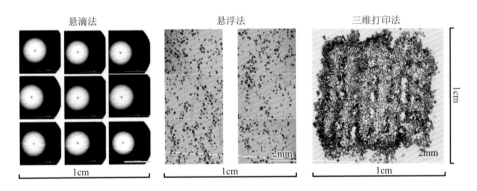

悬滴法　　　　　　　悬浮法　　　　　　　三维打印法

图 3-41　悬滴法、悬浮法和三维打印法的拟胚体产量比较

总结三种方法在多方面的特点，如表 3-1 所示，悬滴法和悬浮法主要都是通过细胞聚集形成拟胚体，培养时间和初始细胞浓度都能影响拟胚体形成的尺寸，形成圆度较高的拟胚体的尺寸范围大致在 50～500μm 范围内。三维打印法形成拟胚体则主要通过细胞在三维结构内的增殖，时间是控制拟胚体大小的主要因素，受限于材料和结构的约束，所形成的拟胚体的尺寸大致在 30～200μm 范围内。在拟胚体均匀性上，悬滴法＞三维打印法＞悬浮法；产量上，三维打印法＞悬浮法＞悬滴法；操作便利性上，三维打印法＞悬浮法/悬滴法。三维打印法在小尺寸拟胚体形成、总体产量、操作性等方面具有显著优势。同时，三维打印法所形成的拟胚体不仅可以通过收集应用于其他场景，还可以在三维打印结构中进行原位使用，如研究三维水凝胶微环境下的胚胎干细胞分化规律。

表 3-1　悬滴法、悬浮法和三维打印法形成拟胚体的比较

拟胚体特性	悬滴法	悬浮法	三维打印法
形成机制	重力引发聚集	随机自聚集	细胞增殖
尺寸控制因素	时间、细胞浓度	时间、细胞浓度	主要为时间
直径范围	50～500μm	50～500μm	30～200μm
均匀性	好	差	较好
规则程度	好	差	较好
产量	低	高	极高
操作性	换液及收集麻烦，耗时	换液麻烦，较耗时	操作简单，省时

3.7　总结与展望

　　作为最早进行商业化尝试的细胞 3D 打印技术，微挤出式细胞 3D 打印是目前应用和推广最广泛的技术形式之一，相比以喷墨打印为代表的微滴式技术，该类技术在市场份额上具有显著优势。自 2009 年上市公司 Organovo 推出第一款商用细胞 3D 打印机以来，以中、美、欧为代表的地区相继涌现大量的相关企业，并推出了以微挤出式细胞 3D 打印设备及相关生物墨水为主的商业化产品，这些公司包括 EnvisionTEC、RegenHU、SunP Biotech、Cellink 等。据 Mordor Intelligence 网站报道，2018 年生物 3D 打印市场规模为 3.8556 亿美元，并将在未来 5 年实现 25% 以上的复合年增长率，不同预测机构均预测未来 5 年全球生物 3D 打印市场规模将达到数十亿美元。

　　目前商业化的服务对象更多的是科研单位，很多相关的应用探索尚处于实验室开发阶段，但目前已看到来自皮肤、骨、软骨、心肌等方面的应用报道。未来，随着相关技术、材料及其与生物学的交叉融合发展，细胞 3D 打印有望最终应用于临床，体现在药物开发、组织修复等方面。从技术角度考虑，微挤出式细胞 3D 打印未来可能的发展方向如下。

3.7.1　通用化的解决方案

　　当前很多细胞打印策略和方法都是针对某种特定的生物墨水材料，未来需要解决的一个问题是技术方案对于不同墨水材料的普适性，这既包括对于不同种类材料的适用，也包括对于同种材料不同浓度条件的适用。例如，当前已有很多研究报道了甲基丙烯酰化明胶材料的细胞 3D 打印工作，并优化出 7% 以上浓度为最

优的打印参数，但是研究表明，成肌细胞分化及内皮化均要求更低的基质材料浓度，这种情况下，既有的打印方案并不能很好地应用于相关领域。通用化的解决方案能够大大开拓该技术的适用范围、降低该技术的应用门槛，大大促进诸如临床医生这样的终端用户进行有效的开发和使用。

3.7.2　机器学习及智能化控制

3D 打印的增材制造特性，决定了这种以低维构筑单元组装高维结构产品的技术对全过程的稳定性和可重复性的要求。根据装载细胞的不同墨水材料的流变及凝胶特性，一般会采用相应的参数控制，以达到前述总结的共性要求。当前的参数优化工作主要依靠人工实现，同时很难实现打印过程的实时调整和控制。例如，前述基于明胶-海藻酸钠共混材料的流变学研究表明，这类墨水材料除了对温度、浓度等典型参数有显著响应以外，还具有一定的时间延滞效应，可能影响到大尺寸组织构建和长时间打印的稳定性与可重复性。引入机器学习的概念，可以让打印系统对墨水材料的打印过程进行动态调整，结合通用化策略的使用，可以有效解决含细胞三维结构的成形性问题，极大地促进该技术的应用。

3.7.3　生物 4D 打印

生物 4D 打印的概念近年来被大量提及，它指的是基于生物 3D 打印，引入时间维度，使得制造的三维结构具有随时间改变形态的能力。4D 打印理论上能赋予产品更高的自由度，通过合适的结构学和材料学设计，可以使得打印产品具有可控的响应性，在软物质驱动器、软体机器人，甚至细胞机器人领域具有广阔的应用前景。当前的 4D 打印尚停留在概念验证阶段，主要基于具有一定光、热、pH 响应性的高分子材料进行的无细胞支架制备，未来的一个发展趋势是直接打印含细胞的 4D 复杂结构，通过材料、细胞以及材料-细胞联合驱动的形式，实现更高维度的仿生制造。

参 考 文 献

[1] Ouyang L，Highley C B，Rodell C B，Sun W，Burdick J A. 3D Printing of shear-thinning hyaluronic acid hydrogels with secondary cross-linking. ACS Biomaterials Science & Engineering，2016，2（10）：1743-1751.

[2] Chung J H Y，Naficy S，Yue Z L，Kapsa R，Quigley A，Moulton S E，Wallace G G. Bio-ink properties and printability for extrusion printing living cells. Biomaterials Science，2013，1（7）：763-773.

[3] Liu Y G，Hamid Q，Snyder J，Wang C Y，Sun W. Evaluating fabrication feasibility and biomedical application potential of *in situ* 3D printing technology. Rapid Prototyping Journal，2016，22（6）：947-955.

[4] Colosi C，Shin S R，Manoharan V，Massa S，Costantini M，Barbetta A，Dokmeci M R，Dentini M，Khademhosseini

A. Microfluidic bioprinting of heterogeneous 3D tissue constructs using low-viscosity bioink. Advanced Materials，2016，28（4）：677-684.

[5]　Gao Q，He Y，Fu J Z，Liu A，Ma L. Coaxial nozzle-assisted 3D bioprinting with built-in microchannels for nutrients delivery. Biomaterials，2015，61：203-215.

[6]　Yeo M，Lee J S，Chun W，Liu A，Ma L. An innovative collagen-based cell-printing method for obtaining human adipose stem cell-laden structures consisting of core-sheath structures for tissue engineering. Biomacromolecules，2016，17（4）：1365-1375.

[7]　Pfister A，Landers R，Laib A，Hubner U，Schmelzeisen R，Mulhaupt R. Biofunctional rapid prototyping for tissue-engineering applications：3D bioplotting versus 3D printing. Journal of Polymer Science Part A：Polymer Chemistry，2004，42（3）：624-638.

[8]　Yan Y，Wang X，Pan Y，Liu H，Cheng J，Xiong Z，Lin F，Wu R，Zhang R，Lu Q. Fabrication of viable tissue-engineered constructs with 3D cell-assembly technique. Biomaterials，2005，26（29）：5864-5871.

[9]　Ouyang L，Highley C B，Sun W，Burdick J A. A generalizable strategy for the 3D bioprinting of hydrogels from nonviscous photo-crosslinkable Inks. Advanced Materials，2017，29（8）：1604983.

[10]　Ouyang L，Yao R，Zhao Y，Sun W. Effect of bioink properties on printability and cell viability for 3D bioplotting of embryonic stem cells. Biofabrication，2016，8（3）：035020.

[11]　Nair K，Gandhi M，Khalil S，Yan K C，Marcolongo M，Barbee K，Sun W. Characterization of cell viability during bioprinting processes. Biotechnology Journal，2009，4（8）：1168-1177.

[12]　He Y，Yang F，Zhao H，Gao Q，Xia B，Fu J. Research on the printability of hydrogels in 3D bioprinting. Scientific Reports，2016，6：29977.

[13]　Aguado B A，Mulyasasmita W，Su J，Lampe K J，Heilshorn S C. Improving viability of stem cells during syringe needle flow through the design of hydrogel cell carriers. Tissue Engineering Part A，2012，18（7-8）：806-815.

[14]　Blaeser A，Campos D F D，Puster U，Richtering W，Stevens M M，Fischer H. Controlling shear stress in 3D bioprinting is a key factor to balance printing resolution and stem cell integrity. Advanced Healthcare Materials.，2016，5（3）：326-333.

[15]　Yue K，Trujillo-de Santiago G，Alvarez M M，Tamayol A，Annabi N，Khademhosseini A. Synthesis，properties，and biomedical applications of gelatin methacryloyl（GelMA）hydrogels. Biomaterials，2015，73：254-271.

[16]　Pawar S N，Edgar K J. Alginate derivatization：a review of chemistry，properties and applications. Biomaterials，2012，33（11）：3279-3305.

[17]　Gomez-Guillen M C，Gimenez B，Lopez-Caballero M E，Montero M P. Functional and bioactive properties of collagen and gelatin from alternative sources：a review. Food Hydrocolloids，2011，25（8）：1813-1827.

[18]　Fatimi A，Tassin J F，Turczyn R，Axelos M A，Weiss P. Gelation studies of a cellulose-based biohydrogel：the influence of pH，temperature and sterilization. Acta Biomaterialia，2009，5（9）：3423-3432.

[19]　Drury J L，Mooney D J. Hydrogels for tissue engineering：scaffold design variables and applications. Biomaterials，2003，24（24）：4337-4351.

[20]　Xu M，Wang X，Yan Y，Yao R，Ge Y. An cell-assembly derived physiological 3D model of the metabolic syndrome，based on adipose-derived stromal cells and a gelatin/alginate/fibrinogen matrix. Biomaterials，2010，31（14）：3868-3877.

[21]　Duan B，Hockaday L A，Kang K H，Butcher J T. 3D bioprinting of heterogeneous aortic valve conduits with alginate/gelatin hydrogels. Journal of Biomedical Materials Researchpart A，2013，101（5）：1255-1264.

[22]　Zhang T，Yan K C，Ouyang L L，Sun W. Mechanical characterization of bioprinted *in vitro* soft tissue models.

Biofabrication，2013，5（4）：045010.

[23] Ouyang L，Yao R，Chen X，Na J，Sun W. 3D printing of HEK 293FT cell-laden hydrogel into macroporous constructs with high cell viability and normal biological functions. Biofabrication，2015，7（1）：015010.

[24] Zhao Y，Li Y，Mao S，Sun W，Yao R. The influence of printing parameters on cell survival rate and printability in microextrusion-based 3D cell printing technology. Biofabrication，2015，7（4）：045002.

[25] Mcconnell M P，Dhar S，Naran S，Nguyen T，Bradshaw R，Evans G R D. *In vivo* induction and delivery of nerve growth factor, using HEK-293 cells. Tissue Engineering，2004，10（9/10）：1492-1501.

[26] Keller G. Embryonic stem cell differentiation：emergence of a new era in biology and medicine. Genes Development，2005，19（10）：1129-1155.

[27] Gaetani R，Doevendans P A，Metz C H G，Alblas J，Messina E，Giacomello A，Sluijtera J P G. Cardiac tissue engineering using tissue printing technology and human cardiac progenitor cells. Biomaterials，2012，33（6）：1782-1790.

[28] Suri S，Singh A，Nguyen A H，Bratt-Leal A M，McDevitt T C，Lu H. Microfluidic-based patterning of embryonic stem cells for *in vitro* development studies. Lab on a Chip，2013，13（23）：4617-4624.

[29] Tamm C，Pijuan Galito S，Anneren C. A comparative study of protocols for mouse embryonic stem cell culturing. PLoS One，2013，8（12）：e81156.

[30] Young R A. Control of the embryonic stem cell state. Cell，2011，144（6）：940-954.

[31] Tang M，Chen W，Weir M D，Thein-Han W，Xu H H. Human embryonic stem cell encapsulation in alginate microbeads in macroporous calcium phosphate cement for bone tissue engineering. Acta Biomaterialia，2012，8（9）：3436-3445.

[32] Hwang Y S，Chung B G，Ortmann D，Hattori N，Moeller H C，Khademhosseini A. Microwell-mediated control of embryoid body size regulates embryonic stem cell fate via differential expression of WNT5a and WNT11. Proceedings of the National Academy of Sciences of USA，2009，106（40）：16978-16983.

[33] Mohr J C，Zhang J，Azarin S M，Soerens A G，de Pablo J J，Thomson J A，Lyons G E，Palecek S P，Kamp T J. The microwell control of embryoid body size in order to regulate cardiac differentiation of human embryonic stem cells. Biomaterials，2010，31（7）：1885-1893.

[34] Carpenedo R L，Sargent C Y，McDevitt T C. Rotary suspension culture enhances the efficiency，yield，and homogeneity of embryoid body differentiation. Stem Cells，2007，25（9）：2224-2234.

[35] Park J，Cho C H，Parashurama N，Li Y，Berthiaume F，Toner M，Tilles A W，Yarmush M L. Microfabrication-based modulation of embryonic stem cell differentiation. Lab on a Chip，2007，7（8）：1018-1028.

[36] Ouyang L，Yao R，Mao S，Chen X，Na J，Sun W. Three-dimensional bioprinting of embryonic stem cells directs high-throughput and highly uniform embryoid body formation. Biofabrication，2015，7（4）：044101.

[37] Daheron L，Opitz S L，Zaehres H，Lensch M W，Andrews P W，Itskovitz-Eldor J，Daley G Q. LIF/STAT3 signaling fails to maintain self-renewal of human embryonic stem cells. Stem Cells，2004，22（5）：770-778.

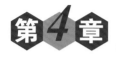

第4章

>>

喷墨式细胞3D打印技术及其在皮肤打印中的应用

4.1 喷墨打印技术的发展历史

喷墨式细胞打印技术由传统的喷墨打印技术转化而来。20世纪50年代，西门子的Elmqvist获得了第一个实用喷墨设备的专利，这是喷墨打印技术的起源。后来，Hertz教授在1967年开发了连续式喷墨（continuous inkjet）打印机。由于该连续式喷墨设备不能很好地控制液滴的喷出，因此尚不具备商用价值。1978年，西门子的Zoltan、Kyser和Sear研发出压电式按需喷墨（drop on demand inkjet）技术，他们所开发的Seimens Pt-80是世界上首部具有商用价值的喷墨打印设备。1979年，佳能和惠普几乎同时研发出依据热气泡进行按需喷墨打印的技术，佳能抢先注册了气泡喷墨（bubble inkjet）的专利，惠普则将这一技术命名为热喷墨（thermal inkjet）打印，并一直沿用至今。1988年，Klebe使用惠普热喷墨打印机进行了胶原蛋白和纤维粘连蛋白的打印，这是按需喷墨打印技术在生物材料打印上的首次应用[1]。2003年，Boland教授等证明了使用改装后的按需喷墨打印设备打印细胞悬液的可行性[2]。之后，徐弢教授等在2005年使用改装的惠普550C热喷墨打印机首次进行了哺乳动物细胞的打印，细胞存活率超过90%[3]。之后，使用喷墨打印技术进行细胞打印的研究和应用逐渐增多，时至今日，已经有多个研究团队使用喷墨细胞打印的方法进行了组织工程、肿瘤药物筛选及药物缓释等研究。

本章将对喷墨打印的原理技术、不同研究中应用的喷墨打印设备和生物墨水进行讨论，并介绍喷墨式细胞3D打印技术相对于其他细胞打印技术的优势、特点与不足。同时，也对喷墨式细胞3D打印技术的应用和未来的发展进行介绍和展望。

4.2　喷墨式细胞打印技术介绍

4.2.1　喷墨式细胞打印工作原理

喷墨打印的基本原理是使用各种不同的方法使得墨水能够以液滴的形式从喷墨头的腔室内喷出。液滴被喷射到一个可与喷墨头进行相对三维运动的基板上，并发生交联反应，以进行三维成形。通过液滴以点成线，以线成面，并将面逐层累加，形成三维结构。依据喷墨方式的不同，喷墨打印分为连续式喷墨打印、按需喷墨打印和电流体动力喷墨打印。连续式喷墨打印借助流体的不稳定性，使连续的流体断裂，从而喷出连续的液滴流。按需喷墨打印利用可控的压力脉冲使喷头腔室里的墨水被挤出，可在需要的时间和位置进行高精度的液滴递送。电流体动力喷墨打印依靠电场的作用，对墨水进行"拉扯"，使其以液滴的方式从喷嘴喷出。

1. 连续式喷墨打印

连续式喷墨打印通过对喷墨腔室内的生物墨水施加压力，使其从喷嘴处以连续流的形式流出。随后，流体的 Rayleigh-Plateau 不稳定性导致墨水流破碎成液滴流，实现液滴的喷射。Rayleigh-Plateau 不稳定性描述的是液柱流动中的扰动现象。由于液体局部表面张力不平衡和液体流动的动能等因素的存在，液体内会存在微扰动波。随着时间的延长，微扰动波的波长不断增大，当单位长度的波数与液柱初始半径的乘积小于 1 时，扰动会急剧增强，并使液柱断裂为液滴[1]。因此，连续式喷墨打印可以接连不断地喷射出液滴。

2. 按需喷墨打印

按需喷墨打印通过压力脉冲驱动液滴喷射。压力脉冲可由脉冲电压控制，仅在需要的时候喷射出一滴墨水。按需喷墨打印易于控制，成本低廉，用途广泛，是最常用的喷墨式细胞打印方法。按需喷墨打印设备可以包含多个打印头，每个打印头通常包含一个腔室和与之相连的多个喷嘴。喷嘴的直径通常小至 40～80μm，在没有压力脉冲时，墨水的表面张力可避免自身从喷嘴漏出。热喷墨打印和压电喷墨打印是两种最主要的按需喷墨打印方法，分别使用热执行器和压电执行器产生压力脉冲，使墨水克服表面张力从喷嘴处喷出。

（1）热喷墨打印：热喷墨打印头通过加热产生热气泡实现喷墨打印。如图 4-1 所示，当需要进行液滴喷射时，脉冲电压使得热致动器对墨水局部进行数微秒的加热，瞬时的高热量使局部墨水汽化并产生热气泡，气泡迅速膨胀至爆炸，产生推动力将喷嘴处的墨水喷出[4]。为了使热气泡的膨胀足够剧烈以将液滴推出，热执行器最高会将热气泡加热至 250～350℃。尽管如此，由于加热时间极短，腔室内的液体整体温度相比室温仅上升 4～10℃[3]。多项研究结果表明，在合理的热喷墨参数配置下，打印后的细胞存活率在 90%以上。

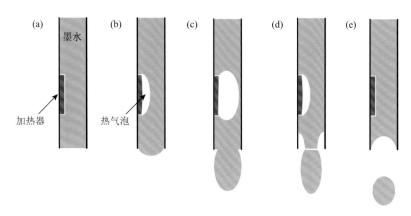

图 4-1　热喷墨打印原理图

（2）压电喷墨打印：压电喷墨打印头通过压电元件变形产生压力波来实现喷墨打印。如图 4-2 所示，当压电喷墨打印头进行液滴喷射时，脉冲电压使喷墨头中的压电驱动器形状改变，导致腔室发生形变，在待喷射的墨水中引起压力波。压力波传递至喷嘴处，使墨水克服表面张力喷出液滴。压电喷墨打印可通过调整

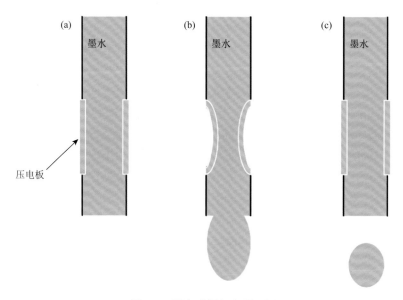

图 4-2　压电喷墨打印原理图

压电元件的驱动模式和电压脉冲特性等参数进行优化，控制液滴大小和喷射速率，提高打印效率，改善打印效果。

（3）静电喷墨打印：静电喷墨打印与压电喷墨打印原理类似，无须像热喷墨打印一样对墨水进行加热。如图 4-3 所示，当施加电压时，压力板偏转，腔室的体积增大。当撤去电压时，压力板恢复至原来的位置，腔室体积收缩，压迫腔室内的墨水，使其从喷嘴处喷出[5]。

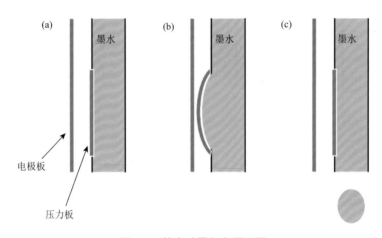

图 4-3　静电喷墨打印原理图

3. 电流体动力喷墨打印

电流体动力喷墨打印通过电场将墨水从喷嘴中拉出。电流体动力喷墨打印所用的喷嘴直径约为 100μm，并且可以使用高浓度（质量浓度约为 20%）的生物墨水进行打印。其工作原理为：使用适当大小的背压将生物墨水压至喷嘴口，背压小于一定限度使得墨水不会直接从喷嘴中挤出，但又大于一定限度使得墨水在表面张力的作用下可以在喷嘴处形成半球形液面。在喷嘴和基板之间施加高压电（0.5~20kV），并根据喷嘴和基板之间的距离调节电压的大小，以得到适当强度的电场。在电场的作用下，半球形液面及其附近的液体中出现离子聚集。由于离子间的静电排斥作用，半球形的液面变形为一种称为"泰勒锥"的圆锥形状。当电场足够强时，聚集的离子足够多，静电斥力强到可以克服表面张力，液滴便从喷嘴处喷出。液滴喷出的模式和喷出后细胞的活力由电场强度、生物墨水流速、生物墨水特性等因素决定。当电压和流速较低时，可以看到液滴像滴水一样缓慢流出；当电压和流速适中时，可以看到稳定清晰的液滴流；当电压和流速较高时，可以看到液滴从泰勒锥的尖端不断喷出。打印的参数不会对打印后细胞的存活率造成显著的影响，但是根据打印的电压、所用的生物墨水材料成分以及墨水中细胞本身的浓度的不同，打印后细胞长期的存活情况和活力会有所不同。打印的电压决定了喷出液滴的尺寸，而生物墨水的材料成分和浓度会影响其滴落后的扩散过程。细胞浓度的不同，决定了每个液滴中含有的细胞数量的不同，以及每个细胞所占有的培养基的量的不同。一般来说，随着打印电压的增大，液滴的尺寸逐渐减小。如今，电流体动力喷墨打印参数对液滴性质的影响已经得到了充分研究，使用此方法进行细胞打印也被证明是十分可行的，如图 4-4 所示。

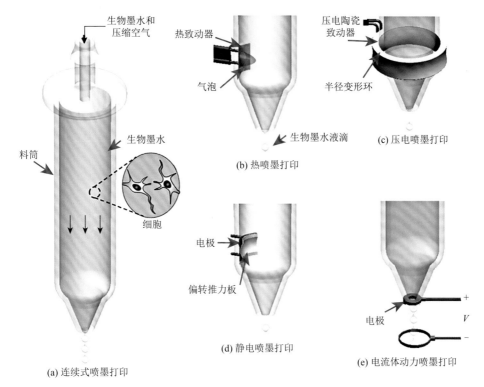

图 4-4　喷墨打印示意图[1]

4. 不同喷墨方法的比较

热喷墨打印头的喷头直径通常为 50μm 左右，产生的液滴直径约为 30～60μm。根据所用的细胞类型、打印参数和生物墨水的不同，打印后细胞的存活率约为 75%～90%[1]。热喷墨打印头因打印速度快、设备成本低而被广泛应用。但是因为液滴的喷出受热气泡爆炸影响，喷出液体的状态难以稳定控制；另外，由于喷嘴直径较小，打印过程容易出现堵塞且难以清洁，因此使用的墨水黏度不能太高。此外，喷嘴直径与多数细胞直径相近，细胞在喷射过程中会受到剪切应力作用，若细胞直径较大，易造成喷嘴堵塞和细胞损伤。

压电喷墨打印头的喷头直径通常为 21～120μm，产生的液滴直径约为 50～100μm。根据所用的细胞类型、打印参数和生物墨水的不同，打印后细胞的存活率约为 70%～95%。压电喷墨头可以较好地控制液滴形成，喷嘴直径可选范围较广，可以实现单喷嘴配置且易于清洁。由于打印过程不涉及加热，使用压电喷墨打印无须担心细胞会受到温度变化的影响。另外，还可对喷射系统进行无喷嘴改造，避免喷嘴直径过小产生剪切力伤害细胞，并避免喷嘴堵塞。但是，压电喷墨头使用的 15～25kHz 频率可能会引起细胞膜损伤，进而导致细胞死亡[6]。压电喷墨打印头同样难以打印高黏度墨水。

电流体动力喷墨打印的喷头直径可为 2～1000μm，产生的液滴直径可为 5～2000μm。一般情况下，进行细胞 3D 打印时需调整电压参数，使液滴直径小于400μm。打印时使用的电压为 250V～20kV。此方法打印后的细胞存活率通常可在90% 以上。电流体动力喷墨打印喷出的液滴直径小于喷嘴直径，可以喷出直径很小的液滴。由于液滴是从泰勒锥中形成的而不是在喷嘴中被挤出的，细胞被喷出过程中受到的机械应力很小。另外，生物墨水的黏性大小对这一打印方法影响不大。但是电流体动力喷墨打印系统造价昂贵，而且尚没有很多成熟的商用设备。由于打印使用的电压很高，有可能会危及使用人员的安全。另外，由于电流体动力喷墨打印的液滴是连续喷出而不是像按需喷墨打印一样可以仅在需要的地方喷出单个液滴，所以尽管其能够喷出直径很小的液滴，这一方法也无法用于很高精度的细胞 3D 打印。

4.2.2 喷墨式细胞 3D 打印工艺

1. 喷墨式细胞打印流程

在进行打印工作之前，要进行材料和设备的准备。

设计出需要打印的 3D 结构。根据所用生物墨水、细胞种类、生物纸张的性质及打印设备的性能参数的不同，3D 结构的设计将受到不同的限制。例如，所用生物墨水的结合强度及是否易于牺牲等性质会限制 3D 结构的支撑设计，设备的打印速度和精度会限制 3D 结构的整体尺寸和分辨率设计。

制备需要的生物墨水，作为打印的原材料。将需要打印的细胞悬浮在生物墨水材料中。墨水材料应兼顾生物相容性好、易于成形、易于打印等特点。

制备需要的生物纸张，作为打印的基底。盖玻片等可直接用作打印的基底，但其不利于细胞的存活和黏附。因此，通常需要在其表面铺被胶原、纤连蛋白等对细胞黏附和生长有利的生物材料。

使用喷墨打印设备依次打印乙醇、无菌水、PBS 溶液等，对墨盒、喷墨头等进行清洁。确保打印设备内无菌，并调整其残余成分及渗透压，确保含细胞的生物墨水加入后不会因环境导致变性和细胞受损。

调整打印喷头的起始位置。调整水平位置，确保打印出的结构能够落在生物纸张上的适当位置。调整垂直位置，使喷头起始位置与生物纸张之间的距离为 3D 结构的一层厚度，确保打印出的液滴不会因距离生物纸张过远而产生巨大的飞溅，导致整体成形精度降低。

设置喷墨打印的参数，进行喷墨细胞打印，使喷出的生物墨水成形，得到设计的 3D 结构。通常情况下，根据生物墨水和成形结构的不同，需要对打印的参数进行多种调试，以实现更好的成形效果和细胞存活情况。

根据成形的情况，对 3D 结构进行进一步的固化，以保持其形状并增加结构的强度。将结构放入培养箱中，并加入适当的培养液，保证细胞的生存。

清理墨盒和喷墨头，依次打印 PBS 缓冲液、无菌水和乙醇等，将残存在墨盒和喷墨头中的生物墨水清洗干净，避免其凝固后导致喷墨头堵塞。

2. 喷墨 3D 打印的成形

简单来讲，3D 打印的原理就是将 3D 模型进行离散化，再组合起来。通过对 3D 模型进行分层，将 3D 打印的问题转化为 2D 打印的问题。通过适当的路径规划进行 2D 打印，再逐层重复这一过程，便可实现 3D 打印。但是喷墨打印过程喷出的是离散的液滴，要让这些液滴能够成形为固体或者半固体结构。通常情况下，使用可交联的生物墨水进行打印。依据使用的凝胶材料和交联剂的不同，通常有以下 4 种类型的打印方案：①将生物墨水和交联剂溶液交替打印；②将生物墨水打印到充满交联剂溶液的基板上；③打印生物墨水后，向其喷洒交联剂溶液；④使用光敏材料作为生物墨水，然后使用特定波长的光照射含有光引发剂或光敏基团的材料。在实际打印时，可以灵活调换所用生物墨水和交联剂的位置。例如，使用海藻酸钠溶液作为生物墨水，$CaCl_2$ 溶液作为交联剂，可以用海藻酸钠溶液浸没基板，将含有细胞的 $CaCl_2$ 溶液从喷墨头中打印出来；甚至只打印 $CaCl_2$ 溶液，而细胞悬浮在基板上的海藻酸钠溶液中，同样可以实现细胞 3D 打印的成形。徐弢等便使用这种策略构建了猫心脏组织[7]。实验中使用热喷墨打印机，以成年猫 H1 心肌细胞为材料，利用海藻酸钠和 $CaCl_2$ 的交联特性，制造出了具有两个相连心室，可搏动、收缩的"半心脏"结构。徐弢等巧妙地将充满悬浮细胞的海藻酸钠水凝胶作为基底，通过热喷墨打印设备打印 $CaCl_2$ 溶液进行特定位置的交联成形，避免了喷墨打印凝胶的堵塞问题和打印过程对细胞的伤害。他们还对实验中使用的海藻酸钠水凝胶进行了多孔设计，使得细胞在 1cm 厚的凝胶结构中也能很好地存活。

细胞 3D 打印成形的精度受多种因素影响。首先，喷出的液滴状态不同，会影响最终成形的精度、分辨率和质量。不同的喷墨头类型会影响喷出液滴的状态。根据使用的生物墨水性质的不同和带载细胞类型与浓度的不同，喷出的液滴体积大小会有所不同，一滴液滴中带有的细胞数量也会不同。喷嘴的直径大小以及喷墨头内部几何结构和打印参数的设置也会影响液滴的直径和细胞数量，同时也会影响液滴喷出的速度。液滴形成后，其落到基板后的状态也至关重要。理想状态下，我们希望液滴落到基板上后可以立即保持其形状并固化，这样只要控制了液滴的形状和大小，便可以很好地控制成形的精度和分辨率。但实际情况是，当液滴落到基板上时，其会出现一定的扩散和飞溅。扩散是指当液滴接触到基板或基板上已经打印好的材料时，出现形状扩散使其接触表面积增大，导致成形精度和分辨率降低。飞溅是指当液滴接触到基板或基板上已经打印好的材料时，由于碰撞破裂而产生小液滴，降低了成形的精度和质量。根据 Worthington 理论，当液滴速度较高时，更容易发生飞溅现象，当液滴速度较低时，容易发生扩散现象。根据 Weber 理论，Weber 数较大时容易出现飞溅现象，Weber 数较小时容易出现扩散现象。Weber 数 $We = \dfrac{\rho d U^2}{\sigma}$。其中，$\rho$ 表示液体的密度，d 表示液滴直径对应的特征长度，U 表示液滴的速度，σ 表示液滴的表面张力。除了液滴自身的性质外，基板与已经打印好的表面的性质也会影响液滴与其的作用。表面不同的粗糙度、润湿性和黏性力等因素，都会影响成形的效果。理论上讲，平台与喷墨头相对移动的精度也会影响成形的精度和分辨率，但是实际上，由于运动的精度很高，相对运动产生的误差远小于液滴尺寸及滴落飞溅和扩散导致的误差，所以其不是需要考虑的主要因素。

4.2.3 喷墨式细胞打印设备

喷墨打印设备主要由喷墨打印头、三维运动系统和控制器组成。

喷墨打印头是打印设备的核心，其结构和参数会影响喷出液滴的尺寸和状态。如果生物墨水中含有细胞，喷墨头参数也会对细胞状态产生至关重要的影响。

三维运动系统的主要目的是使喷头相对打印基板进行三维运动，从而通过控制喷出液滴的相对位置实现三维成形。系统的运动精度会影响打印模型的尺寸精度。3D 打印需要的是喷头与基板的相对三维运动，所以在运动系统中，可以是喷头水平运动配合基板垂直运动，也可以是喷头垂直运动配合基板水平运动，甚至也可以一方完全静止，三个方向的运动全由另一方实现。

控制器通常可与计算机联合使用，以监控和调整打印的参数。通过控制器可以调整喷墨头的脉冲电压，通过频率、振幅、波形等的调整，可以控制喷墨的状态。控制器可以将设计好的三维建模图形转化为可使运动系统正常工作的运行代码。由于需要考虑成形的问题，运动系统并非对建模好的图形进行简单重复，而要根据图形和成形情况进行运动路径优化。

除了以上三个主要部分，根据设备的不同，喷墨生物打印设备通常还会包含紫外消毒系统、温度控制系统、交联剂喷淋系统、光固化系统等。

喷墨打印设备最早被用于细胞打印时，Boland、徐弢、Cui 等研究人员都使用经过改装的普通喷墨打印机进行实验[2, 3, 8-10]。使用惠普、佳能等品牌的纸张喷墨打印机时，将墨盒、打印头进行清洗，再进行适当的表面改性，便可将其用于细胞打印。研究人员在改装时，通常会选择型号较老的喷墨打印机，如 HP Deskjet 500，因为新型号的喷墨设备喷头分辨率过高、喷嘴及喷头内部尺寸较小，更容易导致生物墨水堵塞。在喷墨头下方配备可以进行垂直运动的平台后，改造设备就可以用于细胞 3D 打印。随着更多研究的开展，商业化的细胞喷墨打印设备也不断涌现。Microdrop 公司推出了 MD-K 系列喷墨打印头，喷嘴直径为 30～100μm，喷出液滴的体积为 20～380pL。其可以打印黏度在 0.4～20mPa·s 范围内的生物墨水，并实现 1000 亿次以上的重复打印。Microfab 开发了用于组织工程的喷墨细胞打印系统，其含有多个打印头，可用于复杂 3D 组织工程结构的构建。整体设备由运动系统、成像系统、喷墨系统、机电环境系统、打印控制与电子驱动系统、成形系统、控制系统等组成。运动系统可实现 200mm×150mm×50mm 范围的移动；X、Y 方向的移动分辨率可达到 1μm 左右，位置精度可达到 30μm 左右；X、Y 方向的运动速度可达到 50mm/s，Z 方向运动速度可达到 10mm/s。成像系统含有 15°水平摄像头，可帮助打印前的位置校准，并对打印时的成形情况进行实时监测。喷嘴直径为 20～80μm，可切换连续喷墨和按需喷墨两种模式，并有多个不同的喷墨头协同工作。系统整体由配套的软件进行控制，整体操作十分方便。上海微技术工业研究院等也研发了商用细胞喷墨打印设备，可实现高精度、高通量的生物墨水打印。他们在设备中设计了闭环温控系统，可以控制生物墨水在喷墨头内的温度，有利于细胞的存活和墨水材料的成形。其喷嘴直径为 40μm，位置精度为 15μm，最高打印频率为 12kHz，并且可实现单细胞打印。这些商业化设备，一般具有稳定的性能、配套的软硬件设施，为相关研究人员的工作开展提供了极大的便利。

4.3　喷墨式细胞 3D 打印墨水

喷墨生物打印需要生物墨水作为细胞打印的载体，生物墨水不仅要带载细胞，顺利进行喷墨打印，还要在打印后进行成形，形成 3D 结构，并为细胞的生长提供良好的环境。喷墨细胞打印常用的生物墨水有胶原、明胶、海藻酸钠、纤维蛋白原和聚乙二醇等。

4.3.1 胶原

胶原（collagen）蛋白是哺乳动物体内最丰富的一类蛋白质，占身体蛋白组织质量的 1/3，其广泛存在于不同组织中，是细胞外基质的主要组成部分。目前已鉴定出 20 余种类型的胶原，根据胶原的结构和层次结构，不同类型的胶原分布在不同的动物组织中，其中 I 型胶原是细胞外基质中最常见的类型，多见于骨组织、皮肤、肌腱、韧带和角膜，II 型和IV型胶原则分别见于软骨和基底膜[11, 12]。目前，商用胶原蛋白一般来自哺乳动物来源的产品，包括猪和牛的皮与骨。胶原蛋白具有复杂的层次构象，是由三条肽链拧成的螺旋形纤维状蛋白质，每条肽链是由超过一千个氨基酸组成的多肽链，通常由一系列的三肽 Gly-x-y 组成，其中 x 和 y 通常是脯氨酸和羟脯氨酸。胶原蛋白具备较好的生物相容性、高孔隙度、易与其他材料结合、亲水性好、抗原性低、可吸收等优点[13]。此外，它还包括 RGD（精氨酸-甘氨酸-天冬氨酸）序列，RGD 序列存在于多种细胞外基质中，可与 11 种整合素特异性结合，能有效地促进细胞对生物材料的黏附[14]。此外，胶原还具有良好生物降解性、生物相容性和低免疫原性等优点，故在组织工程中得到了广泛的应用[13, 15, 16]。使用胶原溶液作为生物墨水进行打印时，可通过对 pH 和温度进行控制使其凝胶化，从而实现墨水的成形。Roth 等在 2004年成功利用改装后的商用喷墨打印机，打印了 I 型胶原基质图案层，并进行了细胞实验。他们测试了不同条件下胶原溶液的黏度，以评估其可打印性。胶原不溶于水，一般需要在酸性条件下进行溶解，且其在溶液 pH 中性或更高的温度下会形成纤维结构，这使其打印性能下降[16]。此外，其较低的力学性能不足以构建具有理想力学强度的多孔结构。因此，需要对胶原进行改性，使其具备用于结构支撑和细胞保护的能力[12]。

4.3.2 明胶

明胶（gelatin）是从胶原中提取的一种天然生物聚合物。明胶因其生物降解性良好、抗原性低、生物相容性好等优点被视为生物 3D 打印的理想材料之一。与胶原不同，明胶不经任何修饰就可以在热水中溶解，但其不具备生物活性，此外，明胶没有 RGD 序列，故明胶对细胞的黏附作用较差。明胶的强度较差，在打印成三维结构后需要通过交联才能保持其结构稳定性，目前最常用的化学交联剂是戊二醛。但考虑到戊二醛具有细胞毒性，所以需要在明胶中混入其他材料，形成复合水凝胶。目前较为成熟的体系是在明胶中加入海藻酸钠，海藻酸钠通过与氯化钙发生交联，形成有一定强度和结构的水凝胶。该明胶-海藻酸钠水凝胶黏度较大，喷墨多用于挤出式生物 3D 打印。利用明胶的温度响应特性，可以进行抗体释放控制，Zhang 等利用喷墨打印技术制备明胶/抗体层，并对打印后的成形情况进行了测试，得到了可通过温度有效控制抗体释放的材料[17]。

4.3.3　海藻酸钠

海藻酸钠（sodium alginate）的分子由 β-D-甘露糖醛酸（β-D-mannuronic acid，M）和 α-L-古洛糖醛酸（α-L-guluronic acid，G）按（1→4）键连接而成，是一种天然多糖。其可以从海藻类植物中提取，一般处理方法是使用氢氧化钠等碱水溶液萃取。其中各种形式的天然海藻酸盐转化为水溶性海藻酸钠。过滤后，加入氯化钙沉淀得海藻酸钙，经过进一步的提纯和转化，最后得到了水溶性海藻酸钠粉末[18]。海藻酸钠无毒，且有较好的稳定性，海藻酸钠粉末在溶液状态下较稳定，海藻酸钠易溶于水，其水溶液黏度主要随聚合度和浓度而变。此外，海藻酸钠溶液状态还会随 pH 发生变化，当 pH 下降时，其会逐渐形成海藻酸凝胶，而 pH 上升时，凝胶会溶解，恢复至原来黏度，但较长时间的高碱性处理会使其黏度下降。还可以使用高温加热的方法使海藻酸钠溶液的黏度下降，因为高温会使其黏度下降。海藻酸钠溶液遇到 Ca^{2+} 可迅速发生离子交换，当在溶液中添加少量 Ca^{2+} 时，Ca^{2+} 会置换海藻胶中的部分 H^+ 和 Na^+，从而形成海藻酸钙凝胶。海藻酸钙形成的凝胶是热不可逆的，这是海藻酸钠相对于其他胶体的一个独特优点，此外，与 Ca^{2+} 交联的海藻酸钙水凝胶具有良好的透明度，可以在光镜下直接观察到细胞的状态与分布。通过柠檬酸和乙二胺四乙酸或六偏磷酸酯等的二价阳离子溶液的处理，海藻酸钙凝胶可以被快速溶解，使得其包裹的细胞能够重新释放出来进行下游检测[19]。海藻酸钠因在生理条件下成凝胶的能力、适合细胞提取的温和凝胶溶解性、具备用于微观评价的透明度以及可调的凝胶孔隙网络等特性，而在组织工程中得到广泛应用[19, 20]。利用喷墨生物打印技术进行活细胞包封是精确控制细胞分布的一种形式，其可以应用在人工器官构建和细胞治疗上。细胞与海藻酸钠混合形成生物墨水，然后利用数控技术将生物墨水按需打印到氯化钙溶液中或打印到固定接收基质后再加入氯化钙溶液进行交联。由于离子交联反应是瞬时的，因此活细胞在分散之前就被包裹在水凝胶珠内。该技术已经被应用于多种细胞的研究中，如脂肪来源的干细胞、间充质干细胞和软骨细胞[19]。除细胞包裹以外，海藻酸钠水凝胶珠还能用于对其他生物活性物质或药物进行包裹，实现缓释作用[21, 22]。

4.3.4 纤维蛋白原

纤维蛋白原（fibrinogen）是一种由肝脏合成的具有凝血功能的蛋白质，其在体内主要起凝血和止血的作用。纤维蛋白原分子由多肽链 Aα、Bβ 和 γ 组成，呈对称性排列，这些多肽链通过二硫键相连，其分子质量约为 340kDa，通过凝血酶的作用，纤维蛋白原的多肽链 Aα、Bβ 氨基末端可以发生水解形成纤维蛋白单体。纤维蛋白是一种止血剂，常被用于外科手术中，它具有良好的生物相容性，促进细胞附着，并引起最小的炎症和异物反应。纤维蛋白单体通过凝血酶溶液催化可聚合而成纤维蛋白凝胶。可通过控制其混合浓度，控制纤维蛋白凝胶的稳定性、力学性能、凝胶化时间、降解时间[23]。纤维蛋白原的纤维蛋白成分为凝胶提供了一个有利于细胞黏附和增殖的微环境，从而改善了细胞分布的均匀性。然而，为避免发生严重的免疫反应或传染病传播，纤维蛋白水凝胶在使用前必须灭活细菌和病毒，或采用由哺乳动物细胞系作为重组蛋白产生的纤维蛋白原和凝血酶。虽然纤维蛋白凝胶具有降解较快、非剪切变薄的特性，但其仍是一种可用于二维和三维细胞打印的理想水凝胶。徐弢等使用喷墨打印技术，对 NT2 神经元细胞和纤维蛋白凝胶进行交替打印，逐层形成神经细胞片，在培养 15 天后，神经细胞片中的 NT2 细胞已附着于纤维蛋白纤维上[8]。Cui 成功利用喷墨打印技术在涂有纤维蛋白原的生物纸上，直接打印由凝血酶和人微血管内皮细胞混合的生物墨水，进行管状结构的构建，该研究为体外微血管构建提供了一种新的方法[24]。

4.3.5 聚乙二醇

聚乙二醇（polyethylene glycol，PEG）是一种合成材料，其化学结构为 $H\left(O-CH_2-CH_2\right)_n OH$，由环氧乙烷与水或乙二醇逐步加成聚合而成，属于线型聚醚类化合物。PEG 无毒、无刺激性，亲水性好，吸水能力强，不水解，但能够溶解于水和许多溶剂中，且 PEG 具有优异的生物相容性，能被机体组织液溶解后迅速排出体外而不产生毒副作用，另外当 PEG 和其他分子偶合时，其部分性质能转移到新的结合物中。随着其分子量的提高，PEG 水溶性、吸水性和有机溶剂的溶解度等会相应下降，而凝固点、相对密度、黏度则相应提高。此外，它具备良好的热稳定性，但在 120℃ 以上时它能与空气中的氧气发生反应，而在氮气或二氧化碳中，即使达到 200～240℃，它也不会发生反应。PEG 通过了美国 FDA 认证，符合美国药典（USP）、美国国家处方集（NF）、食品化学法典（FCC）标准，被广泛应用于食品、药物、化工等领域，在生物工程上可被广泛用于蛋白质、酶、脂质体和其他生物分子修饰。与天然聚合物（如海藻酸钠、纤维蛋白和Ⅰ型胶原）相比，PEG 具有更高的机械强度，且易于改性，故其是一种理想的生物打印材料。PEG 可以与二丙烯酸酯或二甲基丙烯酸酯结合官能化，形成光交联聚合物，可用于制造光交联水凝胶。Cui 等对 PEG 和二甲基丙烯酸酯进行合成，采用热喷墨生物打印技术，将合成水凝胶与软骨细胞混合的墨水逐层打印，并采用紫外线进行交替照射交联，成功制备了软骨细胞三维支架[10]。PEG 水凝胶不具备 RGD 序列，为使其具备细胞黏附性能，Bryant 等成功把 RGD 加入 PEG 水凝胶，以增强水凝胶与细胞相互作用特性[25]。

4.4 喷墨式细胞 3D 打印的特点与优势

与其他生物打印技术相比，喷墨式生物打印具有很好的多样性，应用更加广泛。其可以用于多种不同生物成分的打印，包括细胞、生物材料、生长因子、药物等。与挤出式细胞 3D 打印和激光细胞 3D 打印等方法不同，喷墨式细胞打印最大的特点是以液滴作为成形的基本单元。这一特点使得喷墨细胞打印十分灵活，可以很方便地用于异质材料复杂结构的打印。挤出式生物打印由于使用连续的材料进行打印，难以构建复杂的结构；而激光生物打印由于交联方法的限制，难以进行多种材料的同时成形。由于喷出的液滴直径很小，喷墨细胞打印的分辨率要高于挤压式细胞打印，研究人员可以使用这一方法制造更精细、复杂的结构。与激光细胞打印相比，喷墨式细胞打印，尤其是按需喷墨打印（如热喷墨打印和压电喷墨打印）可以通过合理选用交联方法，更好地控制打印结构的尺寸和几何形状，以及由材料特性控制的结构的膨胀与收缩。

喷墨式细胞打印设备往往价格低廉，使得喷墨式细胞打印的成本较低。普通的家用式纸张喷墨打印机，经过简单改造便可用于细胞生物打印。早期的很多喷墨生物打印研究，正是用已有的惠普桌面式喷墨打印机改装后进行的。另外，喷墨式细胞打印设备往往可用较小的成本进行改装，以调节其功能，使其更方便使用。现有的设备如果在打印某些细胞或者较高黏度材料时遇到困难，如材料太黏导致喷嘴堵塞，或者细胞在打印过程中出现大量的死亡和破裂等，更换喷嘴直径更大或者内部结构更适用于此类材料的喷墨头，可以解决这一问题。不同的喷墨3D 打印设备往往只有喷墨头不同，更换不同型号甚至不同打印原理的喷墨头十分方便，使得喷墨打印设备整体可以有更低的成本。喷墨式细胞打印往往对操作人员很友好，不需要丰富的经验也可以很好地使用。由于挤出式细胞打印依赖凝胶进行成形，操作人员需要进行多次实验来熟悉凝胶的特性，通过反复调整打印参数，才能使凝胶成形并且有足够的精度。

　　利用其液滴成形的特点，喷墨式生物打印可以方便地进行原位生物打印。例如，肢体出现皮肤受损，喷墨式生物打印可以直接在受损皮肤上进行液滴喷射，进行损伤修复。同样，喷墨式细胞打印可以在现有的结构或支架上进行打印，将细胞或生物材料进一步铺展在结构上。Cui 等使用热喷墨打印机在受损的软骨组织上方进行原位打印，构建了软骨组织[9]。他们开发了一个能在打印的同时进行光固化的热喷墨细胞打印设备，使用聚乙二醇甲基丙烯酸酯（PEGMA）作为生物墨水，将人软骨细胞悬浮在其中进行打印。其使用的生物纸张为受损的软骨组织，其上有一个直径 4mm、深 2mm 的全厚度缺陷。原位打印后的细胞精确分布在设计好的位置上，并且存活率很高。打印出的 PEGMA 结构压缩模量与天然软骨组织十分接近，并且能够与天然软骨组织很好地结合在一起。此研究在已有的缺损软骨组织上方构建了人工软骨，表明了喷墨细胞打印的原位打印潜力，及其在软骨组织工程和软骨直接修复中的作用。

　　另外，由于其离散成形的特点，不用像挤出式细胞打印一样担心喷头和未成形的材料对已成形的结构产生破坏。这一特点也使得喷墨细胞打印可以很方便地进行多种细胞的共打印。Horváth 等使用 BioFactory 微阀门喷头打印机改装出按需喷墨打印装置，进行了内皮细胞、上皮细胞和基膜材料的共打印，构建了人工的人体气血组织屏障，其有望在未来发展出肺组织的人工打印[26]。打印使用的细胞为肺泡上皮 II 型细胞（A549）和由人脐静脉内皮细胞（HUV-EC）与 A549 细胞融合而成的 EA.hy926 杂交细胞，其打印悬浮液浓度为 4.5×10^6 个/mL。首先打印一层基膜作为基底，然后在其上打印内皮细胞（EA.hy926），再打印一层基膜作为分隔，在其上打印上皮细胞（A549），完成人工气血组织屏障的构建。实验结果表明，手动构建的组织混乱，含有多层、离散的细胞簇。这些细胞簇嵌入厚基质凝胶层，可能会对细胞间相互作用产生巨大影响。而 3D 打印构建的基质凝胶层很薄，可以使上皮细胞和内皮细胞更理想地生长，在结构上的相互作用更加紧密。另外，打印过程对细胞活性影响不大，打印后的上皮细胞存活率大于 95%，内皮细胞存活率大于 86%。

　　由于喷墨打印头上往往有多个并列的喷嘴，所以其可以高效地进行同一小型样品的多个打印，这一特点在药物检测等高通量筛选中很受青睐。

　　喷墨式细胞打印也有其局限性。打印过程中出现的喷嘴堵塞是喷墨式细胞打印最常见的问题。由于喷嘴直径很小，高黏度的材料很容易堵在喷嘴内，难以喷出。另外，一些直径过大的团聚体，如细胞团簇，也会导致喷嘴堵塞。如果喷嘴出现堵塞，便需要对其进行清洗，有时堵塞严重，难以清洗，则必须更换喷墨打印头。这一缺点限制了某些生物材料的使用，并且导致进行细胞打印时通常需要将细胞消化为单细胞状态。因此，进行喷墨细胞打印时，通常以水凝胶等材料作为基底，使用培养基或交联剂作为细胞悬液的载体。喷墨式细胞打印液滴成形的特点也限制了成形材料的选取，导致成形结构的机械强度受到限制。为了使打印后的结构得到更好的机械强度，可以在打印完成后进行适当的后处理，在已有的结构上渗入其他强度更好的材料。同样，离散成形的特点使得喷墨式生物打印十分灵活，但也导致其难以方便地实现多孔组织的打印。多孔结构使得打印组织中的细胞有足够的表面积进行营养物质交换，同时也便于人工血管的构建。喷墨打印需要一些辅助介质作为支撑，或者使用成孔剂来实现多孔结构的构建。由于喷墨式细胞打印的分辨率更高，打印较大结构的用时相比其他方法会更久。若使用的材料交联效果随时间变化较大，则过长的打印时间会导致最终的结构出现局部的肿胀、收缩以及结构尺寸不均匀等问题。

4.5　喷墨打印对细胞功能的影响

影响打印后细胞状态的参数众多，主要包括：①生物墨水的参数。生物墨水缓冲液的成分与浓度、缓冲液中的细胞浓度。②生物纸张（即打印的基底）的参数。生物纸张材料的选取、生物纸张的厚度和表面性质。③打印设备的参数。喷墨头的结构和尺寸、打印的电压和频率等。经过适当的材料选择和参数调整，打印细胞存活率可超过 90%。但由于喷墨打印过程中的力学作用，细胞会遭受不同程度的影响和损害。

蔡仁烨通过有限元数值模拟对细胞在打印过程中的受力情况进行了分析，并进行了喷墨细胞打印实验来进行验证[27]。针对细胞液滴喷出后与生物纸张和底板碰撞的过程，进行了仿真。整体而言，细胞液滴的受力过程分为三个阶段：第一个阶段，细胞液滴垂直进入生物纸张（如水凝胶等）表面，发生第一次碰撞，而后下一个细胞液滴也进入生物纸张表面；第二个阶段，前后两个细胞液滴在生物纸张内部相遇，发生第二次碰撞，两个细胞液滴相融并一起向刚性底板运动；第三个阶段，细胞液滴与刚性底板发生第三次碰撞并反弹，并在一段时间的运动后达到平衡，静止悬浮在生物纸张中。研究中，讨论了打印时间间隔、喷射速度以及生物纸张的厚度对细胞受力情况的影响。仿真结果表明，随着打印时间间隔的增大，细胞在第二次碰撞和第三次碰撞中的受力减少，细胞所受应力的最大值、细胞颗粒剪切应力最大值、Z 方向应力最大值、塑性应变最大值及压力最大值等整体而言逐渐下降。随着细胞喷射速度的增大，细胞所受应力的最大值等整体而言均增大。随着生物纸张厚度的增大，第二次碰撞与第三次碰撞过程中受力减小，细胞所受应力的最大值等整体而言逐渐下降。

研究中也进行了喷墨细胞打印实验，分析了不同的打印时间间隔以及不同生物纸张对打印后细胞存活率的影响。打印时间间隔从 10μs 逐渐提升至 25μs，细胞存活率基本不变，保持在 95%左右，但是打印后的细胞密度逐渐上升，说明提高打印时间间隔可以提高细胞的喷出率。分别使用刚性底板、液态培养液、半固态琼脂培养基作为生物纸张，实验结果表明，纸张的硬度对细胞的存活率影响很大，三种情况下，细胞存活率分别为 33%、93%和 96%。

2009 年，徐弢等在使用 HP Deskjet 热喷墨打印机进行细胞打印实验时，发现在适当的参数条件下，打印后的细胞膜通透性发生了变化[28]。他们的实验表明，使用 HP Deskjet 热喷墨打印机打印细胞与质粒的混合液可以实现细胞的转染，且细胞的存活率高于 90%。实验中打印的细胞为猪动脉内皮 PAE 细胞，转染使用的质粒为 pIRES-VEGF-GFP 和 pmaxGFP。体积较小的质粒 pmaxGFP 的转染成功率为 14.1%，体积较大的质粒 pIRES-VEGF-GFP 转染成功率仅有 1.1%。在热喷墨打印的过程中，主要存在的作用为热作用和流体剪切作用。由于单次喷墨打印时间极短，热量无法直接传递至细胞，对细胞的影响不大，因此徐弢等推测细胞膜在流体剪切的作用下出现穿孔，如图 4-5 所示。

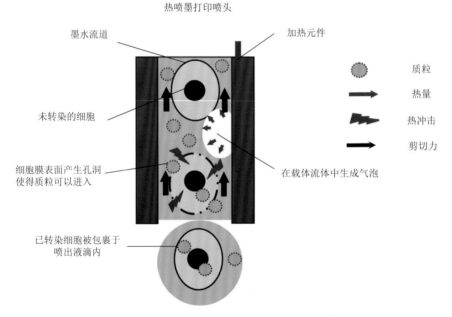

图 4-5 热喷墨导致细胞膜穿孔的示意图[28]

Cui 等对 HP Deskjet 打印细胞的膜穿孔现象进行了进一步探究[29]。Cui 的实验采用荧光葡聚糖作为目标递送物质，在细胞从打印头喷出后将细胞悬液与荧光葡聚糖悬液混合。将细胞培养一段时间后，用杜氏磷酸缓冲盐（DPBS）溶液洗去未进入细胞内的荧光葡聚糖和死细胞，然后进行荧光显微镜观察，通过计数带有荧光的细胞与不带荧光的细胞，得到目标递送物质进入细胞内的比率。通过改变葡聚糖的分子量，观察当分子量大到什么程度时葡聚糖无法进入细胞内部，进而判断细胞膜孔的大小；通过改变两种悬液混合的时间，观察不同时间葡聚糖成功进入细胞的概率，进而判断细胞膜孔恢复的情况。其实验结果表明，使用 HP Deskjet 打印中国仓鼠卵母细胞（CHO 细胞），会在其细胞膜上产生孔洞，孔的大小最大为 9nm 左右，且孔会在打印后 1.5～2h 重新闭合，如图 4-6 所示。

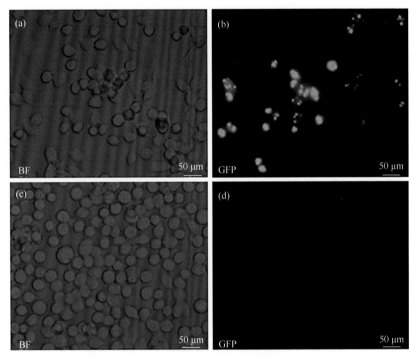

图 4-6　喷墨细胞打印实现细胞绿色荧光蛋白质粒转染[29]

（a，b）与 GFP 质粒共打印后的细胞及其荧光图像；（c，d）与 GFP 质粒混合而不打印的细胞及其荧光图像

整体而言，喷墨打印的过程中会涉及复杂的细胞碰撞受力和流体剪切应力作用，根据喷墨方法的不同还可能涉及热量及电场等的作用。在这样的过程中，细胞本身会受到复杂的作用，使其存活状态受到影响，甚至导致细胞裂解死亡。但是通过对打印参数的合理控制，控制细胞所受应力，可以在细胞存活率得到保障的同时，在细胞膜上产生一定的孔洞。但是，细胞膜孔产生的具体力学和细胞生理学机制，以及喷墨打印过程对细胞整体结构及状态产生的影响及其机制还有待做进一步的实验探究。

4.6　喷墨式细胞 3D 打印技术应用：组织工程皮肤打印

4.6.1　组织工程皮肤背景

皮肤是人体最大的器官，成人的皮肤约占体重的 15%，面积约为 1.2～2 m²。皮肤主要包括三层结构：表皮、真皮（图 4-7）和皮下组织。表皮位于皮肤表面，主要由角质形成细胞组成。其主要功能为防止病原体、热量、紫外线辐射及水分流失对人体的损害。表皮下方为真皮，由胶原和成纤维细胞组成。成纤维细胞可以合成细胞外基质和胶原蛋白，在伤口愈合中起关键性作用。真皮为致密结缔组织，有丰富的血管和神经。真皮下方为皮下组织，由脂肪细胞和胶原组成，属于疏松结缔组织。脂肪细胞将能量存储在脂肪中。皮下组织中也含有巨噬细胞，其在伤口愈合和适应性免疫中发挥作用[30, 31]。

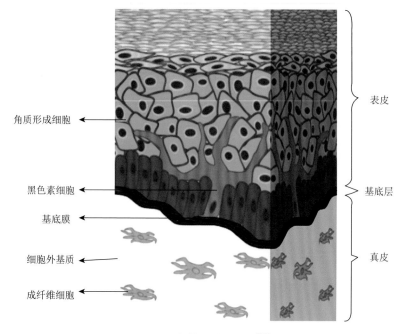

图 4-7　人体皮肤结构图[31]

如果遭受意外或患病导致皮肤受损，会使人体生理条件失衡，有可能导致严重的生理残疾甚至死亡。2016 年，全球的伤口修复市场规模达到 150 亿美元，并预计于 2024 年超过 220 亿美元。烧烫伤是皮肤大面积受损的主要原因之一。我国每年约有 2600 万人发生不同程度的烧烫伤，平均每天 7 万人。遭受烧伤的人中，49%的人出现残疾，8%的人出现终身残疾。严重烧伤导致的皮肤大面积受损，尤其是三度、四度烧伤这样的全厚度损伤，传统方法难以进行治疗。另外，Ⅱ型糖尿病患者中常见的糖尿病足溃疡和静脉性腿部溃疡等慢性皮肤伤口也很难治疗，有时需要数月甚至数年才能愈合。此类伤口如果不能及时愈合，会引发神经损伤，最终导致脚或腿的截肢。对此类伤口进行治疗，通常需要进行皮肤移植，但是临床上往往难以有足够的天然皮肤供病患使用。因此，人工制造组织工程皮肤的重要性便凸显出来。

另外，组织工程皮肤在相关药物和化妆品的筛选及测试中也至关重要。新研发的药物和化妆品等，不能直接在人体皮肤上进行测试，否则可能对人体产生伤害。如今，大多数实验测试都是用动物作为测试样本。但是动物上测试出的结果参考价值有限，一方面，因为人体毕竟与动物有不少差别，同样的药物分别应用于动物和人体很可能得到不同的结果。另一方面，由于动物实验给实验动物带来不小的痛苦，很多协会和组织为了保障实验动物的福利，要求逐渐减少甚至停止动物实验，开发其他的替代方法。欧盟以及欧盟自由贸易区成员国于 2013 年起便全面禁止化妆品成分动物实验，并禁止销售经过动物实验的化妆品原料；印度、新西兰、土耳其、韩国等也逐渐禁止使用动物进行化妆品检测。2016 年 11 月，国家化妆品监管部门将《化妆品用化学原料体外 3T3 中性红摄取光毒性试验方法》作为第 18 项毒理学试验方法纳入《化妆品安全技术规范》（2015 年版）中，标志着动物替代试验方法正式进入我国化妆品技术法规体系。我国也将逐渐开发替代方法以取代动物实验。

这些需求迫切要求开发成分、结构、生理功能与人类皮肤相一致的组织工程皮肤。近年来，生物 3D 打印技术开始广泛应用于组织工程、器官模型制造等生物医学领域。其中，喷墨打印因其分辨率高、适用性广、可进行原位打印等特点，开始被用于制造细胞 3D 打印的组织工程皮肤。尽管由于毛囊、汗腺等皮肤附属器官的再生存在挑战，目前尚无法重现天然皮肤的全部功能，但 3D 打印具有进行特定结构构建和多种材料递送的优势，解决这些问题指日可待。

4.6.2 喷墨打印构建人工皮肤

传统的组织工程皮肤将皮肤简化为简单的双层结构，表皮层由角质细胞构成，真皮层由成纤维细胞构成。但是实际上，皮肤是由数十种分化细胞和多能干细胞构成的复杂结构，使用角质细胞和成纤维细胞构成双层结构可以模仿皮肤的主体结构，但是难以复制皮肤中细胞间相互作用、生物信号、适应性免疫等复杂且关键的功能与机制。细胞在不同皮肤层中的精确定位对细胞间相互作用和细胞与基质的相互作用非常重要，但是传统的组织工程皮肤无法实现这一点。

而使用细胞 3D 打印方法，尤其是喷墨式细胞打印方法可以在目标位置递送特定的细胞、生物因子和水凝胶等，并同时保持很高的细胞活性，在成分、结构、生理功能与人类皮肤相一致的组织工程皮肤的制造中具有巨大的潜力。通过 3D 结构的分层成形以及在各个分层中精确定位多种不同类型的活细胞和基质材料，喷墨式细胞 3D 打印可以完美地复制天然皮肤成分与结构，并且具有很可靠的重复性。

1. 喷墨打印皮肤模型

Lee 等通过自制的喷墨细胞打印设备，以角质细胞和成纤维细胞为主，3D 打印了包含多种皮肤细胞以及二级复杂结构的组织工程皮肤，并对其进行了组织学和免疫荧光测试[32]。

他们构建了含有 8 个独立喷头的细胞打印机，以同时进行多种不同细胞和材料的打印。喷头由专门设计的机电阀门进行操作，使用设计好的电信号控制阀门的开启和关闭，并使用气压控制液滴的喷出。通过控制气压的大小和阀门开启的时间可以很好地控制喷出液体的体积。整体而言，这是一种按需喷墨的打印设备。在使用中，可以按照需要，以很高的精度在特定位置递送最低 15nL 的液滴。通过控制电信号的频率，可以控制喷射频率。正常工作情况下，设备喷射频率可达到 1kHz。根据材料黏度的不同，打印出的结构具有不同的精度。对于水和细胞培养基等低黏度材料，打印结构分辨率可达到 100μm；对于高黏度材料，打印分辨率则更高。

打印使用的细胞为角质细胞和成纤维细胞，使用的支架材料为胶原水凝胶前体。分别制备 $0.5\times10^6 \sim 5\times10^6$ 个/mL 的细胞悬浮液和 3.0mg/mL 的胶原凝胶。由于胶原凝胶比细胞悬浮液更黏稠，因此需要的打印压力更高。单个胶原凝胶液滴约为 52nL，单个细胞悬浮液滴约为 28nL。在构建组织工程皮肤前，先测试不同分辨率和不同细胞浓度下打印后细胞的活力和增殖情况，以确定最佳的打印条件。

在确定打印条件后，进行细胞打印以构建组织工程皮肤。打印的基底为聚 D-赖氨酸涂层的玻璃培养皿，并在打印开始前将雾化的碳酸氢钠蒸气加到培养皿表面，以使打印的第一层胶原蛋白快速凝胶，增加其与基底的黏附力。在每一层胶原蛋白打印完成后，加入雾化的碳酸氢钠蒸气使其凝胶化，为后续的胶原蛋白打印提供固化的支撑。研究人员打印的组织工程皮肤包含 8 层胶原蛋白凝胶，其中 6 层与 3 层成纤维细胞层交替分布，2 层胶原层将成纤维细胞层与角质细胞层分开，如图 4-8 所示。打印完成后，将整个结构在 37℃细胞培养箱中凝胶 1h，之后将其浸入培养基中，使细胞充分生长。

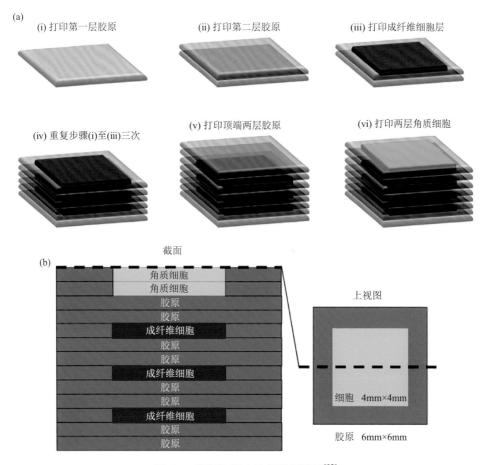

图 4-8　喷墨打印皮肤模型示意图[32]

（a）胶原、角质细胞和成纤维细胞的逐层打印；（b）打印皮肤组织的横截面与俯视示意图

2. 原位皮肤喷墨打印

原位皮肤喷墨打印是通过喷墨打印技术将含细胞的生物材料逐层喷射于皮肤创伤处，以实现皮肤的快速修复。首先通过 3D 扫描系统获取伤口的大小和形貌的三维数据；依据 3D 模型设置分层打印路径，将混有皮肤来源细胞的水凝胶直接喷墨打印到受伤区域，水凝胶经过交联后可形成 3D 皮肤结构。

Wake Forest 大学 Binder 开发了新的喷墨打印装置和软件系统[33]。该装置由包含多个喷头的喷墨打印系统、激光扫描系统和 *XYZ* 运动平台组成。利用激光扫描获取的数据重建伤口的 3D 模型，据此确定伤口的面积和三维形状。随后，多个打印头同时启动，分别将含有成纤维细胞、纤维蛋白原和 I 型胶原蛋白的生物墨水填充于伤口处，同时另一个喷雾装置将凝血酶均匀喷洒在纤维蛋白原表面，反应 15min 后，纤维蛋白原交联成纤维蛋白水凝胶，最终得到角质细胞层。采用这种方法将人体皮肤细胞打印在受伤的裸鼠背上，与未治疗组和纤维蛋白/胶原蛋白对照组相比，显著缩短了伤口闭合的时间。打印组伤口在 3 周内愈合，对照组为 5 周。另一个相似的实验是将自体和异体的猪成纤维细胞和角质细胞直接打印在猪背部全层皮肤切除创面上。实验结果显示，自体细胞打印修复组的上皮化最优，但在伤口大小上无显著统计学差异。该研究小组采用相似的喷墨打印技术将羊水来源的干细胞和骨髓来源的间充质干细胞打印到小鼠的全层皮肤伤口上。结果显示，细胞打印组伤口闭合、重新上皮化和新生血管形成效果均明显优于纤维蛋白胶原水凝胶修复组。原位喷墨皮肤打印技术很有创意和前景，但目前大规模应用特别是在临床上应用还不成熟。考虑到人体临床创面比动物创面更复杂，更多的技术细节需要规范和明确以适合于临床治疗。例如，图像处理技术和生物制造技术的联结；临床可使用的多功能生物材料的开发；细胞和生物材料的沉积和手术方案的开发。

Wake Forest 再生医学研究所（WFIRM）近日开发了一种集成成像系统和喷墨系统的移动式皮肤 3D 生物打印设备，如图 4-9 所示，其有望在患者病床边及时治疗伤口[34]。开发者提出现场伤口修复概念：首先精准扫描伤口形貌，现场直接

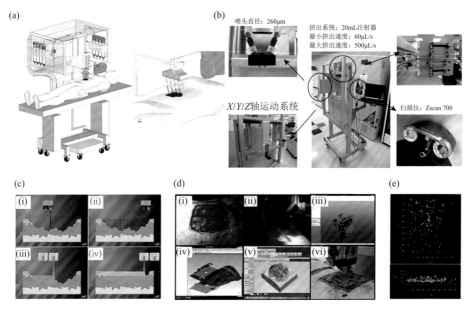

图 4-9 皮肤打印设备原型和原位现场打印概念[34]

（a）皮肤打印系统示意图；（b）皮肤打印系统主要组件；（c）皮肤打印概念；（d）皮肤打印工艺过程；
（e）精准组装成纤维细胞和角质细胞分布图

精确逐层沉积自体真皮成纤维细胞和表皮角质细胞，并采用纤维蛋白和胶原蛋白水凝胶作为细胞支撑，即可在伤口的特定位置再造全层皮肤，实现皮肤的快速个性化修复。利用该方法成功重建了小鼠和猪的全层皮肤组织，这些再生组织具有类似健康皮肤的真皮结构，出现大量有序纤维和胶原沉积，成熟血管广泛形成和角质细胞大量增殖。该团队正在申请开展临床试验。

3. 复合工艺皮肤打印

生物 3D 打印的一大特点是可开发不同的打印工艺组合以适应不同的临床需求。Kim 等通过复合挤出打印和喷墨打印构建了多功能 Transwell 模型和人体皮肤模型（图 4-10）[35]。该复合组织/器官构建系统由 6 个可控的打印头组成，可实现 9 种不同生物墨水的打印。打印过程简述如下：首先采用挤出打印逐层沉积 PCL 并将明胶作为牺牲材料，制造 Transwell 模型；然后，用同样的挤出模块，挤出打印 I 型胶原蛋白和人原发性成纤维细胞以形成真皮层；交联后，通过喷墨打印模块，将人表皮角质细胞沉积于凝胶表面；随后将整个结构浸入培养基，37℃孵育，以去除牺牲材料并促进细胞融合（图 4-10）。该方法引入了 Transwell 模型，可使成本降低至原来的 1/50，使用介质减少为 1/10。此外，该方法避免了常用支架中广泛存在的胶原基质收缩问题。此外，研究者阐述了喷墨打印精准定位角质细胞的必要性。与手工种植相比，细胞的排布和增殖得到了优化。

4. 人工皮肤中的微血管构建

现有的很多组织工程皮肤替代品由于缺乏维持细胞存活所需的血管系统，在移植入体内数天后便不能存活，导致在治疗慢性伤口时需要多次使用。

现有的商业化组织工程皮肤 Apligraf 试图构建表皮和真皮的双层模拟皮肤结构。其结构中包含从新生儿包皮获得的角质形成细胞和成纤维细胞，基底由与成纤维细胞混合的牛 I 型胶原蛋白组成。Apligraf 已经获得了 FDA 批准，被用于糖尿病足溃疡和静脉性腿部溃疡的治疗。由于缺乏血管组织，该组织工程皮肤中的细胞在体内无法长时间存活。

Thomas Boland 的研究团队已经证明，原代角质形成细胞、成纤维细胞和内皮细胞均可以通过热喷墨的方式进行打印，并且打印后细胞存活率高于 90%。在 2015 年的一项研究中[36]，他们使用热喷墨打印在皮肤移植物中打印了内皮细胞，以此构建皮肤中的微血管系统。之后，将制备的组织工程皮肤作为真皮-表皮移植物以修复无胸腺裸鼠背部的全厚度皮肤创伤。

实验中使用的细胞为新生人真皮成纤维细胞（NHDF）、人微血管内皮细胞（HMVEC）和新生人表皮角质形成细胞（NHEK）。将 500μL 胶原-NHDF 溶液在

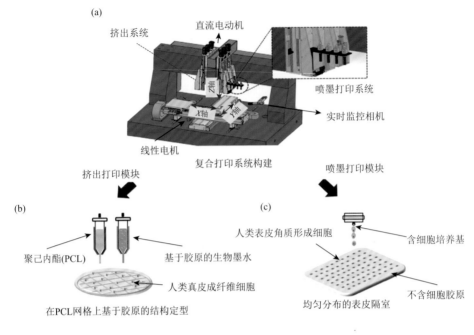

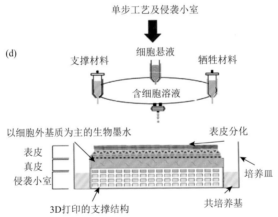

图 4-10 组合打印过程示意图[35]

(a)组合系统由挤出打印模块和喷墨打印模块组成；(b)挤出打印三维网状明胶基真皮结构；(c)均匀喷墨打印角质细胞；(d)一站式制造带 Transwell 模型的 3D 皮肤模型

载玻片上凝胶制成"生物纸"，在其上加入 200μL 纤维蛋白原溶液，然后打印 250μL 的凝血酶-HMVEC 溶液。之后温育 10～20min 使纤维蛋白形成。再将 200μL 胶原-NHEK 溶液加到纤维蛋白凝胶的顶部，再次孵育 30min，将样品放入 6mL

培养基中，加入 4mL EGM 生长培养基后培养 24h，然后准备移植。要注意的是，在此研究中，只有血管层是打印出的。

使用雄性无胸腺裸鼠进行动物实验。使用手术刀在裸鼠背部进行全厚度皮肤切除，得到深度约 2mm，尺寸为 1.7cm×1.7cm 的伤口。用直接在伤口部位施压、小型止血剂或小电烙笔装置控制出血，保证最大失血量不超过裸鼠血容量的 10%～15%或 0.3～0.5mL。根据伤口尺寸裁剪大小合适的皮肤移植物，并将其覆于伤口上方。对照组 1 使用市售的 Apligraf 组织工程皮肤覆盖伤口，对照组 2 不使用人造皮肤覆盖。在移植物上方覆盖非黏性硅胶敷料 Mepitel，用于保持水分，保护伤口部位并维持移植物位置。之后使用聚丙烯不可吸收缝线进行缝合。每隔两天进行一次观察，直至伤口愈合。实验完成后，对小鼠进行人道安乐死，并收集组织样品（包括收缩的皮肤和再生的皮肤）进行组织学和免疫组织化学分析。

实验结果表明，实验组术后第 2 周、第 3 周、第 4 周、第 5 周、第 6 周创面收缩率分别为（69±4）%、（71±2.4）%、（66±9）%、（68±4.4）%和（62.5±9）%。随时间的推移，创面收缩略有下降。Apligraf 组织工程皮肤对照组的术后 4 周、6 周收缩率分别为（80±2.3）%、（79±5）%。空白对照组第 2 周、第 3 周、第 4 周、第 6 周的创面收缩率分别为（75±9）%、（74±5）%、（80±4.5）%和（79±2）%。总体而言，Apligraf 对照组的创面收缩情况与空白对照没有显著差异，而实验组的创面收缩情况与对照组相比，在 4 周、6 周有明显差异，比对照组低了 17%左右。对移植后的皮肤进行组织切片分析，结果表明，Apligraf 对照组中，有些样品表皮层更厚，并且有炎症反应导致的高肉芽情况；空白对照组中有不少的瘢痕组织形成；而实验组的真皮和表皮层厚度与正常的小鼠组织基本相当，唯一的区别是没有皮脂腺、毛囊和毛球。此外，可以看到实验组的皮肤中产生了新的血管。为了确定血管的产生是打印的 HMVEC 主导而不是纤维蛋白凝胶促使的，进行了对照实验，发现仅有纤维蛋白凝胶而没有 HMVEC 时没有血管形成。术后第 6 周，实验组总表皮厚度为（239±35）μm，Apligraf 对照组的总表皮厚度为（289±190）μm，而空白对照组为（208±73）μm。由于 Apligraf 对照组中有一只裸鼠的真皮层比另外两只厚，此组的标准差很大。术后 6 周，实验组的上皮厚度为（29.7±4.2）μm，Apligraf 对照组为（16.8±8）μm，空白对照组为（21.5±7.6）μm。实验组的上皮厚度平均值明显高于 Apligraf 对照组和空白对照组。研究显示，实验组表皮层的90%为再生产生，而 Apligraf 对照组和空白对照组分别仅有 50%的表皮层为再生产生。另外，组织学分析表明，实验组中小鼠愈合皮肤的所有主要特征都被准确地再现，并且形成了包含真皮层和表皮层的重塑组织。

实验组人造皮肤中的纤维蛋白凝胶与人类的皮肤细胞外基质并不相似，只是作为一种临时性的凝血基质而存在。纤维蛋白在伤口中形成，随着伤口的愈合也会被其他细胞外基质所取代。实验结果表明，在植入后 2～3 周内，实验组中的基质便被近似未受伤小鼠皮肤的基质所取代。替代组织除了缺少腺体和毛囊外，表皮层与真皮层的厚度、结构、细胞和蛋白含量等均与未受伤皮肤一致，并可以在其中观察到血管组织，如图 4-11 所示。

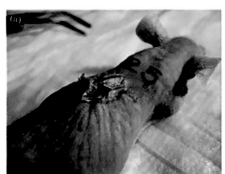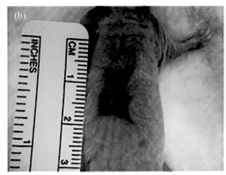

图 4-11　植入 4 周后对照组（a）与实验组（b）的皮肤修复情况[36]

4.6.3　展望

生物打印皮肤的最终目标是通过同时打印生物材料和细胞，得到三维仿生结构，将其移植到皮肤缺损部位后与周边血液循环建立联系，构建具有血管通道和毛囊、汗腺、皮脂腺等所有必要附属器官的全功能皮肤。当前，毛囊、汗腺等附属器官的再造仍是难点。研究表明，毛囊再生的关键是不同种类细胞的空间相互作用。对于毛囊形态发生和维持，某些高度特化的间充质细胞生长必不可少，但是在正常的 2D 培养条件下，这一细胞对毛囊发生和维持的效果会迅速丧失。通过生物 3D 打印特定结构的支撑材料，将其进行 3D 培养，可以保持其诱导和维持功能，有利于毛囊的产生[37]。因此，使用细胞 3D 打印构建具备 3D 功能结构的组织，有利于得到具备所有必要附属器官的全功能皮肤。

常用于生物打印皮肤的种子细胞包括：角质细胞、成纤维细胞、黑色素细胞。黑色素细胞与皮肤的色素沉积密切相关。天然皮肤中表皮黑色素细胞与周围角质细胞的比例约为 1∶20，并且需要 $1×10^4$ 个/cm² 的最小密度才能完全恢复皮肤色素沉着。此外，通过引入具有分化能力的间充质干细胞和骨髓间充质干细胞，有望重建皮肤的附属器官。大量研究表明，间充质干细胞可以加快伤口愈合，促进血管化，有助于实现正常皮肤结构和功能的再生[38, 39]。基于此，诱导多能干细胞（iPSC）也有很大的应用前景。除此之外，打印过程中引入皮肤层及其相关组织中的其他细胞，如上皮细胞、内皮细胞、周细胞、神经细胞和韧带细胞等也有利于实现完全的天然皮肤功能。未来，研究者们也可能尝试开发含有生长因子或抗炎药物的皮肤组织以适应糖尿病患者的创面愈合[40]。

近年来，快速发展的 4D 生物打印有望提供解决的另一种方案[41]。采用对外界刺激敏感的智能材料进行喷墨打印，可触发其形状记忆等特殊性能，从而更有效地构建仿生皮肤模型。

4.7　总结与展望

尽管喷墨细胞打印技术已经成功实现了包括皮肤、软骨、骨、血管等多种组织的打印，并且在动物移植实验中取得了成功，但是距离这一技术用于人体和临床还有很长的路要走。目前，已经有 3D 生物打印用于临床的案例。FDA 曾在紧急使用豁免下经患者父母书面同意，批准将 PCL 制成的 3D 打印生物降解气道夹板移植入婴儿体内。尽管这一器件并未涉及细胞与组织打印，但仍是将生物 3D 打印的成果应用于临床，为生物打印技术从实验室走到临床开创了先河。考虑到实际情况，用喷墨细胞打印技术进行原位打印以修复皮肤或软骨等组织的损伤是应用于临床的最好选择之一。现在的技术已经可以实现通过喷墨打印直接在啮齿动物模型的头盖骨缺损处打印生长因子以促进其恢复，以及在其皮肤的高深度创口上打印细胞，以进行修复。原位生物打印可以很方便地用于人体表面组织的修复，如皮肤再生、颌面和颅面的重建、整形手术等。喷墨细胞打印是一种非接触的打印方式，可以很方便地在手术中向创口进行打印，以特定的模式向特定位置递送需要的生长因子、细胞等，并且实现一定的成形。由于不需要接触创口，不必担心打印会造成二次受伤等安全问题。尽管这一技术目前还停留在动物实验阶段，但是随着技术的进一步改进与稳定，其将有望进行进一步的临床试验，并有朝一日通过 CFDA 认证，进入我们的日常医疗。不涉及细胞，仅递送生长因子和其他生物药剂的打印方法可以作为过渡，提前进入审批和临床试验，为细胞打印的临床应用铺路。

喷墨打印要想实现真正人体器官的制造，仍需克服一些挑战。

首先便是喷墨打印头的设计问题。当前，喷墨头的物理性质和设计限制了喷出液滴的体积、位置、单个液滴中的细胞数目、细胞的浓度、生物墨水的材料性质及喷头长期使用的可靠性等。受到现有微加工工艺的限制，某些几何结构设计的打印头无法制造。因此，仍需微纳加工制造技术的进步来带动更好的打印头设计与结构的产生。

其次，生物墨水的构建和选用也是一个重点问题。生物墨水中所需的细胞数量及浓度问题尤为重要。健康的人体器官中，包含数十亿个类型不同、紧密排列的细胞。要想打印出整个器官，需要大量的细胞。而很多器官打印策略使用诱导的多能干细胞分化为需要的细胞，则干细胞的大量快速增殖问题需要解决。如何使生物墨水中的细胞浓度足够高，而不至于影响细胞活性和打印功能，也需要考虑。另外，承载细胞的生物材料，也要有更可控、更适用的性质。生物材料的物理性质会影响细胞的状态，如不同的弹性模量可能诱导细胞向不同的方向分化。材料本身的化学性质和生物相容性等，更是会影响细胞的活性和状态。如何在材料中适当地引入生长因子，以此控制细胞的增殖与分化也需要进一步的研究。生物材料的黏度等性质，会影响生物墨水能否从打印头中喷出，以及喷出后的状态和体积等，因此也需要加以控制。

尽管喷墨打印的分辨率相比于其他的细胞打印方法较高，但是由于喷嘴直径、液滴直径、液滴带载细胞数量等的限制，仍难以进行单细胞尺度结构的稳定制造。要想制造一些复杂的精细结构，如血管网络等，仍需提升一些打印工艺和设备本身精度。

虽然喷墨细胞打印目前暂时无法制造出功能完善、能够应用于临床的人造器官，但是通过构造相对简单的病理模型和进行高效药物筛选，这一技术已经逐渐为临床医学和药物制造做出了贡献。在制药工业中，新药通常需要一定的筛选才能确定其安全和有效性。但是，制造新的药物本身成本就高，目前的药物筛选方式通量又不够大，导致药物开发的成本进一步提升，并且开发时间也很长。另外，现在有许多疾病需要适当的试验品进行进一步的病理研究，也有大量的新药物处于研发当中，需要进行检验实验。我们不可能让患者来充当科学研究的试验品，这既违反了伦理，也不够全面和高效。使用喷墨生物打印技术，可以很好地满足现有的研究需要。喷墨生物打印由于其高精度、高重复性、均匀性及材料消耗少的优势，可用于药物筛选 3D 微阵列的制备，进行高通量的药物筛选。徐弢等使用热喷墨打印机将表达绿色荧光蛋白的大肠杆菌与海藻酸钠溶液打印在盖玻片上[42]。每个菌落液滴体积为 $180\% \pm 26\%$pL，并且其高密度地排列在一起。随后，分别在细菌点位处打印不同的抗生素，以评估抗生素的抗菌作用。实验结果表明，没有添加抗生素的细胞，其活性高于 98%。而与现有药物筛选方法进行比较，也证明了此方法的有效性。Matsusaki 等使用压电喷墨打印机构造了集成 400 多个简化多层组织微阵列的三维人体微组织芯片[43]。他们使用肝细胞和肝内皮细胞构建了简单的多层组织模型，通过这一简化的模型评估不同的药物对肝组织的影响。由于一个组织芯片上含有很多这样的微模型，因此可以实现高通量药物筛选。通过进一步研究，可以构建人体全身的微组织模型，用于定制化的药物筛选。喷墨生物打印进行药物筛选，可以使用很少的试剂量进行高通量的药物筛选，大幅降低了药物筛选的成本与所需的时间。

此外，喷墨 3D 打印还可能用于癌症的研究。研究表明，癌细胞在二维培养和三维培养条件下有不同的表现，而三维条件下培养，能够更好地模拟癌症微环境，更有利于了解癌症的发病和转移机理。人工从移液管中排出细胞 3D 模型的研究存在其局限性，如对细胞的密度控制不佳，可重复性差，通量低，而且难以在共培养模型中控制不同种细胞之间的距离。喷墨生物打印可以构建高分辨的三维癌肿瘤结构，并且有很好的重复性，可以实现异质细胞打印，构建理想的三维组织。Xu 等打印了人卵巢癌细胞和正常成纤维细胞共培养的组织，实现了细胞密度、细胞距离控制下的高通量、重复性好的模式构建[44]。细胞在打印后活性良好，并且继续增殖。这种方法可以使已建立的宏观三维培养模型小型化，并能够系统研究肿瘤和基质细胞之间的多种调节反馈机制，也可为高通量药物筛选提供模型工具。

喷墨式细胞 3D 打印技术具有泛用性好、成本低、使用简单、打印控制性能好、分辨率高等优势。尽管还存在着成形结构机械性能较差、难以打印高黏度材料、多孔洞组织构建困难等缺点，喷墨细胞打印已经在组织工程、再生医学、药物筛选、癌症研究等多个领域得到应用。随着技术的进一步发展，喷墨式细胞打印控制性好、可原位打印的优势进一步体现出来，其技术转化和临床应用将势在必行。

参 考 文 献

[1] Klebe R J. Cytoscribing: a method for micropositioning cells and the construction of two- and three-dimensional synthetic tissues. Experimental Cell Research,1988，179：362-373.

[2] Wilson Jr W C，Boland T. Cell and organ printing 1：protein and cell printers. The Anatomical Record Part A：Discoveries in Molecular，Cellular，and Evolutionary Biology，2003，272（2）：491-496.

[3] Xu T，Jin J，Gregory C，Hickman J J，T Boland. Inkjet printing of viable mammalian cells. Biomaterials，2005，26（1）：93-99.

[4] Leu T S，Lin C F. Experimental studies of bubble dynamics with thermal bubble valve in micro nozzle channel. Proceedings of 12th Asian Symposium on Visualization，2013：19-23.

[5] Nakamura M，Kobayashi A，Takagi F，Watanabe A，Hiruma Y，Ohuchi K，Iwasaki Y，Horie M，Morita I，Takatani S. Biocompatible inkjet printing technique for designed seeding of individual living cells. Tissue Engineering，2005，11（11-12）：1658-1666.

[6] Murphy S V，Atala A. 3D bioprinting of tissues and organs. Nature Biotechnology，2014，32（8）：773.

[7] Xu T，Baicu C，Aho M，Zile，M，Boland T. Fabrication and characterization of bio-engineered cardiac pseudo tissues. Biofabrication，2009，1（3）：035001.

[8] Xu T，Gregory C A，Molnar P，Cui T，Boland T. Viability and electrophysiology of neural cell structures generated by the inkjet printing method. Biomaterials，2006，27（19）：3580-3588.

[9] Cui X，Breitenkamp K，Finn M G，Martin L，Darryl L. Direct human cartilage repair using three-dimensional bioprinting technology. Tissue Engineering Part A，2012，18（11-12）：1304-1312.

[10] Gao G，Schilling A F，Yonezawa T，Wang J，Dai G，Cui X. Bioactive nanoparticles stimulate bone tissue formation in bioprinted three-dimensional scaffold and human mesenchymal stem cells. Biotechnology Journal，2014，9（10）：1304-1311.

[11] Ferreira A，Gentile P，Chiono V，Ciardelli G. Collagen for bone tissue regeneration. Acta Biomaterialia，2012，8：3191-3200.

[12] Marques C F，Diogo G S，Oliveira J M，Reis R L. Collagen-based bioinks for hard tissue engineering applications：a comprehensive review. Journal of Materials Science：Materials in Medicine，2019，30（3）：12.

[13] Glowacki J，Mizuno S. Collagen scaffolds for tissue engineering. Biopolymers，2008，89（5）：338-344.

[14] Lee K Y，Mooney D J. Hydrogels for tissue engineering. Chemical Reviews，2001，101（7）：1869-1880.

[15] Abraham L C，Zuena E，Perez-Ramirez B，Kaplan，D L. Guide to collagen characterization for biomaterial studies. Journal of Biomedical Materials Research Part B：Applied Biomaterials，2008，87B（1）：264-285.

[16] Roth E A，Xu T，Das M，Gregory C，Boland T. Inkjet printing for high-throughput cell patterning. Biomaterials，2004，25（17）：3707-3715.

[17] Zhang X，Wasserberg D，Breukers C，Terstappen L，Markus B. Temperature-switch cytometry-releasing antibody on demand from inkjet-printed gelatin for on-chip immunostaining. ACS Applied Materials and Interfaces，2016，8（41）：27539-27545.

[18] Qin Y. Alginate fibres：an overview of the production processes and applications in wound management. Polymer International，2008，57（2）：171-180.

[19] Andersen T，Auk-Emblem P，Dornish M. 3D cell culture in alginate hydrogels. Microarrays，2015，4（2）：133-161.

[20] Zhang X，Kim G J，Kang M G，Lee J，Jeong S，Hong D，Cha K，Shin J，Hojae S B. Marine biomaterial-based bioinks for generating 3D printed tissue constructs. Marine Drugs，2018，16（12）：13.

[21] Ku J，Park J H，Ahm S，Lee J H，Khang G. Effect of the concentration of sodium alginate on the BSA release from BSA/PLGA microspheres. Tissue Engineering Regenerative Medicine，2008，5（4-6）：723-728.

[22] Lee D W，Hwang S J，Park J B，Park H J. Preparation and release characteristics of polymer-coated and blended alginate microspheres. Journal of Microencapsulation，2003，20（2）：179-192.

[23] Kim J E，Kim S H，Jung Y. Current status of three-dimensional printing inks for soft tissue regeneration. Tissue Engineering Regenerative Medicine，2016，13（6）：636-646.

[24] Cui X，Boland T. Human microvasculature fabrication using thermal inkjet printing technology. Biomaterials，2009，30（31）：6221-6227.

[25] Bryant S J，Nicodemus G D，Villanueva I. Designing 3D photopolymer hydrogels to regulate biomechanical cues and tissue growth for cartilage tissue engineering. Pharmaceutical，2008，25（10）：2379-2386.

[26] Horváth L，Umehara Y，Jud C，Blank F，Petri-Fink A，Rothen-Rutishauser B. Engineering an *in vitro* air-blood barrier by 3D bioprinting. Scientific Reports，2015，5：7974.

[27] 蔡仁烨. 细胞打印过程中的细胞受损分析. 西安：西安电子科技大学，2013.

[28] Xu T，Rohozinski J，Zhao W，Moorefield E C，Atala A，Yoo J J. Inkjet-mediated gene transfection into living cells combined with targeted delivery. Tissue Engineering Part A，2009，15（1）：95-101.

[29] Cui X，Dean D，Ruggeri Z M，Boland T. Cell damage evaluation of thermal inkjet printed chinese hamster ovary cells. Biotechnology Bioengineering，2010，106（6）：963-969.

[30] Vijayavenkataraman S，Lu W F，Fuh J Y H. 3D bioprinting of skin：a state-of-the-art review on modelling，materials，and processes. Biofabrication，2016，8（3）：032001.

[31] Ng W L，Wang S，Yeong W Y，Naing M W. Skin bioprinting：impending reality or fantasy？. Trends in Biotechnology，2016，34（9）：689-699.

[32] Lee V，Singh G，Trasatti J P，Trasatti C，Bjornsson，X W. Design and fabrication of human skin by three-dimensional bioprinting. Tissue Engineering Part C：Methods，2014，20（6）：473-484.

[33]　Binder K. *In situ* bioprinting of the skin. Winston-Salem: Wake Forest University, 2011.

[34]　Albanna M, Binder K W, Murphy S V, Kim J, Qasem S A, Zhao W, Tan J, El-Amin J B, Dice D D, Marco J. *In situ* bioprinting of autologous skin cells accelerates wound healing of extensive excisional full-thickness wounds. Scientific Reports, 2019, 9 (1): 1-15.

[35]　Kim B S, Lee J S, Gao G, Cho D W. Direct 3D cell-printing of human skin with functional transwell system. Biofabrication, 2017, 9 (2): 025034.

[36]　Yanez M, Rincon J, Dones A, Maria C D, Gonzales R, Boland T. *In vivo* assessment of printed microvasculature in a bilayer skin graft to treat full-thickness wounds. Tissue Engineering Part A, 2015, 21 (1-2): 224-233.

[37]　Abaci H E, Coffman A, Doucet Y, Chen J, Jacków J, Wang E, Guo Z, Shin J U, Jahoda C A, Christiano A M. Tissue engineering of human hair follicles using a biomimetic developmental approach. Nature Communications, 2018, 9 (1): 5301.

[38]　Wang X, Ge J, Tredget E E, Wu Y. The mouse excisional wound splinting model, including applications for stem cell transplantation. Nature Protocols, 2013, 8 (2): 302-309.

[39]　Wu Y, Chen L, Scott P G, Tredget E E. Mesenchymal stem cells enhance wound healing through differentiation and angiogenesis. Stem Cells, 2007, 25 (10): 2648-2659.

[40]　Augustine R. Skin bioprinting: a novel approach for creating artificial skin from synthetic and natural building blocks. Progress in Biomaterials, 2018, 7 (2): 77-92.

[41]　Gao B, Yang Q, Zhao X, Jin G R, Ma Y F. 4D bioprinting for biomedical applications. Trends in Biotechnology, 2016, 34 (9): 746-756.

[42]　Rodríguez-Dévora J I, Zhang B, Reyna D, Shi Z D, Xu T. High throughput miniature drug-screening platform using bioprinting technology. Biofabrication, 2012, 4 (3): 035001.

[43]　Matsusaki M, Sakaue K, Kadowaki K, Akashi M. Three-dimensional human tissue chips fabricated by rapid and automatic inkjet cell printing. Advanced Healthcare Materials, 2013, 2 (4): 534-539.

[44]　Xu F, Celli J, Rizvi I, almon S, Hasan T, Demirci U. A three-dimensional *in vitro* ovarian cancer coculture model using a high-throughput cell patterning platform. Biotechnology Journal, 2011, 6 (2): 204-212.

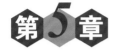

第5章

熔融微挤压3D打印技术及其在合成高分子材料 3D 打印中的应用

5.1 引言

3D 打印技术（又称 3D 快速成形技术或增材制造技术）是一种采用离散/堆积成形的原理，通过离散获得堆积的路径、限制和方式，经过材料堆积叠加形成三维实体的一种前沿材料成形技术[1,2]（图 5-1）。具体而言，在计算中通过三维建模

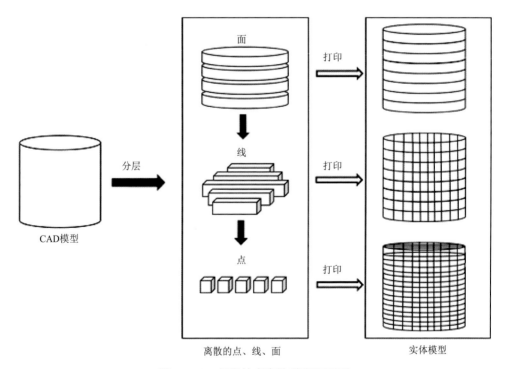

图 5-1 3D 打印技术离散/堆积原理图

软件建立三维 CAD 模型，或通过将 CT 扫描数据等转化为 CAD 模型，然后将 CAD 模型文件通过切片软件分层成二维切片数据，将该数据传输至打印设备，通过计算机控制打印设备将材料逐层堆积形成三维结构。3D 打印技术的应用领域随着技术的进步不断拓展，目前已在教育科研、生活用品、生物医学、航天国防等领域得到了广泛的应用。在生物医学领域，3D 打印技术已开始被应用于临床诊断、教学科研、手术规划、组织工程支架和假体植入物的制造以及细胞或组织打印等方面[3]。

目前应用较多的 3D 打印技术主要包括熔融沉积成形（FDM）、光固化立体打印（SLA）、选择性激光烧结（SLS）等[4, 5]。其中，微挤压式 FDM（又称熔融微挤压）技术因其成形精度较好、设备结构简单、无环境污染、操作便捷、制备周期短、成形材料范围广等优点，在生物医学领域得到广泛应用（图 5-2）[6-9]。近年来，基于熔融微挤压制备合成高分子生物材料，尤其是以脂肪族聚酯类材料［如聚己内酯（PCL）、聚乳酸（PLA）］为原材料的生物可降解高分子材料制备的研究，受到越来越多的重视[9]。例如，PLA 材料已在外科手术工具、整形材料以及手术缝合线中得到了广泛的使用[10]。PCL 和 PLA 材料被用于心血管支架、食道支架、气管支架等植入物的制备，并取得了良好的效果[11-14]。此外，研究人员利用熔融微挤压技术实现 PCL 材料的精密挤出沉积，制备生物可降解多孔组织工程支架，细胞实验结果显示支架具有良好的生物相容性、细胞增殖及细胞外基质再生能力[9, 15]。

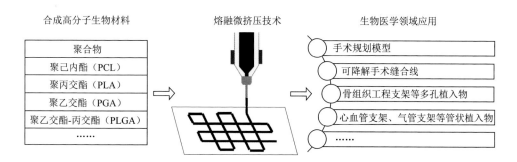

图 5-2　熔融微挤压打印技术打印合成高分子生物材料在生物医学领域中的应用

因此，熔融微挤压技术应用于制备合成高分子生物材料的研究近年来取得了显著的进展，展现出良好的应用前景。本章着重总结了熔融微挤压打印技术制备合成高分子生物材料的生物医学领域相关研究及应用，如组织工程支架、心血管支架的制备，以及支架表征、改性等方面的进展。

5.2 熔融微挤压打印技术

FDM 是一种通过将高分子材料加热到熔点以上，将熔融的材料通过喷嘴挤出在成形板或工作台上逐层打印，层间熔结在一起，逐渐实现整体造型的分层沉积成形技术。FDM 是热塑性合成高分子材料的主要 3D 打印手段，其使用原料一般为丝材状、颗粒状或粉末状材料。在生物医学领域应用中，需采用具有较好生物相容性、生物降解性的医用级合成高分子生物材料，这类材料一般为颗粒状或粉末状。

根据材料形态和送料机构的不同，熔融沉积系统可以分为送丝式 FDM 和微挤压式 FDM。送丝式 FDM 中使用的丝材材料一般不满足组织工程支架材料的生物相容性、降解性能等要求，因此送丝式 FDM 工艺在生物医学领域应用中受到限制。熔融微挤压技术可以采用气动挤压、活塞挤压或螺杆挤压等方式挤出材料成形，更加适合颗粒状或粉末状合成高分子生物材料的加工。本节中将着重介绍熔融微挤压技术制备合成高分子生物材料的研究与应用。

熔融微挤压是颗粒状或粉末状材料在料腔中受加热圈加热而熔化，保温一段时间后，利用气动挤压、活塞挤压、螺杆挤压等方式通过喷嘴挤压出来，而后沉积在工作台上 [图 5-3（b）]。当打印一层后，喷头向上移动一个层厚或工作台向下移动一个层厚，继续下一层的沉积成形，直至完成整个实体造型。在打印时，将材料从严格的保存环境中取出适量加入料腔中，加热熔融后沉积成形。因此，熔融微挤压技术可对多种形态的高分子材料进行成形，加热范围广。此外，不同材料加热时黏度有所不同，相应地，挤出所需的挤出力相异，气动式、活塞式、螺杆式多种传动方式可提供较为灵活的挤出力范围，成形更加灵活[16, 17]。

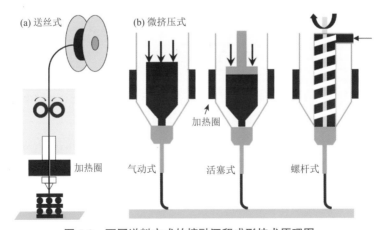

图 5-3　不同送料方式的熔融沉积成形技术原理图

为实现合成高分子生物材料的精密熔融微挤压成形，研究人员提出了一种精密挤压沉积（precision extruding deposition，PED）系统，系统组成图如图 5-4（a）所示[9]。该系统包括控制系统、运动系统、送料系统，其中关键的送料系统采用如图 5-4（b）所示的微螺杆挤出设计。微螺杆挤出喷头结构包括电机、蜗杆传动组、螺杆、金属套、加热圈和喷嘴几部分，电机通过蜗杆传动带动螺杆转动，打印材料通过金属套上的进料口加入后，螺杆挤压材料向下传动，同时材料受热熔化，经过充分混匀熔化后，通过具有特定孔径的喷嘴挤压成形，沉积在工作台上。该喷头设计了两个加热圈，其中上面一个加热圈（加热圈 1）设定加热温度略高于下面的加热圈（加热圈 2），因为加热圈 1 需要将加入的材料快速从固态加热至熔融态，以便于螺杆向下传送材料；加热圈 2 主要负责材料挤出前的保温，保持材料处于熔融状态，直至从喷嘴挤出，前者相变所需的热量要高于后者维持其熔融状态所需的热量。调整喷嘴的孔径可以制备具有不同尺寸的聚合物丝。微螺杆挤出喷头可以进行颗粒状、粉末状材料的制备，螺杆传送过程保证材料的充分混匀以及充分熔融，可以实现打印材料的稳定、精密挤压成形。

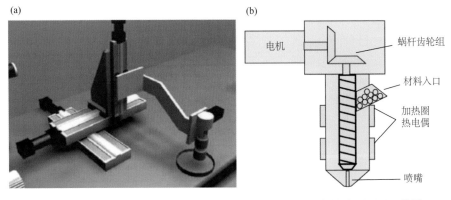

图 5-4 精密挤压沉积成形系统：（a）系统图；（b）微螺杆挤出送料喷头[9, 15]

图 5-5 展示了 PED 系统的具体工作原理，首先在 CAD 软件中（如 Solidworks、AutoCAD、Invertor、Creo 等）绘制支架的三维模型图，将其存成 STL 格式，通过切片软件进行处理后，生成支架的打印轨迹文件；将支架打印文件导入 PED 控制系统中，使用数据处理软件将支架设计的图形结构转化为运动系统运动的控制命令，具体包括每一操作步骤中特定轴移动的距离、速度、加速度等运动参数；在成形系统中，提前加入打印材料，根据材料的熔点相应设置加热温度，成形系统接收命令后，特定地控制具体的轴运动实现支架打印。

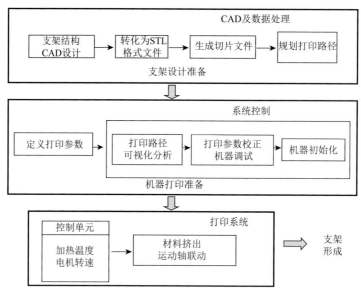

图 5-5　精密挤压沉积成形具体工作原理图[9]

在支架打印过程中，当完成一层的打印后，升高 Z 轴或降低工作台，进行下一层的打印；由于打印材料从熔融喷头挤出时仍处于熔融状态，材料沉积到上一层纤维丝材时，材料的余热使二者熔融结合在一起，从而可以促进层与层间丝材的黏结，保证支架的力学性能。但若打印材料熔点较高时（200℃以上），材料从喷嘴挤出后由于温度较高，支架结构、纤维形状由于材料处于热熔状态易产生变形、弯曲，导致打印多孔状支架时结构不规则，无法实现材料的精确沉积。为保证使用 PED 系统制备高温打印支架的稳定性，引入了辅助冷却系统（图 5-6）[7]。辅助冷却系统加载在喷嘴附近，在材料挤出前，通过在管道中通入流动的空气、冷水或冷却液等方式，一定程度上降低材料温度，保证挤出材料不变形。需要注意的是，冷却介质的流量需要根据不同材料熔点、加热温度进行选择。流量太小，材料降温不够，起不到效果；流量太大，材料降温过大，黏度升高，导致挤出困

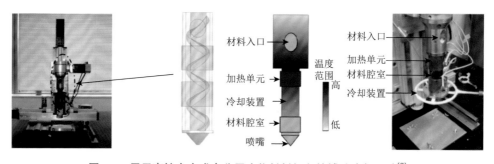

图 5-6　用于高熔点合成高分子生物材料打印的辅助冷却系统[7]

难。理想的情况是，材料挤出后可以保持形态，同时又能够和上一层沉积的材料利用余热融合在一起，实现支架结构的稳定成形。

此外，为治疗人体管腔类器官（如血管、气管、食道、肠道等）堵塞、病变等相关疾病，管状支架具有迫切的临床需求。管状支架结构一般具有薄壁、多孔、复杂网状、小特征尺寸、单层管状的特点，采用上述层层堆积的方法成形，在结构悬空处不可避免需打印大量的支撑结构，打印完成后，需要去除支撑材料，最终才能获得管状支架结构，这严重影响打印精度与效率。为实现管状支架的精密沉积，在 PED 系统的基础上，研究人员通过增加旋转轴（第四轴）实现四轴联动打印，打印系统如图 5-7 所示[11]。与 PED 系统相似，该系统由控制系统、运动系

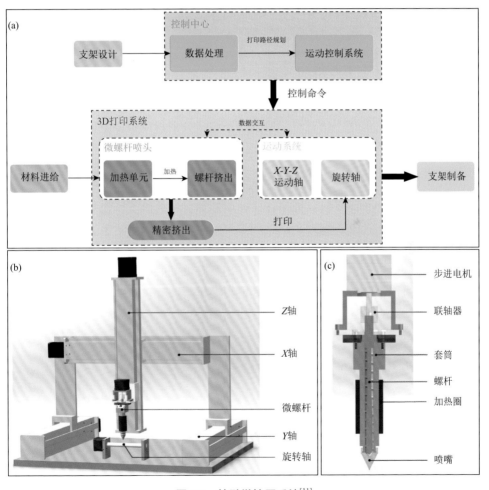

图 5-7　熔融微挤压系统[11]

（a）工艺流程；（b）打印管状支架平台；（c）打印喷头

统和送料系统组成。不同点在于，在四轴联动打印中，*XYZ* 三轴直线运动与旋转轴转动配合，使材料按照支架结构沉积在旋转轴表面，形成支架图案。可以通过改变旋转轴的直径、长度、锥度，实现不同形状支架的打印制备。

因此，在生物医学领域，熔融微挤压技术具有广泛、灵活的应用空间，通过调整熔融微挤压打印设备可以实现不同材料、不同结构、不同用途支架的制备。此外，根据不同合成高分子材料熔点、黏度、形态特点，可以灵活选择合适的加热温度、挤出方式以及挤出力的大小，进而制备具有不同结构、力学性能、降解性能等特性的组织工程支架或假体植入物等。下面将进一步介绍根据不同需求选取用于 3D 打印（主要介绍熔融沉积成形）的合成高分子。

5.3　合成高分子生物材料

5.3.1　合成高分子生物材料选取

用于熔融微挤压打印的合成高分子材料均为热塑性高分子材料，如聚己内酯、聚丙交酯等。在选取用于熔融沉积成形的合成高分子材料时，主要考虑以下性能指标[18]。

1. 可打印性

在熔融沉积成形中，材料的可打印性主要与材料的熔点、加热后黏度及流动性有关。材料熔点过高，则对加热装置提出更高要求；熔点适中的材料更便于加热、散热设置，一般用于熔融沉积成形的材料熔点多在 50～200℃[19]。材料熔融后的流动性和黏度至关重要，流动性过好、黏度很低的材料，不利于从喷嘴挤出后在工作台上成形；流动性太差、黏度很高的材料，难以从喷嘴挤出，同样难以成形。因此，综合考虑材料熔点，以及加热到熔点后材料的流动性与黏度，才可判断材料可打印性如何。

2. 机械性能

材料具有一定的力学强度、能够抵抗外力并维持打印结构的稳定性，是对打印材料的基本要求。在打印过程中，需根据具体应用目标选择具有不同机械性能的打印材料。例如，在制备组织工程支架（骨、皮肤、心血管等）时，应根据不同靶组织器官所需的结构力学性能，选取具有合适的力学特性的材料，设计合适的支架结构，与之进行匹配。材料和支架的力学性能太差，无法充分起到支撑作用；反之，材料和支架强度、刚度过强，与靶组织周围环境具有差异，同样不利于组织工程支架充分发挥功能。

3. 生物相容性

生物相容性指材料在机体的特定部位引起恰当的反应。随着组织工程和再生医学的发展，人们对生物相容性的认识从最初的材料植入人体后，能够与组织器官共存，不引起宿主任何不良的局部或系统反应，发展到植入材料需要与宿主产生积极的相互作用，包括与组织和免疫系统的相互作用，以达到调控宿主细胞、组织器官活性与功能的目的[19, 20]。从材料角度而言，生物相容性与材料的化学组成、表面特性（如亲疏水性）、表观电荷、物理化学特性等有关[21]。因此，对于生物相容性较差的材料可以通过表面改性，与其他生物相容性较好材料（高分子材料、活性因子等）复合等方式来提高材料的生物相容性。

4. 降解性能

对于需植入体内的组织工程支架等，除了要求材料具有较好的生物相容性，同时，支架植入体内后，要求随着新的细胞增殖及细胞外基质的产生而逐渐降解，且支架降解速率应与组织再生速率匹配。若材料降解过快，则细胞、组织再生还不充分，会导致支架结构的崩解；若材料降解太慢，则无法为细胞生产提供足够的空间，影响组织再生与修复。除了对降解速率的要求，材料的降解产物还应无毒害、易于代谢吸收、能够快速排出体外[22, 23]。

脂肪族聚酯（如聚己内酯、聚丙交酯、聚乙交酯等）由于具有良好的生物相容性和可调节的生物降解性能，因此目前被广泛应用于生物医用领域。以脂肪族聚酯为原料的 3D 打印成形技术也受到了越来越多的关注。

5.3.2　脂肪族聚酯类高分子生物材料

脂肪族聚酯类高分子的化学合成一般是使用双官能团单体通过逐步聚合制备的，常用的单体有二酸、二醇、羟基脂肪酸等。其中在熔融微挤压技术中应用较多的聚合物包括聚己内酯、聚丙交酯等[24, 25]。

1. 聚己内酯

聚己内酯（PCL）是一种半结晶性高分子，相对其他高分子材料，PCL 独特之处在于其玻璃化转变温度低至 -60℃，同时，熔点也较低，在 59~64℃。因此，PCL 在常温下呈橡胶态，但 PCL 的热稳定性很好，热分解温度高达 350℃（一般聚酯在 250℃左右）。较低的熔点，较高的热分解温度，使得 PCL 加热成形区间很宽，在加热条件下，PCL 具有十分优异的流变性能和黏弹性，这种自身性能赋予了它优异的熔融压延打印性能[26]。

相比其他脂肪族聚酯高分子材料，PCL 的另一个独特之处在于其超高的延伸率。PCL 材料强度适中，降解周期较长，其制备的组织工程支架，生物相容性、初始强度较好，结构维持周期长，是作为硬组织工程支架的一款较理想材料，目前在生物医学领域得到了很广泛的应用。但是，PCL 材料的疏水特点是限制其发挥功能的一大缺点，因此在实际使用中，一般需要对 PCL 支架做亲水处理，或与其他亲水性材料共混/共聚，以提高支架生物活性，促进细胞增殖。

2. 聚丙交酯

聚丙交酯（PLA）也称聚乳酸，是乳酸单体的均聚体。PLA 由生物发酵生产的乳酸经人工化学合成而成，是一种热塑性聚合物。PLA 的原料可来自小麦、玉米等农作物，具有良好的生物可降解性以及生物相容性，降解产物为 CO_2 和 H_2O，是一种绿色的生物可降解的材料。PLA 依据单体的不同，可分为左旋聚乳酸（PLLA）、右旋聚乳酸（PDLA）、外消旋聚乳酸（PDLLA）和内消旋聚乳酸（*meso*-PLA）等几种光异构聚合体[27]。

作为医用材料使用较多的是 PLLA 和 PDLLA。其中，PLLA 是半结晶化合物，具有较高的拉伸强度，降解速度慢，需要两年多的时间才能完全降解，多用作对机械强度要求较高的材料，如外科整形材料、手术缝合线及内植材料等；PDLLA 是非晶态共聚物，拉伸强度低，降解速度极快，多用于药物传输载体。PLA 也是疏水性聚合物，在应用中同样需要通过改性改善其亲水性。

5.4　3D 打印合成高分子生物材料应用：骨组织工程支架打印

组织、器官缺损或功能障碍等疾病已成为危害人类健康的主要病因之一，致力于人造组织器官的"组织工程"由此应运而生。经过 30 多年的发展，组织工程在组织或器官修复治疗中发挥了越来越重要的作用[28, 29]。组织工程包含 3 个基本要素：支架材料、生物活性分子和种子细胞[20]。其中，作为细胞以及活性分子载体的生物支架显得尤为重要。理想的组织工程支架应具有贯通的内部网络以调节细胞行为、促进营养物质运输[30]。熔融微挤压技术已被证实可用于制备具有较大尺寸和孔径的组织工程支架，并取得了积极的生物学结果[7, 31, 32]。

5.4.1　组织工程支架制备

熔融微挤压技术用于组织工程支架制备，除了成形系统组建、调试与功能完善，支架结构设计同等重要[9]。组织工程支架一般采用如图 5-8（a）所示结构，每层聚合物丝平行排列，相邻层间呈一定角度，不断重复形成具有一定厚度的多孔组织工程支架［图 5-8（b）］。通过调节支架的纤维直径 D、纤维间距 L 以及相邻层间的夹角 α 等，可以实现不同结构、机械性能的支架打印[9, 15]。支架孔隙率作为支架结构的重要指标，可以通过纤维直径、纤维间隔和相邻层间夹角计算。

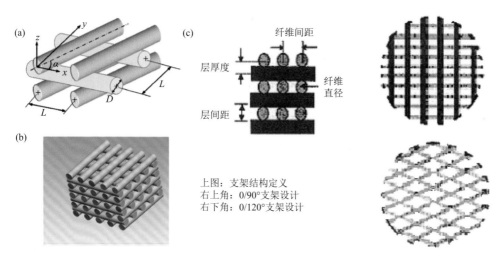

图 5-8　熔融微挤压沉积成形制备支架设计[9, 15]

（a）支架设计几何参数定义；　（b）支架 3D 结构图；　（c）支架结构定义

如图 5-8（a）所示，支架体积 V 为

$$V = L^2 D \tag{5-1}$$

支架纤维丝体积（因为支架的重复性结构，每根纤维体积计算 1/4）为

$$V_{\text{rode}} = \frac{1}{4}\frac{\pi D^2}{4}L + \frac{1}{4}\frac{\pi D^2}{4}\frac{L}{\sin\alpha} = \frac{\pi D^2}{16}\left(L + \frac{L}{\sin\alpha}\right) \tag{5-2}$$

纤维体积占支架体积的比例为

$$\upsilon_{\text{f}} = \frac{V_{\text{rode}}}{V} = \frac{\pi D^2}{16 L^2 D}\left(L + \frac{L}{\sin\alpha}\right) = \frac{\pi D}{16}\left(\frac{1}{L} + \frac{1}{L\sin\alpha}\right) \tag{5-3}$$

因此，支架孔隙率可计算为

$$\phi = 1 - \upsilon_{\text{f}} = 1 - \frac{\pi D}{16}\left(\frac{1}{L} + \frac{1}{L\sin\alpha}\right) \tag{5-4}$$

其中，α 一般设为 90°，此时，$\phi = 1 - \dfrac{\pi D}{8L}$。

图 5-9 展示了通过 PED 系统制备的聚合物支架，实现了不同材料、不同结构的支架打印，证实了 PED 系统精密沉积制备聚合物支架的可行性[8]。其中，制备 PCL 支架时，PCL 材料重均分子量为 4×10^4，喷头加热温度为 80～100℃，平台移动速度为 20mm/s，丝径为 200～500μm，丝间隔 300～1000μm [图 5-9（a, b）]。图 5-9（c）展示了使用添加辅助冷却系统的 PED 系统打印的 PGA（熔点 225℃）支架，PGA 材料重均分子量为 2.4×10^5，设定第一加热圈加热温度为 220℃，第二加热圈温度为 200℃，辅助冷却采用氮气冷却，气体流量为 0.03kg/s，运动轴运动速度为 2mm/s。可见通过辅助冷却系统的引入，即便打印温度很高，仍然可以实现支架结构的稳定与规整[7]。

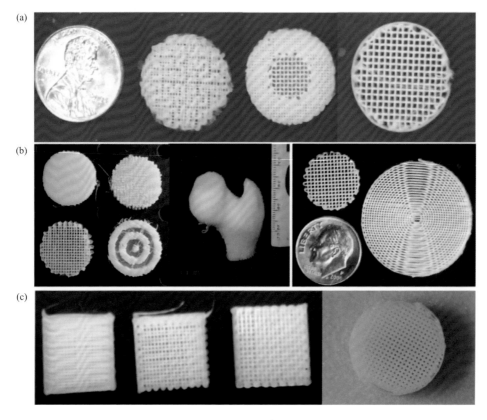

图 5-9　PED 系统制备的聚合物支架[7, 8]

（a, b）各种 PCL 支架；（c）PGA 支架

5.4.2　支架结构表征

研究支架成形效果与结构的表征手段主要有扫描电子显微镜（SEM）、微型计算机断层扫描（Micro-CT）等。

SEM 是表征支架表面结构与形貌的常规手段。由于 PCL、PLLA 和 PGA 等材料不导电，在利用 SEM 观察前需对支架喷金或喷铂，扫描电压在 5～20kV。图 5-10 展示了支架各个角度的 SEM 图像，表明通过 PED 系统制备的具有约 250μm 微结构的 PCL 支架，其结构规整，层间融合良好。其中：图 5-10（a）表明支架具有良好的内部孔隙连通性，图 5-10（b）表明支架单丝可有不同布局走向 0/120° 和 0/90°，并具有良好的均匀性，图 5-10（c）表明单丝的不同间距排布。SEM 图像清楚地表明使用 PED 打印工艺在微尺度水平上制造 PCL 支架的适用性。

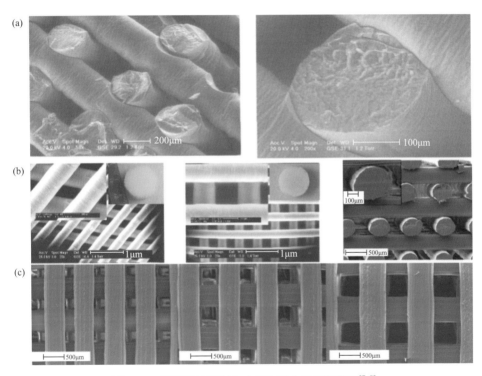

图 5-10　熔融微挤压制备支架扫描电子显微镜图[7, 8]

（a）支架内控连通性；（b）不同单丝走向（0/120°和 0/90°）；（c）单丝的不同间距排布

SEM 可用于观察支架表面形貌，但是对于支架内部结构的观察比较困难，往往需要切割开进行观察，一方面操作烦琐，另一方面也会破坏支架的原本结构。

Micro-CT 是一种非破坏性 3D 成像技术，可以在不破坏样品结构的情况下了解样品内部显微结构。如图 5-11 所示，通过 Micro-CT 获取支架的内部显微结构，进一步地，可以计算支架的孔隙率以及内部连通情况。这种熔融微挤压制备的多层多孔支架，通过调整纤维直径、纤维间隔等，孔隙率分布在 39%～78%，内部贯通率基本在 99%。

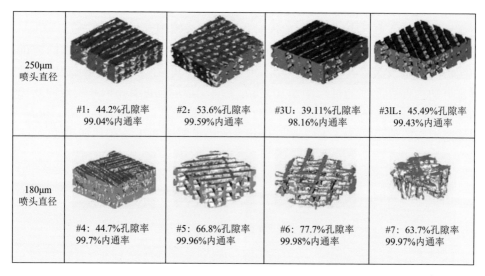

图 5-11　熔融微挤压制备支架 Micro-CT 图像[33]

5.4.3　复合支架打印

　　PCL 因其良好的生物相容性、较好的机械性能、突出的延展性，以及优异的流变性能和黏弹性，通过熔融微挤压技术制备的 PCL 支架在硬组织中，尤其骨组织工程中，得到广泛的应用，取得了良好的效果。但是，纯 PCL 支架表面疏水，生物活性较低。羟基磷灰石（hydroxyapatite，HA）是天然骨的主要组成成分，是表面活性材料，它与生物体硬组织有相似的化学成分和结构，具有良好的生物活性和相容性，植入人体后对组织无刺激和排斥作用，能与骨形成很强的化学结合，用作骨缺损的充填材料，为新骨的形成提供支架，发挥骨传导作用，是理想的硬组织替代材料[34]。PCL/HA 复合材料既具有良好的生物活性又具有较好的力学强度，是作为硬组织工程支架的优良材料。图 5-12 展示了通过上述 PED 系统制备的 PCL/HA 支架，相比纯 PCL 支架，PCL/HA 支架表现出更佳的力学性能、更多的碱性磷酸酶（ALP）表达以及更高的骨细胞活性[15]。

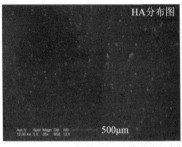
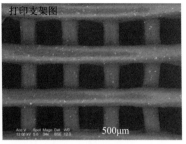

(a) 复合PCL/HA熔融共混支架的背散射扫描电子显微镜图像

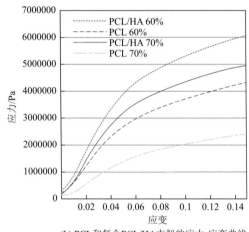

(b) PCL和复合PCL/HA支架的应力-应变曲线

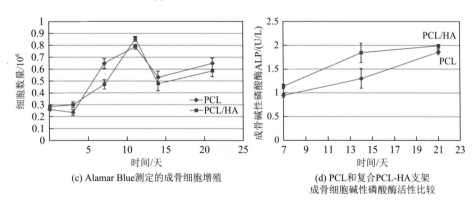

(c) Alamar Blue测定的成骨细胞增殖　　　(d) PCL和复合PCL-HA支架
　　　　　　　　　　　　　　　　　　成骨细胞碱性磷酸酶活性比较

图 5-12　PCL/HA 支架性能表征及细胞学结果[15]

5.4.4　支架表面改性

PCL 因其良好的生物相容性、较好的机械性能、突出的延展性，以及优异的流变性能和黏弹性，在熔融沉积成形制备组织工程支架中得到广泛的应用。但是，PCL 材料的疏水性限制了其功能的发挥。为提升 PCL 支架的亲水性，改善支架的细胞黏附与生长，在上述支架制备的基础上，通过材料改性、表面处理等方式对支架改性，提升支架的生物学表现[1, 15, 35, 36]。

等离子体（plasma）是由部分电离的导电气体组成，主要包括电子、正负离子、基态和游离态原子或分子等活性粒子，使材料表面分子键断裂发生刻蚀、交联、化学改性及聚合反应等，引发气固相间的界面反应，选择性地引入多种活性基团，如羰基、羧基、羟基、氨基以及亚氨基等，改变表面的润湿性、表面电位以及表面微结构，使其具有亲水、亲油、化学活性以及生物活性等功能[37]。相比于合成高分子生物材料，天然生物材料具有更优的生物相容性与生物活性，在合成高分子生物材料支架表面涂覆蛋白材料也是一种改善支架生物活性的有效途径[35, 38]。

图 5-13 展示了 PED 制备的支架表面处理前后的原子力显微镜（AFM）图像，其中图 5-13（a）为未处理的 PCL 支架，图 5-13（b）为等离子表面处理后的支架，图 5-13（c）为蛋白涂层处理后的支架，图 5-13（d）为等离子和蛋白涂层双层处理后的支架。可见未处理的支架表面较为光滑，粗糙度（RMS）仅为（41±8）nm，

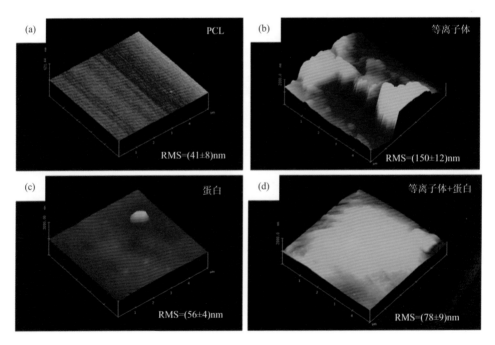

图 5-13 PCL 支架等离子表面处理前后粗糙度及生物学结果对比[35]

经等离子处理后，支架表面粗糙度增加至（150±12）nm，这也为细胞在支架表面的黏附生长提供了条件，纯 PCL 支架的疏水性质以及光滑的纤维表面均不利于细胞的贴附，通过表面处理可以改善其生物活性，通过 AFM 的观察可以证实这一点。为进一步地改善支架活性，在等离子表面处理的基础上，研究了支架表面增加蛋白涂层的效果。单独蛋白涂层处理支架对支架粗糙度改变不如等离子处理显著，但蛋白涂层突出的生物活性对支架诱导细胞黏附与迁移，同样起着关键的作用。具体表面处理后，支架生物学评价结果在 5.4.5 节中介绍。

5.4.5　支架生物学评价

组织工程支架的作用需要通过生物学实验进行评估，体外生物学实验通过将特定细胞种植到支架上进行培养，初步探究支架的生物相容性及对细胞行为的诱导作用；体内动物植入实验可以进一步评估组织工程支架的体内组织修复与再生能力。

首先对 PCL 支架上细胞增殖结果进行分析。通过调节支架的纤维间隔，可以改变支架的孔隙率，如图 5-14（a）所示，随着支架孔隙率的增加，相同时间，支架显示出更多的细胞增殖。对种植细胞后的 PCL 支架进行细胞核以及细胞膜染色验证细胞的数量以及细胞分布，可以看到细胞在支架纤维上紧密贴附且分布均匀，表明熔融微挤压制备的 PCL 支架具有良好的生物相容性[33]。

尽管上述 PCL 支架表现出较好的生物活性，但是由于 PCL 材料本身疏水的特性，为进一步提高支架的生物活性以及生物学结果，对 PCL 支架进行了生物材料共混、等离子处理、蛋白涂层等处理。在图 5-15 所示的支架电镜图中，可以明显看到 PCL 与 HA 共混制备的复合支架纤维间隙中充满成骨细胞，细胞间相互连接，而在纯 PCL 支架中，纤维间隙的细胞填充率较低，细胞之间的连接没有充分形成[15]。

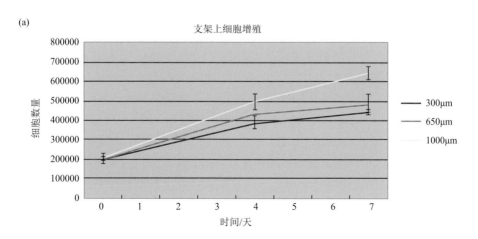

(a)

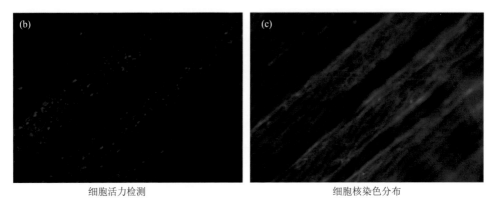

细胞活力检测　　　　　　　　　　　　　细胞核染色分布

图 5-14　PCL 支架细胞增殖结果[33]

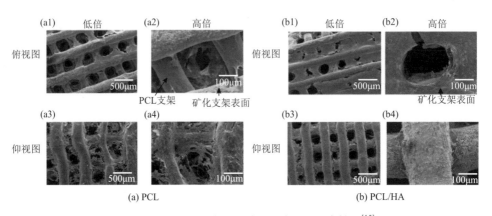

(a) PCL　　　　　　　　　　　　　　　(b) PCL/HA

图 5-15　PCL/HA 支架上种植细胞三周后电镜图[15]

　　图 5-16 展示了 PCL 支架等离子处理前后生物学结果对比，实验组为等离子表面处理 3min 的 PCL 支架，对照组为未处理的 PCL 支架，该研究探究了成骨细胞在支架上的黏附增殖。骨 ALP 是成骨细胞的表型标志物之一，它可直接反映成骨细胞的活性或功能状况。由图可知，经等离子处理的支架具有更高的成骨细胞增殖及 ALP 表达[36]。

　　纤连蛋白是一种细胞外基质和基底膜中的主要非胶原性糖蛋白，存在于多种动物细胞表面，细胞内含有 RGD 肽链，可与细胞表面的整合蛋白结合，促进细胞与生物材料的黏附，纤连蛋白修饰的钛片可促进成骨细胞增殖、分化和矿化[39,40]。图 5-17 展示了实验组分别对 PCL 支架做等离子处理、蛋白涂层处理和等离子处理＋蛋白涂层处理。相比对照组，蛋白涂层处理的支架可以明显提高支架生物活性，但总体而言，等离子处理＋蛋白涂层共同处理的支架表现出最优的细胞增殖和细胞表达。以上研究证实，纤连蛋白可加快成骨细胞附着支架表面，加快骨结合的发生，将蛋白涂层表面处理与等离子处理结合使用，可以表现出更佳的效果[35]。

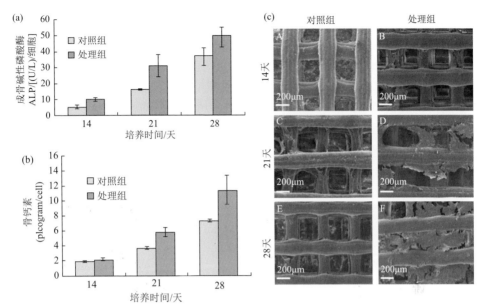

图 5-16　PCL 支架等离子表面处理前后生物学结果对比[36]

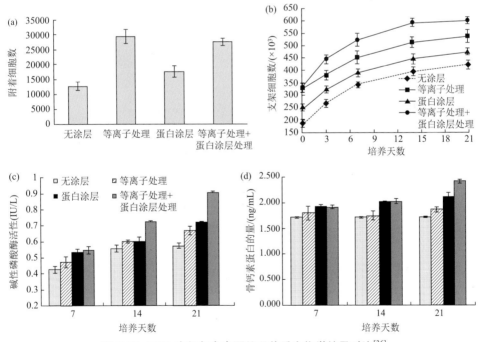

图 5-17　PCL 支架复合表面处理前后生物学结果对比[36]

（a）在平行板流室中施加对应于 27dyn/cm^2（1dyn = 10^{-5}N）剪切应力的剪切流后，未修饰和修饰的 PCL 上的附着细胞数；（b）在成骨培养基中培养后，未修饰和修饰的 PCL 支架上的细胞数量；（c）未修饰和修饰的 PCL 支架体外培养的碱性磷酸酶活性；（d）在 3D PCL 支架上培养 21 天的小鼠成骨细胞在成骨培养基中分泌的骨钙素蛋白的量为评估上述支架的骨组织修复性能，将支架植入 5 周大的小鼠皮下，分别在 4 周、6 周、8 周取出移植物。通过钙沉积测试、HE 组织染色以及 Micro-CT 研究了支架的生理学结果。图 5-18（a）为钙沉积测试结果，图 5-18（b）为 HE 染色结果，图 5-18（c）为 Micro-CT 结果。可见支架植入后第 8 周时，具有明显的钙沉积现象，这表明成骨细胞生长良好且进行功能表达。支架内部在纤维间隔间具有明显的组织再生现象，但因 PCL 降解周期较长，支架主体部分仍未降解。Micro-CT 显示了骨长入区域的范围，可见，植入第 8 周时，骨组织再生形势良好[8]。

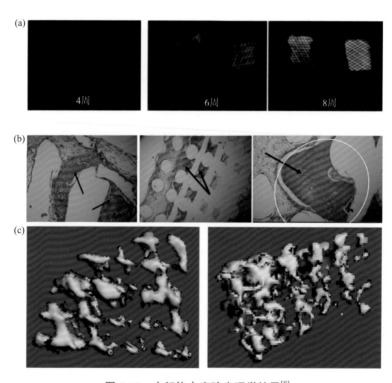

图 5-18　支架体内实验生理学结果[8]

5.5　3D 打印合成高分子生物材料应用：可降解心血管支架打印

心血管疾病是仅次于癌症的威胁人类健康的第二大疾病，目前采用药物洗脱支架介入治疗是治疗心血管疾病的金标准[41, 42]。药物洗脱支架通过包被于金属支架表面的聚合物携带抗增生、抗增殖的药物，支架植入缓慢释放药物，抑制平滑肌细胞增殖，明显降低术后再狭窄率。但药物释放后所遗留的金属支架长期存留于血管中，阻碍血管修复，易于诱发血管局部炎症反应，需患者长期服药，且仍存在植入晚期的血栓形成以及再狭窄的风险，这对于新生儿先天性心脏病患者以及中青年冠心病患者是尤其不利的[43, 44]。生物可降解支架在植入后 9～12 个月内为狭窄处血管提供机械性支撑，借助洗脱出的药物，防止再狭窄；随后支架缓慢降解，而血管逐渐恢复舒缩功能。可降解支架在一定程度上减少长期服药的需要，避免了植入晚期的炎症、血栓等不良反应，为后续的再次治疗提供了可能性[45, 46]。

5.5.1　心血管支架设计

如前所述，对于血管支架之类的单层空间异形网状结构、小特征尺寸结构，采用一般方法进行打印，需产生大量的支撑结构，严重影响打印精度与效率。基于图 5-7 所示的四轴打印熔融微挤压设备，通过增加旋转轴（第四轴）实现四轴联动打印，制备可降解管状支架，其具有治疗心血管疾病的潜力[11]。如图 5-19 所示，支架基本结构由环状支撑体和连接每个相邻支撑体的连接体组成。一般在临床应用中，血管支架在膨胀过程中存在一定程度的长度缩短现象，通过特定的支架结构设计可改善这一缺陷。在本设计中，支架采用零泊松比（zero Poisson's ratio, ZPR）设计，图 5-19（a～c）展示了本研究中所使用的三种 ZPR 支架结构（左：支架平面展开图，右：支架三维图），环向上环状支撑体采用波浪形结构（或称 Z型环），轴向通过改变连接杆的位置形成不同花纹的支架设计。

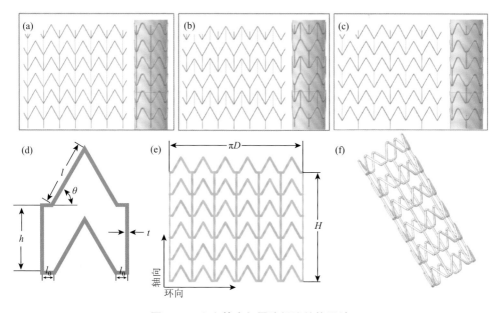

图 5-19　心血管支架零泊松比结构设计

其中以图 5-19（a）结构为例展开描述，图 5-19（d～f）所示为图 5-19（a）设计支架的结构单元，支架结构单元尺寸可通过以下参数表示：l 代表 Z 型环斜杆长度；θ 代表 Z 型环张开角度（斜杆倾斜角度）；h 代表连接杆长度；t 代表连接杆宽度。结构强度是支架性能的重要指标，其与结构参数密切相关，具体关系推导如下。如图 5-20（a）所示，考虑到支架膨胀过程中主要是环形单元斜杆的变形，在此以一个环形单元斜杆进行分析。长度为 l 的斜杆可以近似为悬臂梁，斜杆在 x 方向的变形 δ_x 可分解为由垂直于杆的力带动杆转动产生的位移在 x 方向的分量 $\delta_{\perp x}$，以及由平行于杆的力导致杆变形所产生的形变在 x 方向的分量 $\delta_{\parallel x}$，可表示如下：

$$\delta_{\perp x} = \frac{Fl^3 \sin^2\theta}{12E_0 I}, \quad \delta_{\parallel x} = \frac{Fl\cos^2\theta}{E_0 A}, \quad \delta_x = \delta_{\perp x} + \delta_{\parallel x} \tag{5-5}$$

其中，E_0 为支架材料弹性模量；$I = \pi t^4 / 64$，为杆的惯性矩；t 为支架斜杆的直径；$A = \pi t^2 / 4$，为斜杆的截面面积。在本研究中，l、t 和 θ 一般分别取 1.5mm、0.2mm 和 60°。因此，可知：

$$\frac{\delta_{\perp x}}{\delta_{\parallel x}} = \frac{4l^2 \sin^2\theta}{3t^2 \cos^2\theta} = 225 \tag{5-6}$$

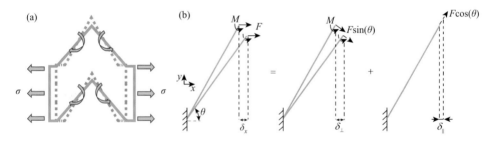

图 5-20　Z 型环斜杆变形示意图

可见，相对 $\delta_{\perp x}$，$\delta_{\parallel x}$ 是一个小量，在此可以忽略。因此，斜杆在 x 方向的变形及应变可表示为

$$\delta_x = \delta_{\perp x} = \frac{Fl^3 \sin^2\theta}{12E_0 I} \tag{5-7}$$

$$\varepsilon_x = \frac{\delta_x}{l\cos\theta} \tag{5-8}$$

其中，力 F 可以表达为 $F = \sigma th$，将 $I = \pi t^4 / 64$ 代入，可得到斜杆在 x 方向的等效弹性模量为

$$E_x = \frac{\sigma_x}{\varepsilon_x} = \frac{3\pi}{16}\left(\frac{t}{l}\right)^3 \left(\frac{l}{h}\right)\frac{\cos\theta}{\sin^2\theta} E_0 \tag{5-9}$$

支架强度取决于斜杆的抗变形能力，由此可见，支架强度与斜杆长度 l、连接杆长度 h、杆直径 t 以及斜杆初始张开角度 θ 相关，具体而言支架强度与 l^2 成反比，与连接杆长度 h 成反比，与杆直径 t^3 成正比。

5.5.2　心血管支架制备

左旋聚乳酸（PLLA）和聚己内酯（PCL）材料均是具有良好机械性能、生物相容性、可降解性的聚合物材料，是制备可降解心血管支架的良好选择。在本实验中，首先对两种材料进行初步支架成形测试，探究二者的熔融挤出成形特性。结合可降解材料的成形特点及支架的设计，规划了成形打印路径。基于四轴联动与熔融挤出，制备了具有不同材料、不同形状、不同结构的可降解支架。如图 5-21 所示，本成形平台可以实现 150μm 左右的稳定成形，这与常规支架的支撑杆尺寸是接近的。通过初步的支架表面分析及初步力学性能测试发现，PCL 支架具有优异的可压缩性及回弹性，可实现自扩张，而 PLLA 支架硬而脆，不适于通过球囊进行压缩、扩张。因此在下面的成形参数对支架性能影响探究实验中，采用 PCL 作为主体材料进行分析。

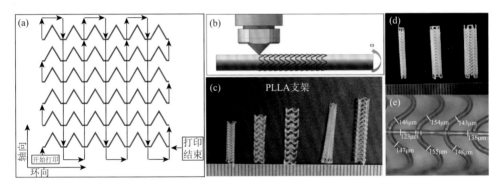

图 5-21　PLLA 和 PCL 支架初步打印测试

为确定制造 3D 打印 PCL 支架的合适温度，探究了不同温度下的 PCL 成丝的性能。加热温度低于 75℃时，挤出丝材皱曲；高于 80℃时均可实现流畅稳定的挤出。考虑到尽可能减少材料熔融挤出中的热分解，应取可稳定成形的较低温度。于是对比 75℃、77.5℃、80℃、82.5℃、85℃五个温度下丝材的拉伸强度及挤出的稳定性（比较单丝的直径变化），其中在 80℃下，PCL 单丝成形尺寸最为稳定，且具有较好的拉伸强度。因此，以 80℃为成形温度进行 PCL 支架打印。由图 5-22（b）和（d）可知，80℃下打印 PCL 材料可以实现丝材的稳定、无祛皱成形，而且 SEM 图像［图 5-22（d）］表明 80℃下熔融微挤压 PCL 材料，挤压成丝表面光滑平整，形貌良好。

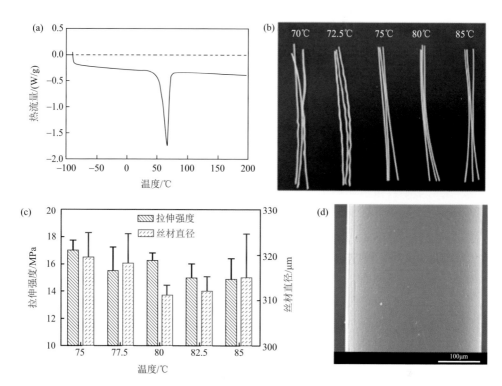

图 5-22　不同温度下 PCL 材料的单丝性能

如表 5-1 所示，本研究对比了不同直径 D、不同支架设计（其中一个主要指标：连接杆长度 h）以及不同成形参数（其中一个主要指标：螺杆喷头转速 n）下的支架，各组支架图如图 5-23 所示。

表 5-1　探究成形参数对支架性能的影响

系列	组别	D/mm	h/mm	n/(r/min)
A	A1	2	1.00	11.2
	A2	3	1.00	11.2
	A3	4	1.00	11.2
B	B1	2	1.25	11.2
	B2	3	1.25	11.2
	B3	4	1.25	11.2

续表

系列	组别	*D*/mm	*h*/mm	*n*/(r/min)
C	C1	2	1.50	11.2
	C2	3	1.50	11.2
	C3	4	1.50	11.2
D	D1	2	1.25	8.4
	D2	3	1.25	8.4
	D3	4	1.25	8.4
E	E1	2	1.25	14
	E2	3	1.25	14
	E3	4	1.25	14

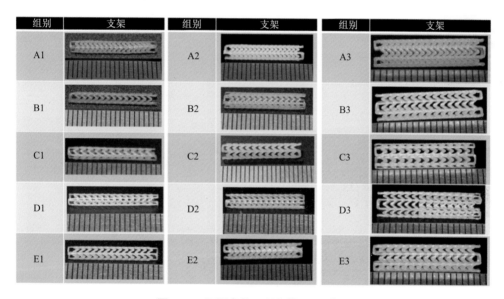

图 5-23　不同参数下制备的 PCL 支架

5.5.3　心血管支架表征

对上述成形 PCL 支架进行扫描电镜观察，如图 5-24 所示，可见支架表面光滑，无明显缺陷，具有良好的表面形态；在支撑杆交叉点融合良好，可保证支架在交接点具有较好的结合强度。如图 5-25 所示，通过 Keyence 光学显微镜（VHX-500，日本）观察支架表面形态，并对支架支撑杆宽度进行测量，对比不同成形组别间支架支撑杆宽度差异。由图 5-25（f）可知，支架的支撑杆宽度主要与螺杆转速相关，在表 5-1 中，螺杆转速关系为 E＞A＝B＝C＞D，这与支撑杆宽度大小关系是一致的。但是在 A、B、C 三组间，C 组支架宽度要略高于 A、B 二组。

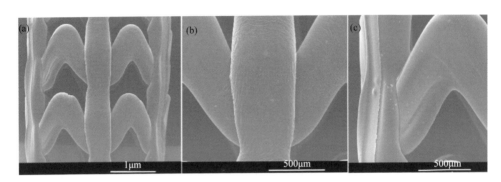

图 5-24　PCL 支架 SEM 图

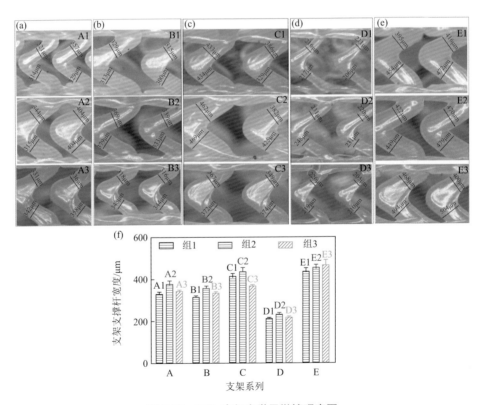

图 5-25　PCL 支架光学显微镜观察图

三点弯曲测试和径向压缩测试是支架力学性能测试的主要方法（图 5-26）。三点弯曲试验检测的是支架的弯曲性能（柔顺性），径向压缩试验用来检测支架的径向强度。

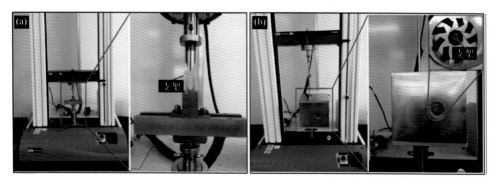

图 5-26　支架力学性能测试：（a）三点弯曲测试；（b）径向压缩测试

支架柔顺性表征支架的弯曲能力，其大小用弯曲刚度来表示：弯曲刚度越大，支架柔顺性越小。弯曲刚度可通过下式计算：

$$弯曲刚度：EI = \frac{FL^3}{48f} \qquad (5\text{-}10)$$

其中，F 为弯曲力；L 为支架跨度；f 为支架弯曲挠度。

径向压缩试验用于评估径向强度，从而确定支架的径向支撑力。具有良好径向强度的支架可以提供更好的支撑。径向强度可以用径向刚度表示：径向刚度越大，径向强度越小。

$$径向强度 = \frac{\Phi(\text{stent}) - \Phi(0.2\text{bar})}{\Phi(\text{stent})} \times 100\% \qquad (5\text{-}11)$$

其中，$\Phi(\text{stent})$ 为支架（stent）的初始直径；$\Phi(0.2\text{bar})$ 为径向压力为 0.2bar[①] 时支架的直径，即径向刚度是当作用在支架上的瞬时压力为 0.2bar 时的压缩比。

A、B、C 三组间的区别在于连接杆的长度 h，因为支架整体长度是一定的，因此，理论上而言，支架长度越长，支架柔顺性越好（即柔顺性 $Ai < Bi < Ci$）且强度越小（即强度 $Ci < Bi < Ai$）。对比图 5-27 可发现，实际试验结果是柔顺性 $B1 < A1 \approx C1$、$A2 < B2 < C2$ 和 $A3 < B3 < C3$，径向强度 $Bi < Ci < Ai$（$i = 1$、2、3），柔顺性结果与理论结果基本一致，但是径向强度结果却有所不同。

D、B 和 E 三组间的区别是螺杆喷头的转速 n。因为支架支柱的宽度与螺杆转速呈正相关，旋转速度越大，支柱的宽度越大，因此理论上转速越大，弯曲挠性越小，径向强度越大，即柔顺性 $Ei < Bi < Di$ 和径向强度 $Di < Bi < Ei$（$i = 1$、2、3）。

---

① 1bar = 10^5Pa。

对比图 5-28 可发现，实际试验结果是柔顺性 Ei＜Bi＜Di 和径向强度 Di＜Bi＜Ei（i = 1、2、3），这与理论结果完全一致。

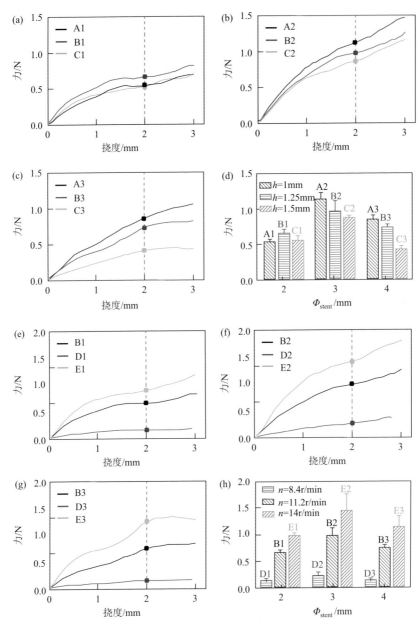

图 5-27　三点弯曲测试结果

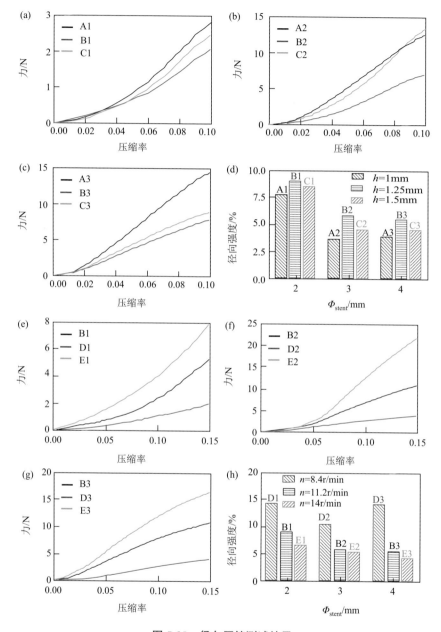

图 5-28　径向压缩测试结果

可见，当支撑杆宽度为主要影响因素时，试验结果与理论结果是完全一致的，但对于 A、B、C 三组，径向强度为 $Bi < Ci < Ai$（$i = 1$、2、3），与理论结果 $Ci < Bi < Ai$ 不符。结合图 5-25 得知，在 A、B、C 三组间，C 组支架宽度要略高于 A、

B 二组。可以推测，由于 C 组支架的支撑杆宽度要略大于 B 组，尽管 C 组的连接杆长度更长，使得 C 组在轴向上环形支撑单元更少，但是由于其在支撑杆宽度上的优势，其径向强度超过 B 组。这个推断可以从式（5-9）中得到佐证，式（5-9）表明支架强度与连接杆长度 h 成反比，与杆直径 t^3 成正比，这也就表明支架强度更易受支撑杆宽度的影响。因此当一个支架结构由于连接杆长度较长导致同等长度上的支撑单元数量较少，可能只需要略微增大支撑杆宽度便可弥补这个差距。这也可以解释虽然金属支架与聚合物支架材料本身强度相差甚远（甚至达到两个数量级），但增加聚合物支架的厚度也可弥补强度差距。

5.6 　总结与展望

　　3D 打印自 1988 年首次提出以来，经过 30 余年的发展，技术愈加成熟，应用更加广泛。本章主要介绍了 3D 打印技术中应用最为广泛的熔融沉积成形技术，熔融沉积成形制备合成高分子材料，尤其是脂肪族类聚酯材料，在生物医学领域得到了长足的发展，目前在组织工程支架、手术缝合线、植入骨钉、导板等方面已取得积极的效果。但是，目前 3D 打印合成高分子材料，尤其熔融沉积成形技术，暴露出了一些短板：①合成高分子材料制备支架往往生物活性较差；②制备支架结构偏大，支架内部缺少与细胞外基质相仿的结构。针对以上问题，可以通过与其他材料复合、其他工艺复合改善支架性能。

　　天然高分子材料，如胶原蛋白、丝素蛋白、明胶、壳聚糖等，具有优异的生物活性，将天然高分子材料与合成高分子材料结合是制备兼具力学性能和生物活性支架的有效途径。静电纺丝技术是一种普遍使用的微纳纤维制造工艺，聚合物溶液或熔体在强电场中进行喷射纺丝。在电场作用下，针头处的液滴会由球形变为圆锥形（即泰勒锥），并从圆锥尖端延展得到纤维细丝。静电纺丝技术可分为溶液型静电纺丝（简称溶液电纺）和熔融型静电纺丝（简称熔融电纺）。溶液电纺应用于组织工程始于 20 余年前，该方法为构建满足细胞外基质尺寸要求的纳米纤维支架提供了有效途径。天然聚合物材料通过选择合适的溶剂，可以通过溶液电纺制备纳米纤维。通过加 FDM 工艺与静电纺丝结合、合成高分子材料与天然高分子材料结合，可以制备兼具力学强度与微观结构的支架。

　　但是，虽然溶液电纺解决了细胞的黏附问题，由于纤维孔径过小，细胞难以穿透到支架内部，这对组织修复是不利的；溶液电纺制备需要有机溶剂溶解材料，有机溶剂的挥发对于实验人员身体有伤害，残余的有机溶剂对细胞也有一定毒害。人们希望制备具有较大孔径的纤维支架，以利于细胞的穿透，同时又不损失细胞黏附的优势；另外，支架制备的过程是绿色健康的，同时支架上不会残留对细胞有毒害的试剂、材料。

　　针对以上问题，熔融电纺逐渐被研究人员们所重视。熔融电纺与溶液电纺原理一样，是利用电场力制备微纳米纤维，但制备纤维直径稍大些（1～20μm），这与细胞尺寸是接近的，与上面的需求不谋而合。表 5-2 列出了熔融沉积、溶液电纺、熔融电纺三种工艺的特点对比。

表 5-2　几种工艺对比

	熔融沉积	溶液电纺	熔融电纺
是否需要加热	是	否	是
是否添加溶剂	否	是	否
是否加入电场	否	是	是
纤维连续性	连续，稳定	存在稳定段和不稳定段	几乎不存在不稳定段，更易获得连续纤维
适用材料	要求加热不失活性	范围广，常温下具有适宜溶剂即可	要求加热不失活性
纤维直径	100～1000μm	100nm～1μm	1～20μm

　　如图 5-29 所示，研究人员可以利用熔融电纺技术制备网格状的亚微米纤维支架，后期通过水凝胶技术，制备了纤维水凝胶复合支架，用于模拟正交定向的角膜基质板层结构和板层之间起连接作用的糖蛋白，并提出了一种最优的拓扑结构及化学因子的组合，可以抑制角膜基质细胞的成纤维分化，保持其表型，并最终实现角膜基质的诱导再生[47]。具体工作介绍可参考本书第 6 章。

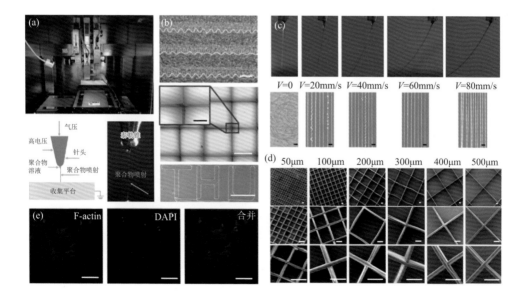

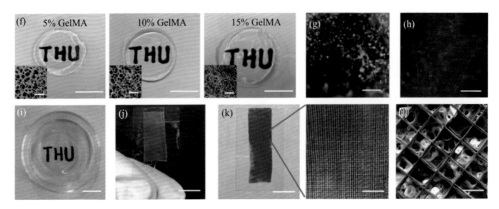

图 5-29   利用熔融电纺技术制备复合支架[47]

进一步地，通过将 3D 打印技术、溶液电纺、熔融电纺结合，开展复合打印，制备复合结构、复合材料组成的多尺度复合组织工程支架，为解决组织工程难题提供新的方式与思路。

参 考 文 献

[1]   Leong K F，Cheah C M，Chua C K. Solid freeform fabrication of three-dimensional scaffolds for engineering replacement tissues and organs. Biomaterials，2003，24（13）：2363-2378.

[2]   Yeong W，Chua C，Leong K，Chandrasekaran M. Rapid prototyping in tissue engineering：challenges and potential. Trends in Biotechnology，2004，22（12）：643-652.

[3]   Derby B. Printing and prototyping of tissues and scaffolds. Science，2012，338（6109）：921-926.

[4]   Truby R L，Lewis J A. Printing soft matter in three dimensions. Nature，2016，540（7633）：371-378.

[5]   贺超良，汤朝晖，田华雨，陈学思. 3D 打印技术制备生物医用高分子材料的研究进展. 高分子学报，2013，（6）：722-732.

[6]   Darling A L，Sun W. 3D microtomographic characterization of precision extruded poly-e-caprolactone scaffolds. Journal of Biomedical Materials Research，2004，70B（2）：311-317.

[7]   Hamid Q，Snyder J，Wang C，Timmer M，Hammer J，Guceri S，Sun W. Fabrication of three-dimensional scaffolds using precision extrusion deposition with an assisted cooling device. Biofabrication，2011，3（3）：34109.

[8]   Shor L，Güçeri S，Chang R，Gordon J，Kang Q，Hartsock L，An Y，Sun W. Precision extruding deposition （PED）fabrication of polycaprolactone（PCL）scaffolds for bone tissue engineering. Biofabrication，2009，1（1）：15003.

[9]   Wang F，Shor L，Darling A，Khalil S，Sun W，Güçeri S，Lau A. Precision extruding deposition and characterization of cellular polycaprolactone tissue scaffolds. Rapid Prototyping Journal，2004，10（1）：42-49.

[10]   Ahangar P，Cooke M E，Weber M H，Rosenzweig D H. Current biomedical applications of 3D printing and additive manufacturing. Applied Sciences，2019，9（8）：1713.

[11]   Wang C，Zhang L，Fang Y，Sun W. Design，characterization，and 3D printing of cardiovascular stents with zero Poisson's ratio in longitudinal deformation. Engineering，2020，7（7）：979-990.

[12]   Cabrera M S，Sanders B，Goor O J G M，Driessen-Mol A，Oomens C W J，Baaijens F P T. Computationally

designed 3D printed self-expandable polymer stents with biodegradation capacity for minimally invasive heart valve implantation: a proof-of-concept study. 3D Printing and Additive Manufacturing, 2017, 4 (1): 19-29.

[13] Huang L, Wang L, He J, Zhao J, Zhong D, Yang G, Guo T, Yan X, Zhang L, Li D, Cao T, Li X. Tracheal suspension by using 3-dimensional printed personalized scaffold in a patient with tracheomalacia. Journal of Thoracic Disease, 2016, 8 (11): 3323-3328.

[14] Yang K, Ling C, Yuan T, Zhu Y, Cheng Y, Cui W. Polymeric biodegradable stent insertion in the esophagus. Polymers, 2016, 8 (5): 158.

[15] Shor L, Güçeri S, Wen X, Gandhi M, Sun W. Fabrication of three-dimensional polycaprolactone/hydroxyapatite tissue scaffolds and osteoblast-scaffold interactions *in vitro*. Biomaterials, 2007, 28 (35): 5291-5297.

[16] 刘定. 基于熔融沉积 3D 打印人体器官模型技术的研究. 重庆: 重庆大学, 2016.

[17] Ngo T D, Kashani A, Imbalzano G, Nguyen K T Q, Hui D. Additive manufacturing (3D printing): a review of materials, methods, applications and challenges. Composites Part B: Engineering, 2018, 143: 172-196.

[18] Lee E J, Kasper F K, Mikos A G. Biomaterials for tissue engineering. Annals of Biomedical Engineering, 2014, 42 (2): 323-337.

[19] 毛宏伟, 顾忠伟. 生物 3D 打印高分子材料发展现状与趋势. 中国材料进展, 2018, 37 (12): 949-969.

[20] O'Brien F J. Biomaterials & scaffolds for tissue engineering. Materials Today, 2011, 14 (3): 88-95.

[21] Olubamiji A D, Izadifar Z, Si J L, Cooper D M L, Eames B F, Chen D X. Modulating mechanical behaviour of 3D-printed cartilage-mimetic PCL scaffolds: influence of molecular weight and pore geometry. Biofabrication, 2016, 8 (2): 25020.

[22] Göpferich A. Mechanisms of polymer degradation and erosion. Biomaterials, 1996, 17 (2): 103-114.

[23] Li Y, Rodrigues J, Tomas H. Injectable and biodegradable hydrogels: gelation, biodegradation and biomedical applications. Chemical Society Reviews, 2012, 41 (6): 2193-2221.

[24] Cameron D J A, Shaver M P. Aliphatic polyester polymer stars: synthesis, properties and applications in biomedicine and nanotechnology. Chemical Society Reviews, 2011, 40 (3): 1761-1776.

[25] 刘潇, 李彦锋, 崔彦君, 赵光辉. 脂肪族聚酯类可生物降解医用高分子材料的研究进展. 化学通报, 2010, 73 (3): 220-226.

[26] Labet M, Thielemans W. Synthesis of polycaprolactone: a review. Chemical Society Reviews, 2009, 38 (12): 3484.

[27] Garlotta D. A literature review of poly(lactic acid). Journal of Polymers and the Environment, 2001, 9 (2): 63-84.

[28] Moreno Madrid A P, Vrech S M, Sanchez M A, Rodriguez A P. Advances in additive manufacturing for bone tissue engineering scaffolds. Materials Science and Engineering: C, 2019, 100: 631-644.

[29] Hollister S J. Porous scaffold design for tissue engineering. Nature Materials, 2005, 4 (7): 518-524.

[30] Yongcong F, Zhang T, Liverani L, Boccaccini A R, Sun W. Novel biomimetic fiber incorporated scaffolds for tissue engineering. Journal of Biomedical Materials Research Part A, 2019, 107 (12): 2694-2705.

[31] Zein I, Hutmacher D W, Tan K C, Teoh S H. Fused deposition modeling of novel scaffold architectures for tissue engineering applications. Biomaterials, 2002, 23 (4): 1169-1185.

[32] Wei C, Dong J. Hybrid hierarchical fabrication of three-dimensional scaffolds. Journal of Manufacturing Processes, 2014, 16 (2): 257-263.

[33] Darling A L, Sun W. Free-form fabrication and micro-CT characterization of poly-/spl epsiv/-caprolactone tissue scaffolds. IEEE Engineering in Medicine and Biology Magazine, 2005, 24 (1): 78-83.

[34] Zhou H, Lee J. Nanoscale hydroxyapatite particles for bone tissue engineering. Acta Biomaterialia, 2011, 7 (7): 2769-2781.

[35] Yildirim E D, Besunder R, Pappas D, Allen F, Guceri S, Sun W. Accelerated differentiation of osteoblast cells on polycaprolactone scaffolds driven by a combined effect of protein coating and plasma modification. Biofabrication, 2010, 2 (1): 14109.

[36] Yildirim E D, Pappas D, Güçeri S, Sun W. Enhanced cellular functions on polycaprolactone tissue scaffolds by O_2 plasma surface modification. Plasma Processes and Polymers, 2011, 8 (3): 256-267.

[37] Chu P K, Chen J Y, Wang L P, Huang N. Plasma-surface modification of biomaterials. Materials Science and Engineering: R: Reports, 2002, 36 (5): 143-206.

[38] Sanjay M R, Madhu P, Jawaid M, Senthamaraikannan P, Senthil S, Pradeep S. Characterization and properties of natural fiber polymer composites: a comprehensive review. Journal of Cleaner Production, 2018, 172: 566-581.

[39] 纳飞, 李自良, 谢志刚. 种植体表面改性对骨结合作用的研究进展. 医学综述, 2020, 26 (2): 234-240.

[40] Horasawa N, Yamashita T, Uehara S, Udagawa N. High-performance scaffolds on titanium surfaces: osteoblast differentiation and mineralization promoted by a globular fibrinogen layer through cell-autonomous BMP signaling. Materials Science and Engineering: C, 2015, 46: 86-96.

[41] Wiebe J, Nef H M, Hamm C W. Current status of bioresorbable scaffolds in the treatment of coronary artery disease. Journal of the American College of Cardiology, 2014, 64 (23): 2541-2551.

[42] Zhang Y, Bourantas C V, Farooq V, Muramatsu T, Diletti R, Onuma Y, Garcia-Garcia H M, Serruys P W. Bioresorbable scaffolds in the treatment of coronary artery disease. Medical Devices: Evidence and Research, 2013, 6: 37-48.

[43] Ang H Y, Bulluck H, Wong P, Venkatraman S S, Huang Y, Foin N. Bioresorbable stents: current and upcoming bioresorbable technologies. International Journal of Cardiology, 2017, 228: 931-939.

[44] Joner M, Finn A V, Farb A, Mont E K, Kolodgie F D, Ladich E, Kutys R, Skorija K, Gold H K, Virmani R. Pathology of drug-eluting stents in humans. Journal of the American College of Cardiology, 2006, 48 (1): 193-202.

[45] Onuma Y, Ormiston J, Serruys P W. Bioresorbable scaffold technologies. Circulation Journal, 2011, 75 (3): 509-520.

[46] Iqbal J, Onuma Y, Serruys P, Ormiston J, Abizaid A, Waksman R. Bioresorbable scaffolds: rationale, current status, challenges, and future. European Heart Journal, 2013, 35 (12): 765-776.

[47] Kong B, Chen Y, Liu R, Liu X, Liu C, Shao Z, Xiong L, Liu X, Sun W, Mi S. Fiber reinforced GelMA hydrogel to induce the regeneration of corneal stroma. Nature Communications, 2020, 11 (1): 1435.

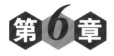

生物 3D 打印微纳米纤维及其在角膜组织工程中的应用

角膜是视觉成像系统中的一个重要的组织，但是各种各样的角膜疾病成为全球范围内第二大致盲眼病。同种异体角膜、人工角膜及人的羊膜移植是三类临床应用最广泛的治疗方法，但是这些方法都会存在一定的缺陷，如同种异体角膜来源匮乏、人工角膜移植手术复杂、术后引起并发症的风险高、羊膜移植存在污染及传播传染性疾病等风险。随着组织工程的发展，生物工程角膜很有希望成为新一代的治疗角膜疾病的方法。

目前，最常用的制备组织工程角膜支架的技术包括旋涂[1, 2]、水凝胶[3-5]、脱细胞角膜组织[6]、自组装[7]、生物 3D 打印[8] 及以上两种或两种以上方法的组合[9, 10]。培养在旋涂膜上的细胞可以较好生长和增殖，但是这种膜只能给细胞提供二维的指示，类似于培养皿。用水凝胶技术制备的支架具有较好的生物相容性和多孔的三维结构，但是其较差的力学特性难于满足手术缝合的要求。脱细胞的猪角膜具有较好的生物特性，但是受限于产率低及免疫原性。自组装是近年来新兴的一种技术，可以构建出和天然组织相媲美的支架，同时可以免疫赦免，但是由于是新兴的技术，仍会面对一些长期的挑战。而生物 3D 打印是将生物材料通过层层堆积的方式制备具有一定形状或结构的生物支架，其优势在于装置及操作方便、材料的理化特性可控及可以很好地控制支架的结构使其可以模拟天然角膜的结构，这些优势使其非常适合构建组织工程角膜支架。

用于制备组织工程角膜支架的最常用 3D 打印方法包括挤出式 3D 打印[11, 12]、微流控纺丝[13]、静电纺丝[10, 14] 及由静电纺丝衍生而来的近场静电纺丝技术[15]。挤出式 3D 打印，其优势在于设备及操作简单，可以打印的生物墨水种类多，打印环境非常温和。但是其打印精度低，打印出的纤维直径至少 100μm，因此很难模拟天然角膜组织中的微结构。微流控纺丝技术的优势在于可以比较容易制备出具有不同形态及材料的纤维，并且可以很好地调控纤维的直径、结构及化学组成。但是在制备纤维后，不能很好地控制纤维沉积从而得到需要的特定形态。静电纺丝技术及近场静电纺丝技术，其优势在于制备的微纳米纤维支架具有很高的比表面积和孔隙率，并且可以制备定向及正交定向的纤维，可以很好地模拟天然角膜细胞外基质的结构，为细胞黏附、移动、增殖和分化提供很好的环境。电纺纤维支架还具有很好的、可控的力学强度，纤维特性也可控，可以大规模生产，也非常适宜手术缝合，因此非常适合用作组织工程角膜支架。

本章将主要聚焦于生物 3D 打印微纳米纤维的制备及其在组织工程角膜的应用。首先介绍以挤出式 3D 打印、微流控纺丝、静电纺丝及近场静电纺丝为制造手段的生物 3D 打印微纳米纤维技术；之后，从材料选择、制备方式及理化表征等方面阐述如何利用 3D 打印微纳米纤维技术构建眼角膜支架模型；最后，通过生物学表征、动物模型等阐明 3D 打印微纳米纤维诱导角膜组织再生机理。

6.2　生物 3D 打印微纳米纤维技术简介

随着微纳米材料技术的飞速发展，微纳米纤维已经成为纤维科学的前沿和研究热点。纤维的尺寸从宏观缩小到微纳米级别，会展现出独特的理化特性，因而被广泛应用于过滤、传感器、能源存储、催化剂、组织工程及再生医学等。通过 3D 打印的方式，可以比较容易实现连续的微纳米纤维的制备，是目前制备微纳米纤维最常用的方法。其中，就包括挤出式 3D 打印、微流控纺丝、静电纺丝及近场静电纺丝技术。

6.2.1　挤出式 3D 打印成丝制备技术

该技术是以凝胶微丝为基本结构单元，通过合适的驱动力将材料挤出成微米级的纤维丝并进行层层堆积。常见的挤出驱动方式包括气动、活塞推挤、螺杆挤出三种。微挤出式的方法在形成微丝及成形结构时，一般伴随着墨水材料的凝胶或交联，图 6-1 展示了几种典型的挤出式 3D 打印的交联方式[16]。预交联处理是在打印前即对墨水进行（部分）交联，以期直接挤出成丝[17]。温控处理是针对各种温敏性的墨水材料，采取针对性的加热或冷却处理，以达到理想的打印成丝效果[18, 19]。后交联处理形式较为丰富，总的原则是在喷嘴尾部将挤出的墨水交联成丝，如采取墨水与交联剂的同步喷射[20]、同轴喷射[21, 22]、雾化处理[23]以及直接将墨水打印在交联剂溶液中[24]等。挤出式 3D 打印的一个显著优点是可以成形大尺度复杂结构，同时能满足不同交联机理、流变特性的天然或合成高分子材料的成形。应用于挤出式打印的生物墨水都具有一定的黏度（$30\sim6\times10^7$mPa·s）[20]，图 6-1（a）中的预交联处理就是为了增强墨水的黏度。微挤出式方法主要的细胞损伤来源是挤出过程对细胞的剪切作用，特别是当墨水材料黏度较大时，该剪切损伤较明显[25, 26]。

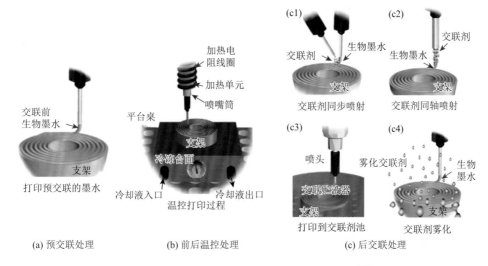

(a) 预交联处理　　　(b) 前后温控处理　　　(c) 后交联处理

图 6-1　挤出式 3D 打印技术及不同的交联方式[16]

6.2.2　微流控纺丝

微流控技术作为一个革命性的平台，可以控制很大黏度范围的流体在微小尺度下的运动[27]，并且已经成为一种非常成熟和强大的技术。同时，微流控技术可以将流体微型化到微尺度，并可以实时对流体进行各种方式操纵，包括混合、合并、分裂和进行化学反应等[28]，从而制备出微球和微尺度纤维等形状的材料，这种从微流控技术分支出来的技术，称为微流控制备技术。

在微流控技术中，可以用流体在流道中的相变或者是化学反应，来制备各种形貌和尺度的纤维，同时还可以通过对流体和流道的控制来实现对组分和形貌的控制。在以往的研究中，微流控纺丝技术在依托微流控迅速发展的基础上，已经成为一种可以制备多样化水凝胶纤维的成熟方法，并且这个制备的过程不会像传统纺丝技术受到复杂设备和制备环境的制约，只需要简单的流道搭配就可以，而且可供选择的装置非常多[13]。通过微流控技术可以制备得到多种形状和结构的水凝胶纤维，主要包括如下几种：①实心水凝胶纤维[29]；②管状纤维[30]；③Janus 和同轴双组分纤维[31]；④长带状纤维[32]；⑤螺旋纤维[33]。图 6-2 展示了用于制备各种形貌纤维的不同的微流控纺丝装置。

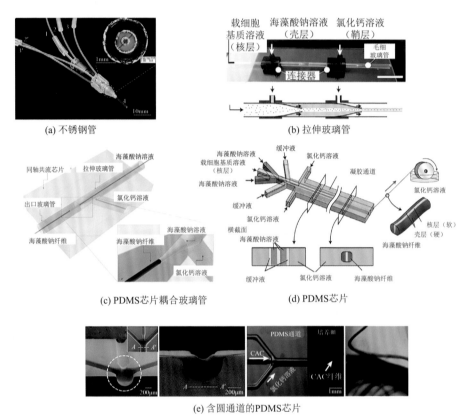

(a) 不锈钢管   (b) 拉伸玻璃管

(c) PDMS芯片耦合玻璃管   (d) PDMS芯片

(e) 含圆通道的PDMS芯片

图 6-2　不同的微流控纺丝装置[13]

6.2.3　静电纺丝

静电纺丝是聚合物溶液或熔体在静电作用下进行喷射拉伸而获得纳米级纤维的纺丝方法，如图 6-3 所示。静电纺丝概念早在几十年前被首次提出，但到最近十几年，由于纳米领域和组织工程领域的飞速发展，它又得到高校和科研院所的广泛关注和研究，相关的文献也层出不穷。近年来的研究热点也从前期的电纺材料的探索、参数对纤维形态的研究逐步转变为开发新的静电纺丝技术和使用混合材料电纺制造组织工程支架用于细胞的体外培养，以及构造天然组织的生物替代物。

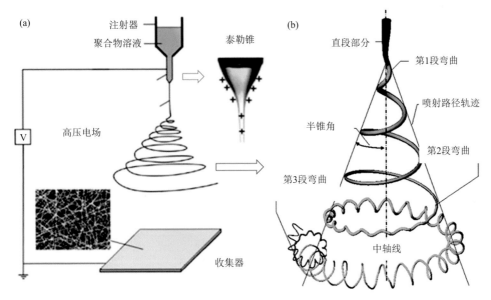

图 6-3　静电纺丝示意图[14]

21 世纪初期的 10 年，静电纺丝的研究主要集中在探索开发静电纺丝纳米纤维的原料，有超过 100 种不同的聚合物可以电纺成纤维[34]；多种聚合物的混合电纺，如共轴电纺[35]；静电纺丝射流的不稳定模型[36]；参数对纤维形态的影响[37]及纳米纤维在过滤材料[38]、生物医药工程[39]等中的应用。国内对静电纺丝的研究也主要是从这段时期开始的。在之后的 5 年，静电纺丝的研究主要集中在研究一些新的静电纺丝技术。近年来，静电纺丝在生物医学领域的应用主要集中于多维度复杂等级结构的仿生制备，用于诱导组织再生、进行药物缓释及医疗的诊断分析等，如图 6-4 所示。

人体内很多组织或器官都是由定向的纤维组成，如肌腱、神经、肌肉、角膜及心脏等。并且定向的纳米纤维有特殊的力学、光学及电学特性，还可以给细胞提供定向的拓扑结构，诱导细胞的定向生长[41-43]。对静电纺丝而言，带电射流存在弯曲不稳定性，导致形成的纤维轨迹不可控，是杂乱无章分布的。目前最常用的提高静电纺丝纤维定向程度的方法是利用特殊的收集装置，来控制电场的分布，进而控制纤维的轨迹[44-46]，如图 6-5 所示。

6.2.4　近场静电纺丝

传统的静电纺丝技术由于存在射流的弯曲不稳定性，纤维的轨迹不可控，因而难以制备具有特定形状的支架。对于挤出式的 3D 打印技术，虽然可以很好地控制纤维的轨迹，但是其打印的分辨率较低，制备的纤维直径至少 100μm，会限制其在很多领域的应用。因此，基于对特定形貌的微纳米纤维制备的需求，发展出了近场静电纺丝技术。

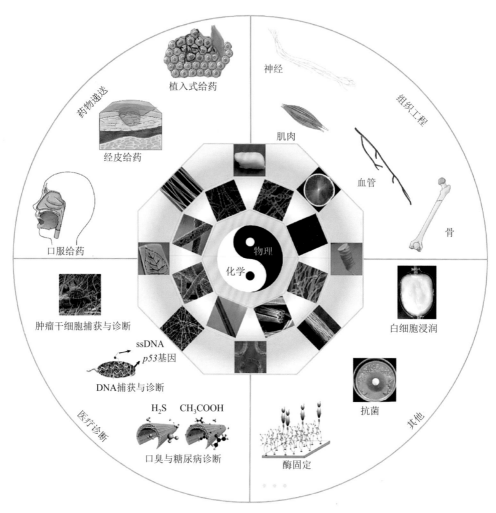

图 6-4　静电纺丝制备不同维度聚合物纤维及在生物医学领域应用的示意图[40]

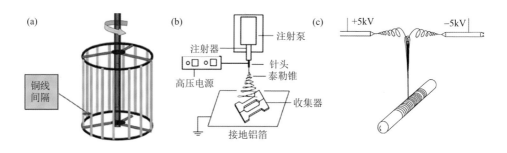

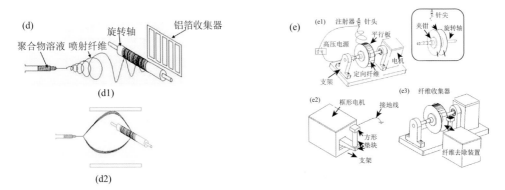

图 6-5　用于收集定向纳米纤维的装置[47]

（a）一个旋转的铜线鼓；（b）辅助电极/电场；（c）两个具有相反电压和方向的喷丝头；（d）帧收集器；（e）纤维收集及去除装置示意图；（e1）纤维收集装置示意图，（e2）除纤装置示意图，（e3）纤维收集装置和纤维去除装置示意图

　　近场静电纺丝技术由静电纺丝技术发展而来，两者射流形成的原理相似，但是近场静电纺丝技术将喷头和收集装置之间的距离缩小到毫米级，使其可以避免射流弯曲不稳定的状态，而只利用其稳定射流的部分，再配合运动平台的运动，就可以得到具有很高的沉积精度及任意轨迹的纤维支架，如图 6-6 所示。

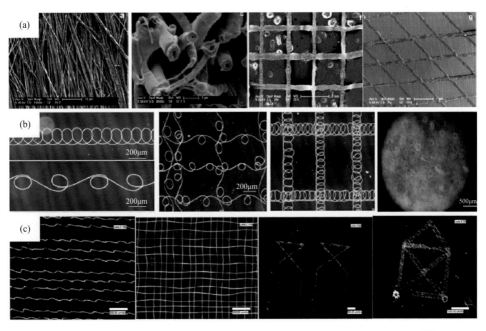

图 6-6　利用近场静电纺丝技术制备的螺旋、直线及特定形状的纤维支架[48]

2011 年 Brown 等首次制备出了具有精确沉积位置的微米级纤维[49]。之后其因可控的孔隙率及高的沉积精度，被广泛应用于组织工程及柔性电子材料等领域。很多研究也将近场静电纺丝技术与其他技术结合，如静电纺丝、水凝胶技术等，制备性能更优异的材料[50-52]，如图 6-7 所示。

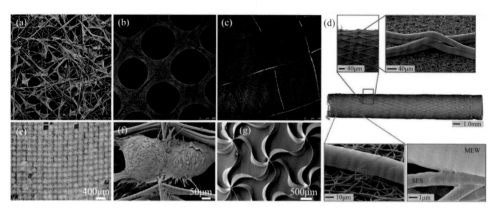

图 6-7　近场静电纺丝支架及应用[53]

6.3　生物 3D 打印微纳米纤维眼角膜支架模型

角膜是眼球表面一层透明、无血管、具有多层结构的组织，其在视觉成像系统中发挥着至关重要的作用。角膜的主要功能是保护眼内的组织及微结构，为眼球提供 2/3 的屈光力，将光折射到视网膜上成像[3]。角膜由五层不同的结构组成，从外到内依次为上皮层、前弹力层、基质层、后弹力层及内皮层[8, 54]。基质层是角膜最主要的组成成分，约占角膜体积的 90%，其是由 200～250 层正交定向的胶原纤维板层构成。但是基质层损伤后无法再生，主要是因为在正常情况下，角膜基质板层之间的角膜基质细胞活性较低，可以看作是处于休眠状态。但是当角膜基质层受到损伤的时候，首先是炎症反应会导致损伤区域炎症因子 TNFa 及 IL-1 的释放，这些因子会把处于休眠状态的角膜基质细胞激活，并且分化为成纤维细胞；从上皮层释放的 TGF-b 会引发成纤维细胞分化为肌成纤维细胞。这种细胞会分泌大量的无规则的胶原纤维去填补受损伤的区域。但是这种无规则的纤维会引起光的散射，从而降低透光度，导致瘢痕的产生。因此微纳米纤维支架的仿生制备对诱导角膜组织再生有重大的意义。

6.3.1　构建角膜组织材料选择

目前常用的修复角膜组织的静电纺丝材料包括天然材料（如胶原[3, 55]、明胶[56]、壳聚糖[57]、丝素蛋白[58]等）和合成材料（如 PEG[59]、PCL[60]、PLGA[61]、PHEMA[62]等），除了单一的材料，很多天然材料和合成材料集成的复合材料也被用于组织工程角膜支架[3, 63]，如表 6-1 所示。

表 6-1　组织工程材料用于角膜组织修复

材料	细胞类型	优势	高级功能
PCL	角膜缘基质干细胞	生物相容性好，诱导细胞定向生长	正交定向拓扑结构
胶原蛋白/PVA	人角膜上皮细胞及角膜基质细胞	生物相容性及力学特性好，可以促进细胞黏附和增殖	细胞诱导
PLGA/胶原蛋白	人角膜上皮细胞及角膜基质细胞	生物相容性及力学特性好，可以促进细胞黏附和增殖	细胞共培养
PCL/GelMA	角膜缘基质干细胞	生物相容性及力学特性好	诱导角膜基质再生

6.3.2　角膜的 3D 打印构建技术

在选择合适的材料后，利用静电纺丝及近场静电纺丝技术 3D 打印构建角膜支架。上一节中提到，静电纺丝技术不能控制纤维的运动轨迹，因而得到的纤维支架都是杂乱无章的。为了模拟角膜基质定向的纤维板层结构，设计了新颖的平行双薄碟定向纤维收集装置，如图 6-8 所示。该装置由纤维收集装置及纤维去除装置组成，通过平行薄碟控制电场来收集定向的纳米纤维，通过薄碟的旋转，并配合纤维去除装置中的收集块的往复运动，最终可以将定向的纳米纤维完整收集下来。

针对定向纤维收集机理，利用麦克斯韦方程和 Ansoft Maxwell 软件分别进行了理论分析和仿真验真，如图 6-9 所示。a、b 为沉淀在两薄碟之间的纤维，a 纤维代表的是理想的定向纤维的状态，b 纤维代表的是随机分布的纤维。根据麦克斯韦电场方程可以求得薄碟 A 对纤维 b 产生的电势能 ε_A 为

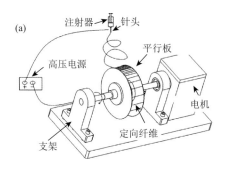
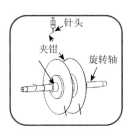

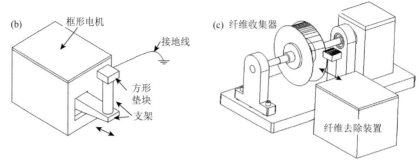

图 6-8　纤维收集装置及去除装置[46]

$$\varepsilon_{A} = \int_{0}^{H/\cos\alpha} \lambda EH\mathrm{d}H = \frac{\lambda EH^{2}}{2\cos^{2}\alpha} \tag{6-1}$$

其中，α 为 a 纤维与 b 纤维之间的夹角，$°$；H 为两薄碟 A、B 之间的距离，m；E 为两个薄碟之间的电场强度，V/m；λ 为纤维的线电荷密度，C/m。

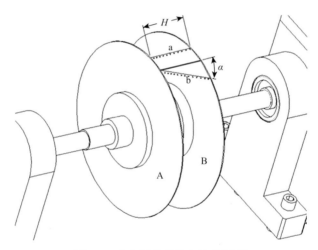

图 6-9　定向纤维收集理论分析[46]

同理可以得出，碟 B 对纤维 b 产生的电势能 ε_{B} 为

$$\varepsilon_{B} = \frac{\lambda EH^{2}}{2\cos^{2}\alpha} \tag{6-2}$$

所以，纤维 b 所受的总的电势能为以上两个电势能之和，即

$$\varepsilon_{AB} = \varepsilon_{A} + \varepsilon_{B} = \frac{\lambda EH^{2}}{\cos^{2}\alpha} \tag{6-3}$$

由式（6-3）可以看出，当 α 为 90° 时，ε_{AB} 最大，趋于无穷；当 α 为 0° 时，ε_{AB}

最小。即当 α 从 90°逐渐变为 0°时，纤维 b 所具有的电势能逐渐减小。同时，可以注意到，在 α 逐渐变小的过程中，纤维 b 的长度也在逐渐变小，因此根据能量最低定理，当物体所具有的能量最低时，状态最稳定，纤维 b 趋于 α 为 0°时的状态，即定向纤维 a 的状态。

仿真模拟则是利用 Ansoft Maxwell 电磁场分析软件进行，利用该软件可以模拟电场区域内电场线的分布，用于模拟实际过程中纤维的运动，进而验证该装置收集定向纤维的可行性。图 6-10（a）展示的是建立的仿真模型，图 6-10（b）是注射器针尖与两个薄碟之间的电场线的分布及两个薄碟之间的电场线分布。由仿真结果可以看出，纤维在到达两个薄碟之前，近乎呈直线运动，当到达两个薄碟之间时，纤维被拉向两边，定向地沉积在两个薄碟之间。通过理论分析和仿真模拟最终验证了纤维定向装置可以收集定向纤维，并揭示了其定向的机理。

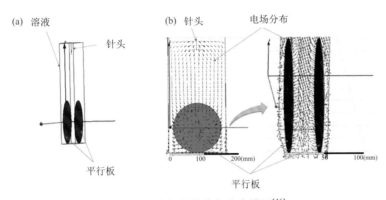

图 6-10 定向纤维收集仿真模拟[46]

6.3.3 角膜的 3D 打印模型的物理及结构表征

利用设计的新型收集装置，可以制备定向、非定向及正交定向的纳米纤维支架，如图 6-11 所示。

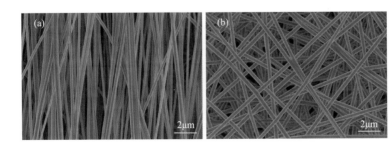

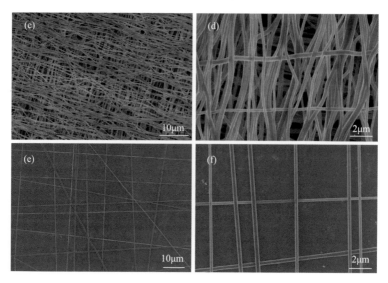

图 6-11 利用平行双薄碟收集装置制备的定向、非定向及正交定向纳米纤维支架扫描电镜图片[46]

（a）非定向纤维；（b）定向纤维；（c～f）正交定向纤维

影响纤维形态的参数有很多，包括溶液性质、可控参数和环境因素。溶液性质主要有溶液黏度、分子量、表面张力、电导率、介电常数和偶极矩等；可控参数主要有电压、溶液流速、注射器针尖与收集装置之间的距离以及收集装置的组成与结构等；环境因素主要有环境温度、湿度和空气流速等。这么多参数，若是一一研究，实验数量将会非常庞大，并且无法比较不同参数对纤维形态影响的差异，同时也无法找出最优的参数组合来获得最好的纤维形态。针对设计的特殊收集装置，本节通过设计正交试验研究薄碟转速（RSP）、两个薄碟之间的距离（DPP）以及薄碟与收集装置之间的距离（DTP）这三个参数对纤维直径和纤维定向程度的影响。

图 6-12（a）展示的是电纺得到的 9 个纳米纤维支架的 SEM 电镜图片，由该图可以看出，利用特殊设计的收集装置收集到的纤维定向程度较好，但是不同参数下得到的定向程度也有一些差异。为了量化不同样品的定向程度，用 IPP（Image Pro Plus 影像专业版）进行分析，结果如图 6-12（c）所示。其中 0°代表样品中数量最多的一簇平行纤维，将其作为标准纤维，其余纤维与标准纤维的夹角越小，表明该样品的定向程度越好。纵坐标表示在一定角度范围内的纤维数量占总纤维数的比例，即曲线越陡，峰值越大，表明该样品的定向程度越好。

为了模拟角膜基质的正交定向的纤维板层结构及板层间的糖蛋白，利用近场静电纺丝技术制备了正交定向 PECL 亚微米纤维支架，并制备模具，利用灌注的方式制备了纤维增强 GelMA 水凝胶复合支架。将纤维水凝胶冷冻干燥后进行扫描

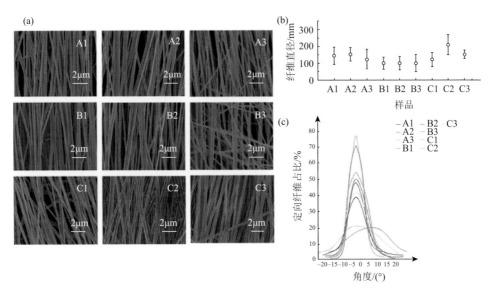

图 6-12　不同参数制备的纳米纤维支架的（a）扫描电镜图片、（b）粒径分布及（c）纤维角度
分布曲线[46]

电镜观察，如图 6-13 所示，可以看出复合支架保持较高的透光度。在 GelMA 溶液中加入少量红色的食品染料，使制备的 GelMA 水凝胶呈现红色，这样能更清楚地展现纤维水凝胶的复合结构。

在支架制备完成后，研究了不同的纤维间距对纤维水凝胶力学特性及透光度的影响，如图 6-14 和图 6-15 所示。图 6-14（a）是纤维水凝胶及脱细胞角膜的拉伸应

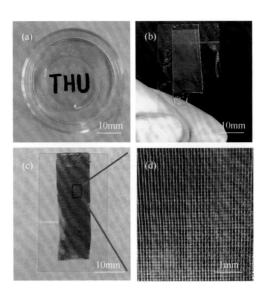

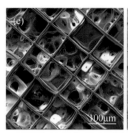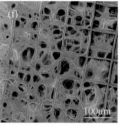

图6-13 纤维水凝胶的制备及扫描电镜图片[64]

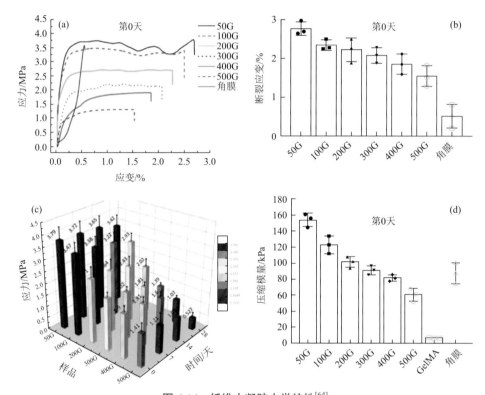

图6-14 纤维水凝胶力学特性[64]

（a）50G、100G、200G、300G、400G和500G构建体和无细胞猪角膜在PBS中孵育1h后的平均应变-应力曲线；
（b）样品的断裂应变柱状图；（c）样品在PBS中孵育0天、7天、14天和28天后的最大拉伸应力柱状图；
（d）50G、100G、200G、300G、400G和500G构建体及无细胞猪角膜和纯GelMA水凝胶的压缩模量柱状图

力应变曲线图，可以看出，纤维间距为50μm及100μm的50G及100G纤维水凝胶最大拉伸强度与天然角膜相似，其余支架的强度不能达到要求。这里，我们通过将GelMA溶液注入具有50~500μm网格支架的模具中制备纤维水凝胶，并分别命名为50G、100G、200G、300G、400G和500G。从图6-14（b）可以看出，纤维水凝胶的韧性很好，都有远超出正常角膜的断裂应变。并且纤维间距越小，复合支架的最大

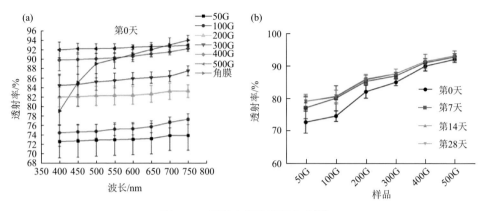

图 6-15　纤维水凝胶的透光度[64]

拉伸强度及断裂应变越大，这是由于纤维间距越小，单位面积上纤维的数量就会越多，即可以用于承担拉力的纤维越多，相应的强度就会增强。为了检测纤维水凝胶的长期的力学稳定性，将其在 37℃ PBS 中浸泡 7 天、14 天及 28 天后同样进行拉伸测试，最大的拉伸应力柱状图如图 6-14（c）所示，可以看出来，随着时间的增加，纤维水凝胶的强度会缓慢降低，但是 28 天后，50G 及 100G 的纤维水凝胶仍可以满足天然角膜的强度要求。之后进行了压缩强度的检测，压缩模量的结果如图 6-14（d）所示，可以看到，纯的 GelMA 水凝胶的抗压能力较弱，但是纤维水凝胶的抗压强度有显著的提升。尽管纤维支架本身的抗压能力不强，但是对于纤维水凝胶复合支架，当水凝胶受到竖直压力的时候，会传递到纤维支架上变成横向的拉力，由图 6-14（a）可知，纤维的拉伸强度很高，因此，纤维水凝胶的压缩模量会显著提高。

　　我们知道，天然角膜具有很高的透光度，这样保证光线可以通过，折射到视网膜上成像，因此透光度是角膜支架的一个基本要求。利用酶标仪测量的纤维水凝胶及天然角膜的透光度，如图 6-15 所示。从结果可以看到，随着纤维间距的增加，纤维水凝胶复合支架的透光度增加。在复合支架中，纤维不透明，是影响复合支架透光度的主要因素，纤维间距越大，单位面积上纤维的数量越少，因而透光度越高。之后也测量了在 37℃ PBS 浸泡不同天数后复合支架的透光度，从图 6-15（b）可以看出，随着时间的增加，透射率在缓慢增大。

6.4　打印角膜支架应用：诱导角膜组织再生

6.4.1　拓扑结构及化学因子对角膜基质细胞表型维持的影响

　　为了找出可以抑制角膜基质细胞分化、维持其表型的最优拓扑结构和化学因子组合，设计了三种不同的拓扑结构（分别是 2D 的培养皿、3D 的 GelMA 水凝胶及纤维水凝胶复合支架）及两种不同的培养基成分（含血清培养基、无血清培养基）来研究对角膜基质干细胞分化的影响。

在含血清的培养基 SC 中培养 1 周后的细胞形态及角膜成纤维细胞特异性蛋白波形蛋白的表达如图 6-16 所示。从结果可以看到，细胞在三种不同的支架上表现出不同的状态，在 2D 和 3D 上，都有表达波形蛋白，但是 100G 上基本不表达波形蛋白。这些结果表明，在含血清的培养基培养下，2D 和 3D 的支架上角膜缘基质干细胞会分化成角膜成纤维细胞，而 100G 的纤维水凝胶支架会抑制向成纤维细胞的分化。

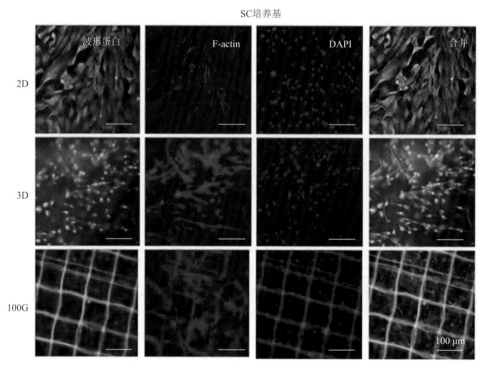

图 6-16　角膜缘基质干细胞在三种不同的拓扑结构及含血清培养基中培养 1 周后
特异性蛋白波形蛋白的表达[64]

在不含血清的培养基（SF）中培养 1 周后的细胞形态及角膜基质细胞特异性蛋白 ALDH3A1 的表达如图 6-17 所示。从结果可以看到，细胞在三种不同的支架上表现出不同的状态，但是都表达 ALDH3A1。这些结果表明，在不含血清的培养基培养下，2D、3D 及 100G 的支架上角膜缘基质干细胞都会分化成角膜基质细胞。

在体外培养 2 周后，利用 TRIzol 将细胞进行裂解，提取 RNA 进行荧光定量 PCR，检测角膜基质细胞特异性基因产物角蛋白聚糖（KERA）、ALDH3A1 及 AQP1，以及成纤维细胞特异性基因产物 THY1 的表达，如图 6-18 所示。从结果

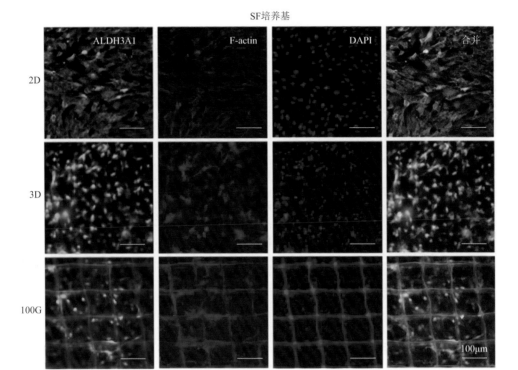

图 6-17　角膜缘基质干细胞在三种不同的拓扑结构及无血清培养基中培养 1 周后
特异性蛋白 ALDH3A1 的表达[64]

可以看出，在两种培养基下，100G 的角膜基质细胞特异性蛋白的表达都明显高于
2D 及 3D，而成纤维细胞特异性蛋白的表达都明显低于 2D 及 3D。在三种拓扑结
构上，不含血清的培养基比含血清的培养基，细胞更高地表达角膜基质细胞特异
性基因，更低地表达成纤维细胞特异性基因。综合可以看出，100G 的含纤维的拓
扑结构及不含血清的培养基成分联合可以促进角膜缘基质干细胞向角膜基质细胞
分化，抑制其向成纤维细胞分化。

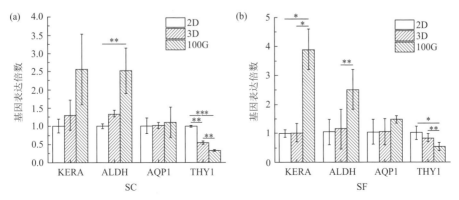

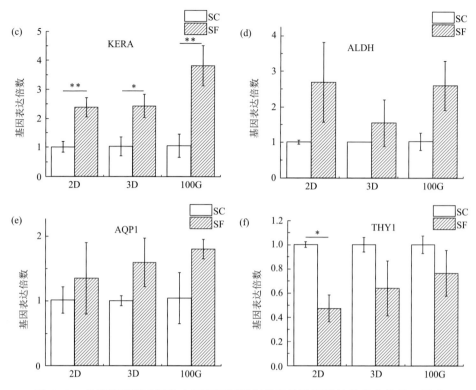

图 6-18   角膜缘基质干细胞在三种不同的拓扑结构及两种培养基中培养 2 周后
特异性基因的表达[64]

（a，b）在 SC 培养基中，KERA 和 ALDH 的表达在 3D 和 100G 构建体上均上调，在 100G 上表达较高，但 AQP1 在 3D 和 100G 上的表达没有显著差异；THY1 的表达在 3D 和 100G 中均显著下调，在 100G 中下调幅度更大，在 SF 培养基中，KERA、ALDH 在 3D 中的表达没有显著差异，但在 100G 中，这些基因的表达显著上调，THY1 的 表达在 3D 和 100G 中也都下调，100G 显著下调；（c～f）SF 培养基中 KERA、ALDH 和 AQP1 的表达在所有构 建体中均上调，而 THY1 在 SF 培养基中的表达在 3D 和 100G，在 2D 中显著

6.4.2   大鼠基质内板层移植及评估

　　利用 SD 大鼠进行了角膜基质板层内移植实验。移植的支架包括：自体角膜（对照组）、3D GelMA 水凝胶、含因子的 3D GelMA 水凝胶、纤维水凝胶、含因子的纤维水凝胶。在移植当天、1 个月和 3 个月后，用裂隙灯、光学相干断层扫描（OCT）对角膜及移植支架进行了观察，并在 1 个月和 3 个月后进行六型胶原免疫荧光染色及 HE 染色观察组织再生情况，如图 6-19～图 6-23 所示。结果表明，纤维水凝胶联合特定的化学因子可以诱导角膜基质在体内再生。

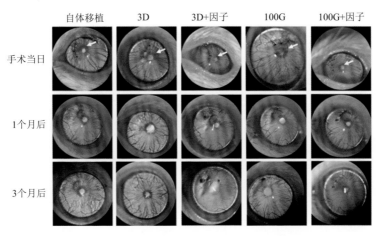

图 6-19　大鼠角膜基质内板层移植——裂隙灯观察[64]

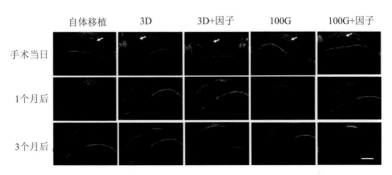

图 6-20　大鼠角膜基质内板层移植——OCT 观测[64]

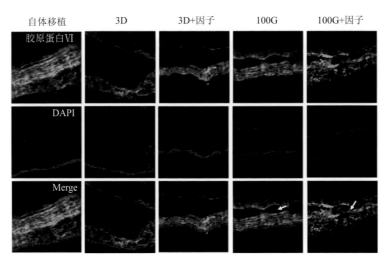

图 6-21　移植一个月后六型胶原免疫荧光染色[64]

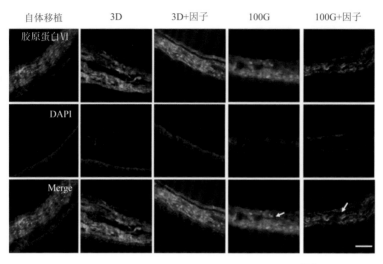

图 6-22　移植三个月后六型胶原免疫荧光染色[64]

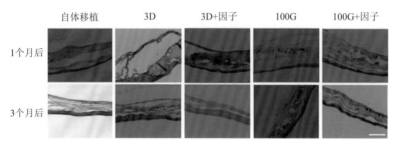

图 6-23　移植一个月和三个月后 HE 染色[64]

6.5　总结与展望

6.5.1　总结

微纳米纤维由于其不同于宏观材料的独特的理化特性，目前已经成为一个前沿的研究方向和研究热点。最常用于制备微纳米纤维的生物 3D 打印技术主要包括挤出式 3D 打印技术、微流控纺丝技术、静电纺丝及近场静电纺丝技术。挤出式 3D 打印技术是以凝胶微丝为基本结构单元，通过合适的驱动力将材料挤出成微米级的纤维丝并进行层层堆积，其优势在于设备操作简易、打印环境温和，适于制备含有细胞的水凝胶支架，打印材料的普适性强，可以打印很多不同的材料；但是挤出式 3D 打印受限于打印精度低。微流控纺丝技术通过对微流体和微流道的控制可以实现对组分和形貌时空可控的微纳米纤维的制备，但是利用该技术形成的纤维的组装较难,很难制备出所需的特定相貌的纤维支架。静电纺丝技术是聚合物溶液或熔体在高压电场力的作用下进行喷射拉伸而形成纳米级纤维的一种技术,其优势在于设备及操控简单,制备的纳米纤维理化特性可控,并且由于具有很高的比表面积,可以很好地模拟天然组织细胞外基质的结构;但是由于存在射流的弯曲不稳定性,纤维的可控沉积较差。近场静电纺丝技术由静电纺丝技术衍生而来,通过缩短针头和收集装置之间的距离,可以有效地避免射流的弯曲不稳定,因而纤维的可控性高,可以制备具有任意形貌的纤维支架,和挤出式 3D 打印相似,但是打印精度远高于挤出式 3D 打印。

由于角膜组织细胞外基质的主要成分为胶原纤维,因而生物 3D 打印微纳米纤维技术是制备组织工程角膜支架的一个主要的方法。在以上最常用的生物 3D 打印技术中,由于挤出式 3D 打印的打印精度较低,微流控纺丝技术对图案化纤维支架的可控制备较难,因而本章主要聚焦于静电纺丝及近场静电纺丝技术在角膜组织的应用。首先,是材料的选择。天然材料由于其生物相容性好,是制备组织工程支架的最佳选择,但是天然材料力学性能较差,因而目前很多研究将天然材料和力学性能稳定可控的合成材料集成进行电纺,得到力学性能和生物相容性都较好的复合支架。其次,是设备的开发。为了模拟角膜的定向纤维的结构,研究人员制备不同的静电纺丝收集装置,通过控制电场的分布来调控纤维定向的沉积;或通过近场静电纺丝技术制备正交定向的纤维支架。之后,需要对制备的支架进行表征,包括力学特性、透光度、溶胀等特性,优化制备参数,使得支架各方面的性能都能模拟天然角膜。最后,利用纤维的拓扑结构抑制角膜基质向成纤维细胞分化,并最终实现角膜基质在体外的诱导再生。

6.5.2 展望

3D 打印构建角膜未来可能的发展方向如下。

(1)打印同时含有角膜上皮层、基质层及内皮层的仿生支架。

角膜主要由三部分组成,分别为上皮层、基质层及内皮层。上皮层的主要作用是防止细菌和病毒的入侵,保护角膜内部的组织和微结构。基质层是由正交定向的纳米纤维板层组成,这种定向的结构不仅可以保证角膜的透明,还是保持角膜机械强度的重要因素。内皮层在角膜中主要起到"泵"的作用,可以将养分和液体从房水渗透到角膜中,同时还可以反方向将废液排到房水中。因此,这三部分对角膜整体的稳态维持都非常重要。但是目前较少有研究制备出同时仿生这三部分的支架,因此打印同时含有角膜上皮层、基质层及内皮层的仿生支架是未来的一个研究方向。

(2)制备出材料/结构/性能都接近于天然角膜的支架。

对于体外构建角膜模型,需要做到材料仿生及结构仿生。天然角膜细胞外基质的主要成分是胶原，因此胶原是构建角膜模型的最优选择。但是目前通过 3D 打印或是其他的方式制备的胶原纤维支架或胶原水凝胶力学强度远远达不到天然角膜的性能，只能通过与性能好的合成材料相结合等方式来改善这一缺陷，但是这种方式会降低支架的生物相容性。因此构建角膜模型的挑战之一是如何制备性能及材料都能仿生的支架。

构建角膜模型的另一个挑战在于结构仿生，即如何仿生角膜基质层复杂的纳米结构。角膜基质层的正交定向的纳米纤维板层结构不仅可以保证整个角膜的力学强度，还是角膜可以保持透明的主要原因之一。但是目前还没有技术可以真正实现这种结构的制备。因此，制备出材料/结构/性能都接近于天然角膜的支架是未来一个主要的发展方向。

参 考 文 献

[1] Costa-Almeida R，Gasperini L，Borges J，Babo P，Rodrigues M，Mano J，Reis R，Gomes M. Microengineered multicomponent hydrogel fibers：combining polyelectrolyte complexation and microfluidics. ACS Biomaterials Science & Engineering，2017，3（7）：1322-1331.

[2] Ghezzi C E，Marelli B，Omenetto F G，Funderburgh J L，Kaplan D L. 3D Functional corneal stromal tissue equivalent based on corneal stromal stem cells and multi-layered silk film architecture. PLoS One，2017，12（1）：0169504.

[3] Kong B，Sun W，Chen G，Tang S，Li M，Shao Z，Mi S. Tissue-engineered cornea constructed with compressed collagen and laser-perforated electrospun mat. Scientific Reports，2017，7（1）：970.

[4] Sani E S，Kheirkhah A，Rana D，Sun Z，Foul sham W，Sheikhi A，Khademhossenini A，Dana R，Annabi N. Sutureless repair of corneal injuries using naturally derived bioadhesive hydrogels. Science Advances，2019，5（3）：eaav1281.

[5] Rizwan M，Peh G S，Ang H P，Lwin N C，Yim E K F. Sequentially-crosslinked bioactive hydrogels as nano-patterned substrates with customizable stiffness and degradation for corneal tissue engineering applications. Biomaterials，2017，120：139-154.

[6] Wilson S L，Sidney L E，Dunphy S E，Rose J，Hopkinson A. Keeping an eye on decellularized corneas: a review of methods，characterization and applications. Journal of Functional Biomaterials，2013，4（3）：114-161.

[7] Guillemette M D，Cui B，Emmanuel R，Robert G，Giasson C J，Esch M B，Patrick C，Alexandre D，Michel D，Mehmet T. Surface topography induces 3D self-orientation of cells and extracellular matrix resulting in improved tissue function. Integrative Biology，2009，1（2）：196-204.

[8] Wu J，Du Y，Watkins S C，Funderburgh J L，Wagner W R. The engineering of organized human corneal tissue through the spatial guidance of corneal stromal stem cells. Biomaterials，2012，33（5）：1343-1352.

[9] Wang S，Ghezzi C E，Gomes R，Pollard R E，Funderburgh J L，Kaplan D L. *In vitro* 3D corneal tissue model with epithelium，stroma，and innervation. Biomaterials，2017，112：1-9.

[10] Wilson S L，Wimpenny I，Ahearne M，Rauz S，Haj A J E，Yang Y. Chemical and topographical effects on cell differentiation and matrix elasticity in a corneal stromal layer model. Advanced Functional Materials，2012，22（17）：3641-3649.

[11] Wu Z，Su X，Xu Y，Kong B，Sun W，Mi S. Bioprinting three-dimensional cell-laden tissue constructs with

controllable degradation. Scientific Reports，2016，6：24474.

[12]　Murphy S V，Atala A. 3D bioprinting of tissues and organs. Nature Biotechnology，2014，32（8）：773-785.

[13]　Jun Y，Kang E，Chae S，Lee S H. Microfluidic spinning of micro-and nano-scale fibers for tissue engineering. Lab on a Chip，2014，14（13）：2145-2160.

[14]　Ke P，Jiao X N，Ge X H，Xiao W M，Yu B. From macro to micro：structural biomimetic materials by electrospinning. RSC Advances，2014，4（75）：39704-39724.

[15]　Hochleitner G，Hümmer J F，Luxenhofer R，Jürgen G. High definition fibrous poly（2-ethyl-2-oxazoline）scaffolds through melt electrospinning writing. Polymer，2014，55（20）：5017-5023.

[16]　Ozbolat I T，Hospodiuk M. Current advances and future perspectives in extrusion-based bioprinting. Biomaterials，2016，76：321-343.

[17]　Chung J H Y，Naficy S，Yue Z，Kapsa R，Quigley A，Moulton S E，Wallace G G. Bio-ink properties and printability for extrusion printing living cells. Biomaterials Science，2013，1（7）：763-773.

[18]　Yan Y，Wang X，Pan Y，Kapsa R，Quigley A，Moulton S E，Wallace G G. Fabrication of viable tissue-engineered constructs with 3D cell-assembly technique. Biomaterials，2005，26（29）：5864-5871.

[19]　Ouyang L，Yao R，Zhao Y，Sun，W. Effect of bioink properties on printability and cell viability for 3D bioplotting of embryonic stem cells. Biofabrication，2016，8（3）：035020.

[20]　Liu Y，Hamid Q，Snyder J，Wang C，Sun W. Evaluating fabrication feasibility and biomedical application potential of *in situ* 3D printing technology. Rapid Prototyping Journal，2016，22（6）：947-955.

[21]　Colosi C，Shin S R，Manoharan V，Massa S，Costantini M，Barbetta A，Dokmeci M R，Dentini M，Khademhosseini A. Microfluidic bioprinting of heterogeneous 3D tissue constructs using low-viscosity bioink. Advanced Materials，2016，28（4）：677-684.

[22]　Gao Q，He Y，Fu J Z，Liu A，Ma L. Coaxial nozzle-assisted 3D bioprinting with built-in microchannels for nutrients delivery. Biomaterials，2015，61：203-215.

[23]　Yeo M，Lee J S，Chun W，Kim G H. An innovative collagen-based cell-printing method for obtaining human adipose stem cell-laden structures consisting of core-sheath structures for tissue engineering. Biomacromolecules，2016，17（4）：1365-1375.

[24]　Pfister A，Landers R，Laib A，Hübner U，Schmelzeisen R，Mülhaupt R. Biofunctional rapid prototyping for tissue-engineering applications：3D bioplotting versus 3D printing. Journal of Polymer Science Part A：Polymer Chemistry，2004，42（3）：624-638.

[25]　Chang R，Nam J，Sun W. Effects of dispensing pressure and nozzle diameter on cell survival from solid freeform fabrication-based direct cell writing. Tissue Engineering Part A，2008，14（1）：41-48.

[26]　Nair K，Gandhi M，Khalil S，Yan K C，Marcolongo M，Barbee K，Sun W. Characterization of cell viability during bioprinting processes. Biotechnology Journal，2009，4（8）：1168-1177.

[27]　Whitesides G M. The origins and the future of microfluidics. Nature，2006，442（7101）：368-373.

[28]　DeMello A J. Control and detection of chemical reactions in microfluidic systems. Nature，2006，442（7101）：394-402.

[29]　Hwang C M，Park Y，Park J Y，Lee K，Sun K，Khademhosseini A，Lee S H. Controlled cellular orientation on PLGA microfibers with defined diameters. Biomed Microdevices，2009，11（4）：739-746.

[30]　Yu Y，Wei W，Wang Y，Xu C，Guo Y，Qin J. Simple spinning of heterogeneous hollow microfibers on chip. Advanced Materials，2016，28（31）：6649-6655.

[31]　Jung J H，Choi C H，Chung S，Chung Y M，Lee C S. Microfluidic synthesis of a cell adhesive Janus polyurethane

microfiber. Lab on a Chip，2009，9（17）：2596-2602.

[32] Thangawng A L，Howell P B，Richards J J，Erickson J S，Ligler F S. A simple sheath-flow microfluidic device for micro/ nanomanufacturing: fabrication of hydrodynamically shaped polymer fibers. Lab on a Chip，2009，9（21）：3126.

[33] Shao L，Gao Q，Zhao H，Xie C，Fu J，Liu Z，Xiang M，He Y. Fiber-based mini tissue with morphology-controllable GelMA microfibers. Small，2018，14（44）：e1802187.

[34] Huang Z M，Zhang Y Z，Kotaki M，Ramakrishna S. A review on polymer nanofibers by electrospinning and their applications in nanocomposites. Composites Science and Technology，2003，63（15）：2223-2253.

[35] Sun Z，Zussman E，Yarin A L，Wendorff J H，Greiner A. compound core-shell polymer nanofibers by co-electrospinning. Advanced Materials，2003，15（22）：1929-1932.

[36] Reznik S N，Yarin A L，Theron A，Zussman E. Transient and steady shapes of droplets attached to a surface in a strong electric field. Journal of Fluid Mechanics，2004，516：349-377.

[37] Theron S A，Zussman E，Yarin A L. Experimental investigation of the governing parameters in the electrospinning of polymer solutions. Polymer，2004，45（6）：2017-2030.

[38] Wang L，Yu Y，Chen P C，Zhang D W，Chen C H. Electrospinning synthesis of C/Fe_3O_4 composite nanofibers and their application for high performance lithium-ion batteries. Journal of Power Sources，2008，183（2）：717-723.

[39] Sill T J，von Recum H A. Electrospinning: applications in drug delivery and tissue engineering. Biomaterials，2008，29（13）：1989-2006.

[40] Yang G，Li X，He Y，Ma J，Ni G，Zhou S. From nano to micro to macro: electrospun hierarchically structured polymeric fibers for biomedical applications. Progress in Polymer Science，2018，81：80-113.

[41] Yang F，Murugan R，Wang S，Ramakrishna S. Electrospinning of nano/micro scale poly（L-lactic acid）aligned fibers and their potential in neural tissue engineering. Biomaterials，2005，26（15）：2603-2610.

[42] Zhong S P，Teo W E，Zhu X，Beuerman R W，Ramakrishna S，Yung L Y L. An aligned nanofibrous collagen scaffold by electrospinning and its effects on *in vitro* fibroblast culture. Journal of Biomedical Materials Research Part A，2006，79（3）：456-463.

[43] Lee C H，Shin H J，Cho I H，Kang Y M，Kim I A，Park K D，Shin J W. Nanofiber alignment and direction of mechanical strain affect the ECM production of human ACL fibroblast. Biomaterials，2005，26（11）：1261-1270.

[44] Sun B，Jiang X J，Zhang S，Zhang J C，Li Y F，You Q Z，Long Y Z. Electrospun anisotropic architectures and porous structures for tissue engineering. Journal of Materials Chemisty B，2015，3（27）：5389-5410.

[45] Kakade M V，Givens S，Gardner K，Lee K H，Chase D B，Rabolt J F. Electric field induced orientation of polymer chains in macroscopically aligned electrospun polymer nanofibers. Journal of the Americal Society，2007，129（10）：2777-2782.

[46] Mi S，Kong B，Wu Z，Sun W，Xu Y，Su X. A novel electrospinning setup for the fabrication of thickness-controllable 3D scaffolds with an ordered nanofibrous structure. Materials Letters，2015，160：343-346.

[47] Kong B，Mi S. Electrospun scaffolds for corneal tissue engineering: a review. Materials（Basel），2016，9（8）：E614.

[48] He X X，Zheng J，Yu G F，You M H，Yu M，Ning X，Long Y Z. Near-field electrospinning: progress and applications. Journal of Physical Chemistry C，2017，121（16）：8663-8678.

[49] Brown T D，Dalton P D，Hutmacher D W. Direct writing by way of melt electrospinning. Advanced Materials，2011，23（47）：5651-5657.

[50] Muerza-Cascante M L，Haylock D，Hutmacher D W，Dalton P D. Melt electrospinning and its technologization in

tissue engineering. Tissue Engineering Part B，2015，21（2）：187-202.

[51]　Dondossola E，Holzapfel B M，Alexander S，Filippini S，Hutmacher D W，Friedl P. Examination of the foreign body response to biomaterials by nonlinear intravital microscopy. Nature Biomedical Engineering，2016，1：0007.

[52]　Robinson T M，Hutmacher D W，Dalton P D. The next frontier in melt electrospinning：taming the jet. Advanced Functional Materials，2019，29（44）：1904664.

[53]　Dalton P D，Woodfield T B，Mironov V，Groll J. Advances in hybrid fabrication toward hierarchical tissue constructs. Advanced Science，2020，7（11）：1902953.

[54]　Chen Z，You J，Liu X，Cooper S，Hodge C，Sutton G，Crook J M，Wallace G G. Biomaterials for corneal bioengineering. Biomedical Materials，2018，13（3）：032002.

[55]　Wu Z，Kong B，Liu R，Sun W，Mi S. Engineering of corneal tissue through an aligned PVA/Collagen composite nanofibrous electrospun scaffold. Nanomaterials（Basel），2018，8（2）：124.

[56]　Luo L J，Lai J Y，Chou S F，Hsueh Y J，Ma D H K. Development of gelatin/ascorbic acid cryogels for potential use in corneal stromal tissue engineering. Acta Biomaterialia，2018，65：123-136.

[57]　Ozcelik B，Brown K D，Blencowe A，Daniell M，Stevens G W，Qiao G G. Ultrathin chitosan-poly（ethylene glycol） hydrogel films for corneal tissue engineering. Acta Biomaterialia，2013，9（5）：6594-6605.

[58]　Lawrence B D，Marchant J K，Pindrus M A，Daniell M，Stevens G W，Qiao G G. Silk film biomaterials for cornea tissue engineering. Biomaterials，2009，30（7）：1299-1308.

[59]　Garagorri N，Fermanian S，Thibault R，Ambrose W M，Schein O D，Chakravarti S，Elisseeff J. Keratocyte behavior in three-dimensional photopolymerizable poly（ethylene glycol）hydrogels. Acta Biomaterialia，2008，4（5）：1139-1147.

[60]　Bakhshandeh H，Soleimani M，Hosseini S S，Hashemi H，Shabani I，Shafiee A，Nejad H，Erfan M，Dinarvand R，Atyabi F. Poly（epsilon-caprolactone）nanofibrous ring surrounding a polyvinyl alcohol hydrogel for the development of a biocompatible two-part artificial cornea. International Journal of Nanomedicine，2011，6：1509-1515.

[61]　Pratoomsoot C，Tanioka H，Hori K，Kawasaki S，Kinoshita S，Tighe P J，Dua H，Shakesheff K M，Rose F R A. A thermoreversible hydrogel as a biosynthetic bandage for corneal wound repair. Biomaterials，2008，29（3）：272-281.

[62]　Wallace C，Jacob J T，Stoltz A，Bi J，Bundy K. Corneal epithelial adhesion strength to tethered-protein/peptide modified hydrogel surfaces. Journal of Biomedical Materials Research Part A，2005，72（1）：19-24.

[63]　Rafat M，Li F，Fagerholm P，Lagali N S，Watsky M A. PEG-stabilized carbodiimide crosslinked collagen-chitosan hydrogels for corneal tissue engineering. Biomaterials，2008，29（29）：3960-3972.

[64]　Kong B，Chen Y，Liu R，Liu X，Liu C，Shao Z，Xiong L，Liu X，Sun W，Mi S. Fiber reinforced GelMA hydrogel to induce the regeneration of corneal stroma. Nature Communications，2020，11（1）：1435.

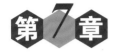

第7章

>>

生物 3D 打印构建血管化心肌组织结构及应用

心脏是血液循环系统的动力器官，通过昼夜不息地收缩和舒张，推动血液在循环系统中流动，向人体各组织/器官提供氧和营养物质，起着维持人体生命活动的重要作用。心脏作为人体代谢最旺盛的器官之一，很容易因缺氧而死亡，其供血依赖于自身的冠状动静脉。如图 7-1 所示，当动脉粥样硬化或血栓等冠状动脉病变引起局部血流急剧减少或中断时，周围区域的心肌细胞缺血性坏死，即心梗[1]。由于成体心肌细胞为终末分化细胞，增殖能力极其有限，因此心肌组织一旦受损将无法再生，逐渐变成瘢痕化的纤维组织。同时，心室壁变薄，心肌代偿性肥大，进一步加重健康区域心肌细胞的负荷，从而造成梗死区域扩大。该病理过程不可逆，最终演变为充血性心力衰竭[2]。

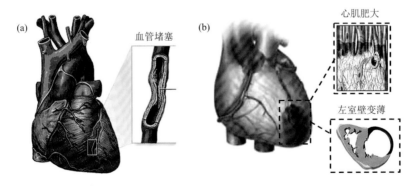

图 7-1 缺血性心梗的发病机理：（a）冠状动脉病变引起心肌缺血性死亡；（b）心梗后心室壁变薄，心肌代偿性肥大[1]

过去几十年，心脏病一直是人类健康的头号杀手。据统计（图 7-2），2017 年美国死亡人口中有 23% 死于心脏疾病，癌症在死亡原因中排在第二位（21.3%）。

我国心脏相关疾病的患者超过两千万，每年有超过一百万人死于心脏病。随着社会老龄化，心脏疾病中心肌衰竭的发病率和死亡率有持续上升的趋势[3]。目前临床上治疗心肌衰竭的有效办法是心脏移植。该方法虽然可以延长患者生命，但存在着诸如免疫排斥反应、供体来源有限及术后并发症等问题，众多的心脏病患者仍缺乏有效的治疗手段[4]。

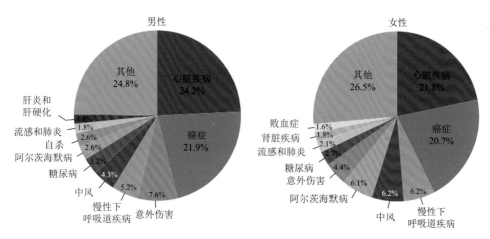

图 7-2　2017 年美国死亡数据统计[3]

组织工程再生医学作为一门新兴交叉科学，通过在体外构建具有仿生结构与功能的人工组织，来修复、替代病损的组织与器官[5]。目前组织工程产品已经在皮肤、骨/软骨、膀胱、血管和肝脏等领域得到应用，为人类治疗各种组织/器官损伤提供了新的手段。心肌组织工程作为心脏疾病的替代治疗手段，正受到越来越多的关注，有着迫切的临床需求和广阔的应用前景[6]。

心肌组织工程的主要目标是通过体外构建具有仿生结构和功能的组织工程心肌，来替代和修复病损的心肌组织。一般而言，工程化心肌组织能够进行移植并实现心梗修复需要以下条件：①无免疫反应，避免造成心肌细胞的死亡；②与宿主心脏建立力电特性耦合，避免造成心律不齐；③具有合适的机械性能，能够适应宿主心脏中复杂的力学环境。

心肌组织工程经典的三要素为支架（scaffold）、细胞（cell）和生长因子（growth factor）[7]。在三要素的框架下，体外心肌的构建主要包括下面步骤（图 7-3）。

（1）细胞提取与扩增：获取合适的心肌细胞（CMs）来源，包括直接提取的原代心肌细胞，或者胚胎干细胞（embryonic stem cells，ESCs）、人诱导多能干细胞（human induced pluripotent stem cells，hiPSCs）等分化来源的心肌细胞[8]。

（2）细胞复合结构的构建：选择合适的生物材料制造支架，将心肌细胞和支架按照特定的工艺复合成形，得到具有特定结构的心肌细胞/支架复合结构。

（3）体外培养与训练：将心肌细胞/支架复合结构转移到生物反应器中，经过静态培养或动态培养（如灌注、力/电场刺激等）后，可以促进类心肌的功能成熟，进而提高体内移植时，与宿主心肌组织的连接以及心梗修复的效果[9]。

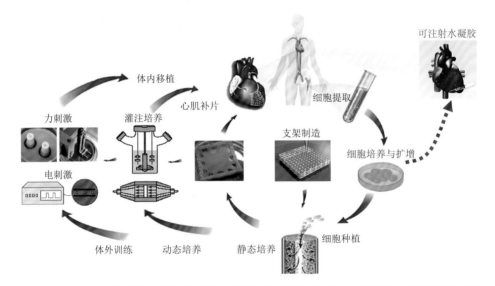

图 7-3 工程化心肌构建的经典技术路线，包括细胞提取与扩增、支架制造、细胞种植和体外培养等步骤[10]

经过数十年的快速发展，工程化心肌组织的体外构建涌现了很多新的技术，包括细胞-凝胶液态铸模技术[11]、细胞片层技术[12]、生物 3D 打印[8]和细胞组装技术[13]，以及将细胞和凝胶材料混合后直接注射到心梗部位的原位再生技术[14]等。其中生物 3D 打印技术允许将细胞和生物材料在空间实施打印组装，从而构建具有复杂形态和结构的生物组织，已经成为心肌组织体外构建中的前沿研究热点。

本章将介绍生物 3D 打印技术在心肌组织工程中的研究进展和应用。本章首先总结并回顾 3D 打印心肌组织技术进展，介绍主流的微挤出式打印技术，其具有材料适用广、多细胞/材料打印的特点；同时介绍新兴的悬浮打印策略，在悬浮介质中进行大尺度、复杂尺度心肌组织的打印，其具有打印结构不易坍塌、打印速度大幅提升、适用于低黏度生物墨水等优点；并进一步介绍高细胞密度打印的最新研究工作。然后，本章将介绍血管化功能性心肌组织的打印工作，通过设计兼具取向结构和类血管通道的仿生支架，模拟天然心肌组织的各向异性特征和血管分布，并成功构建具有血管化通道的心肌组织，对于心肌修复、药物开发和病理模型构建等研究具有应用意义。最后，本章对 3D 打印心肌组织所面临的关键挑战，包括大规模心肌细胞的制备和成熟、功能性生物墨水的设计与新型打印策略等给出初步展望。

7.2　3D 打印心肌组织技术进展

7.2.1　微挤出式打印在心肌组织构建的应用

由于材料适用范围广，微挤出式打印逐渐成为主流的生物 3D 打印技术之一，在心肌组织的体外构建中得到了广泛的应用。Roberto 等将心肌祖细胞（CPCs）和海藻酸盐共混，通过微挤出式打印技术构建了 200mm×150mm 的网格状凝胶结构 [图 7-4（a）和（b）]，打印后的心肌祖细胞具有较高的活性和蛋白表达[15]，大鼠体内移植后也显示出良好的心肌活性，收缩功能也得到改善[16]。Wang 等将新生大鼠心肌细胞包裹在纤维蛋白凝胶中，通过微挤出打印构建了 3D 片状心肌组织 [图 7-4（c）和（d）]，培养 3 周后，观察到心肌细胞分布密集且排列一致，整个心肌组织表现出同步而有力的收缩，且对肾上腺素和卡巴胆碱产生典型性的生理反应，并且验证了抑制 Notch 信号可以加速心肌组织的发育和成熟[17]。为提

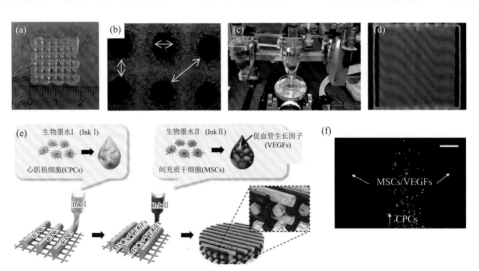

图 7-4　3D 打印凝胶结构的工程化心肌组织：（a）将心肌祖细胞包裹在凝胶材料中，打印网格状结构；（b）细胞在凝胶结构中的存活情况[16]；（c）多喷头的微挤出式 3D 打印设备；（d）使用载细胞的生物墨水打印心肌补片[17]；（e）两种细胞形成的生物墨水同步打印心肌补片的示意图；（f）红绿荧光标记的两种细胞在凝胶结构中的分布情况[19]

高生物材料的导电性能，将心肌细胞和掺有金纳米棒（GNR）的 GelMA 凝胶混合形成生物墨水，通过微挤出工艺并结合紫外光照射构建 3D 网格状凝胶结构，心肌细胞表现出了良好的活性和自发收缩能力[18]。

由于微挤出式打印技术具有多材料/喷头的优势，可以更方便地使用多种细胞和凝胶材料形成异质的凝胶结构，来实现心肌组织的血管化及功能化。Jang 等将脱细胞外基质（dECM）凝胶分别和心肌祖细胞、添加促血管内皮生长因子（VEGFs）的间充质干细胞（MSCs）混合，通过微挤出式打印技术构建了多细胞的 3D 片状凝胶结构，移植到大鼠体内后，显示出良好的心肌修复效果，并且可以促进血管生成 [图 7-4（e）和（f）][19]。Maiullari 等将多能诱导干细胞分化来源心肌细胞（iPSC-CMs）和内皮细胞（ECs）分别包裹在海藻酸盐/PEG-纤维蛋白原凝胶中，打印了网格状的多细胞-凝胶结构，并证明打印的预血管化组织可以有效地与宿主心脏的血管吻合[20]。

7.2.2 悬浮打印在心肌组织构建的应用

为了克服现有微挤出式打印在大尺寸、高精度组织结构构建上的局限，悬浮打印应运而生，标志着基于微挤出式的 3D 打印迎来了新的突破[21]。悬浮打印是在传统微挤出式打印的基础上增加了悬浮介质，即喷头在悬浮介质中打印。打印是否成功与悬浮介质的特性有着很大的关系。

（1）悬浮介质在没有施加外力或施加外力很小的时候表现出固体的特性，从而实现打印结构的自支撑。

（2）当打印喷嘴运动时，产生的屈服应力引发悬浮介质的流动，表现出液体的特性。

（3）在打印喷嘴经过后，由于悬浮介质的自愈性，其微观结构能够自发地恢复，从而保证打印结构的实现[22]。

按照牺牲原理，悬浮打印可以分为两种用途：①打印过程中悬浮介质用作辅助，结束后提取打印结构，通常用来提取打印结构的方法有升温熔化悬浮介质、稀释悬浮介质、改变 pH 降解悬浮介质、酶降解法分解悬浮介质 [图 7-5（a）]；②去除打印结构，保留悬浮介质，可用于血管化组织结构的构建 [图 7-5（b）][23]。

相比于现有的微挤出式 3D 打印，悬浮打印只需要额外添加一个悬浮介质即可，这使得悬浮打印具有简洁易用的特点 [图 7-6（a）]。悬浮打印的优点还包括打印结构不易坍塌、打印速度大幅提升和打印材料不存在脱水问题[24]。如图 7-6（b）所示，悬浮介质的材料特性有利于生物墨水在 3D 空间的全方向打印，而不局限于传统 3D 打印"自下而上"式的逐层沉积，这为解决血管化心肌组织的构建提供了很好的途径[25]。

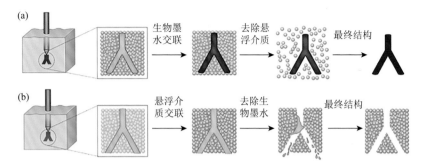

图 7-5　悬浮打印的两种用途：（a）打印完成后，固化打印结构并去除悬浮介质；（b）打印完成后，固化悬浮介质并去除打印结构[23]

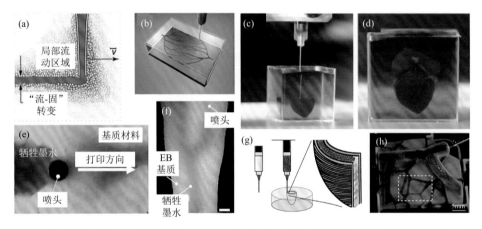

图 7-6　在悬浮介质中 3D 打印仿生心肌和心脏：（a）悬浮打印的基本原理；（b）全方向 3D 打印血管网络；（c，d）3D 打印含细胞的完整心脏结构[8]；（e）在类器官微球介质中进行悬浮打印；（f）打印后，在类器官微球悬浮介质中去除明胶结构得到通道[28]；（g）通过 FRESH 技术3D 打印含高细胞密度的心室结构；（h）3D 打印出含血管的左心室结构[29]

　　另外，传统的微挤出式打印通常使用高黏度的生物墨水来保证打印结构的稳定沉积，高黏度墨水产生的剪切力会使细胞在打印中受损，而采用悬浮打印则可以使用低黏度的生物墨水，依靠悬浮介质来支撑打印结构，从而能够有效确保打印后细胞的存活率[26]。因此，悬浮打印可以实现打印传统微挤出式 3D 打印无法打印的胶原、纤维蛋白等细胞外基质材料及具有非自支撑结构特征的仿生组织[27]。

　　Noor 等通过对人体左心室的 μCT 数据重构得到 3D 模型，通过悬浮打印技术[图 7-6（c）]，首次成功打印出一个具有细胞、血管、心室和心房的完整心脏模型，相当于兔子心脏的大小[图 7-6（d）][8]。然而打印出的人工心脏并不能同步收缩，不具有泵血功能。

仿生心肌和心脏的功能离不开接近组织样的心肌细胞密度。由于心肌细胞不可增殖，心肌细胞的密度主要依赖于初始打印时的密度。为此，Lewis 等基于悬浮打印策略开发了 SWIFT 工艺：首先制备并扩增得到高密度的类器官（organoids）微球，在 4℃下将类器官微球通过离心压实，此时表现出悬浮介质的特性；将明胶在类器官微球悬浮介质中进行全方位直写打印，打印完成后在 37℃下，将明胶熔化得到微通道［图 7-6（e）］；然后灌注内皮细胞悬液，形成血管化的心肌组织，其具有良好的细胞活性并出现一致性收缩，并能够响应电场和药物刺激［图 7-6（f）］[28]。

Lee 等进一步基于悬浮打印策略开发了 FRESH 技术[29]，采用载有 hiPSC-CMs 的胶原作为生物墨水，利用 pH 的快速变化，可使挤压出的胶原快速凝固并实现精确控制。为了提高打印的心肌细胞密度，采用心肌细胞和胶原的同步打印策略，即将高密度的心肌细胞悬液填充在胶原层内［图 7-6（g，h）］，成功打印出一个左心室模型，其有着良好的收缩能力和钙调控特性，观察到了心律不齐相关的电生理行为和心室收缩现象，同时打印出一个不含细胞的人体心脏胶原模型，证明 FRESH 技术具有打印大型结构的巨大潜力。

目前常规 3D 打印心肌组织的策略主要是采用多能干细胞分化来源的心肌细胞或原代心肌细胞，由于心肌细胞不具有增殖能力，因此打印的结构往往难以达到心脏真正发挥作用所需的心肌细胞密度（$10^8 \sim 10^9$ 个/mL）。目前出现了一种新的方式，即先打印出含干细胞的 3D 结构，利用干细胞的原位增殖特性，将细胞扩增到组织样密度，然后再分化为心肌细胞［图 7-7（a）］。基于这种策略，最近 Ogle 等优化了由细胞外基质制成的生物墨水，将生物墨水与人诱导多能干细胞结合并直接 3D 打印了心室结构［图 7-7（b）］；体外培养 14 天，干细胞在结构中被扩展到接近于天然心脏组织的高细胞密度（约 10^8 个/mL），然后再诱导分化为心肌细胞［图 7-7（c）］，在不到一个月的时间内，打印的左心室结构可以同步跳动并建立腔室压力，像活泵一样使液体运转［图 7-7（d）］，同时免疫荧光染色结果表明诱导分化出的心肌细胞已趋近功能成熟［图 7-7（e）］[30]。

(a) 3D打印 第0天	原位增殖 第0~14天	心肌分化 第14~38天	诱导成熟 第38天后
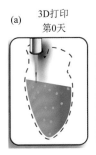	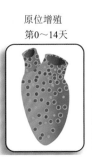	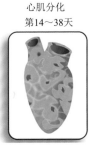	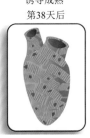

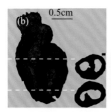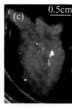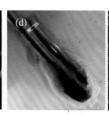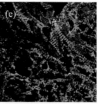

图 7-7 基于干细胞原位增殖-分化技术，悬浮打印出高细胞密度的左心室结构：（a）基于细胞外基质的生物墨水，打印人诱导多能干细胞，并使多能干细胞增殖扩增到组织样密度，然后分化为心肌细胞；（b）人腔心脏泵（hChaMP）的设计模板，来自于对人体心脏的磁共振成像扫描，该心脏被缩小为 1/10（其最长轴处为 1.3cm，类似于老鼠心脏的大小）；（c）打印的封闭的囊状结构，有一个液体入口和一个液体出口；（d）hChaMP 同步跳动，建立压力，并像活泵一样使墨水运转；（e）打印人体心室的免疫荧光染色结果[30]

7.3 血管化心肌组织的打印

7.3.1 仿生结构心肌支架设计

天然心肌组织主要由心肌纤维束和遍布其间的血管、神经以及淋巴结等构成。其中，心肌细胞定向排列并相互连接形成心肌纤维束，使得整个心肌层呈螺旋状排列，并且具有取向化排列的特点。在心肌细胞外基质中，胶原纤维裹覆在心肌细胞束周围，并引导、约束细胞的定向排列，与心肌特有的收缩性能密切相关，在心肌细胞收缩力、细胞间电信号的传导以及维持心脏的正常功能等方面起着重要作用[31]。

另外，心脏持续不断的泵血作用离不开心脏内部复杂的血管网络，主要由冠状动/静脉、小动/静脉、微动/静脉与毛细血管等分级血管构成[32]。冠状动/静脉布满了心脏外表面，接近垂直地穿透心肌层，不断分支发散形成中、小动脉及微动脉，经毛细血管循环后，再不断汇合形成各级静脉，最后回到冠状静脉窦。另有心最小静脉、动脉心腔血管直接与心腔相通（图 7-8）。

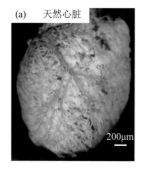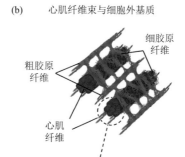

(a) 天然心脏

(b) 心肌纤维束与细胞外基质

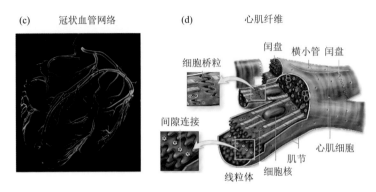

图 7-8 天然心肌组织的结构特征：（a）大鼠心脏；（b）心肌纤维束与细胞外基质的分布示意图；（c）动/静脉血管的分布；（d）心肌细胞的结构特征[31]

在经典的组织工程三要素（细胞、支架、生长因子）中，支架通过模拟细胞外基质，主要起到为细胞生长提供结构支持的作用，合适的支架拓扑结构对于诱导心肌细胞的定向排列至关重要。同时，心肌细胞耗氧率高，对缺氧敏感，氧和营养物质在扩散作用下的有效传递距离一般在 100μm 左右。

因此有必要在支架内预先构建微通道，在体外培养过程中及时为支架内的细胞提供氧和营养物质的支持，起到模拟血管网络的作用[33]。基于上述思路，设计了含通道的定向孔隙支架，如图 7-9 所示。该支架具有两个结构特征，即定向孔隙结构和微通道。

（1）定向孔隙结构：包括取向大孔和贯通小孔的二级孔隙结构。其中，取向大孔的孔径在 50～150μm，类似于心肌细胞外基质中的胶原纤维，对心肌细胞起

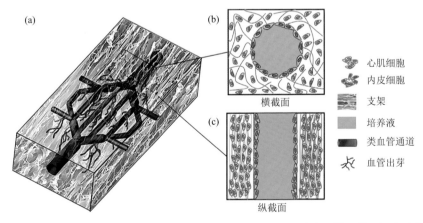

图 7-9 仿生支架的设计示意图：（a）包含两个主要特征：定向孔隙和微通道；（b）支架横截面上的细胞分布示意图；（c）支架纵截面上的细胞分布示意图[34]

着约束限制的作用。取向大孔的孔隙表面分布着贯通小孔，其尺寸在 5～20μm，促进氧和营养物质的传递。定向孔隙结构赋予支架的各向异性特征，对于心肌细胞的定向排列、电信号传导以及心肌收缩等功能具有重要意义。

（2）微通道：作为氧和营养物质的输送通道，种植内皮细胞后进一步发育形成类血管通道。通过力学拉伸和电场刺激等体外训练，可促进仿生心肌组织的功能成熟，以期实现功能性心肌组织的体外构建。

7.3.2　心肌支架成形的技术方案

本小节设计的仿生支架具有定向孔隙结构和微通道两个特征，成形过程中必须保证两者互不干涉。这里，分别采用定向热致相分离技术来成形定向孔隙，采用牺牲模技术来成形微通道。两者的成形原理如下。

（1）定向热致相分离技术[33]：当生物材料溶解得到均相的溶液，随着温度的降低，溶液在凝固的同时发生固相（溶质）与液相（溶剂）的分离，在定向温度场下溶剂形成取向晶粒，冷冻干燥后，晶粒升华并在原位形成取向微孔隙［图 7-10（a）］[34]。这种工艺的优点在于能够成形贯通性良好的精细微孔结构，并通过控制聚合物浓度和降温速率来调整支架孔隙率和孔径分布[35]。

（2）牺牲模技术[36]：预先成形具有复杂图案的结构作为牺牲模，然后浇注水凝胶溶液，交联稳定后再溶解或熔化牺牲模，从而得到具有微通道的水凝胶［图 7-10（b）］。这种工艺通过间接成形的方式，理论上可以成形任意复杂的通道结构，目前已成为主流的微通道成形方式[37]。

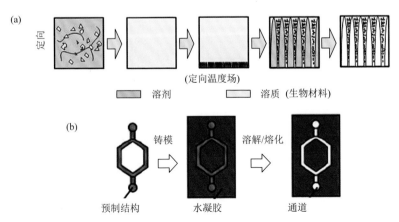

图 7-10　支架成形使用的两种技术：（a）定向热致相分离技术成形定向孔隙的原理示意图[33]；（b）牺牲模技术成形微通道的原理示意图[36]

通过将这两种技术耦合，可以进一步得到含通道定向孔隙支架成形的整体技术方案（图 7-11）。

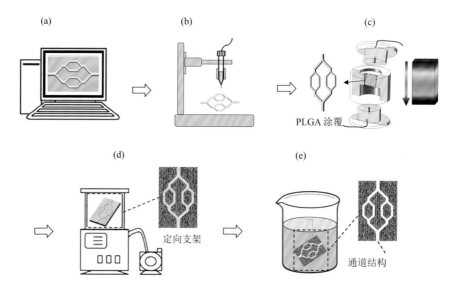

图 7-11　支架的成形工艺路线：（a）设计与仿真模拟；（b）3D 打印牺牲模；（c）定向温度场的构建；（d）冷冻干燥工艺；（e）支架交联和溶出牺牲模[34]

（1）对含细胞的支架结构进行数学建模，模拟支架内氧浓度的分布，通过通道的优化设计，提高支架内细胞的供氧效率。

（2）选择合适的牺牲模材料和相应的工艺成形牺牲模结构，与通道的形状和尺寸保持一致。

（3）用 1%的稀乙酸配制 1wt%的胶原/壳聚糖溶液（质量比为 1∶1），将牺牲模置于模具中，注入胶原/壳聚糖溶液，置于–20℃冷冻 2～4h。

（4）将冷冻的支架样品从模具中取出，放于冻干机（Christ Alpha 1-2，德国）中，在–45℃和 20Pa 条件下冷冻干燥 24～48h。

（5）将支架从冻干机中取出，用 0.5wt%的多聚磷酸钠溶液交联 30～60min，用 PBS 溶液反复浸泡支架以完全溶解牺牲模，并用去离子水洗净支架，得到含通道定向孔隙支架。

7.3.3　牺牲模的材料筛选与 3D 打印制备

微通道的成形依赖于牺牲模，而牺牲模的材料和成形工艺直接决定了微通道的结构和成形精度。常用的牺牲模材料包括糖（sugar）[38]、明胶（gelatin）[39]、琼脂糖（agarose）[40]、聚乙烯醇（poly vinyl alcohol，PVA）[41]、碱溶性光敏树脂[42]、普朗尼克 F-127（Pluronic F-127）[42, 43]等。根据其牺牲原理，牺牲模材料可以分为三类（图 7-12）：①水溶性材料，如糖、聚乙烯醇、聚乙二醇等；②温敏性材料，如明胶、琼脂糖、普朗尼克 F-127 等；③pH 响应材料，如海藻酸钠（柠檬酸溶解）、碱溶性光敏树脂（氢氧化钠溶液溶解）等。

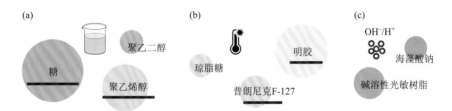

图 7-12 牺牲模材料的分类：（a）水溶性材料、（b）温敏性和（c）pH 响应材料

从结构和细胞方面而言，牺牲模材料需要至少满足以下条件（图 7-13）：①良好的成形性能，可以通过微铸模或 3D 打印工艺成形；②良好的力学性能，方便操作和转移，同时不易变形，从而保证通道的成形精度；③能够快速熔化或溶解；④良好的生物相容性，对细胞无明显毒性。

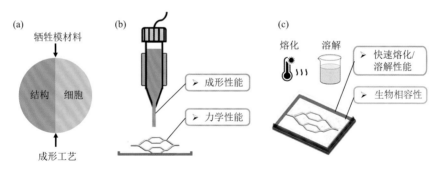

图 7-13 牺牲模材料选择和成形工艺需兼顾成形结构和细胞活性的要求（a），具体为：（b）成形性能和力学性能、（c）快速牺牲性能和生物相容性等

另外，本节使用的牺牲模工艺需要与定向热致相分离技术耦合，即在支架成形过程中，牺牲模材料需要经历冷冻干燥和交联等步骤。由于涉及温度（室温到 −20℃）、压强（大气压到接近真空）的剧烈变化及交联反应（共价键或离子键作用），牺牲模材料的选择要求更加苛刻，这体现在以下方面：①普朗尼克 F-127 的熔化依赖于凝胶（室温）向溶胶（4℃）的转变，使其无法在降温过程中保持结构完整；②明胶和胶原的特性接近，可能会参与胶原/壳聚糖支架的交联反应，从而

影响支架的成形；③海藻酸钠的溶解需要柠檬酸，其会对胶原/壳聚糖支架起到破坏作用。综合这些要求，本小节筛选出糖这种牺牲模材料，并通过 3D 打印工艺成形。

由于糖只有在加热熔融状态下才能稳定成形，因此设计并搭建了基于熔融沉积制造（fused deposition manufacturing，FDM）的 3D 打印设备[38]。其工作原理为：将糖放入喷头中，高温加热至熔融态，通过高压氮气挤出糖丝，将糖丝按照预定规划的路径移动，层层堆积得到三维结构。如图 7-14 所示，该 3D 打印设备主要包括加热喷头、运动平台、气压通路，以及控制平台等模块。其中，温度模块控制着喷头的加热温度和底板的温度，而气压通路由高压氮气瓶、气动电磁阀（ITV0050-3BL，SMC，日本）、气压示数表、气动接头和聚四氟塑料管等组成。打印工艺的建模/控制过程包括以下步骤。

（1）通过三维制图软件（SolidWorks）设计牺牲模的几何模型，并将其导出为 STL 格式。

（2）通过分层切片软件（ideaMaker，Raise3D）得到每层图形的轮廓，并将其导出为含有打印路径的 Gcode 代码。

（3）通过 Pwin32 软件控制三维运动平台的移动，实现三维结构的打印，即每层的结构沉积通过喷头和底板（成形面）在 XY 面的相对运动来实现，而各层的堆叠通过喷头与底板在 Z 轴的相对运动来实现。

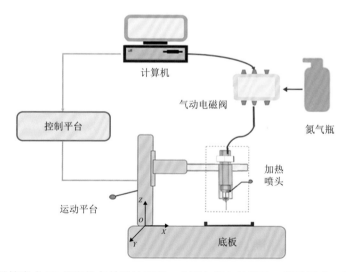

图 7-14　熔融挤出式 3D 打印设备的设计原理，主要包括加热喷头、运动平台、气压通路和控制平台[18]

这里选用葡萄糖、蔗糖和麦芽糖的混合物进行 3D 打印。当三者比例为 1:2:

12 时，混合糖具有最优的打印性能和力学性能[44]。打印的出丝直径 D 可以用函数式（7-1）表达：

$$D = f_1(d, T, P, v_{noz}) \tag{7-1}$$

其中，D 为出丝直径，mm；d 为喷嘴直径，mm；T 为加热温度，℃；P 为气压，Pa；v_{noz} 为扫描速度（即喷头的移动速度），mm/s。

进一步，加热温度影响着糖熔融液的黏度（η，Pa·s），气压影响着挤压力，两者共同决定着糖丝的挤出速度（v_{ink}，mm/s），可以用函数式（7-2）表达：

$$v_{ink} = f_2(T, P) \tag{7-2}$$

一般而言，加热温度越高，糖熔融液的黏度越低，糖丝也越容易挤出。当加热温度过高时，糖熔融液的黏度过低，在挤出后呈液滴状难以成丝；当加热温度过低时，糖熔融液的黏度过高，挤出过程出丝呈断续状，打印稳定性难以保证。因此，合适的加热温度对糖的打印成形至关重要。

葡萄糖的熔点在 146～151℃，蔗糖的熔点在 179～186℃，麦芽糖的熔点在 105℃，经过反复测试和优化，混合糖的温度控制过程为：首先加热至150℃，保持 0.5h 至糖完全熔融，然后降温至 120℃左右后再打印。由于蔗糖具有加热时熔化、冷却时重新结晶的特点，反复加热会改变其黏度特性；同时，蔗糖加热时间过长可能会分解为葡萄糖及脱水果糖。因此，为保持打印工艺的稳定性，每次打印前尽量现场配制糖料，且打印后及时清洗喷头。

实际打印时，打印温度为 120℃，喷嘴直径为 0.5mm。刚从喷头挤出的糖丝还未完全凝固，具有较强的可塑性。根据扫描速度与挤出速度的相对大小，糖丝的受力可以分为以下两种情况（图 7-15）。

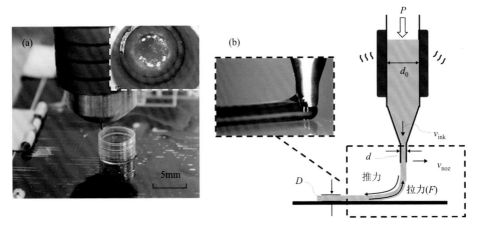

图 7-15　3D 打印工艺下糖结构成形的工艺研究：（a）糖结构的打印过程，其中放大图为打印中熔融态的糖液；（b）糖挤出过程的受力状况分析[18]，其中放大图为糖丝的挤出过程

（1）当扫描速度（v_{noz}）大于等于挤出速度（v_{ink}）时，微丝受到来自底板的拉力作用而被部分拉长。例如，扫描速度过大，可能会拉断微丝，导致出丝不连续。

（2）当扫描速度（v_{noz}）小于挤出速度（v_{ink}）时，微丝的挤出速度快于沉积速度，喷头对已出来的微丝有一个推力作用，微丝会在成形区域呈现拥挤变形状态。

因此，为保证打印的稳定性，扫描速度（v_{noz}）与挤出速度（v_{ink}）需要相互匹配。出丝直径由扫描速度与挤出速度的相对大小决定，可以用式（7-3）表达：

$$D = g(v_{noz}, v_{ink}) \tag{7-3}$$

当喷嘴直径、加热温度、气压等参数固定时，式（7-3）中的出丝直径只与扫描速度（v_{noz}）有关。在稳定出丝的前提下，测试了 16 种不同的扫描速度，并测量了对应的出丝直径 [图 7-16（a）]。将两者之间的关系拟合，可以得到糖的打印出丝规律[式（7-4）]，如图 7-16（b）所示。

$$D(v) = A \cdot v^{-1/2} \tag{7-4}$$

其中，$D(v)$为出丝直径，mm；v 为扫描速度，mm/s；A 为与挤出速度和喷嘴直径相关的常数。

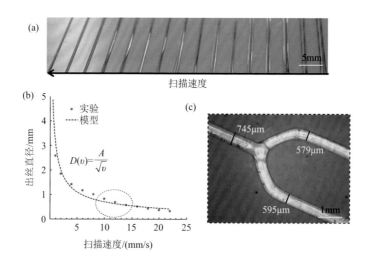

图 7-16 打印糖丝直径的影响规律：（a）不同扫描速度下的糖丝结构；（b）出丝直径与扫描速度的关系；（c）打印的二分叉结构，其中，母分支直径为 745μm，子分支直径分别为 595μm 和 579μm[18]

通过在打印过程中改变扫描速度，可以实时调整出丝直径。图 7-16（c）为打印的二分叉结构，其中母分支的直径为 745μm，子分支的直径分别为 579μm 和 595μm。此时，母子分支的直径之间的关系近似满足 Murray 定律。

下一步是打印网格结构和单层/多层分叉结构（图 7-17）。通过扫描电镜结果（图 7-18）可以得出：打印的微丝具有非常光滑的表面，且具有完整的圆截面，在分叉处平滑过渡，未出现毛刺和断点等现象。

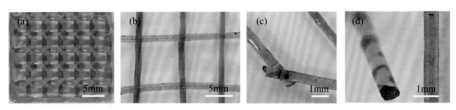

图 7-17　打印网格状的糖结构：（a，b）网格状的糖结构；（c，d）糖纤维的放大结果[18]

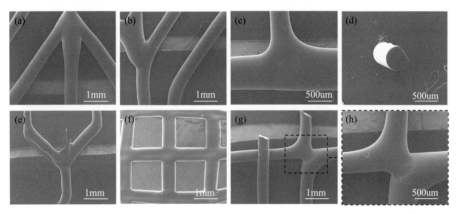

图 7-18　3D 打印的糖结构在扫描电镜下的形貌[45]

7.3.4　仿生心肌支架的成形与参数优化

如 7.3.2 节所述，仿生心肌支架主要采用胶原/壳聚糖的复合材料体系。其中，壳聚糖具有接近于软骨糖胺多糖（GAG）的网状骨架结构和良好的力学性能，而胶原具有优越的生物相容性能，两者结合则有望弥补传统天然生物材料的力学性能差和降解速率过快的缺点。胶原和壳聚糖以均匀共混的方式，通过定向热致相分离技术成形定向孔隙支架，并通过多聚磷酸钠进行交联。

仿生心肌支架的孔隙尺寸和力学性能主要受到胶原/壳聚糖质量比和温度梯度的影响。为此设计了六组支架样品进行测试，样品中胶原/壳聚糖质量比分别为 1∶4、1∶1 和 4∶1，而成形温度分别在−20℃和−80℃。通过扫描电镜观察支架的形貌结构（图 7-19），并通过轴向拉伸实验测试支架的拉伸弹性模量（图 7-20），可以得出如下结论。

（1）当胶原/壳聚糖质量比从 1∶4、1∶1 到 4∶1 时，支架中胶原的含量逐步提高（从 20%到 50%再到 80%），此时支架孔隙内纤维分布逐渐增多，而弹性模量则逐渐降低。这主要是由于胶原以纤维形式存在，而壳聚糖以薄片状存在，且壳聚糖的力学性能比胶原更优。

（2）当成形温度从-20℃降低到-80℃时，支架的孔径在减小，而孔隙的取向度在增加，弹性模量也在增加。这主要是因为成形温度越低，对应的降温过程越剧烈，从而导致溶剂晶粒尺寸越小，取向分布越明显。

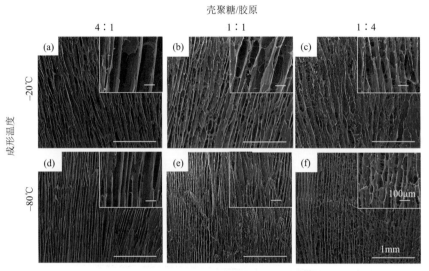

图 7-19　支架在不同成形条件的形貌结构：（a）壳聚糖/胶原质量比为 4：1，温度为-20℃；（b）壳聚糖/胶原质量比为 1：1，温度为-20℃；（c）壳聚糖/胶原质量比为 1：4，温度为-20℃；（d）壳聚糖/胶原质量比为 4：1，温度为-80℃；（e）壳聚糖/胶原质量比为 1：1，温度为-80℃；（f）壳聚糖/胶原质量比为 1：4，温度为-80℃[34]

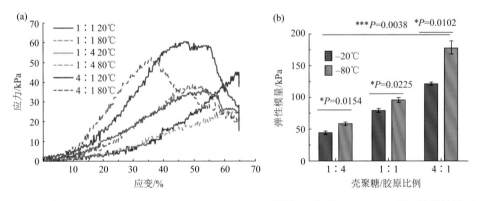

图 7-20　不同参数下支架的力学性能比较：（a）支架的应力-应变曲线；（b）支架的弹性模量（*表示 $P < 0.05$；***表示 $P < 0.001$）[34]

　　由于细胞种植对支架的孔径要求严格（50～150μm），同时支架需要匹配天然心肌组织的弹性模量（20～70kPa），因此将胶原/壳聚糖质量比优化为 1：1，成形温度优化为–20℃。

7.3.5　仿生心肌支架的结构形态学表征

　　为了观察支架的形貌结构，将交联后湿态支架重新置于–20℃冰箱中预冷冻数小时，冷冻干燥 24h 后取出，用不锈钢刀片将支架沿着不同截面切开，然后用扫描电镜（FEI Quanta 200，Czech Republic）观察。如图 7-21 所示，支架的孔隙呈取向化排列，通过横向小孔贯通连接；支架具有连续完整且为圆截面的通道结构，与牺牲模在形状和尺寸上保持一致。

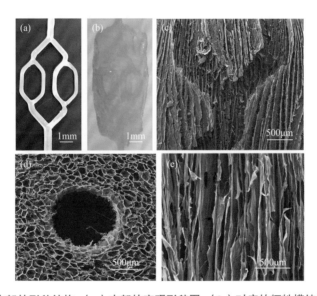

图 7-21　打印支架的形貌结构：（a）支架的宏观形貌图；（b）对应的牺牲模结构；（c）支架在纵截面的 SEM 图显示通道的形貌；（d）支架在横截面的 SEM 图显示通道与微孔的分布；（e）支架的定向孔隙结构[45]

　　本小节采用糖结构作为牺牲模，而糖为水溶性材料，为保护牺牲模在胶原/壳聚糖溶液凝固前不被溶解，在牺牲模表面构建了一层聚合物薄膜。聚合物薄膜通过浸润涂覆工艺成形，基本流程为：①将聚己内酯[poly（ε-caprolactone），PCL]溶解于三氯甲烷溶剂中，配制成浓度在 25～50mg/mL 的溶液，并加入适量的致孔剂（NaCl 颗粒）制成均匀悬液；②将牺牲模垂直浸入溶液中，浸润数分钟后垂直匀速取出，然后自然干燥 30～60min；③将牺牲模重新浸入溶液中，进行新一轮的涂敷，直至管壁厚度达到设计要求。按照上述工艺，当牺牲模被溶出后，会在通道表面留下一层薄膜（图 7-22）。当聚合物溶液不含 NaCl 致孔剂时，通道薄膜为一层致密的聚合物薄膜；当聚合物溶液加入 NaCl 致孔剂时，通道薄膜表面具有微/纳孔隙。

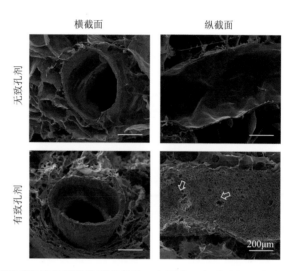

图 7-22　糖溶解后形成通道的薄膜的形貌结构：上图为不含致孔剂形成的致密薄膜，下图为含致孔剂形成的多孔薄膜，白色箭头指向通道微孔[45]

根据浸润涂覆工艺的成形原理，可以通过控制致孔剂的颗粒尺寸和含量来调整通道薄膜的孔隙尺寸和孔隙率。通过具有不同目数的筛网依次进行分选，可以得到颗粒尺寸在 0~10μm、10~25μm、25~50μm 和 50~100μm 变化的 NaCl 致孔剂。按致孔剂含量从 90%、70%到 50%变化，配制成浓度为 50mg/mL 的 PCL 溶液，每组样品浸涂 3 次，得到具有不同孔隙率和孔径分布的通道薄膜（图 7-23）。

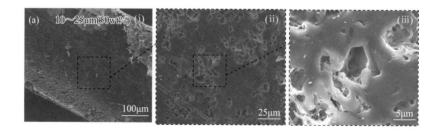

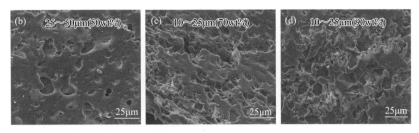

图 7-23 不同致孔剂含量下通道薄膜的形貌结构，涂覆参数分别为：（a）孔径为 10～25μm，致孔剂含量为 50wt%，其中（ⅱ）和（ⅲ）为（ⅰ）的局部放大图片；（b）孔径为 25～50μm，致孔剂含量为 50wt%；（c）孔径为 10～25μm，致孔剂含量为 70wt%；（d）孔径为 10～25μm，致孔剂含量为 90wt%[45]

　　可以通过控制聚合物的浓度和涂覆次数来进一步调整通道薄膜的厚度。在不同的聚合物浓度（25mg/mL、50mg/mL）、涂覆次数（1～4 次）及是否含有 NaCl 致孔剂的情况下，通过浸润涂覆工艺，得到的通道薄膜如图 7-24（a）所示，可以得出，随着聚合物浓度和涂覆次数的增加，通道薄膜的厚度也在增加，呈正比例关系；然而，当聚合物浓度过高时，会提高聚合物溶液的黏度，进而影响涂敷工艺中涂层的厚度和均匀性。

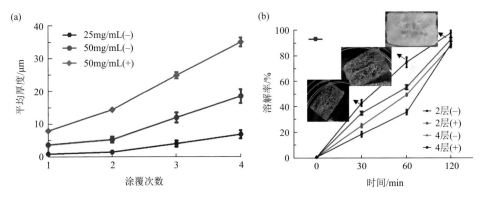

图 7-24 涂覆工艺下通道薄膜的厚度及其影响：（a）通道薄膜的厚度与涂覆次数的关系；（b）具有不同薄膜厚度的糖结构在 PBS 中的溶解率；（-）代表不含致孔剂，（+）代表含致孔剂[34]

　　如图 7-24（b）所示，在不同涂覆工艺参数下，糖结构都能在 2h 内完全溶解，证明了涂覆工艺形成的聚合物薄膜不会阻碍牺牲模的溶解，即其能够与微通道的成形工艺兼容。涂覆工艺与牺牲模工艺的结合，使得可以对通道薄膜进行更加复杂的结构控制，如成形多层异质结构、梯度结构等，为构建具有成熟血管结构的仿生心肌组织提供了新的思路。

7.3.6 细胞种植与心肌支架的生物功能评价

本小节采用的心肌细胞除非特别提及，均为乳鼠来源的心肌细胞。长久以来，心肌细胞被认为是属于完全分化的终末细胞，不能再分裂。然而，过去十年的研究进展改变了对心肌细胞再生能力的认识，即哺乳动物心肌细胞在出生后非常短暂的时间内仍具有较强的再生能力[46]。考虑到心肌细胞的增殖特性，选择从刚出生2～3天的乳鼠中分离和提取乳鼠心肌细胞。如图7-25（a）所示，刚提取的心肌细胞的存活率在85%左右。这主要是由于心肌细胞的分离和提取有赖于剪碎心脏组织和磁力搅拌等物理过程，以及胰蛋白酶和Ⅰ型胶原酶反复消化的化学过程，其中涉及的剪切力和酶消化等作用会给心肌细胞造成不可逆的损伤。

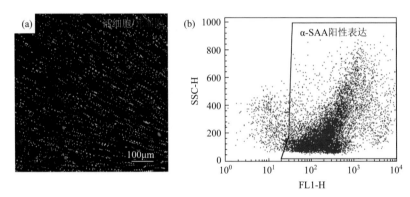

图 7-25　从乳鼠心脏中提取的原代心肌细胞的活性和纯度：（a）活-死荧光染色计算出原代心肌细胞的活性在85%左右；（b）通过流式细胞仪分析计算出原代心肌细胞的纯度在93.3%[34]

乳鼠心脏主要含有两种细胞，即心肌细胞和成纤维细胞。由于成纤维细胞的存在对心肌细胞的生长、形态和代谢都有影响，因此有必要对心肌细胞进行纯化。采用差速贴壁分离法，根据这两种细胞的贴壁时间不同来进行物理分离，即成纤维细胞的贴壁时间在 30～45min，而心肌细胞的贴壁时间在 2～3h[47]。该方法具有操作简便、用时短和对细胞影响小等优点。采用免疫荧光技术标记心肌细胞的特异性 α-肌动蛋白，然后通过流式细胞仪（FACSAria Ⅲ，BD Biosciences）进行细胞分选，阴性对照组采用无荧光标记的细胞样品。通过分析细胞的形态、颗粒大小以及荧光强度，可以得到 α-肌动蛋白阳性表达的细胞的比例，即心肌细胞的比例。如图7-25（b）所示，刚提取的心肌细胞纯度约为93.3%，而培养7天后其纯度降低为40.7%左右，这可能与成纤维细胞的过快增殖有关。

血管化的功能性心肌组织具有异质细胞分布的特点，即在支架的微通道内分布着内皮细胞，而在支架的多孔区域主要分布着心肌细胞。为提高细胞种植密度并实现异质细胞的分布，结合含通道定向孔隙支架的特点，提出了一种新的分区域灌注种植工艺。该工艺设计了一种耦合两种针头阵列的 PDMS 模块，中间的针头插入支架的微通道，两侧针头阵列插入支架的孔隙，支架和针头的连接处采用纤维蛋白原医用胶水粘接加固。

分区域的细胞灌注种植工艺主要步骤（图 7-26）如下：①内皮细胞的种植。将高密度的内皮细胞悬液通过中间针头灌注进通道内，静置 30～45min 使内皮细胞贴壁；将支架翻转 180°，再次灌注内皮细胞，静置 30～45min 使内皮细胞在通道另一侧贴壁。②心肌细胞的种植。将高密度的心肌细胞悬液通过两侧的针头阵列，向支架孔隙区域内进行注射灌注；灌注种植后，在支架两侧表面滴种心肌细胞，使心肌细胞在支架内尽量分布均匀。

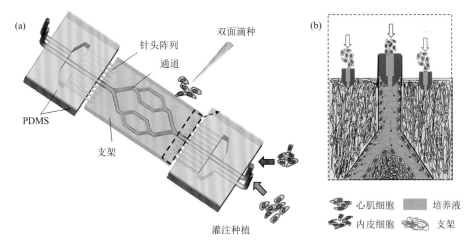

图 7-26　适用于定向孔隙支架的分区域细胞灌注种植工艺：（a）内皮细胞通过灌注工艺种植在通道内，心肌细胞主要通过注射和表面滴种结合的方式种植在支架孔隙区域；（b）两种细胞在支架内分布的示意图[34]

将人源脐带静脉内皮细胞（HUVEC）和成肌细胞（C2C12）分别用红、绿两种荧光染剂（CellTracker™ Fluorescent Probes，Life Technologies）标记。该细胞追踪技术对细胞无毒，同时荧光可以在细胞内稳定表达至少 72h。按照分区域的细胞种植工艺，将荧光标记的两种细胞依次种植在支架内，并在激光共聚焦下观察。如图 7-27 所示，红色荧光标记的内皮细胞主要分布在通道内，而绿色荧光标记的成肌细胞主要分布在支架的孔隙区域，即实现了两种细胞的分区域种植。

本小节设计并搭建了灌注培养生物反应器（图 7-28），将细胞种植装置中的不锈钢细管与硅胶软管相连，通过蠕动泵使培养瓶中的培养液向支架内进行脉动灌注。由于

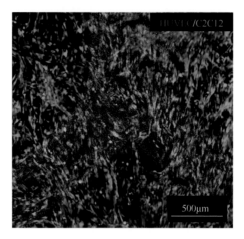

图 7-27　红色荧光标记内皮细胞，绿色荧光标记成肌细胞[34]

硅胶管的选择性透气能力，即氧气在硅胶管中的渗透率[6.2×10⁻⁸cm²/(s·cm·Hg)]是氮气渗透率[2.8×10⁻⁸cm²/(s·cm·Hg)]的两倍多，因此培养液通过缠绕的硅胶管，可以起到气体交换、补充氧的作用[48]。

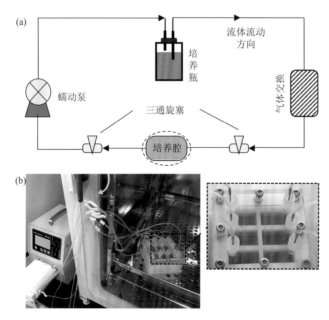

图 7-28　灌注培养生物反应器的设计和体外动态培养过程：（a）灌注生物培养反应器的设计示意图，包括灌注培养腔、蠕动泵和气体交换装置等；（b）在培养箱中的动态培养过程[34]

　　仿生心肌在灌注生物反应器中灌注培养 7 天后（流速为 50μL/min），通过免疫荧光染色标记心肌特异性蛋白，分别为 α-横纹肌肌动蛋白（sarcomeric alpha actinin，SAA，Abcam 公司）和间隙连接蛋白（connexin 43，Cx43，Abcam 公司）；并将多幅图像拼接得到整个支架的染色图像（图 7-29）。可以得出：①心肌细胞内观察到定向排列的肌节结构（绿色），其与心肌细胞的收缩性能密切相关；②心肌细胞间分布着点状的连接蛋白（红色），意味着心肌细胞间已经建立了缝隙连接。

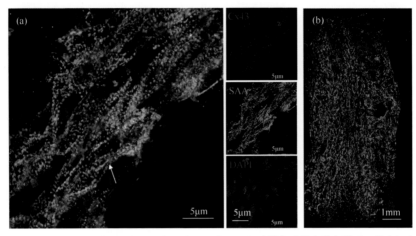

图 7-29　心肌细胞在支架内的形态特征与分布：（a）心肌细胞的免疫荧光染色结果，其中红色为间隙连接蛋白 Cx43，绿色为肌小节结构 SAA，蓝色为细胞核 DAPI；（b）大图拼接重构得到全尺寸心肌[34]

对通道中的内皮细胞进行免疫染色，分别标记 F-actin 蛋白（Phalloidin-iFluor 594，Abcam）和内皮特异性蛋白 CD31（ab32457，Abcam），并进行重构得到 3D 图像（图 7-30）。可以得出：①内皮细胞在通道内壁黏附良好，相互连接并自组装形成管腔状结构（内皮层），标志着仿生心肌组织实现了初步的血管化；②部分内皮细胞从通道内向孔隙处迁移，其与天然血管新生中的出芽过程相似，有利于在支架内形成更多的微血管结构。

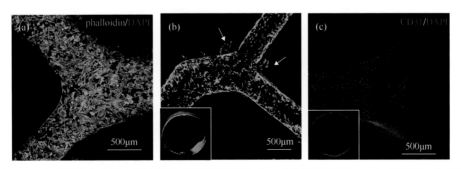

图 7-30　内皮细胞在心肌支架内的分布及形态表征：（a，b）细胞骨架 F-actin 的染色，白色箭头表示细胞从通道内向孔隙处迁移；（c）特异性膜蛋白 CD31 染色[34]

仿生心肌的电场刺激效果一般可以使用两个参数衡量,即激发阈值(ET)和最大捕获率(MCR)。这两个参数的定义如下。

(1)将仿生心肌置于电场刺激装置中,通过显微镜观察仿生心肌在电场刺激下的响应。

(2)在1Hz的电脉冲频率下,逐渐上调电压,直至观察到仿生心肌以1Hz的频率同步收缩,此时电压称为激励电压阈值(U_t),对应的电场强度称为激发阈值,可以用式(7-5)表达:

$$ET = U_t/d \tag{7-5}$$

其中,ET为激发阈值,V/m;U_t为激励电压阈值,V;d为平行电极间的距离,m。

(3)将脉冲电压增加到$1.5U_t$,从1Hz逐渐上调电脉冲频率,直至观察到仿生心肌从同步收缩变为紊乱,或者收缩频率与脉冲频率不一致时,该频率称为最大捕获率。

培养7天后,仿生心肌呈自发收缩,收缩频率小于1Hz。在施加电场刺激(频率为1Hz)下,当电场强度逐渐增加到3V/cm时,仿生心肌以1Hz的频率出现明显的同步收缩。因此,仿生心肌的最大捕获率为3V/cm。当电场强度设置为4.5V/cm时,随着电场刺激频率的增加,仿生心肌的收缩频率也在同步增强(图7-31),与电脉冲频率保持一致。当脉冲频率上调到5Hz时,仿生心肌出现局部紊乱,且收缩频率落后于脉冲频率。因此,仿生心肌的最大捕获率为5Hz。

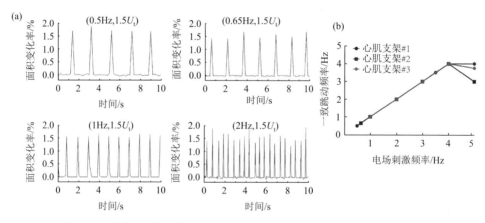

图7-31 仿生心肌的体外收缩性能评价:(a)仿生心肌在不同电刺激条件下的收缩曲线;(b)仿生心肌的一致跳动频率与电场刺激频率之间的关系[34]

7.4 ▶ 总结与展望

工程化心肌组织的血管化对于心梗修复具有重要的意义,一方面可以改善移植心肌的物质输运效率和细胞活性,另一方面可以促进受损心肌的血管生成,从而提高心梗修复的治疗效果。同时，由于心肌组织中心肌细胞取向排列成心肌纤维的特点，这种各向异性特征对于心肌组织的功能形成至关重要。因此，本章提出了兼具定向孔隙结构和类血管通道的仿生支架设计，该支架很好地模拟了心肌组织的细胞外基质和血管分布。

通过生物 3D 打印技术成形了含通道的定向支架，本章提出了牺牲模材料的选择原则，系统研究了牺牲模的 3D 打印成形工艺，并通过涂覆工艺实现了对通道表面孔隙特性的调节，可用于成形具有多层异质结构和梯度结构的复杂通道，为体外构建具有复杂血管结构的仿生组织提供了借鉴与思路。

在此基础上，本章开发了含通道定向孔隙支架的成形工艺，探究了支架的形貌结构和力学性能的影响规律，并优化了胶原/壳聚糖比例和温度梯度等主要成形参数。本章还开发了分区域的细胞灌注种植工艺。实验证明该工艺具有高种植密度和异质细胞分布的特点，可以在体外形成血管化的仿生心肌，实验证明了构建结构中心肌细胞的存活、定向排列以及收缩性能。

本章生物 3D 打印构建的心肌组织可用于心肌药物筛选、病损心肌修复和心脏疾病病理模型构建等方面的研究。基于牺牲模的血管构建技术也可为打印制造其他大块组织或器官结构提供有效制造技术手段。体外构建的工程化心肌组织，有望应用于临床心脏疾病的治疗，如梗死心肌的修复。

相比于传统的组织工程方法，新兴的生物 3D 打印技术可对载细胞的生物材料进行精确控制，这为组织与器官再生提供了新的思路和方法。近年来，随着生物 3D 打印技术和生物墨水的快速发展，目前已经成功地 3D 打印出含细胞的心肌补片，甚至完整的全心脏结构。然而，这些 3D 打印出的心肌组织或心脏还尚未具备心肌的主要功能，与天然心脏还有功能差别。展望未来，生物 3D 打印技术在心肌组织构建方面的挑战和发展方向可包括如下。

（1）细胞来源匹配：基于患者来源的诱导多能干细胞（iPSC）扩增、诱导分化为心肌细胞，通过生物 3D 打印技术体外构建出个性化的工程化心肌组织，可有效避免移植时的免疫排斥反应，可用于药物开发和病理模型构建，在精准医学中具有巨大的应用潜力。其中，主要的难点包括大规模的心肌细胞制备工艺和诱导 iPSC 来源心肌细胞的功能成熟等挑战。

（2）功能性生物墨水的开发：通过脱细胞处理获得人体脂肪、软骨和心肌等组织来源的脱细胞外基质（dECM），制备可打印的、细胞相容性的 dECM 生物墨水，可更好地构建心肌细胞的微环境，促进细胞生长、黏附、增殖、迁移和分化，以及组织再生和修复。

（3）新的生物 3D 打印策略：①高精度/梯度打印。构建能够诱导心肌细胞定向排列和功能成熟的微/纳结构（如定向微纤维）。②多材料/细胞打印。心肌组织的功能成熟与不同类型的细胞（如内皮细胞、成纤维细胞等）的持续相互作用密切相关。

（4）复合其他生物制造技术：单一的生物 3D 打印技术往往很难满足复杂仿生结构的构建，通过与静电纺丝、近场直写等生物制造技术的结合，有望实现具有仿生结构、生物力学、梯度信号、趋化梯度等复杂微环境的体外构建。

（5）生物 3D 打印与细胞自组装协同策略：借鉴体内细胞分化和组织发育的渐进协调发展规律，融合发育生物学（如细胞自组装策略）和工程学技术（如生物 3D 打印），有望诱导工程化心肌组织的功能成熟。

体外心肌再生除了与生物 3D 打印技术相关，也离不开发育生物学、干细胞、材料学和医学等相关交叉领域的发展与突破。我们也许永远不要期待用 3D 打印技术直接打印出具有生理功能的心脏。但随着生物 3D 打印技术的发展、新颖生物墨水的使用、干细胞和细胞生物学的突破，我们有可能用生物 3D 打印技术打印出再生功能心脏器官所需的高级生物学模型，在此模型基础上，通过仿生培养，最终长出心脏，实现心脏再造。

参 考 文 献

[1] Emmert M Y，Hitchcock R W，Hoerstrup S P. Cell therapy，3D culture systems and tissue engineering for cardiac regeneration. Advanced Drug Delivery Reviews，2014，69：254-269.

[2] Xin M，Olson E N，Bassel-Duby R. Mending broken hearts：cardiac development as a basis for adult heart regeneration and repair. Nature Reviews Molecular Cell Biology，2013，14（8）：529-541.

[3] Lopez A D，Adair T. Is the long-term decline in cardiovascular-disease mortality in high-income countries over？Evidence from national vital statistics. Znternational Journal of Epidemiology，2019，48（6）：1815-1823.

[4] Sekine H，Shimizu T，Okano T. Myocardial tissue engineering：toward a bioartificial pump. Cell and Tissue Research，2012，347（3）：775-782.

[5] Lakshmanan R，Krishnan U M，Sethuraman S. Living cardiac patch：the elixir for cardiac regeneration. Expert Opinion on Biological Therapy，2012，12（12）：1623-1640.

[6] Chiu L，Radisic M. Cardiac tissue engineering. Current Opinion in Chemical Engineering，2013，2（1）：41-52.

[7] 曹谊林. 组织工程学理论与实践. 上海：上海科学技术出版社，2004.

[8] Noor N，Shapira A，Edri R，Gal I，Wertheim L，Dvir T. 3D printing of personalized thick and perfusable cardiac patches and hearts. Advanced Science，2019，6（11）：1900344.

[9] Morgan K Y，Black L D. Mimicking isovolumic contraction with combined electromechanical stimulation improves the development of engineered cardiac constructs. Tissue Engineering Part A，2014，20（11-12）：1654-1667.

[10] Parsa H，Ronaldson K，Vunjak-Novakovic G. Bioengineering methods for myocardial regeneration. Advanced Drug Delivery Reviews，2016，96：195-202.

[11] Ye Z Y，Zhou Y，Cai H B，Tan W. Myocardial regeneration：roles of stem cells and hydrogels. Advanced Drug Delivery Reviews，2011，63（8）：688-697.

[12] Matsuura K，Masuda S，Shimizu T. Cell sheet-based cardiac tissue engineering. Anatomical Record-Advances in Integrative Anatomy and Evolutionary Biology，2014，297（1SI）：65-72.

[13] Nichol J W，Khademhosseini A. Modular tissue engineering：engineering biological tissues from the bottom up. Soft Matter，2009，5（7）：1312-1319.

[14] Chen H，Cheng R，Zhao X，Zhang Y，Tam A，Yan Y，Shen H，Zhang Y S，Qi J，Feng Y，Liu L，Pan G，Cui W，Deng L. An injectable self-healing coordinative hydrogel with antibacterial and angiogenic properties for diabetic skin wound repair. NPG Asia Materials，2019，11（1）：1-12.

[15] Mihic A，Li J，Miyagi Y，Gagliardi M，Li S，Zu J，Weisel R D，Keller G，Li R. The effect of cyclic stretch on maturation and 3D tissue formation of human embryonic stem cell-derived cardiomyocytes. Biomaterials，2014，35（9）：2798-2808.

[16] Liu G，Li L，Huo D，Li Y，Wu Y，Zeng L，Cheng P，Xing M，Zeng W，Zhu C. A VEGF delivery system targeting MI improves angiogenesis and cardiac function based on the tropism of MSCs and layer-by-layer self-assembly. Biomaterials，2017，127：117-131.

[17] Wang Z，Lee S J，Cheng H，Yoo J J，Atala A. 3D bioprinted functional and contractile cardiac tissue constructs. Acta Biomaterialia，2018，70：48-56.

[18] Heydarkhan-Hagvall S，Schenke-Layland K，Dhanasopon A P，Rofail F，Smith H，Wu B M，Shemin R，Beygui R E，Maclellan W R. Three-dimensional electrospun ECM-based hybrid scaffolds for cardiovascular tissue engineering. Biomaterials，2008，29（19）：2907-2914.

[19] Jang J，Park H J，Kim S W，et al. 3D printed complex tissue construct using stem cell-laden decellularized extracellular matrix bioinks for cardiac repair. Biomaterials，2017，112: 264-274.

[20] Maiullari F，Costantini M，Milan M，et al. A multi-cellular 3D bioprinting approach for vascularized heart tissue engineering based on HUVECs and iPSC-derived cardiomyocytes. Scientic Report，2018，8（1）：13532.

[21] Bhattacharjee T，Zehnder S M，Rowe K G，Jain S，Nixon R M，Sawyer W G，Angelini T E. Writing in the granular gel medium. Science Advances，2015，1（8）：1500655.

[22] Cheng W，Zhang J，Liu J，Yu Z. Granular hydrogels for 3D bioprinting applications. View，2020，1（3）：20200060.

[23] Mccormack A，Highley C B，Leslie N R，Melchels F P W. 3D printing in suspension baths：keeping the promises of bioprinting afloat. Trends in Biotechnology，2020，38（6）：584-593.

[24] Highley C B，Rodell C B，Burdick J A. Direct 3D printing of shear-thinning hydrogels into self-healing hydrogels. Advanced Materials，2015，27（34）：5075-5079.

[25] Wu W，Deconinck A，Lewis J A. Omnidirectional printing of 3D microvascular networks. Advanced Materials，2011，23（24）：H178-H183.

[26] Bhattacharjee T，Gil C J，Marshall S L，Uruena J M，O'Bryan C S，Carstens M，Keselowsky B，Palmer G D，Ghivizzani S，Gibbs C P，Sawyer W G，Angelini T E. Liquid-like solids support cells in 3D. ACS Biomaterials Science & Engineering，2016，2（10）：1787-1795.

[27] Hinton T J，Jallerat Q，Palchesko R N，Park J H，Grodzicki M S，Shue H，Ramadan M H，Hudson A R，Feinberg A W. Three-dimensional printing of complex biological structures by freeform reversible embedding of suspended hydrogels. Science Advances，2015，1（9）：e1500758.

[28] Skylar-Scott M A，Uzel S G M，Nam L L，Ahrens J H，Truby R L，Damaraju S，Lewis J A. Biomanufacturing of organ-specific tissues with high cellular density and embedded vascular channels. Science Advances，2019，5（9）：w2459.

[29] Lee A，Hudson A R，Shiwarski D J，Tashman J W，Hinton T J，Yerneni S，Bliley J M，Campbell P G，Feinberg A W. 3D bioprinting of collagen to rebuild components of the human heart. Science，2019，365（6452）：482-487.

[30] Kupfer M E，Lin W，Ravikumar V，Qiu K，Wang L，Gao L，Bhuiyan D B，Lenz M，Ai J，Mahutga R R，Townsend D，Zhang J，Mcalpine M C，Tolkacheva E G，Ogle B M. *In situ* expansion，differentiation，and electromechanical coupling of human cardiac muscle in a 3D bioprinted，chambered organoid. Circulation Research，2020，127（2）：207-224.

[31] Lu T，Lin B，Kim J，Sullivan M，Tobita K，Salama G，Yang L. Repopulation of decellularized mouse heart with human induced pluripotent stem cell-derived cardiovascular progenitor cells. Nature Communications，2013，4（1）：2307.

[32] Ott H C，Matthiesen T S，Goh S，Black L D，Kren S M，Netoff T I，Taylor D A. Perfusion-decellularized matrix：using nature's platform to engineer a bioartificial heart. Nature Medicine，2008，14（2）：213-221.

[33] Zhang T，Jin L，Fang Y，Lin F，Sun W，Xiong Z. Fabrication of biomimetic scaffolds with oriented porous morphology for cardiac tissue engineering. Journal of Biomaterials and Tissue Engineering，2014，4（12）：1030-1039.

[34] Fang Y，Zhang T，Zhang L，Gong W，Sun W. Biomimetic design and fabrication of scaffolds integrating oriented micro-pores with branched channel networks for myocardial tissue engineering. Biofabrication，2019，11（3）：35004.

[35] Datta P，Vyas V，Dhara S，Chowdhury A R，Barui A. Anisotropy properties of tissues：a basis for fabrication of biomimetic anisotropic scaffolds for tissue engineering. Journal of Bionic Engineering，2019，16（5）：842-868.

[36] Golden A P，Tien J. Fabrication of microfluidic hydrogels using molded gelatin as a sacrificial element. Lab on a chip，2007，7（6）：720-725.

[37] Xie R，Zheng W，Guan L，Ai Y，Liang Q. Engineering of hydrogel materials with perfusable microchannels for building vascularized tissues. Small，2019，（15）：1902838.

[38] Miller J S，Stevens K R，Yang M T，Baker B M，Nguyen D T，Cohen D M，Toro E，Chen A A，Galie P A，Yu X，Chaturvedi R，Bhatia S N，Chen C S. Rapid casting of patterned vascular networks for perfusable engineered three-dimensional tissues. Nature Materials，2012，11（9）：768-774.

[39] Wang X Y，Jin Z H，Gan B W，Lv S W，Xie M，Huang W H. Engineering interconnected 3D vascular networks in hydrogels using molded sodium alginate lattice as the sacrificial template. Lab on a Chip，2014，14（15）：2709-2716.

[40] Huling J，Ko I K，Atala A，Yoo J J. Fabrication of biomimetic vascular scaffolds for 3D tissue constructs using vascular corrosion casts. Acta Biomaterialia，2016，32：190-197.

[41] Tocchio A，Tamplenizza M，Martello F，Gerges I，Rossi E，Argentiere S，Rodighiero S，Zhao W，Milani P，Lenardi C. Versatile fabrication of vascularizable scaffolds for large tissue engineering in bioreactor. Biomaterials，2015，45：124-131.

[42] Kang T，Hong J M，Jung J W，Yoo J J，Cho D. Design and assessment of a microfluidic network system for oxygen transport in engineered tissue. Langmuir，2013，29（2）：701-709.

[43] Kolesky D B，Homan K A，Skylar-Scott M A，Lewis J A. Three-dimensional bioprinting of thick vascularized tissues. Proceedings of the National Academy of Sciences，2016，113（12）：3179-3184.

[44] 张磊. 多分支多层血管支架的成形及应用基础研究. 北京：清华大学，2006.

[45] Fang Y，Ouyang L，Zhang T，Wang C，Lu B，Sun W. Optimizing bifurcated channels within an anisotropic scaffold for engineering vascularized oriented tissues. Advanced Healthcare Materials，2020，9（24）：2000782.

[46] 郭志坤. 现代心脏组织学. 北京：人民卫生出版社，2016.

[47] Koo M，Kang J，Lee M H，Seo H J，Kwon B，You K E，Kim M S，Kim D，Park J. Stimulated migration and penetration of vascular endothelial cells into poly（L-lactic acid）scaffolds under flow conditions. Biomaterials Research，2014，18（1）：7.

[48] Miklas J W，Nunes S S，Sofla A，Reis L A，Pahnke A，Xiao Y，Laschinger C，Radisic M. Bioreactor for modulation of cardiac microtissue phenotype by combined static stretch and electrical stimulation. Biofabrication，2014，6（2）：24113.

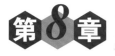

生物 3D 打印构建体外类肿瘤模型及其应用

8.1 ▶ 三维肿瘤模型发展趋势

肿瘤的生物学特性和治疗效果评价研究都需要合适的体外模型，但肿瘤的发生、发展和迁移涉及时间空间变化、细胞与环境之间的相互作用、细胞与细胞间的相互作用、细胞内的信号传递等一系列复杂进程[1, 2]，使得体外构建肿瘤模型面临严峻的挑战。传统的体外肿瘤模型主要是 2D 模型及动物模型。2D 模型中，细胞贴附在平面或者坚硬基底上，如玻璃或者聚苯乙烯培养皿中，以层状汇合的方式进行快速增殖，虽然在一定程度上解释了肿瘤的一些生物学问题，但是肿瘤的一些关键性特征，如 3D 生长环境、细胞与基质之间的相互作用、瘤内低氧环境等在 2D 培养过程中基本不能实现。相关研究也已经证明，在 2D 和 3D 培养模式下，细胞的表型、基因与蛋白的表达、增殖/迁移及药物敏感性等方面均存在差异[3, 4]。而动物模型（如异种移植模型和转基因模型等）虽然是临床前常用的检测方法，但是存在伦理争议、价格昂贵、操作麻烦、与人的遗传背景不同等缺点，会导致药物临床试验有效性的错误预估。此外，动物实验也较难进行特定微环境对肿瘤侵袭和迁移的系统性研究。而基于生物打印技术制造的三维肿瘤模型能更好地模拟体内真实肿瘤组织的病理结构及微环境，细胞的形态、生物学功能表达更接近人体肿瘤细胞，而且细胞与细胞以及与外基质环境之间相互作用紧密，可更好地模拟实际肿瘤微环境，可以实现在一个特定环境下的生理学、病理学和药物测试研究，架起临床前模型和临床测试的桥梁，正成为体外生物学模型研究领域的热点方向。下面将依据不同的生物打印工艺对其已有的发展进行阐述。

喷墨型生物 3D 打印因其打印速度快、精度高等优点已经成功应用于肿瘤生长、迁移、间质细胞互作、类腺泡结构模型的构建。Xu 等搭建了气动控制的双喷头打印设备，在预先铺好的基质胶层中高通量定位打印了数目可控的不同类型细胞，产生了卵巢癌腺泡结构，为肿瘤细胞和间质细胞间未知的调控反馈研究提供了新的方法[5]。随后，该研究团队利用同样的平台，进行了成纤维细胞和肿瘤细胞、血管内皮细胞与肿瘤细胞共培养，发现成纤维细胞/血管内皮细胞与肿瘤细胞会向对方靠拢并合并，促进肿瘤腺体的生长[6]。Akashi 等将单细胞打印和层层蛋白水溶液打印相结合，快速自动化产生了分层细胞结构，构建了 440 个微矩阵人组织结构芯片，每个芯片结构都包含多种细胞（肝癌和成纤维细胞），而蛋白层的膜高度只有 10nm，完美再现了细胞在细胞外基质上的贴附[7]。随着结构层数的增加和血管内皮细胞的共培养，肝癌细胞的功能不断增加，ALB（Albumin，白蛋白或清蛋白）和 CYP3A4 的分泌及 CYP3A4（Cytochrome p450 3A4，细胞色素 p450 3A4 酶）的代谢活性都在成倍增加，表明了空间结构和共培养方式对肿瘤细胞生长的调控作用。

挤出型生物 3D 打印因其材料选择多样性、可打印高密度细胞和大尺寸组织结构等优势被应用于肿瘤血管化、间质细胞相互作用、药物检测等模型的构建。Sun 等使用挤出型细胞 3D 打印机，利用明胶、海藻酸钠、纤维蛋白原等生物兼容性材料构建了 3D 体外肿瘤模型，该模型很好地展示了细胞与细胞、细胞与基质之间的相互反应[8]。与 2D 相比，该模型细胞增殖较快，细胞存活率达到了 90%，与侵袭和迁移相关的 MMP（matrix metalloproteinase，基质金属蛋白酶）表达较高，对抗癌药物紫杉醇的敏感性低，与体内真实情况相符。Kilian 等设计了三通道水凝胶挤出打印装备，成功打印了中心分别是"直线"、"发夹"、"螺旋"状的水凝胶一次性成形结构[9]。中心通道种植巨噬细胞，外通道是肿瘤细胞和海藻酸钠混合凝胶。在两种细胞共培养的第一天，巨噬细胞主要位于中心通道，共培养四天后，巨噬细胞在肿瘤细胞的招募下渗透到海藻酸钠凝胶中，完美再现了真实体内的肿瘤与巨噬细胞招募现象。在用药物处理后，可发现巨噬细胞向肿瘤细胞聚集的能力减弱。Xu 等在明胶、海藻酸钠、纤维蛋白原的基础上添加了谷氨酰胺转移酶，增加了结构的稳定性，肿瘤细胞存活率达到 86.96%[10]。该模型中的肿瘤干细胞在培养 3 周后会自发生成血管内皮生长因子蛋白，促进肿瘤血管化的形成。即使是 400~1600μg/mL 的高药物浓度情况下，该模型仍然表现出对替莫唑胺的光谱抗药性。

激光辅助型生物 3D 打印可制造高密度细胞结构、分辨率高、没有针头堵塞问题，被应用于肿瘤生长、迁移和微环境等模型的构建。Pathak 和 Kumar 设计了多尺寸的数字化模型，制造了不同尺寸、不同硬度的聚丙烯酰胺微通道芯片，发现在基质硬度不变的情况下，胶质瘤细胞生长区域越窄，迁移速度越快，在生长区域不变的情况下，基质硬度越高，细胞迁移速度越快[11]。Hansford 等研究了患者来源的胶质瘤、肺癌和结肠癌细胞在类管状芯片结构中的迁移运动规律，反映了微环境结构对肿瘤迁移的影响[12]。Chen 等使用激光辅助 3D 打印机，利用非连续曝光方法，生成了凹面水凝胶微结构，实现了肿瘤微球的长期培养、增殖和检测[13]。Zhang 等使用羟基磷灰石纳米颗粒混合 PEGDA，利用激光辅助生物打印技术制造了特殊几何形状的支架，创造仿生骨的微环境，模拟了乳腺癌细胞向骨迁移的过程，考察了结构形状及基质与肿瘤细胞间的相互作用[14]。此外，该研究也进行了药物敏感性测试。结果表明，乳腺癌细胞在支架中形成了微球结构，表现出迁移特征，而共培养模式增强了肿瘤微球的形成能力，3D 条件下生长的肿瘤相比于 2D 具有较低的药物敏感性。Hughes 等制造了一种体外血管化微肿瘤组织芯片，整合了人肿瘤细胞和间质细胞，营养液的灌输主要依靠微血管通道[15]。在该芯片中，结肠癌和乳腺癌生长旺盛，对标准化治疗有响应，在药物处理后表现出生长减慢或衰退的迹象。此外，该芯片中的肿瘤显示出了很强的代谢异质性，与周围组织相比，显示了很高的有氧糖酵解能力，为研究血管化实体瘤的体外研究提供了强有力的平台/模型。

三种代表性 3D 打印肿瘤模型如图 8-1 所示。

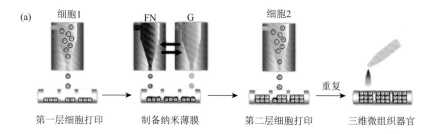

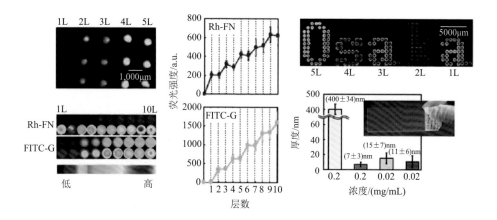

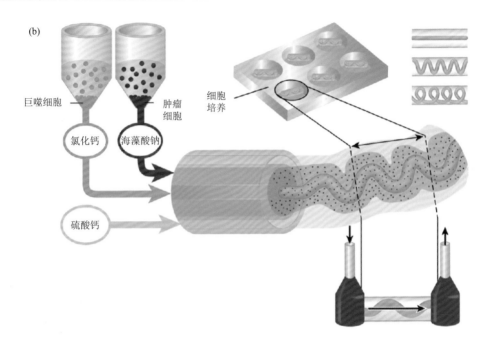

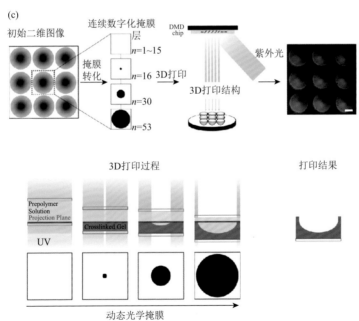

图 8-1　3D 打印构建体外肿瘤模型：（a）喷墨型生物 3D 打印肿瘤模型[7]；（b）挤出型生物 3D
打印肿瘤模型[9]；（c）激光辅助型生物 3D 打印肿瘤模型[13]

8.2　肿瘤细胞打印工艺技术介绍

8.2.1　引言

微挤出式细胞打印技术，可以打印多种具有高黏弹性的细胞或生物材料，并为结构体提供足够的力学支撑，在快速构建大尺寸三维含细胞生物结构体方面具有优势，并可实现其长期培养的需要，是构建三维体外生物学 / 病理学肿瘤模型的重要生物 3D 打印技术之一。细胞打印相比于普通生物打印对打印工艺有着更高的要求，既要保证打印后结构的成形性，也要保证打印后的细胞存活率。本节将重点研究明胶基细胞打印墨水的参数对打印后细胞存活率和成形性能的影响。

虽然挤出压力、喷嘴直径、打印速度、打印路径间距和高度等打印参数都会对细胞打印墨水的成形性能造成影响[16]，但对于预先设计好生物材料和细胞分布的空间结构体，生物墨水的性能会对打印后结构体的成形性能和生物学性能造成显著影响[17]。因此，适合细胞打印的生物墨水需既满足细胞对打印墨水的生物学性能要求，也需满足打印成形性能的要求。

具体来说，为了打印出具有高分辨率的三维复杂细胞结构体，细胞打印墨水需满足通过提高打印墨水的黏弹性来提高生物墨水的凝胶能力，以维持层层堆积结构体的力学性能。但增加细胞打印墨水的黏弹性，会导致打印过程中细胞打印墨水中的细胞所承受的剪切力增加，从而导致打印后细胞存活率的下降。因此，控制好打印过程中细胞打印墨水的黏弹性，寻找细胞打印墨水的合适黏弹性区间，是实现良好细胞 3D 打印（良好的成形性能与生物学性能）的重要步骤[18-21]。

虽然明胶基细胞打印墨水已经成为微挤出式细胞 3D 打印技术中的常用细胞打印墨水之一，并取得了很多成功的应用，但关于其打印参数的研究多停留在打印系统的喷射和运动参数对其成形性能与打印后的细胞存活率的影响[22-24]，罕有研究明胶基细胞打印墨水的性能对打印后细胞存活率和打印成形性能的影响。其他领域关于明胶材料的黏弹性研究揭示明胶的黏弹性受保温温度和保温时间影响，且取得稳定黏弹性的保温时间至少需要两个小时[25, 26]。但细胞 3D 打印技术一般要求在几分钟到半小时内完成结构体的打印过程，以确保生物材料内的细胞活性。显然，在结构体的 3D 打印过程中，明胶基细胞打印墨水的黏弹性将持续随时间变化。

此外，天然生物材料的生产加工方式导致不同批次的天然生物材料的各方面性能（包括黏弹性）存在差异。因此，需要一个探寻适合明胶基细胞打印墨水性能的工艺流程，以满足结构体打印的良好成形性与打印后的高细胞存活率。

本节重点介绍一种通过调控打印墨水黏弹性来得到明胶基细胞材料 3D 打印后的高细胞存活率和良好结构成形性的技术方法，细胞打印墨水的组成、墨水浓度、墨水的保温温度和保温时间对打印墨水黏弹性的影响，以及打印墨水的黏弹性与打印后的细胞存活率和结构体成形性之间的关系。本节还推荐了适合打印A549 肺肿瘤细胞的明胶基打印墨水的合适黏弹性区间。本节最后提出一种快速探寻未知温敏打印墨水的合适打印参数的工艺流程，为设计和使用新的温敏细胞打印墨水提供参考。

8.2.2 明胶基温敏水凝胶材料流变性能

流变性能是表征水凝胶材料黏弹性的重要指标，本小节利用流变仪分析了细胞打印墨水的组成、细胞打印墨水的浓度、细胞打印墨水的保温温度和保温时间对细胞打印墨水黏弹性的影响，为后续研究打印成形性与提高打印细胞存活率服务。

1. 实验与方法

1）细胞打印墨水的制备与灭菌

将一定质量的明胶粉末（Sigma，G1890）和海藻酸钠粉末（Sigma，A0682）分别溶解在 0.9%氯化钠（NaCl）缓冲溶液中，70℃加热 3h 后，分别获得20%的明胶溶液和4%海藻酸钠溶液。将制备好的 20%明胶溶液和 4%海藻酸钠溶液置于70℃烤箱中进行巴氏加热灭菌处理（循环加热三次，每次加热 30min，室温冷却30min），灭菌后利用支原体检测试剂盒（YEASEN，40601ES20）检测配制溶液，确保无支原体感染。随后将无菌的 20%明胶溶液与 4%海藻酸钠溶液分别分装成1mL 小包装，储存于 4℃备用。

为防止长期混合的细胞墨水溶液不稳定或变质，本章实验所用的不同组成与浓度的生物墨水溶液均为使用前现用现配。其配制方法是将已配制好 4℃的20%明胶溶液、4%海藻酸钠溶液以及 0.9%氯化钠缓冲液置于 37℃的水浴中加热30min 之后，按不同的比例快速混合，最终获得不同组成和不同浓度的多种生物墨水。

多种生物墨水的具体配制比例如表 8-1 所示，5%明胶溶液通过将 20%明胶溶液和 0.9%NaCl 缓冲液按照 1：3 的比例混合获得。10%明胶溶液通过将 20%明胶溶液和 0.9%NaCl 缓冲液按照 1：1 的比例混合获得。5%明胶与 1%海藻酸钠混合液是通过将 20%明胶溶液、4%海藻酸钠溶液和 0.9%NaCl 缓冲液按照 1：1：2 的比例混合获得。5%明胶与 2%海藻酸钠混合液是通过将 20%明胶溶液、4%海藻酸钠溶液和 0.9%NaCl 缓冲液按照 1：2：1 的比例混合获得。7%明胶与 1%海藻酸钠混合液是通过将 20%明胶溶液、4%海藻酸钠溶液和 0.9%NaCl 缓冲液按照 7：5：8 的比例混合获得。

表 8-1　本节研究所用细胞打印墨水的配制比例

细胞打印墨水	20%明胶	4%海藻酸钠	0.9%NaCl
5%明胶溶液	1	0	3
5%明胶与 1%海藻酸钠	1	1	2
5%明胶与 2%海藻酸钠	1	2	1
10%明胶溶液	1	0	1
7%明胶与 1%海藻酸钠	7	5	8

2）细胞培养

A549 细胞系（肺肿瘤细胞系，由于具有类似正常肺上皮细胞的特性，在众多肺功能的研究中，也常作为普通的肺泡上皮细胞使用）从中国医学科学院肿瘤医院分子肿瘤学国家重点实验室获得。A549 所用的细胞培养基为含有 10%胎牛血清的高糖 DMEM 培养基，培养环境为 37℃和 5%二氧化碳。当细胞汇合到约 90%时，用 0.25%的胰酶消化传代。培养过程中，每隔 2～3 天更换培养基。在提取细胞制备含细胞的生物墨水时，首先通过离心收集 A549 细胞（离心速度为 1000r/min，时间为 5min），之后加入一定量的生物墨水，轻柔混匀，获得含特定细胞密度的细胞打印墨水（细胞浓度为 10^6 个/mL）。

3）生物墨水流变性能的测量方法

本章所有的流变性能测试均通过 Anton Paar 公司的 MCR302 旋转流变仪完成。

由于所测生物墨水为温敏水凝胶，依据流变性能，其是黏弹性非牛顿流体，且在温度变化中存在溶胶-凝胶的变化过程。所以，宜采用小变形-锥形板-振荡模式进行测量，所用的具体测量参数为测试变形范围 0.1%，测试频率 1Hz，锥形板的直径为 25mm，锥形板的斜率为 2°，锥形板的锥尖与底板距离为 99μm。所用实验条件均被证实在所用生物墨水的线性黏弹性区间内。对于本章所有的流变试验测试结果，利用 G' 表示所测材料的存储模量，G'' 表示所测材料的损耗模量。

所有流变测试的样品在测量前，均在 37℃的水浴中加热了 5min。对于温度扫描试验，样品以 1℃/min 的速率从 37℃降到 5℃。对于时间扫描试验，样品起初被快速转移到 37℃的测试底板上以防止凝胶，之后样品被快速降到目标测试温度后（10℃、15℃、20℃），持续测试 3900s。

2. 结果与讨论

1) 明胶浓度和保温时间对细胞打印墨水流变性能的影响

本实验分析了明胶浓度对生物墨水流变性能的影响。测量不同浓度的明胶生物墨水的溶胶-凝胶转变温度点。凝胶温度是存储模量曲线和损耗模量曲线的交点，即溶胶-凝胶转变发生的温度。图 8-2 说明，当明胶浓度从 5% 上升到 20% 的时候，明胶生物墨水的凝胶点从 21℃ 上升到 25℃（10% 明胶）、26.5℃（15% 明胶）和 28.5℃（20% 明胶），同时发现，存储模量和损耗模量都有显著提升。具体地，在 5℃时，存储模量从 1870Pa（5% 明胶）上升到 31400Pa（20% 明胶），损耗模量从 15.7Pa（5% 明胶）上升到 595Pa（20% 明胶），在 20℃时，存储模量从 12.6Pa（5% 明胶）上升到 5800Pa（20% 明胶），损耗模量从 1.95Pa（5% 明胶）上升到 179Pa（20% 明胶）。

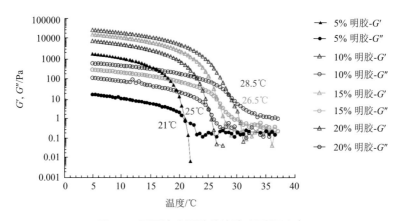

图 8-2　不同浓度明胶的溶胶-凝胶温度点

将具有不同浓度的明胶细胞打印墨水在 20℃ 保温 1h，分析保温时间对生物墨水流变性能的影响。测试温度选择 20℃ 的原因是 20℃ 低于实验用所有明胶生物墨水的最低凝胶温度。测试时间选择 1h 的原因是细胞难以在细胞打印墨水中存活很长的时间，混合后必须尽快完成打印。结果显示，随着保温时间的增加，不同浓度的明胶生物墨水的黏弹性均增加。起初，存储模量和损耗模量增长的速率较快，而随着时间的增加，存储模量和损耗模量增长的速率降低。值得注意的是，本实验在 1h 保温时间内，所有测试样品的存储模量和损耗模量均未到达平台期，说明了常规细胞 3D 打印过程中细胞打印墨水的黏弹性具有不稳定性，需要选择好合适的打印时间。具体地，当明胶浓度是 5% 时，保温时间从 0s 到 3900s 时，存储模量从 0.17Pa 上升到 555Pa，损耗模量从 0.18Pa 上升到 8.1Pa。当明胶浓度从 5%

上升到 20%时，存储模量和损耗模量均明显上升。具体地，在 3900s 时，存储模量从 555Pa（5%明胶）上升到 12000Pa（20%明胶），损耗模量从 8.1Pa（5%明胶）上升到 261Pa（20%明胶）（图 8-3）。

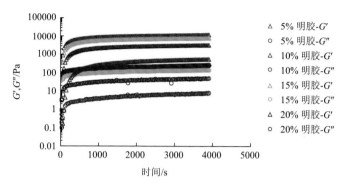

图 8-3　不同浓度明胶的黏弹性随时间变化曲线

2）海藻酸钠浓度和保温时间对生物墨水流变性能的影响

由于明胶材料的溶胶-凝胶过程是可逆过程，而常用的细胞培养温度为 37℃（此温度下，明胶为溶胶态）。所以单独的明胶材料难以作为生物打印墨水使用。通常通过混合其他生物材料来改变其交联特性和力学性能。海藻酸钠由于其易于被二价阳离子交联及生物相容性好的特性，而被用于与明胶混合制备生物墨水。本研究测试了海藻酸钠浓度对明胶和海藻酸钠混合墨水流变性能的影响。如图 8-4 所示，当海藻酸钠浓度从 0%上升到 2%时，明胶和海藻酸钠混合墨水的凝胶温度由 21℃上升到 22.5℃。具体地，在 5℃时，损耗模量显示出了明显的上升，即从含有 0%海藻酸钠细胞打印墨水的 15.7Pa 上升到含有 2%海藻酸钠生物墨水的 124Pa，而存储模量则表现出较轻微的上升，即从含有 0%海藻酸钠生物墨水的 1870Pa 上升到含有 2%海藻酸钠生物墨水的 2160Pa。在 20℃时，损耗模量从含有

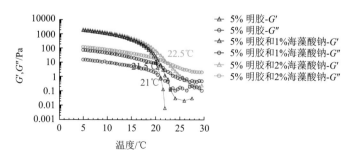

图 8-4　不同浓度明胶和海藻酸钠混合生物墨水的溶胶-凝胶温度点

0%海藻酸钠生物墨水的 1.95Pa 上升到含有 2%海藻酸钠生物墨水的 11.7Pa，而存储模量从含有 0%海藻酸钠生物墨水的 12.6Pa 上升到含有 2%海藻酸钠生物墨水的 67.4Pa。

　　改变生物墨水的保温时间会改变明胶和海藻酸钠混合墨水的流变性能。存储模量和损耗模量在起初上升得较快，但随着时间的增加，其增加的速率逐渐减慢。特别地，本实验在 1h 保温时间内，所有测试样品的存储模量和损耗模量也均未到达平台期。更具体地，当海藻酸钠浓度为 1%时，当保温时间从 0s 到 3900s 时，生物墨水的存储模量从 0.374Pa 增加到 638Pa，损耗模量从 0.69Pa 增加到 31.8Pa。当海藻酸钠的浓度从 0%上升到 2%时，存储模量表现出轻微上升，而损耗模量表现出显著提高。具体地，在 3900s 时，存储模量从 555Pa 增加到 739Pa，损耗模量则显著地从 8.1Pa 上升到 57Pa（图 8-5）。

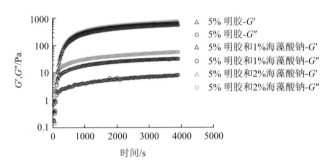

图 8-5　不同浓度明胶和海藻酸钠混合生物墨水的黏弹性随时间变化曲线

　　细胞打印墨水的组成是细胞打印研究中一个关键因素，因为它直接影响到结构体的物理、化学和生物学性能。本节是通过动态的温度和时间扫描分析了明胶和海藻酸钠混合生物墨水的流变性能。结果显示在 1h 的时间扫描实验中，存储模量和损耗模量均呈现出持续上升的特征，并未达到稳态。相比于海藻酸钠溶液，明胶溶液浓度对生物墨水的凝胶温度点具有更显著的影响（图 8-2 和图 8-4），所以细胞打印墨水的黏弹性更依赖于明胶。本研究分析认为这是由于明胶是温敏水凝胶，而海藻酸钠不是温敏水凝胶。生物墨水的温度高于生物墨水的凝胶温度点时，生物墨水呈现出溶胶态，可流动的特性不利于进行三维结构的构造。对于测量的所有生物墨水样品，21℃是最低的凝胶温度点。所以，20℃被选为后续试验使用的温度。

　　3）细胞对生物墨水流变性能的影响

　　细胞 3D 打印技术的一个关键特征是将活细胞和生物材料一起打印形成含有细胞的三维结构，细胞作为一种特殊的生物材料被混入到水凝胶生物墨水之中。

本小节将分析细胞这种特殊的生物材料对细胞打印生物墨水的流变性能的影响。含 5%明胶和 1%海藻酸钠的生物墨水被选为测试墨水是因为其凝胶温度点更接近室温，对打印环境的温度依赖相对较低，且这个配比也是常用的细胞打印生物墨水的配比。从图 8-6 可以看出，细胞的添加并没有对生物墨水的溶胶-凝胶转变温度点造成显著的影响，有/无细胞的生物墨水的凝胶点都是 21.5℃。且有/无细胞的生物墨水的流变性能曲线呈现出相近的趋势。将细胞混入明胶和海藻酸钠的墨水中后，存储模量和损耗模量出现轻微的下降。详细地，对于温度扫描流变测试实验，在 5℃时，无细胞生物墨水的存储模量从 1960Pa 下降到含细胞生物墨水的 1820Pa，无细胞生物墨水的损耗模量从 77.2Pa 下降到含细胞生物墨水的 60Pa。对于时间扫描流变实验，在 3900s 时，无细胞生物墨水的存储模量从 638Pa 下降到含细胞生物墨水的 445Pa，无细胞生物墨水的损耗模量从 31.8Pa 下降到含细胞生物墨水的 20.2Pa。

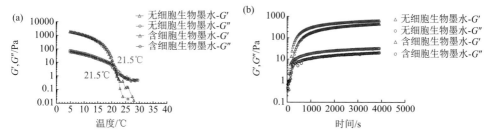

图 8-6　（a）细胞对温敏水凝胶生物墨水的溶胶-凝胶温度点的影响；（b）细胞对温敏水凝胶生物墨水的黏弹性随时间变化曲线的影响

上述细胞对生物墨水流变性能的影响实验表明，常用的 10^6 个/mL 的细胞密度对生物墨水的流变性能具有轻微的影响。而生物墨水的黏弹性在加入细胞后的轻微下降可以解释为混入细胞对水凝胶网络的破坏。因为与传统生物材料制成的连续溶胶态生物墨水相比，细胞可以认为是软颗粒，对水凝胶网络具有割裂作用。

8.2.3　明胶基温敏水凝胶材料流变特性与细胞存活率的关系

1. 实验与方法

1）细胞 3D 打印

将含有 10^6 个/mL 的 A549 细胞、5%的明胶和 1%的海藻酸钠的生物墨水，以及含有 10^6 个/mL 的 A549 细胞、7%的明胶及 1%的海藻酸钠的生物墨水，分别吸入 3mL 无菌商业注射器中（针头型号为 25G）。之后将装有细胞打印墨水的注射器安装到芯片打印系统的喷头中进行打印。打印过程中，喷头保温温度分别设置为 10℃、15℃、20℃。三个独立的样品被按照 0.03mm/s（即每秒喷射 1.91μL 细胞打印墨水）的速度打印在 35mm 的无菌生物培养皿中，每个样品约含细胞打印墨水 20μL。

2）细胞存活率测试

凋亡试剂盒被用于测量细胞打印后的细胞存活率，具体地说，先在每个载有打印样品的培养皿中分别加入 1mL PBS 溶液，放入 37℃培养箱中溶化 5min，之后收集全部样品离心（1000r/min，5min）后，弃上清，再用 50μL 特殊缓冲液（Binding Buffer）重悬每个打印的样品，之后向每个样品中加入 2.5μL 重组蛋白（Annexin V-FITC）和 2.5μL PI 溶液。在 37℃避光孵育 15min 后，取 20μL 含细胞的悬浮液滴在载玻片上，再用盖玻片压平。之后将玻片置于激光共聚焦显微镜（Nikon）上采集图像（每个样品取三个随机视野，测试三个独立样品）。

为了消除细胞本身在细胞墨水中保存时间对细胞存活率的影响，本研究同样将 20μL 细胞墨水均匀滴在 35mm 的无菌培养皿中，并在 4℃和 37℃保存 30min，并测试其细胞存活率。

2. 结果与讨论

上一小节分析了明胶基细胞打印墨水流变性能对时间和温度的依赖特性，本小节将分析细胞打印墨水的流变性能对细胞存活率的影响。实验样品采用含有 10^6 个/mL 的 A549 细胞、5%的明胶和 1%的海藻酸钠的生物墨水。凝胶温度（21.5℃）下的三个温度点（10℃、15℃、20℃）被选为实验温度，因为当生物墨水温度高于凝胶温度点时，生物墨水处于溶胶流动状态，不利于 3D 打印。

首先，本节研究了保温温度对细胞打印墨水随时间变化流变性能的影响。如图 8-7 所示，保温温度下降会导致样品黏弹性明显提高（测试的所有时间点均出现此现象）。具体地，当保温温度是 20℃时，5min、10min、20min 和 30min 时

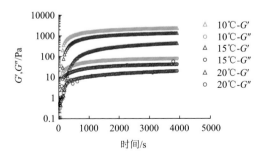

图 8-7　保温温度对温敏水凝胶生物墨水的黏弹性随时间变化曲线的影响

所测试生物墨水的存储模量分别为 17.7Pa、85.6Pa、206Pa 和 284Pa。当保温温度是 15℃时，5min、10min、20min 和 30min 时所测试生物墨水的存储模量分别为 312Pa、611Pa、923Pa 和 1090Pa。当保温温度是 10℃时，5min、10min、20min 和 30min 时所测试生物墨水的存储模量分别为 800Pa、1240Pa、1710Pa 和 1970Pa。

其次，本研究在不打印的条件下，研究了保温温度和保温时间对细胞存活率的影响。如图 8-8 所示，将 A549 细胞墨水在 4℃和 37℃保存 30min，并没有使 A549 的细胞存活率出现显著性下降，其细胞存活率一直保持在 93%以上，说明 4℃ 到 37℃保温温度和 30min 的保温时间本身对 A549 细胞存活率没有明显影响，而这个温度区间和保温时间满足一般细胞 3D 打印工艺的参数要求。

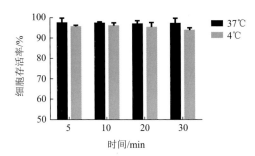

图 8-8　细胞在生物墨水中不同时间的存活率（不打印）

之后，研究了细胞墨水保温温度和保温时间对细胞 3D 打印后细胞存活率的影响。如图 8-9 所示，当保温温度为 20℃时，保温时间从 5min 增长到 30min 时，细胞存活率从 99%±0.5%下降到 91%±1.7%。但是细胞存活率一直保持在 90%以上，满足细胞 3D 打印对细胞存活率的要求。当保温温度为 15℃时，保温时间从 5min 增长到 30min 时，细胞存活率从 89%±3.4%下降到 83%±4.6%，且具有显著性差异。当保温温度为 10℃时，保温时间从 5min 增长到 30min 时，细胞存活率从 86%±3.8%下降到 72%±1.9%，具有显著性差异。

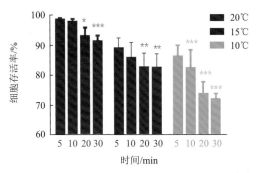

图 8-9　生物墨水的保温温度和保温时间对细胞打印后细胞存活率的影响

本节的实验结果表明，生物墨水的黏弹性随着保温时间的增加和保温温度的降低而提高。随着保温温度的降低，打印后的细胞存活率展示出明显的下降。在保温温度不变的情况下，也发现打印后的细胞存活率随着保温时间的增加而下降。因此，我们假设生物墨水的黏弹性与细胞打印后的细胞存活率存在负相关性。

为了进一步验证这个假设，我们仔细地选择了两种不同浓度的生物墨水，通过调节温度，使它们具有相似的流变学性能，即相近的存储模量和相近的损耗模量。具体地如图 8-10 所示，含有细胞密度为 10^6 个/mL A549 细胞、5%的明胶和1%的海藻酸钠的生物墨水(记为生物墨水A)在15℃的流变学性能（5min 时，$G' = 312Pa$，$G'' = 15Pa$；10min 时，$G' = 611Pa$，$G'' = 21.8Pa$；20min 时，$G' = 923Pa$，$G'' = 30.3Pa$；30min 时，$G' = 1090Pa$，$G'' = 34.9Pa$）与含有细胞密度为 10^6 个/mL A549 细胞、7%的明胶和1%的海藻酸钠的生物墨水（记为生物墨水 B）在 19℃的流变学性能（5min 时，$G' = 323Pa$，$G'' = 18.3Pa$；10min 时，$G' = 646Pa$，$G'' = 28.1Pa$；20min 时，$G' = 986Pa$，$G'' = 39.2Pa$；30min 时，$G' = 1170Pa$，$G'' = 44.7Pa$）具有相似性，且在所有测试点均没有表现出显著性差异。

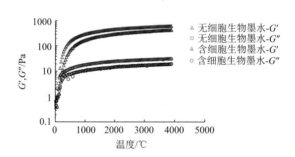

图 8-10 两种不同浓度的生物墨水在不同保温温度的黏弹性随时间变化曲线

在 5min 时，生物墨水 A 和生物墨水 B 的细胞存活率分别为 89.0%±3.4%和 87.6%±1.8%；在 10min 时，生物墨水 A 和生物墨水 B 的细胞存活率分别为 85.9%±5.1%和 83.6%±2.9%；在 20min 时，生物墨水 A 和生物墨水 B 的细胞存活率分别为 82.6%±4.8%和 80.4%±3.4%；在 30min 时，生物墨水 A 和生物墨水 B 的细胞存活率分别为 82.5%±4.6%和 80.9%±6.3%（图 8-11）。实验结果显示，生物墨水 A 和生物墨水 B 在测试时间点（5min、10min、20min 和 30min）的打印后的细胞存活率也具有相似性。

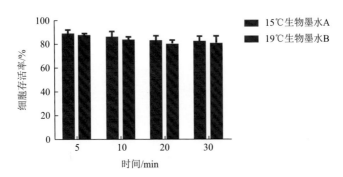

图 8-11　两种不同浓度的生物墨水在不同保温温度的细胞存活率

　　既然生物墨水在打印过程中的存储模量远大于损耗模量，进一步认为打印后的细胞存活率与生物墨水的存储模量呈负相关。将存储模量与细胞存活率的关系绘制成图 8-12，多项式拟合结果表明生物墨水的存储模量和细胞存活率呈现负相关性（$R^2 = 0.97$）。从拟合曲线计算分析可知，当存储模量小于 382Pa 时，细胞存活率可以达到 90%以上。

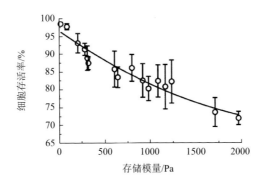

图 8-12　存储模量与细胞存活率的关系

　　值得说明的是，细胞打印后，本研究通过 Annexin V-PI 凋亡试剂盒检测了细胞的凋亡情况。该试剂盒可以将死细胞标记出红色荧光，而将所有出现凋亡特征和已死亡的细胞标记出绿色荧光，因此可以进一步分出样品中的活细胞数量（全部细胞数量−绿色细胞数量）、死细胞数量（红色细胞数量）、凋亡细胞数量（绿色细胞数量−红色细胞数量），但实际实验中，本研究仅在个别样品中发现细胞早期凋亡情况（图 8-13），而在所有样品中凋亡细胞的比例小于 1%，可以忽略不计，这也说明了死亡是明胶基细胞打印技术对细胞的主要损伤方式，而在打印过程中细胞产生的凋亡几乎可以忽略。

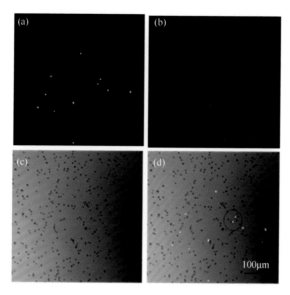

图 8-13　打印后的细胞凋亡测试

（a）死细胞＋凋亡细胞；（b）死细胞；（c）全部细胞；（d）染色合成图

　　以上结果表明生物墨水的流变性能是微挤出式细胞打印工艺的一个重要参数。天然衍生生物材料具有良好的生物相容性，更接近天然的细胞外基质，被广泛地应用在生物 3D 打印和组织工程领域的研究中。但天然衍生的生物材料常存在不同批次上的差异性。本实验室过往的使用经验表明，有时同公司的同批次产品也可能存在流变学的差异性。因此，仅控制生物墨水组成和浓度难以实现三维生物结构体的稳定打印。因此，我们认为通过同时控制温敏细胞打印墨水组成和浓度，以及保温温度和保温时间，而进一步控制温敏细胞打印墨水的存储模量的方法，可以维持打印后高的细胞存活率与稳定性。

8.2.4　明胶基温敏水凝胶材料流变特性与打印成形性的关系

1. 实验与方法

1）细胞打印墨水的打印成形性分析

　　将含有细胞密度为 10^6 个/mL A549 细胞、5%的明胶和1%的海藻酸钠的生物墨水装载在芯片打印系统的喷头上，在喷头保温温度为 20℃情况下，分别在保温后的第 5min、10min、15min、20min、30min、40min、50min、60min，打印出 10mm×10mm×4 层的网格结构（喷头运动速度为 10mm/s，喷射速度为 0.03mm/s，即 1.91μL/s）。样品打印后立即用带有微距镜头的数码相机进行拍照

（SONY NEX-6），以观察每个样品的成形质量。

2）统计分析

本章所有实验均利用 GraphPad Prism 软件对实验结果进行方差检验。统计上的显著性差异表示为*（$P<0.05$）、**（$P<0.01$）以及***（$P<0.001$）。所有的数据结果均呈现为均值±标准差的形式，每个实验均重复三次。

2. 结果与讨论

根据前述实验结果，对于使用的细胞打印墨水（5%明胶和 1%海藻酸钠生物墨水）较高的细胞存活率（大于 90%）只在保温温度为 20℃的情况下取得。因此，本小节研究生物墨水的成形性能时，只分析此细胞打印墨水在 20℃时的成形性能。不同时间的打印结果如图 8-14 所示，生物墨水的成形性能随时间的变化而变化。当保温时间小于 15min 时，生物墨水展现出高度的流动性能，其打印后的力学性能不足以支撑 4 层的网格结构，出现了坍塌现象，尤其是在第 5min 和第 10min 时，打印的网格结构间的空隙因生物墨水的流动出现了闭合现象。而当保温时间大于 50min 时，生物墨水表现为过凝胶的状态，打印后的结构体出现表面粗糙，甚至破裂的现象，这是因为材料的存储模量太高，即材料的弹性过大，使得生物墨水在打印时承受大的剪切变形的过程中出现了凝胶结构被破坏的现象。而 15～50min 打印的结构表面更加光滑，网格结构清晰，没有出现结构坍塌现象。因此，我们认为对于此细胞打印墨水（5%明胶和 1%海藻酸钠生物墨水），当保温时间是 15～50min 区间时，打印成形性能更好。该时间区间对应的生物墨水存储模量为 154～388Pa，损耗模量为 10.4～17.9Pa。

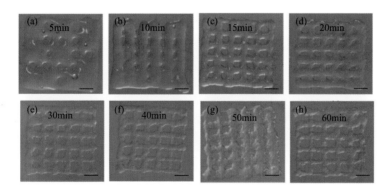

图 8-14　生物墨水打印成形性能随时间的变化

本节的研究结果说明了想要取得打印后良好的细胞存活率，宜控制细胞打印墨水最高存储模量不超过 382Pa，但细胞打印墨水过低的存储模量会使打印出的离散单元接近液态，出现流动现象，也不具有足够的力学性能以维持打印后结构体的三维形态。因此，适合细胞 3D 打印的细胞打印墨水的存储模量既需符合打印后高细胞存活率的要求，也需满足保证良好打印成形性的要求。在此，本研究将本小节打印成形性的研究结果结合 8.2.3 小节流变性能与细胞存活率的研究结果，得出同时满足细胞存活率高和良好的生物墨水成形性能的生物墨水的存储模量范围是 154～382Pa。

最后，本研究进一步对本章所用的全部细胞打印墨水在特定温度所对应的同时满足细胞存活率和生物墨水成形性能的时间范围进行了总结（即存储模量在 154～382Pa 的时间范围）。如表 8-2 所示，对于 5%明胶生物墨水在 20℃的保温条件，相应的保温时间范围是 570～1770s。对于 10%明胶生物墨水在 20℃的保温条件，相应的保温时间范围是 86～123s。对于 20%明胶生物墨水在 20℃的保温条件，相应的保温时间范围是 35～43s。对于 5%明胶和 1%海藻酸钠生物墨水在 20℃的保温条件，相应的保温时间范围是 510～1380s。对于 5%明胶和 2%海藻酸钠生物墨水在 20℃的保温条件，相应的保温时间范围是 450～1140s。对于含有 10^6 个/mL A549 细胞、5%明胶和 1%海藻酸钠生物墨水在 20℃的保温条件，相应的保温时间范围是 900～2910s。对于含有 10^6 个/mL A549 细胞、5%明胶和 1%海藻酸钠生物墨水在 15℃的保温条件，相应的保温时间范围是 195～360s。对于含有 10^6 个/mL A549 细胞、5%明胶和 1%海藻酸钠生物墨水在 10℃的保温条件，相应的保温时间范围是 140～150s。对于含有 10^6 个/mL A549 细胞、7%明胶和 1%海藻酸钠生物墨水在 20℃的保温条件，相应的保温时间范围是 192～345s。从这些结果来看，相比于 20%明胶生物墨水，5%明胶生物墨水对于实际细胞 3D 打印是更好的选择，因为其在近室温的温度（20℃），可成形的时间是 1200s，有足够的时间去成形更为复杂或更多的三维细胞结构体。同时可以看出，10℃保温条件下，满足成形性能和细胞存活率的时间范围只有 10s，不适用于传统生物墨水组成的成形。

表 8-2　不同生物墨水同时满足高细胞存活率和良好成形性能的保温温度和时间

细胞墨水浓度	保温温度/℃	保温时间/s
5%明胶	20	570～1770
10%明胶	20	86～123
20%明胶	20	35～43
5%明胶和 1%海藻酸钠	20	510～1380
5%明胶和 2%海藻酸钠	20	450～1140

续表

细胞墨水浓度	保温温度/℃	保温时间/s
5%明胶，1%海藻酸钠，10^6 个/mL A549 细胞	10	140～150
5%明胶，1%海藻酸钠，10^6 个/mL A549 细胞	15	195～360
5%明胶，1%海藻酸钠，10^6 个/mL A549 细胞	20	900～2910
7%明胶，1%海藻酸钠，10^6 个/mL A549 细胞	20	192～345

8.2.5　小结

本节通过流变仪重点研究了明胶基温敏水凝胶细胞打印墨水的流变特性，分析了细胞墨水的黏弹性（存储模量和损耗模量）与细胞墨水浓度、温度及时间变量的关系。通过成形能力观察和细胞存活率测试，进一步发现了明胶基温敏水凝胶细胞墨水的打印成形性能、细胞存活率与材料存储模量的关系（图 8-15）。

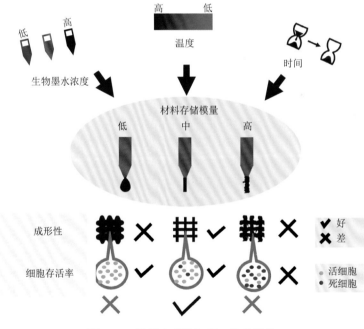

图 8-15　温敏水凝胶打印工艺的总结

（1）细胞墨水具有较低的存储模量时，会打印出结构易流动变形、细胞存活率高的三维细胞结构体。

（2）细胞墨水具有适中的存储模量时，会打印出结构形状清晰且细胞存活率高的三维细胞结构体。

（3）细胞墨水具有较高的存储模量时，会打印出水凝胶破裂卷曲、细胞存活率低的三维细胞结构体。对于本研究用的明胶、海藻酸钠、A549 细胞的混合细胞打印墨水，控制此生物墨水的存储模量在 154~382Pa 之间，可打印出高细胞存活率且结构形状清晰的细胞结构体。

对于不同的温敏水凝胶细胞打印墨水，其适宜打印的存储模量区间可能会不同。在本节的研究基础上，进一步提出了一种通过对未知温敏细胞打印墨水进行流变学分析，进而快速获得此墨水合适打印参数的工艺流程方法，此方法具体如下。

（1）通过流变学测试确定细胞墨水（假设该细胞墨水为低温凝胶）的溶胶-凝胶转变温度点。

（2）选择一个略低于步骤（1）所得温度点的温度作为保温温度，测试细胞墨水的流变性能与时间的变化关系。

（3）保持保温温度不变，测定细胞存活率随时间变化的关系，获得满足高细胞存活率打印的适宜存储模量和时间区间。

（4）保持保温温度不变，测定打印成形性能随时间变化的关系，获得满足良好成形性能的存储模量区间和时间区间。

（5）综合步骤（3）和（4）所获得的存储模量区间和时间区间，取得同时满足高细胞存活率和良好成形性能的存储模量区间与适宜时间区间。

（6）若得出的适宜时间区间过小，可以令保温温度进一步接近细胞墨水的溶胶-凝胶转变温度点，以扩大适宜的时间区间范围。

此方法有助于快速消除天然生物材料更换批次所带来的打印条件不稳定的影响，也可以帮助研究者设计和开发新的温敏细胞打印墨水。之后，此方法和研究结论将直接应用在后续章节芯片的打印工艺研究和芯片的制造中。

8.3 生物 3D 打印体外类肿瘤模型的构建

8.3.1 引言

如 8.1 节所述，3D 打印的体外类肿瘤细胞结构体可作为三维体外类肿瘤模型用于生物学、病理学和新药研发的研究中。8.2 节系统地介绍了使用流变学技术检测温敏水凝胶材料流变性能及此性能的变化对此材料的生物 3D 打印、打印细胞存活率和打印后结构的稳定性的影响。本节将介绍如何使用微挤出式打印技术及工艺和明胶基细胞墨水来构建体外三维类肿瘤模型，并对其进行系列生物学评价。

8.3.2　生物 3D 打印技术构建 A549 类肺肿瘤模型

1. 材料与方法

1）细胞培养与细胞打印墨水准备

本小节所用 A549 细胞，与上一节所用 A549 细胞来源一致，日常培养方法相同，此处不再详细介绍。

所用的细胞打印墨水为 5%明胶、1%海藻酸钠与 A549 细胞混合的细胞打印墨水（细胞密度为 10^6 个/mL 细胞），其配制方法和灭菌方法请参考上一节。

2）细胞培养皿的预处理

单独打印的三维细胞结构体，在后续的长期培养过程中，易从培养皿底部脱落，脱落后的结构体在培养皿的移动或晃动中，易造成不同程度的破坏。所以，在打印三维细胞结构体之前，本研究用多聚赖氨酸（poly-L-lysine，PLL）溶液对细胞培养皿表面进行处理，以增强打印的三维细胞结构体与培养皿基底的黏附力，以满足长期培养的需要。具体方法为：向每个 35mm 细胞培养皿中，加入 1mL PLL 溶液（PLL 浓度为 0.1mg/mL），轻微晃动培养皿使 PLL 溶液完全盖住培养皿全部底面，室温静置等待 30min 后，移除 PLL 溶液，并用无菌的去离子水清洗培养皿 3 次，吸除去离子水后，静置 2h，待培养皿内去离子水全部挥发干燥后使用。

3）三维 A549 类肿瘤细胞结构体的打印

首先将含有细胞密度为 10^6 个/mL 的 A549 细胞、5%的明胶和 1%的海藻酸钠的混合细胞打印墨水吸入 3mL 无菌医用注射器（所用无菌注射器的针头型号 25G）中，再将此注射器装载在 3D 打印系统的喷头上，设置打印喷头的保温温度为 20℃，保温 15min 后，在每个 35mm 细胞培养皿内部打印出几何尺寸为 10mm×10mm×2mm 的网格结构（打印参数为喷头运动速度为 10mm/s，打印速度为 0.03mm/s），之后向每个载有打印的三维 A549 细胞结构体的细胞培养皿中加入 2mL 浓度为 3%的氯化钙溶液，浸泡交联打印的三维 A549 细胞结构体 1min 后，吸除氯化钙溶液；再用 PBS 缓冲液轻柔清洗每个结构体三次，之后向每个细胞培养皿中加入 2mL 培养基进行培养。后续培养过程中，每两天更换一次培养基。

4）细胞存活率测试

取刚打印的三维 A549 细胞结构体，用细胞活-死染色法进行细胞存活率测试。具体地，将 1μmol/mL 的荧光材料（Calcein AM）和 2μmol/mL 的 PI 混合液用 0.22μm 的过滤器过滤除菌。染色前，先用 PBS 缓冲液清洗样品三次，再将过滤后的混合液添加到样品中孵育 30min（37℃，暗室孵育）。孵育后，用 PBS 缓冲液清洗样品三次。之后用激光共聚焦显微镜采集样品图像。每个样品取三个视野，每组取三个独立样品进行检测。

5）细胞形态的采集与分析

相差显微镜（DP70，Olympus）用于观察和记录全部实验过程中细胞的形态。同时，对三维细胞结构体的细胞骨架进行染色，以观察细胞形态的改变。具体地，用 PBS 缓冲液对已选的样品清洗三次，之后用 4%的多聚甲醛溶液固定 20min，再用 0.1%的 Triton X-100 溶液对样品进行透膜处理 30min，再用 1%牛血清蛋白封闭样品 30min，再在室温避光条件下，向样品中加入 5μg/mL 的 FITC-鬼笔环肽染色液染色 20min，之后在室温避光条件下，向样品中加入 1μg/mL 的 DAPI 染色液染色 5min。注意每次染色后，将样品用 PBS 清洗三次。最后，将样品放在激光共聚焦显微镜上观察并采集图像。

2. 结果与讨论

为了验证细胞 3D 打印技术构建体外三维类肿瘤模型的可行性，本研究直接 3D 打印制造了一个三维网格型结构的 A549 类肺肿瘤细胞结构体。具有内通道结构的网格型结构的设计是为了保证营养物质和氧气的传输，以及二氧化碳和废物的代谢。打印后的三维 A549 细胞结构体中每条打印单丝的直径约为 500μm，通过细胞活-死染色的方法测得打印后的三维 A549 细胞结构体中的细胞存活率为 93.9%±1.35%（图 8-16），证明本研究所开发的微挤出式明胶基细胞打印墨水的打印工艺对 A549 类肿瘤细胞的损伤很小，满足应用要求。

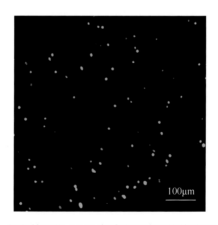

100μm

图 8-16　打印的三维 A549 类肿瘤细胞结构体的细胞存活率

和二维平面培养相比，三维细胞结构体为细胞生长提供了一个三维的微环境，使得细胞在其中生长时，易产生更接近于体内的三维生物学形态。本研究分别对二维平面培养的 A549 细胞和打印的三维 A549 细胞结构体进行了细胞形态的染色，并利用激光共聚焦显微镜观察到 A549 细胞的形态在二维平面培养和三维细胞结构体中具有明显差别（图 8-17）。在三维 A549 细胞的水凝胶结构体中，A549 细胞形成具有光滑表面和紧密细胞连接的球状体。而在二维平面培养中，A549 细胞平面铺展成铺路石状态。这种具有极性的三维球状结构更接近体内肿瘤成团生长的特性，呈现出体内肿瘤三维的功能性特征。

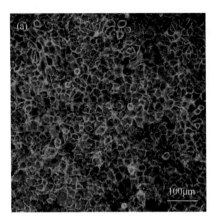
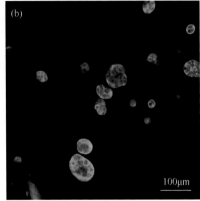

图 8-17　第 7 天二维平面种植的 A549 细胞与打印的三维 A549 类肿瘤细胞结构体的细胞形态对比，绿色为 F-actin，蓝色为细胞核；（a）二维培养时的细胞形态；（b）三维培养时的细胞形态

相差显微镜观察 A549 细胞形态的结果显示（图 8-18），三维结构体中的 A549 细胞在第 5 天呈现出细胞团的形态，并且在第 7 天和第 10 天可以观察到细胞团不断长大。通过对图片中细胞团直径的半定量分析可知（图 8-19），细胞团的直径从第 5 天的（33.90±4.75）μm，增加到了第 7 天的（45.86±10.14）μm，以及第 10 天的（51.26±13.69）μm。

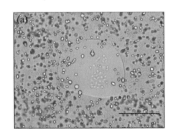
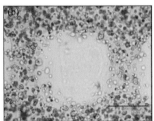
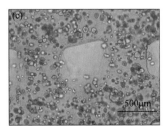

图 8-18　打印的三维 A549 细胞结构体的细胞形态随时间的变化：（a）第 5 天；（b）第 7 天；（c）第 10 天

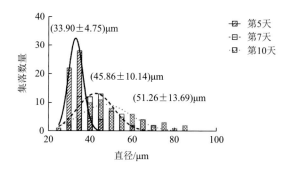

图 8-19 打印的三维 A549 类肿瘤细胞结构体的细胞团直径随时间的变化

8.3.3 生物 3D 打印技术构建 HeLa 类宫颈癌肿瘤模型

为了进一步验证细胞 3D 打印工艺构建的三维体外类肿瘤模型具有普适性和功能性，本小节基于生物 3D 打印技术构建了经典的 HeLa 类宫颈癌肿瘤模型（HeLa 是人类最早实现体外培养的肿瘤细胞，被广泛应用在肿瘤的研究中），并与二维平面培养的 HeLa 模型在细胞形态、蛋白分泌、抗药性等方面进行了对比研究。

本小节的实验设计如图 8-20 所示，在第 0 天，本研究利用细胞种植的方法和细胞 3D 打印的方法分别构建了 HeLa 细胞的二维平面培养模型和三维 HeLa 细胞

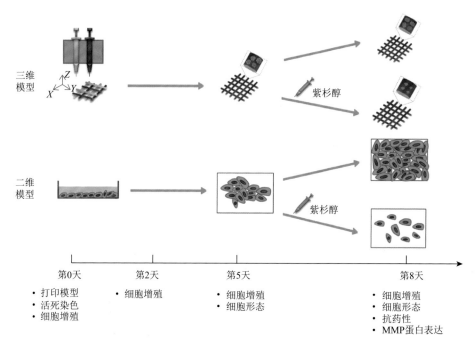

图 8-20 三维 HeLa 宫颈癌体外类肿瘤结构体生物学检测实验设计图

结构体，以进行二维平面培养方式和三维培养方式的对比研究。并在第 0 天对打印的三维 HeLa 细胞结构体的存活率进行检测；在第 0 天、第 2 天、第 5 天和第 8 天对二维 HeLa 细胞培养模型和三维 HeLa 细胞培养模型的细胞增殖进行检测；在第 5 天和第 8 天对二维 HeLa 细胞培养模型和三维 HeLa 细胞培养模型的细胞形态进行检测；并在第 5 天向部分二维 HeLa 细胞培养模型和三维 HeLa 细胞培养模型加入抗肿瘤药物紫杉醇继续培养 3 天，以进行抗药性检测；同时，对二维 HeLa 细胞培养模型和三维 HeLa 细胞培养模型的第 8 天 MMP 蛋白的分泌进行了对比检测。

1. 材料与方法

1）细胞培养

HeLa 宫颈癌细胞系来自于中国医学科学院肿瘤医院的分子肿瘤学国家重点实验室。HeLa 所用的细胞培养基为含有 10%胎牛血清的高糖 DMEM 培养基。日常培养中，当 HeLa 汇合达 80%时，用 0.25%的胰酶消化传代，每 2～3 天更换一次培养基。

2）材料的制备与灭菌

将明胶粉末溶解在 0.9%的氯化钠溶液中，制备成 20%的明胶溶液。将海藻酸钠粉末溶解在 0.9%的氯化钠溶液中，制备成 4%的海藻酸钠溶液。将制备的两种溶液放入 70℃的烤箱中进行巴氏灭菌（反复加热三次，每次加热 30min，室温冷却 30min）。纤维蛋白原粉末被溶解在高糖 DMEM 中制备成 8%纤维蛋白原溶液（纤维蛋白的使用是为了增强细胞打印墨水的生物活性，以及长期培养结构体的力学稳定性，也侧面证明本研究所用的细胞打印工艺在打印墨水方面的可拓展性）。

3）二维和三维样品的制备

用 1000r/min 的速度离心 5min 收集 HeLa 细胞，再用 8%纤维蛋白原溶液重悬 HeLa 细胞得到细胞密度为 4×10^6 个/mL HeLa 细胞的 8%纤维蛋白原溶液。将含细胞密度为 4×10^6 个/mL 的 8%纤维蛋白原溶液与 20%明胶溶液和 4%海藻酸钠溶液按 1∶2∶1 的比例混合，得到含细胞密度为 10^6 个/mL HeLa 细胞、10%明胶溶液、1%海藻酸钠和 2%纤维蛋白原的混合细胞打印墨水。

之后将细胞打印墨水吸到注射器中，再加载到 3D 打印系统的喷头上（针头型号为 25G）。25℃保温 5min 后开始打印。打印了几何尺寸为 10mm×10mm×2mm 的带内通道带网格型结构的模型。随后，用 3%氯化钙交联打印的 HeLa 细胞结构体 1min，再用 20U/mL 凝血酶在 37℃的条件下交联打印的 HeLa 细胞结构体 15min。再将每个交联后的 HeLa 细胞的结构体用 PBS 清洗 3 次，转移到 35mm 培养皿中添加 2mL 培养基。对于二维 HeLa 细胞培养模型，是通过在每个 35mm 培养皿种植 5000 个 HeLa 细胞和 2mL 培养基来实现。本节所有的二维和三维样品的培养基中均包含 20mg/L 抑肽酶和 10%的胎牛血清，抑肽酶用于减缓纤维蛋白原的降解速度，有利于维持三维 HeLa 细胞结构体的稳定性，所有样品在 37℃、5%二氧化碳培养箱中培养 8 天，并分别在培养到第 2 天、第 5 天的时候更换培养基，并且将换掉的培养基以 1000r/min 的速度离心 5min，收集上清液。

4）细胞存活率测试

本小节所用的细胞存活率的测试方法同 8.3.2 小节的测试方法，此处不再详细介绍。

5）细胞形态测试

本小节所用的细胞形态的测试方法同 8.3.2 小节的测试方法，此处不再详细介绍。

6）细胞增殖分析

CCK-8 试剂盒（Dojindo）被用于二维和三维样品在第 2 天、第 5 天和第 8 天的细胞增殖情况的检测。具体地，将所有待测试的样品用 PBS 缓冲液清洗三次。将 1mL 高糖的 DMEM 培养基与 0.1mL CCK-8 试剂的母液进行混合后，加入到每个样品的 35mm 培养皿中，注意晃动培养皿，使测试液在培养皿中分布均匀，且与样品接触充分。将这些样品在 37℃孵育 2h 后，取孵育后的培养基加样到 96 孔板中（每个孔加样 110μL），之后放入酶标仪中进行测量。无细胞的二维和三维样品分别作为二维和三维目标样品的空白对照组。之后将二维和三维样品的数据归一到第 0 天（将细胞 3D 打印和二维种植 4h 后的数据作为第 0 天的数据）。每组实验选择三个独立的样品进行细胞增殖测试。

7）蛋白表征

将此小节"二维和三维样品的制备"部分中收集的上清液和上样缓冲液混合，并添加到含明胶的 12%聚丙烯酰胺凝胶上。所用蛋白浓度是通过 BCA（Pierce，Rockford，IL）试剂盒测定的，并对三维 HeLa 细胞结构体和二维平面培养样品进行归一化处理。再对得到的凝胶进行 100min 的电泳（110V，Electronphoresis System，Bio-Rad），之后再根据 MMP Zymography Assay Kit 试剂盒推荐的方法进行孵育。孵育结束后，用 Coomassic 亮蓝染色液对凝胶染色 3h。之后脱色至条带可观察为止，再用 Quantity One 软件进行半定量处理。每组测试包括三个独立样品。

8）抗药性测试

当构建的二维和三维样品培养 5 天后，随机各取三个独立样品进行抗药性测试。具体地，先用 PBS 缓冲液清洗每个样品三次，再用含有 10%胎牛血清、20mg/L 抑酞酶、50μg/L 紫杉醇的高糖 DMEM 培养基继续培养已选的样品 3 天。之后，用本小节"细胞增殖分析"所描述的 CCK-8 测量方法分别测量紫杉醇药物处理 3 天的二维和三维样品，得到细胞毒性数据。

2. 结果与讨论

1）三维类宫颈癌结构体的制造

本小节介绍了使用微挤出式细胞打印技术和明胶基细胞打印墨水构建三维体外类宫颈癌模型并验证该技术应用在三维体外类肿瘤模型构建方面的可行性及与构建模型的组织功能性。打印的三维 HeLa 细胞结构体具有内部通道以提高 3D 模型中营养、氧气及废物的代谢（图 8-21），单丝直径为 500μm，表面一致和光滑，且细胞存活率高达 94.9%±2.2%（图 8-22）。选择的合适打印工艺参数保证了癌细胞的低打印损伤率，证明了细胞 3D 打印工艺在构建类肿瘤模型的应用可行性。图 8-23 进一步证明了在全部测试的 8 天周期内，打印后的三维 HeLa 细胞结构体维持了良好的稳定性。

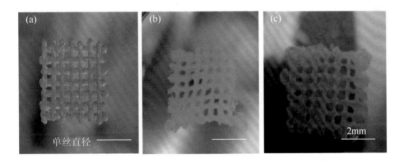

图 8-21 3D 打印的 HeLa 细胞结构体的稳定性随时间的变化：（a）第 0 天；（b）第 5 天；（c）第 8 天

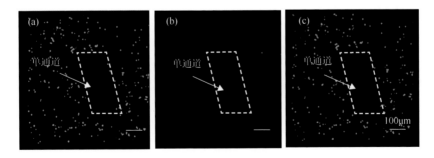

图 8-22 打印的三维 HeLa 类宫颈癌细胞结构体的细胞存活率：（a）活细胞染色；（b）死细胞染色；（c）活-死细胞染色

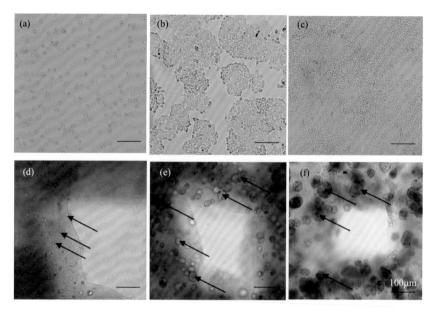

图 8-23　二维 HeLa 细胞培养模型和三维 HeLa 细胞结构体的细胞形态随时间变化情况：（a）二维模型第 0 天；（b）二维模型第 5 天；（c）二维模型第 8 天；（d）三维模型第 0 天；（e）三维模型第 5 天；（f）三维模型第 8 天；箭头所指为细胞球状体

2）细胞形态分析

和二维平面培养相比，三维细胞结构体增加的第三维度会导致其在细胞行为上的区别，包括细胞形态、增殖和蛋白的分泌等[27]。

本研究利用光学相差显微镜和激光共聚焦显微镜观察到 HeLa 细胞的形态在二维平面培养和三维结构体中具有明显差别。相差显微镜观察 HeLa 细胞形态的结果显示（图 8-23），二维平面培养和三维 HeLa 细胞结构体中的 HeLa 细胞在第 0 天均为消化后单个细胞的圆球态［图 8-23（a，d）］。与二维平面培养相比较，三维结构体中的 HeLa 细胞在第 5 天呈现出三维细胞球的形态［图 8-23（e）］，并且三维细胞球一直增长到第 8 天［图 8-23（f）］。通过对图片整体进行半定量分析可知，培养的第 8 天三维 HeLa 细胞结构体中有 79.5%±6.8% 的水凝胶面积被 HeLa 细胞球占据。通过对球状体直径的半定量分析可知（图 8-24），三维 HeLa 细胞球状体的直径由第 5 天的（44.16±7.21）μm 增长到了第 8 天的（57.83±10.66）μm。而在二维平面培养中，HeLa 细胞从单个细胞的圆球态逐步平面铺展成铺路石状态，并以平面的细胞形态增殖生长。

为了进一步分析细胞的形态，本研究对 HeLa 细胞的细胞骨架与细胞核进行了荧光标记染色。如图 8-25 所示，在三维 HeLa 细胞水凝胶结构体中，HeLa 细胞形成具有光滑表面和紧密细胞连接的球状体。相似的类肿瘤三维细胞球状形态也在其他上皮肿瘤细胞三维培养研究的文献中被证实[28, 29]，这种具有极性的三维球状结构有助于细胞获得不同于二维细胞的行为（蛋白分泌与抗药性等），展现出三维类肿瘤组织所具有的功能性。

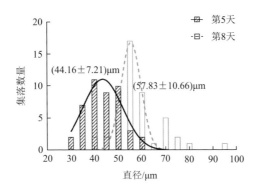

图 8-24　三维 HeLa 细胞培养模型培养第 5 天和第 8 天的细胞球直径

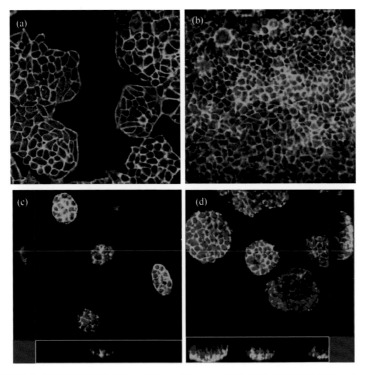

图 8-25　利用激光共聚焦显微镜观察二维和三维 HeLa 细胞结构体的细胞形态：（a）二维模型第 5 天；（b）二维模型第 8 天；（c）三维模型第 5 天；（d）三维模型第 8 天；绿色为 F-actin，蓝色为细胞核

3）细胞增殖分析

细胞无限增殖是恶性肿瘤的特性之一。但二维培养细胞时，由于空间上的限制，在培养皿底面长满细胞后，细胞的生长会受到抑制。CCK-8 试剂盒被用来测量 HeLa 细胞在三维 HeLa 细胞结构体和二维平面培养中的增殖情况。测量第 0 天、第 2 天、第 5 天、第 8 天的二维和三维培养样品中的细胞代谢活动。结果表明，与第 0 天相比，HeLa 细胞在二维培养中在第 2 天具有 5.4 倍的增殖，第 5 天具有 10.8 倍的增殖，第 8 天具有 14.8 倍的增殖，而 HeLa 细胞在三维培养中第 2 天具有 7.2 倍的增殖，第 5 天具有 14.6 倍的增殖，第 8 天具有 22.8 倍的增殖，并且二维和三维的样品在第 5 天与第 8 天均呈现出显著性差异。结果表明，相比于二维培养，三维培养的环境对细胞的持续生长具有更大的优势（图 8-26）。

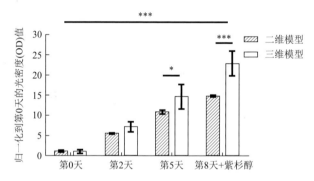

图 8-26　二维 HeLa 细胞模型与三维 HeLa 细胞模型的细胞增殖对比

*表示 $P<0.05$；***表示 $P<0.001$

4）MMP 蛋白分泌情况分析

MMP 蛋白可降解细胞外基质，与肿瘤转移密切相关[30-32]。宫颈癌组织相比正常组织会有更高的 MMP 蛋白表达[33]，因此，MMP 蛋白在许多宫颈癌细胞的研究中被检测[34, 35]。明胶酶谱法试剂盒被用来测量二维样品和三维样品中的 MMP-2 和 MMP-9 的分泌情况，以验证三维水凝胶培养是否影响 HeLa 细胞的 MMP 蛋白的分泌。如图 8-27 所示，三维培养 HeLa 细胞的 MMP-2 和 MMP-9 的条带要亮于二维培养 HeLa 细胞的 MMP-2 和 MMP-9 条带。半定量的灰度值分析显示 MMP-9 和 MMP-2 蛋白在三维细胞中分泌的量分别为二维细胞中的 2.3 倍和 2.5 倍（图 8-28）。这个结果具有显著性差异。结果表明，HeLa 细胞在三维培养条件下，具有更高的转移倾向。

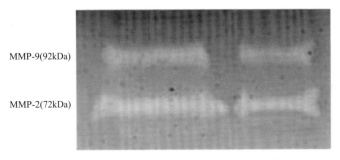

MMP-9(92kDa)

MMP-2(72kDa)

三维模型　　　　　　　　二维模型

图 8-27　三维 HeLa 细胞模型与二维 HeLa 细胞模型的 MMP 蛋白分泌量的对比

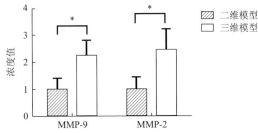

图 8-28　二维 HeLa 细胞模型与三维 HeLa 细胞模型的 MMP 蛋白分泌量的测定

*表示 $P<0.05$

5）抗药性分析

肿瘤出现化学抗性是肿瘤恶性提高的一个标志[36]。紫杉醇是一种被广泛使用的可以诱导肿瘤细胞凋亡的抗肿瘤药物。在本研究中，紫杉醇被加在培养 5 天后的二维和三维样品的培养基中继续培养 3 天，分析二维和三维培养细胞的抗药性差异。在经过紫杉醇处理后，二维和三维培养的 HeLa 细胞均出现大量的细胞凋亡。细胞形态变得无规律，且细胞骨架变得松散（图 8-29）。但大多数二维样品中的细胞从基底上脱落，而三维样品的细胞球依旧维持在材料中。

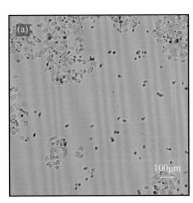
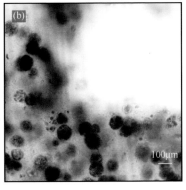

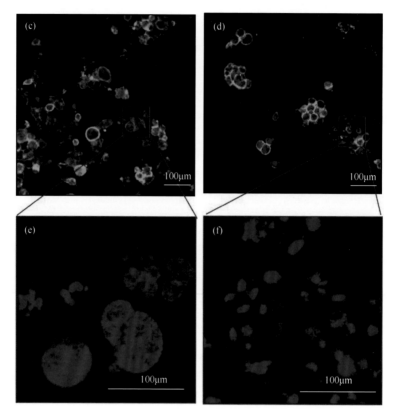

图 8-29　二维 HeLa 细胞模型与三维 HeLa 细胞模型的药物测试后细胞形态对比:(a)二维模型抗药性测试的光学显微镜观察;(b)三维模型抗药性测试的光学显微镜观察;(c)二维模型抗药性测试的激光共聚焦显微镜观察;(d)三维模型抗药性测试的激光共聚焦显微镜观察;(e)为(c)的局部放大图;(f)为(d)的局部放大图

　　图 8-30 证明了经过紫杉醇处理后,细胞的代谢活动出现了一个明显的下降。和第 5 天加紫杉醇之前的数据相比较,紫杉醇处理 3 天的三维样品的细胞代谢

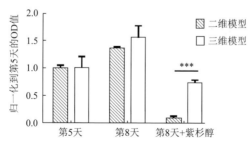

图 8-30　二维 HeLa 细胞模型与三维 HeLa 细胞模型的抗药性分析

***表示 $P < 0.01$

能力下降为第 5 天的 74%，而紫杉醇处理 3 天的二维样品的细胞代谢能力下降为第 5 天的 9%，这个结果具有显著性差异。与第 8 天阳性对照（含血清培养基但无紫杉醇）相比较，紫杉醇处理 3 天的三维样品的细胞代谢能力下降为阳性对照的 47%，而紫杉醇处理 3 天的二维样品的细胞代谢能力下降为阳性对照的 6%，具有显著性差异。

细胞球直径的半定量分析（图 8-31）显示，相比于无紫杉醇处理的阳性对照（57.83±10.66μm），紫杉醇处理后的三维结构体中，细胞球直径下降并呈现更大的无规律性（40.90±13.97μm）。结果表明，三维 HeLa 细胞结构体表现出抗药性，而二维平面培养的 HeLa 细胞并不具有显著的抗药性。这与其他的体外三维类肿瘤模型研究结果相似[37,38]，说明 3D 打印的类肿瘤细胞结构体更接近体内真实的组织。

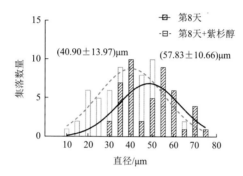

图 8-31　紫杉醇处理三维 HeLa 细胞模型后细胞球径的变化

8.3.4　小结

基于优化的生物 3D 打印工艺，本节报告了打印含 A549 类肺肿瘤细胞的三维结构体工作。A549 细胞在打印的结构体中保持了良好的存活率，并增殖成具有三维特征的球状结构体；基于此结果，进一步打印构建了一种三维体外类宫颈癌肿瘤模型，打印后的 HeLa 细胞具有 90%以上的细胞存活率，并逐渐长成三维圆球态，相比于二维细胞培养模型，打印的三维类肿瘤模型具有更高的增殖速度、更高的 MMP 蛋白分泌量和更显著的抗药性。由此证明了 3D 细胞打印技术有能力构建具有功能的三维体外类肿瘤模型。

8.4　生物 3D 打印体外类肿瘤模型的应用：上皮-间质转化特性研究

8.4.1　引言

上皮-间充质转化（EMT）是胚胎发育、慢性炎症、组织重建、肿瘤转移和各种纤维化疾病中观察到的非常重要的生物现象，在此期间上皮细胞失去细胞极性，重建细胞骨架，获得活动性和侵袭性，并最终转变成间质样细胞[39]。这些典型变化往往是由细胞的上皮标志物的下调和间质标志物的上调所引起的，因此可以根据这些标志物的表达变化来判定 EMT 过程的发生[40]。据报道，EMT 可被各种生长因子和细胞因子诱导或调节，包括成纤维细胞生长因子、肝生长因子、血小板衍生生长因子、转化生长因子-β（TGF-β）、Wnt 和 Notch 蛋白等[41, 42]。其中，TGF-β 被认为是多种细胞类型和组织中 EMT 的主要诱导因子。目前，已经构建了很多体外肿瘤模型来分析 EMT 的机制，主要依赖于二维（2D）培养的常规方法。细胞的 EMT 过程主要表现出 E-钙黏着蛋白（E-cadherin）的丧失，以及随着 miR-223 的过表达，波形蛋白（vimentin）及 N-钙黏着蛋白（N-cadherin）表达的增加[43]。此外，当 IL-17A 诱导的 EMT 发生时，细胞迁移能力增强，以及 MMP-2 和 MMP-9 活性增加[44, 45]。为了更好地阐明 EMT 在癌症转移中的调节机制，近年来出现了一些体外 3D 培养方法，以更好地模拟肿瘤细胞的体内微环境[46]，包括：①肿瘤细胞的悬浮共培养，并将基质细胞引入三维肿瘤球体中产生一种微环境，其表现出类似于体内条件下 EMT 相关蛋白的分布[47]；②凝胶包埋提供了细胞与基质之间更强的接触，细胞在 I 型胶原蛋白中聚集形成类肿瘤组织，并且 I 型胶原蛋白已被证明在用于培养一些种类癌细胞时表现出促进 EMT 的过程[48]；③制造多孔支架以模仿细胞外基质（ECM）。一种 3D 多孔聚（L-乳酸）（PLA）细胞支架已被证明可促进 MCF-7 细胞的 EMT 过程，提供了体外触发 EMT 机制的新途径[49]；④微流体装置也用于研究 EMT，其具有可形成精确可控的肿瘤几何、物理和生化环境的优势[48, 49]。

与传统 2D 单层细胞培养方法不同，3D 模型更好地促进肿瘤细胞、ECM 和 3D 微环境之间的信号传导途径。但目前仍面临着模型尺寸方面的问题，且结构难以精确控制，特别是在基于微流体装置的系统中，EMT 的测试设备在微观尺度上还不够成熟。大量研究证明，肿瘤微球表现出不同的生长速度、代谢和细胞活性，具有不同的大小和结构，以及对药物治疗的不同反应[50]。因此，构建模型有必要注意其均匀性。考虑成球能力是评估肿瘤细胞干性的普遍接受的测量标准，具有多组分 ECM 支持的尺寸可控的 3D 肿瘤球体可被用于进一步研究 EMT 的高级体外模型。

我们之前通过生物 3D 打印成功构建了体外宫颈肿瘤模型，采用逐层堆积制造结构，并优选模拟体内微环境的材料[51, 52]，使用悬浮在明胶/海藻酸盐/纤维蛋白原水凝胶中的 HeLa 细胞打印建立体外宫颈肿瘤模型[8]。与 2D 培养物相比，结果显示其具有更高的细胞增殖率、MMP 蛋白的表达，肿瘤球体的形成和化学抗性增强。研究表明，生物 3D 打印是制造模拟体内肿瘤模型的有力工具，可以促进对癌症机制的研究，最终应用于临床。到目前为止，对于 3D 宫颈癌模型中 TGF-β 诱导的 EMT 过程知之甚少。一些研究集中于一些特定基因，例如，某研究在悬浮培养的 3D HeLa 球体中使用 TGF-β 诱导 EMT 发生，聚焦于 *DEAR1* 基因的变化[53]。然而，由于悬浮培养系统不能提供生物性材料，因此有必要建立具有更好的模拟体内微环境的先进 3D 模型以供进一步研究。考虑到 EMT 在宫颈癌的转移中发挥关键作用这一事实，打印构建了 3D 体外宫颈癌模型，探讨 TGF-β 诱导的 EMT 过程，以阐明其在宫颈癌中的调节机制，有望未来用于宫颈癌治疗方案的研究[54]。

8.4.2　3D 打印宫颈癌模型及其细胞活性与增殖性评价

在本研究中，使用明胶/海藻酸盐/基质胶水凝胶材料体系［图 8-32（a）］，混合 HeLa 单细胞悬液，使用挤出式生物 3D 打印机将宫颈癌模型打印制成尺寸为 10mm×10mm×2mm（六层）的立方体结构，内部具有直径约为 500μm 的相互连接的通道，以促进营养物质、氧气和代谢废物的充分传质［图 8-32（b）］。在活-死测定的基础上，水凝胶结构中 HeLa 细胞在打印后的存活率约为 97.95%±0.75%［图 8-32（c）］。

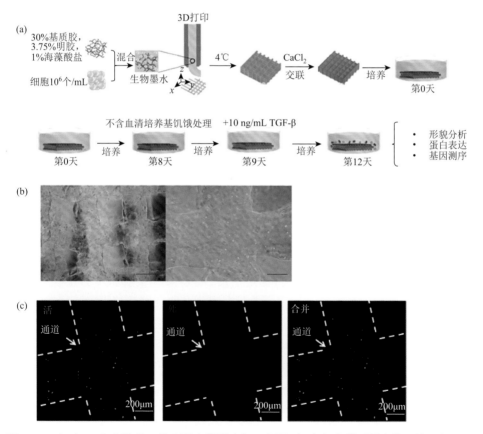

图 8-32　（a）3D 打印体外三维宫颈癌模型流程示意图；（b）打印模型具有的立体网状结构；（c）打印后结构中细胞活性良好

HeLa 细胞在混合生物材料中被多组分的 ECM 包围和支撑而快速形成均匀的球体，并且从第 3 天的约 30μm 稳定增长至第 7 天的约 80μm [图 8-33（a）]。在平行对照的三明治样凝胶培养中，细胞成球非常缓慢。大量的 HeLa 细胞仅形成小团簇，最大的球体仅为 50~60μm [图 8-33（a）]。使用 CCK-8 试剂盒检测了 3D 模型中 HeLa 细胞的增殖情况，如图 8-33（b）所示。结果表明，HeLa 细胞保持稳定增殖，细胞数从第 0 天至第 3 天增加了 4.35 倍，到第 5 天增加了 6.92 倍，到第 7 天增加了 15.93 倍。

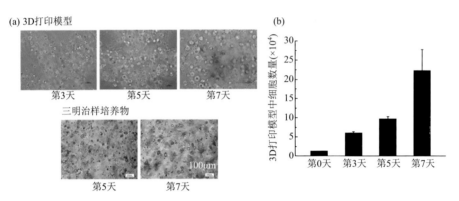

图 8-33 （a）3D 打印肿瘤模型与传统三明治样凝胶培养的对比；（b）打印结构中细胞在 7 天内保持旺盛增殖

8.4.3 TGF-β 诱导 3D 宫颈癌模型的 EMT 过程

使用不含血清（FBS）的培养基对模型进行一天的饥饿处理，在处理期间观察到 HeLa 细胞发生形态变化。细胞形态转变为轻微的间质表型，细胞连接变得松散，并且在球体中出现一些粗糙的部分。相反，在正常培养基中，模型中的 HeLa 球体通过紧密的细胞-细胞连接保持稳定生长（图 8-34）。接着加入 TGF-β 处理后，细胞之间连接松散的情况得到增强，并且观察到一些细胞迁移出球状体表面，具有突出延伸或突起的质膜。在 TGF-β 处理的第 3 天（总培养第 12 天），观察到一些球体完全崩解。F-肌动蛋白（actin）染色也表明形态学的变化。相反，在没有 TGF-β 刺激的情况下，HeLa 细胞在维持良好的球状体中表现出紧密的细胞-细胞连接，具有光滑的表面，表现出鳞状细胞癌的典型特征。

在 2D 平面培养中，EMT 中细胞伸长的典型特征是明显的，即一些细胞在经饥饿处理后呈纺锤状，并且通过诱导 TGF-β 加速梭形细胞的出现。在 TGF-β 处理的第 3 天，细胞在 2D 平面培养中生长过度融合，并且难以鉴定其纺锤形状。

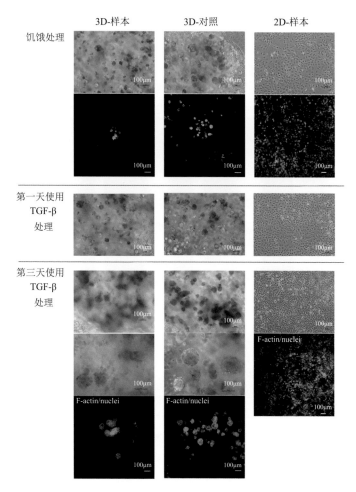

图 8-34　TGF-β 诱导 EMT 过程中细胞形态变化

8.4.4　EMT 相关标志物的检测与评价

为了证明 EMT 过程的发生,通过免疫荧光染色检测了基于四种典型 EMT 标志物的表达水平,分别为 E-钙黏着蛋白、Snail、波形蛋白和 N-钙黏着蛋白。E-钙黏着蛋白是一种钙依赖性糖蛋白,是大多数正常上皮细胞中黏附连接的主要跨膜组分,作为 EMT 的关键分子,因其在过程中下调的特征而首先被跟踪观测。如图 8-35 所示,与没有饥饿处理和 TGF-β 诱导的正常情况培养相比,经 TGF-β 处理后,3D 打印的 HeLa/水凝胶结构体中检测到 E-钙黏着蛋白表达的显著下调。同样地,在 TGF-β 处理的 2D 培养中,虽然在细胞密集区域中发现 E-钙黏着蛋白的染色表达,但在细胞松散分布的区域中几乎检测不到 E-钙黏着蛋白的染色表达。与上皮标志物的丧失表达一致的是间质标志物的明显表达，包括 Snail、波形蛋白和 N-钙黏着蛋白。在图 8-36 中，3D 结构体中这三种标志物的表达在 TGF-β 处理下明显上调。同样在 2D 培养中，发现 Snail 和 N-钙黏着蛋白在细胞质和细胞膜中也均有表达。

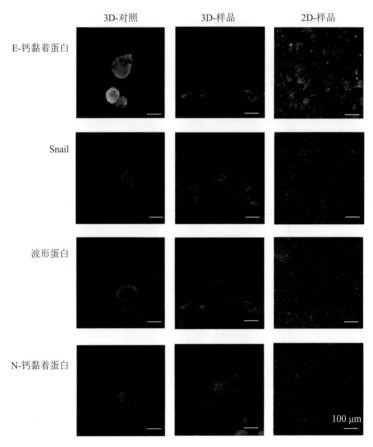

图 8-35　TGF-β 诱导 EMT 过程中上皮及间质标志物的免疫染色检测

接着，使用定量实时逆转录 PCR（RT-PCR）分析以进一步探索 EMT 过程中基因水平上的变化。与组织学结果一致，通过 RT-PCR 证实了 E-钙黏着蛋白的下调以及 Snail、波形蛋白和 N-钙黏着蛋白的上调 [图 8-36（a）]。3D 结构中 E-钙黏着蛋白降低程度高于 2D 培养的细胞，并且 3D 和 2D 样品之间的差异显著。与 3D 构建体相比，2D 样品中间质标记物的上调程度更高，其中 Snail 的上调表达差异是显著的。然而，在 2D 样品中，N-钙黏着蛋白和波形蛋白的表达略高，并且 3D 和 2D 样品之间的差异不显著。为了进一步证实所选生物标志物的变化，对这些蛋白进行了免疫印迹实验。结果表明，与对照组相比，TGF-β 处理的样品的波形蛋白、Snail 和 Smad2/3

间质标记物的表达水平更高［图 8-36（b，c）］，与之前 RT-PCR 的结果保持一致。

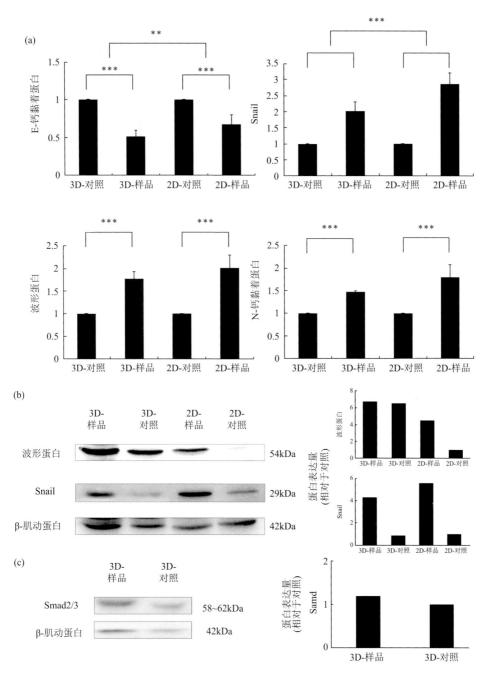

图 8-36　（a）定量实时逆转录 PCR 检测 EMT 过程上皮、间质标志物表达水平；（b）免疫印迹检测 EMT 过程上皮、间质标志物表达水平；（c）免疫印迹检测 EMT 过程 Smad2/3 信号通路启动

8.4.5　TGF-β 阻断剂用于抑制 EMT 过程

为确保在目前的 3D 打印宫颈癌模型中是 TGF-β 诱导 EMT 过程的发生，使用 DSF 和 C19 抑制 TGF-β 诱导的 EMT 过程。根据药物诱导的细胞毒性试验，首先选择一系列 DSF（5μmol/L、10μmol/L、15μmol/L、20μmol/L）和 C19（10μmol/L、20μmol/L、40μmol/L）在 TGF-β 诱导之前来处理 HeLa 细胞 24h。然而，我们没有注意到明显的形态变化，以及 RT-PCR 提出的基因表达。考虑到 3D 模型中通常观察到的药物不敏感情况，将药物浓度增加到 DSF 25μmol/L 和 100μmol/L、C19 60μmol/L 和 100μmol/L。图 8-37（a）表明，即使采用高浓度的药物处理，对细胞活力的抑制率也低于 12%，说明其可以应用于细胞毒性试验。如图 8-37（b）所示，DSF 和 C19 处理后发现其抑制了 TGF-β 诱导的 EMT 现象，结构中表现出更多结构完整球体的维持。为了进一步阐明在 DSF 和 C19 处理的细胞中 TGF-β 诱导的 EMT 的消除是否是由于 EMT 相关蛋白的失调、上皮标记 E-钙黏着蛋白的表达，以及间充质标记物 Snail、波形蛋白和 N-钙黏着蛋白的表达，通过 RT-PCR 检测基因表达水平。正如预期，在用高浓度的 DSF 和 C19 处理 24h 后，HeLa 细胞保持甚至呈现更加上皮样外观。DSF 和 C19 均抑制 TGF-β 诱导的 E-钙黏着蛋白下调以及 Snail、波形蛋白和 N-钙黏着蛋白的上调，具有剂量依赖性［图 8-37（c）］。这些结果表明，DSF 和 C19 可通过修饰 EMT 相关蛋白的表达来抑制 TGF-β 诱导的 EMT 过程。

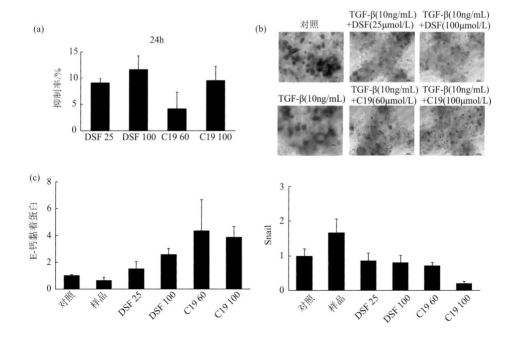

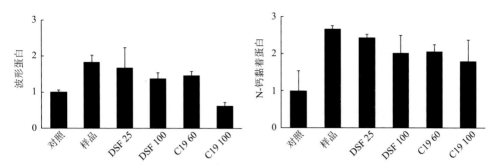

图 8-37　（a）DSF 和 C19 的细胞毒性试验；（b）DSF 和 C19 处理后 TGF-β 诱导 EMT 过程细胞形态变化；（c）DSF 和 C19 处理后 EMT 过程相应的上皮、间质标志物表达变化

8.4.6　小结

癌症干细胞（CSCs）以自我更新、无限增殖和多重分化潜能为特征，被认为是肿瘤复发、转移和耐药的主要原因。成球能力是评估肿瘤细胞干性的主要测量标准，并且成球能力测定是在体外富集 CSCs 的有用方法[55]。在这项研究中，HeLa 细胞在球体中迅速增殖并在 3D 打印模型中呈现克隆生长潜力，这与先前的报道一致，其中球形细胞比单层生长的细胞更具致瘤性[56]。在 3D 打印的肿瘤模型中，多孔结构使得有足够的氧气从不同方向连续向内部的细胞扩散。然而，三明治样培养中的 HeLa 细胞表现出不均匀的 3D 团簇形成和分布，这是因为氧气只能从凝胶最上部向下扩散，并且代谢废物容易积聚在水凝胶内部，导致传质不良。随着肿瘤体积的增大，肿瘤内部细胞得到的氧气和营养越来越少，逐渐产生缺氧状态。

EMT 是通过一个完整的信号通路实现的，涉及三个转录因子家族，即 Snail、ZEB 和 bHLH 家族。其中，Snail 诱导表达是最常见的途径，且已在所有 EMT 过程中被观察到。Snail 是 E-钙黏着蛋白表达的转录抑制因子，并且通过 Smad 依赖性机制介导了引发 EMT 的 Snail 表达。Smad3 与 Snail 启动子结合并激活其转录[57]。然后，Snail 蛋白抑制上皮标志物的表达并诱导间质标志物的表达。这种分子机制已在体外 3D 打印宫颈癌模型中得到证实。TGF-β 处理后，免疫印迹的结果显示 Smad2/3 通路被激活。与对照组相比，Snail 表达显著上调，伴随着上皮标志物即 E-钙黏着蛋白表达被抑制。由 E-钙黏着蛋白维持的细胞之间的黏附和紧密连接开始崩解。随着波形蛋白明显上调表达，细胞骨架发生变化，去极化的上皮样细胞逐渐转化为具有活动能力的间质样细胞，从而产生转移和侵袭性。该研究中 DSF 和 EMT 途径经过抑制剂 C19 处理后，导致 EMT 效应受阻，这进一步证实了当前 3D 打印的宫颈癌模型中 TGF-β 诱导的 EMT 发生。

上述结果表明，3D 培养中的肿瘤转移是涉及肿瘤细胞、ECM 和 3D 微环境之间信号传导途径的综合作用结果[58]。细胞在 3D 和 2D 培养模型中产生的这些不同的反应可以帮助我们更好地理解和制定针对宫颈癌的特定治疗方案，尤其是从微环境控制中调节其转移[59]。

参 考 文 献

[1] Jiang W G，Sanders A J，Katoh M，Ungefroren H，Gieseler F，Prince M，Thompson S K，Zollo M，Spano D，Dhawan P. Tissue invasion and metastasis: molecular，biological and clinical perspectives. Seminars in Cancer Biology，2015，35: S244-S275.

[2] Langley R R，Fidler I J. Tumor cell-organ microenvironment interactions in the pathogenesis of cancer metastasis. Endocrine Reviews，2007，28（3）: 297-321.

[3] Imamura Y，Mukohara T，Shimono Y，Funakoshi Y，Chayahara N. Comparison of 2D-and 3D-culture models as drug-testing platforms in breast cancer. Oncology Reports，2015，33（4）: 1837-1843.

[4] Riedl A，Schlederer M，Pudelko K，Stadler M，Dolznig H. Comparison of cancer cells in 2D vs 3D culture reveals differences in AKT-mTOR-S6K signaling and drug responses. Journal of Cell Science，2017，130（1）: 203-218.

[5] Xu F，Celli J，Rizvi I，Moon S，Hasan T，Demirci U. A three-dimensional in vitro ovarian cancer coculture model using a high-throughput cell patterning platform. Biotechnology Journal，2011，6（2）: 204-212.

[6] Rizvi I，Celli J P，Xu F，Evans C L，Abu-Yousif A O，Muzikansky A，Elrington S A，Pogue B W. Biologically-relevant 3D tumor arrays: treatment response and the importance of stromal partners. Proceedings of SPIE-The International Society for Optical Engineering，2013.

[7] Matsusaki M，Sakaue K，Kadowaki K，Akashi M. Three-dimensional human tissue chips fabricated by rapid and automatic inkjet cell printing. Advanced Healthcare Materials，2013，2（4）: 534-539.

[8] Zhao Y，Yao R，Ouyang L，Ding H，Zhang T，Zhang K，Cheng S，Sun W. Three-dimensional printing of Hela cells for cervical tumor model in vitro. Biofabrication，2014，6（3）: 35001.

[9] Grolman J M，Zhang D，Smith A M，Moore J S，Kilian K A. Rapid 3D extrusion of synthetic tumor microenvironments. Advanced Materials，2015，27（37）: 5512-5517.

[10] Dai X，Ma C，Lan Q，Xu D. 3D bioprinted glioma stem cells for brain tumor model and applications of drug susceptibility. Biofabrication，2016，8（4）: 45005.

[11] Pathak A，Kumar S. Independent regulation of tumor cell migration by matrix stiffness and confinement. Proceedings of the National Academy of Sciences，2012，109（26）: 10334-10339.

[12] Gallego-Perez D，Higuita-Castro N，Denning L，DeJesus J，Dahl K，Sarkar A，Hansford D J. Microfabricated mimics of in vivo structural cues for the study of guided tumor cell migration. Lab on a Chip，2012，12（21）: 4424-4432.

[13] Hribar K C，Finlay D，Ma X，Qu X，Ondeck M G，Chung P H，Zanella F，Engler A J，Sheikh F，Vuorib K，Chen S C. Nonlinear 3D projection printing of concave hydrogel microstructures for long-term multicellular spheroid and embryoid body culture. Lab on a Chip，2015，15（11）: 2412-2418.

[14] Zhu W，Holmes B，Glazer R I，Zhang L G. 3D printed nanocomposite matrix for the study of breast cancer bone metastasis. Nanomedicine: Nanotechnology，Biology and Medicine，2016，12（1）: 69-79.

[15] Sobrino A，Phan D T T，Datta R，Wang X，Hachey S J，Romero-López M，Gratton E，Lee A P，George S C，Hughes C C W. 3D microtumors in vitro supported by perfused vascular networks. Scientific Reports，2016,6(1):

31589.

[16] Kang K H, Hockaday L A, Butcher J T. Quantitative optimization of solid freeform deposition of aqueous hydrogels. Biofabrication, 2013, 5 (3): 35001.

[17] Murphy S V, Atala A. 3D bioprinting of tissues and organs. Nature Biotechnology, 2014, 32 (8): 773-785.

[18] Kesti M, Mueller M, Becher J, Schnabelrauch M, Este M D, Eglin D, Zenobi-Wong M. A versatile bioink for three-dimensional printing of cellular scaffolds based on thermally and photo-triggered tandem gelation. Acta Biomaterialia, 2015, 11: 162-172.

[19] Li C, Faulkner-Jones A, Dun A R, Jin J, Chen P, Xing Y, Yang Z, Li Z, Shu W, Liu D, Duncan R R. Rapid formation of a supramolecular polypeptide-DNA hydrogel for *in situ* three-dimensional multilayer bioprinting. Angewandte Chemie-International Edition, 2015, 54 (13): 3957-3961.

[20] Markstedt K, Mantas A, Tournier I, Ávila M, Daniel H, Gatenholm P. 3D Bioprinting human chondrocytes with nanocellulose-alginate bioink for cartilage tissue engineering, applications. Biomacromolecules, 2015, 16 (5): 1489-1496.

[21] Pati F, Jang J, Ha D, Kim S W, Rhie J W, Shim J H, Kim D H, Cho D W. Printing three-dimensional tissue analogues with decellularized extracellular matrix bioink. Nature Communications, 2014, 5: 3935.

[22] 刘海霞. 细胞直接三维受控组装技术研究. 北京: 清华大学, 2006.

[23] 李生杰. 多种细胞的三维受控组装技术研究. 北京: 清华大学, 2009.

[24] Chang R, Sun W. Effects of dispensing pressure and nozzle diameter on cell survival from solid freeform fabrication-based direct cell writing. Tissue Engineering: Part A, 2008, 14 (1): 41-48.

[25] Fonkwe L G, Narsimhan G, Cha A S. Characterization of gelation time and texture of gelatin and gelatin-polysaccharide mixed gels. Food Hydrocolloids, 2003, 17 (6): 871-883.

[26] Panouille M, Larreta-Garde V. Gelation behaviour of gelatin and alginate mixtures. Food Hydrocolloids, 2009, 23 (4): 1074-1080.

[27] Schwartz M A, Chen C S. Deconstructing dimensionality. Science, 2013, 339 (6118): 402-404.

[28] Lee G Y, Kenny P A, Lee E H, Bissell M J. Three-dimensional culture models of normal and malignant breast epithelial cells. Nature Methods, 2007, 4 (4): 359-365.

[29] Weaver V M, Petersen O W, Wang F, Larabell C A, Briand P, Damsky C, Bissell M J. Reversion of the malignant phenotype of human breast cells in three-dimensional culture and *in vivo* by integrin blocking antibodies. Journal of Cell Biology, 1997, 137 (1): 231-245.

[30] Brinckerhoff C E, Matrisian L M. Matrix metalloproteinases: a tail of a frog that became a prince. Nature Reviews Molecular Cell Biology, 2002, 3 (3): 207-214.

[31] Nagase H, Woessner J F. Matrix metalloproteinases. Journal of Biological Chemistry, 1999, 274 (31): 21491-21494.

[32] Woessner J F. MMPs and TIMPs-an historical perspective. Molecular Biotechnology, 2002, 22 (1): 33-49.

[33] Nair S A, Karunagaran D, Nair M B, Sudhakaran P R. Changes in matrix metalloproteinases and their endogenous inhibitors during tumor progression in the uterine cervix. Journal of Cancer Research And Clinical Oncology, 2003, 129 (2): 123-131.

[34] Roomi M W, Monterrey J C, Kalinovsky T, Sudhakaran PR. *In vitro* modulation of MMP-2 and MMP-9 in human cervical and ovarian cancer cell lines by cytokines, inducers and inhibitors. Oncology Reports, 2010, 23 (3): 605-614.

[35] Roomi M W, Monterrey J C, Kalinovsky T, Rath M. Patterns of MMP-2 and MMP-9 expression in human cancer

cell lines. Oncology Reports，2009，21（5）：1323-1333.

[36] Jang S H，Wientjes M G，Lu D，Au J L S. Drug delivery and transport to solid tumors. Pharmaceutical Research，2003，20（9）：1337-1350.

[37] Desoize B，Jardillier J C. Multicellular resistance：a paradigm for clinical resistance？. Critical Reviews in Oncology Hematology，2000，36（2-3）：193-207.

[38] Mikhail A S，Eetezadi S，Allen C. Multicellular tumor spheroids for evaluation of cytotoxicity and tumor growth inhibitory effects of nanomedicines *in vitro*：a comparison of docetaxel-loaded block copolymer micelles and taxotere®. PLoS One，2013，8：e626304.

[39] Moreno-Bueno G，Molina P，Peinado H，Olmeda D，Cubillo E，Santos V，Palacios J，Portillo F，Cano A. The morphological and molecular features of the epithelial-to-mesenchymal transition. Nature Protocols，2009，4（11）：1591-1613.

[40] Lee M. Epithelial-mesenchymal transition in cervical cancer：correlation with tumor progression，epidermal growth factor receptor overexpression，and snail up-regulation. Clinical Cancer Research，2008，14（15）：4743-4750.

[41] Gao Q，Liu W，Cai J，Li M，Gao Y，Lin W，Li Z. EphB2 promotes cervical cancer progression by inducing epithelial-mesenchymal transition. Human Pathology，2014，45（2）：372-381.

[42] Kim Y M，Cho M. Activation of NADPH oxidase subunit NCF4 induces ROS-mediated EMT signaling in HeLa cells. Cellular Signalling，2014，26（4）：784-796.

[43] Martin T A，Goyal A，Watkins G，Jiang W G. Expression of the transcription factors SNAIL，SLUG，and TWIST and their clinical significance in human breast cancer. Annals of Surgical Oncology，2005，12（6）：488-496.

[44] Ran J，Lin D L，Wu R F，Chen Q H，Huang H P，Qiu N X，Quan S. ZEB1 promotes epithelial-mesenchymal transition in cervical cancer metastasis. Fertility and Sterility，2015，103（6）：1606-1614.

[45] Miyoshi A，Kitajima Y，Kido S，Shimonishi T，Matsuyama S，Kitahara K，Miyazaki K. Snail accelerates cancer invasion by upregulating MMP expression and is associated with poor prognosis of hepatocellular carcinoma. British Journal of Cancer，2005，92（2）：252-258.

[46] Qureshi R，Arora H，Rizvi M A. EMT in cervical cancer：its role in tumour progression and response to therapy. Cancer Letters，2015，356（2）：321-331.

[47] Aref A R，Huang R Y J，Yu W，Chua K，Sun W，Tu T，Bai J，Sim W，Zervantonakis I K，Thiery J P，Kamm R D. Screening therapeutic EMT blocking agents in a three-dimensional microenvironment. Integrative Biology，2013，5（2）：381-389.

[48] Wang J，Chen F，Liu L，Qi C，Wang B，Yan X，Huang C，Hou W，Zhang M Q，Chen Y. Engineering EMT using 3D micro-scaffold to promote hepatic functions for drug hepatotoxicity evaluation. Biomaterials，2016，91：11-22.

[49] Oyanagi J，Ogawa T，Sato H，Kaoru M，Olivier D W. Epithelial-mesenchymal transition stimulates human cancer cells to extend microtubule-based invasive protrusions and suppresses cell growth in collagen gel. PLoS One，2012，7（12）：e53209.

[50] Ong S M，Zhao Z，Arooz T，Zhao D，Zhang S，Du T，Wasser M，Noort D V，Yu H. Engineering a scaffold-free 3D tumor model for *in vitro* drug penetration studies. Biomaterials，2010，31（6）：1180-1190.

[51] Ouyang L，Yao R，Mao S，Xi C，Sun W. Three-dimensional bioprinting of embryonic stem cells directs highly uniform embryoid body formation. Biofabrication，2015，7（4）：044101.

[52] Ouyang L，Yao R，Chen X，Na J，Sun W. 3D printing of HEK 293FT cell-laden hydrogel into macroporous constructs with high cell viability and normal biological functions. Biofabrication，2015，7（1）：015010.

[53] Chen N，Balasenthil S，Reuther J，Frayna A，Wang Y，Chandler D S，Abruzzo L V，Rashid A，Rodriguez J，Lozano G. DEAR1 is a chromosome 1p35 tumor suppressor and master regulator of TGF-β-driven epithelial-mesenchymal transition. Cancer Discovery，2013，3（10）：1172-1189.

[54] Pang Y，Mao S S，Yao R，He J，Zhou Z，Lin F，Zhang K，Cheng S，Sun W. TGF-β induced epithelial-mesenchymal transition in an advanced cervical tumor model by 3D printing. Biofabrication，2018，10（4）：044102.

[55] Al-Hajj M，Wicha M S，Benito-Hernandez A，Clarke M F. Prospective identification of tumorigenic breast cancer cells. Proceedings of the National Academy of Sciences，2003，100（7）：3983-3988.

[56] López J，Poitevin A，Mendoza-Martínez V，Pérez-Plasencia C，García-Carrancá A. Cancer-initiating cells derived from established cervical cell lines exhibit stem-cell markers and increased radioresistance. BMC Cancer，2012，12（1）：48.

[57] Rojas-Puentes L，Cardona A F，Carranza H，Vargas C，Jaramillo L F，Zea D，Cetina L，Wills B，Ruiz-Garcia E，Arrieta O. Epithelial-mesenchymal transition，proliferation，and angiogenesis in locally advanced cervical cancer treated with chemoradiotherapy. Cancer Medicine，2016，5（8）：1989-1999.

[58] Heldin C H，Vanlandewijck M，Moustakas A. Regulation of EMT by TGFβ in cancer. FEBS Letters，2012，586（14）：1959-1970.

[59] Stowers R S，Drinnan C T，Chung E，Suggs L J. Mesenchymal stem cell response to TGF-β1 in both 2D and 3D environments. Biomaterials Science，2013，1（8）：860-869.

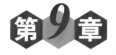

第9章

>>

生物 3D 打印构建体外个性化肿瘤模型及其在抗癌药物检测中的应用

9.1 引言

肿瘤是危害人类健康的重大疾病之一[1]，但目前对于肿瘤的发生发展机制仍然没有充分的认识，严重影响了患者的治疗和预后[2]。正常组织中的细胞位于固定的位置、进行正常增殖和程序性凋亡、细胞数目处于动态性稳定状态[3, 4]。但正常细胞会基因突变为肿瘤细胞，肿瘤细胞会打破体内平衡、持续增殖、逃避生长抑制、抵抗细胞凋亡、诱导血管生成、激活入侵和迁移机制[5]，形成肿瘤组织。在肿瘤发展和迁移过程中，肿瘤与其微环境发生了复杂的相互作用[6-9]。肿瘤微环境主要由细胞外基质、基质细胞、细胞因子、生长因子等组成[10]。细胞外基质主要包括胶原、糖胺聚糖、蛋白聚糖等[11, 12]。基质细胞主要包括血管内皮细胞、淋巴细胞、成纤维细胞、免疫细胞等[13]。肿瘤微环境通过细胞因子和生长因子调控肿瘤细胞与基质细胞之间的相互作用[14]。除此之外，肿瘤微环境还具有低氧[15]、低营养供应[16]、低 pH[17]等特征。肿瘤微环境在最开始的时候抑制肿瘤细胞增殖[18, 19]，但是随着疾病的发展，肿瘤微环境开始促进肿瘤的增殖，生成血管，并帮助其入侵和迁移[20]。

癌症是一个复杂多变的疾病，治疗也具有一定的难度。尽管世界卫生组织宣布至少有 30%的肿瘤死亡是可以阻止的，但实际的临床结果并不尽如人意。目前，肿瘤治疗常用的方法包括：①手术切除。这种方法主要针对早期肿瘤患者，并且随着循环肿瘤等的发现，这种方法的弊端也在不断凸显。②化疗。这种方法的使用率较高，但是实际效果不是特别显著，因为很多患者的肿瘤细胞常常表现出广谱的抗药性[21]，此外，因为该方法是非靶向的，通常应用于多种肿瘤，作用于多种信号通路，会产生很大的边际效应，如心脏毒性、脱发、肠炎、贫血或者免疫抑制。③放射性治疗。这种方法的效果比较显著，但是边际效应较大，容易造成脱发、免疫系统疾病等。④靶向治疗或免疫疗法[22-24]。这是目前研究较热门的领域，特别是在 CAR-T（嵌合抗原受体 T）淋巴细胞疗法出现之后，肿瘤治疗效果得到了一定程度的提高。⑤个性化治疗。该方法也被称为"癌症精准医疗"，是从癌症的筛查、评价，有效药物或治疗方案的选择，到临床前检验相结合的一体化方案[23]。美国前总统奥巴马在 2015 年提出了精准医疗的概念[25]，随后其他的国家也陆续开始进行精准医疗的项目，精准医疗或个性化治疗目前已经成为医疗和健康领域比较普遍使用的词汇。这种方法需要整合患者的病理学、基因组学、蛋白质组学、药物基因组学、免疫基因组学信息来进行个性化抗癌治疗、检测复发、优化治疗效果、最小化患者的边际效应，获得最佳的治疗效果。

　　无论是哪种治疗方法，在正式人体实验前，都需要先进行临床前有效性评价。基于患者肿瘤细胞来源的体外 3D 打印模型可以精准复制人肿瘤组织的基本特征，避免了传统 2D 模型和动物模型缺乏 3D 生长环境、免疫系统及种属差异等缺陷，在生物医学和病理学研究领域逐渐受到重视。尽管各种各样的技术，如多细胞微球、细胞种植支架、水凝胶包裹等都可以用于 3D 体外肿瘤模型构建，但是这些技术存在成形结构单一、细胞种植密度受限、细胞和材料不能定向排布等问题。3D 打印可以实现细胞、活性分子和生物材料的精准可控分布，为生物制造复杂组织、构建疾病/肿瘤模型提供了机会，可以帮助研究肿瘤发生、发展和迁移机制，并促进个性化治疗的发展。作为新兴领域，3D 打印肿瘤模型的研究处于起步阶段，但相应的结果已证明了这项技术的巨大应用潜能。目前使用 3D 打印技术构建的体外肿瘤模型主要包括：单细胞肿瘤模型、多细胞肿瘤模型及个性化肿瘤模型。

　　单细胞肿瘤模型：单细胞肿瘤模型可用于研究肿瘤组织的仿生结构、肿瘤细胞的增殖和迁移，以及细胞外基质材料的物理性质和拓扑结构对肿瘤生长的调节作用，并复制肿瘤微环境关键特征（如缺氧中心/坏死中心等）。Ling 等[26]已经使用喷墨型生物打印技术打印了包含细胞的牺牲性水凝胶阵列。在接种细胞并培养 7 天后，MCF-7 乳腺癌细胞在原位形成高密度、大小均匀并具有缺氧中心的肿瘤球。Zhao 等[27]使用挤出型细胞 3D 打印机，利用明胶、海藻酸钠、纤维蛋白原等生物兼容性材料构建了 3D 体外肿瘤模型，该模型很好地展示了细胞与细胞、细胞与基质之间的相互反应，与 2D 相比，细胞增殖较快，细胞存活率达到了 90%，与侵袭和迁移相关的蛋白 MMP 表达较高，对抗癌药物紫杉醇的敏感性低。随后，该研究团队优化了打印材料配比，使用基质胶代替了纤维蛋白原[28]。在转化生长因子（TGF-β）处理后，宫颈癌 HeLa 细胞呈现上皮间质转化现象，药物双硫仑和上皮间充质转化途径抑制剂 C19 可抑制这种现象的发生，为肿瘤的侵袭和迁移研究提供了新的平台。Pathak 和 Kumar[29]使用激光打印技术设计了多尺寸的数字化模型，制造了不同尺寸不同硬度的聚丙烯酰胺微通道芯片，发现在基质硬度不变的情况下，胶质瘤细胞生长区域越窄，迁移速度越快，在生长区域不变的情况下，基质硬度越高，细胞迁移速度越快。Huang 等[30]使用同样的技术制造了直径分别为 25μm、45μm、120μm 的仿生血管通道，种植 HeLa 细胞后发现，通道直径的变化对细胞的形态没有影响，但是会影响细胞移动的速度。这些研究显示了单细胞肿瘤模型的特殊应用价值。然而，这些模型无法研究肿瘤细胞和间质细胞之间的相互作用。

多细胞肿瘤模型：已有研究表明肿瘤细胞与肿瘤微环境中的间质细胞共培养可以影响肿瘤细胞的生长速度、蛋白分泌及药物敏感性程度[31]，显示出间质细胞在构建精准肿瘤模型上的重要性[32-34]。3D 打印技术可用于构建多细胞肿瘤模型，研究细胞相互作用、分泌交流、物理化学浓度梯度、肿瘤血管化、增殖、侵袭和转移等现象。Matsusaki 等[35]使用喷墨打印技术快速自动化产生了分层细胞结构，构建了 440 个微矩阵人肝组织芯片，每个芯片结构都包含多种细胞（肝癌和血管内皮细胞），而蛋白层的膜高度只有 10nm，完美再现了细胞在细胞外基质上的贴附 [图 9-1（a）]。随着结构层数的增加和血管内皮细胞的共培养，肝癌细胞的功能不断增加，ALB 和 CYP3A4 的分泌量及 CYP3A4 的代谢活性都在成倍增加，表明了空间结构和共培养方式对肿瘤细胞生长的调控作用。Wang 等[36]使用微挤出式生物打印机构建了乳腺癌模型，包含脂肪来源的间充质干细胞（ADMSCs）和表皮生长因子受体 2 阳性的原发性乳腺癌细胞（21PT）[图 9-1（b）]。结果发现 ADMSCs 与 21PT 共培养可降低肿瘤细胞对阿霉素的敏感性。Grolman 等[37]自行设计了三通道水凝胶挤出打印装备，成功打印了中心分别是"直线"、"发夹"、"螺旋"状的水凝胶一次性成形结构 [图 9-1（c）]。中心通道种植巨噬细胞，外通道是肿瘤细胞和海藻酸钠混合凝胶。在两种细胞共培养的第 1 天，巨噬细胞主要位于中心通道，共培养 4 天后，巨噬细胞在肿瘤细胞的招募下渗透到海藻酸钠凝胶中，完美再现了真实体内的肿瘤与巨噬细胞招募现象。在用药物处理后，可发现巨噬细胞向肿瘤细胞聚集的能力减弱。Heinrich 等[38]使用微挤出式生物打印机构建了一个由胶质母细胞瘤细胞 GL261 和巨噬细胞 RAW 264.7 组成的仿生小脑模型 [图 9-1（d）]。在这个模型中，胶质母细胞瘤细胞可以积极招募和极化巨噬细胞，而巨噬细胞可诱导胶质母细胞瘤细胞在小脑内的增殖和侵袭。Meng 等[39]利用微挤出式生物打印机构建了包括纳米功能化材料、刺激响应性材料的微囊型肿瘤模型，并根据其相应的功能精确放置肿瘤细胞、成纤维细胞和血管内皮细胞。由此得到了一个具有生化浓度梯度和血管化肿瘤组织的微阵列模型，该模型仿生了体内肿瘤细胞侵袭和迁移的过程 [图 9-1（e）]。由上可以看出，在肿瘤模型中加入间质细胞可以提高模型的仿真程度，拓宽其应用价值和深度。

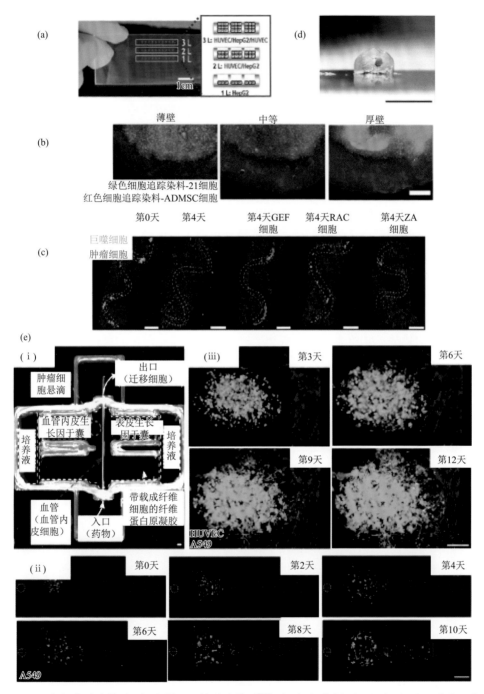

图 9-1　多细胞肿瘤模型：（a）微距芯片肿瘤模型[35]；（b）脂肪来源间充质干细胞和肿瘤细胞共培养模型[36]；（c）肿瘤细胞和巨噬细胞共培养水凝胶结构模型[37]；（d）多细胞共培养小脑模型[38]；（e）肿瘤血管化迁移微囊模型[39]

　　个性化肿瘤模型：患者肿瘤细胞来源的特异性体外模型再现了肿瘤的病理特征和复杂的生态环境，为个体患者的治疗和诊断带来革命性的变化[40]。Gallego-Perez 等[41]研究了激光辅助成形打印的管状芯片结构中患者来源胶质瘤细胞、肺癌细胞和结肠癌细胞的迁移，结果反映了微环境结构对肿瘤迁移的显著影响作用。使用微挤出式生物打印机，Langer 等[42]利用患者来源的胰腺肿瘤细胞、成纤维细胞和人脐静脉内皮细胞（HUVEC）构建了一个肿瘤-间质细胞相互作用的无支架模型，该模型可以促进组织成熟、自组织和基质蛋白的沉积。肿瘤模型尺寸大小为 $2mm \times 2mm \times 1mm$，可直接在 Transwell（细胞侵袭实验方法）插入物上培养，操作方便简单 [图 9-2（a）]。Yi 等[40]利用微挤出式生物打印机和患者来源的胶质母细胞瘤肿瘤细胞、血管内皮细胞和脑组织来源的脱细胞基质材料构建了一个肿瘤-间质同心环结构模型 [图 9-2（b）]。该模型再现了体内肿瘤微环境的氧气浓度梯度及肿瘤组织结构的生化和生物物理等特性。而药物检测数据更是与临床结果相一致。这些结果证明了直接利用患者来源肿瘤细胞构建个性化肿瘤模型的可行性，也促进了体外肿瘤模型的临床应用进展。当然，个性化模型构建过程中也存在一些无法忽视的问题，如：①样本来源的有限性和保存方法的局限性；②原代肿瘤细胞培养的挑战；③给患者不同疾病阶段构建动态肿瘤模型的可行性有待验证。

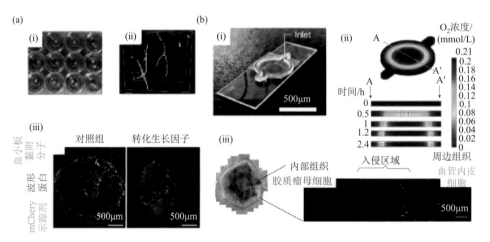

图 9-2　个性化肿瘤模型：（a）个性化无支架肿瘤细胞-间质细胞仿生组织模型[42]；（b）个性化氧气浓度梯度肿瘤细胞-血管内皮细胞仿生组织芯片模型[40]

　　综上所述，肿瘤微环境的复杂性和高异质性为抗癌药物的选择和有效性治疗带来了巨大挑战，也使得癌症治疗迫切需要一种更精准的个性化治疗模式。即以患者个人基因组信息为基础，结合蛋白质组、代谢组等相关组学信息，为患者量身设计最佳治疗方案，以期达到治疗效果最大化和副作用最小化，从而在一定程度上改善传统"通用型"（one-size-fits-all）的治疗模式所带来的生存获益低的现象。3D 打印可以实现细胞、活性分子和生物材料的精准可控分布，为生物制造复杂组织、构建疾病/肿瘤模型提供了机会，可以帮助研究肿瘤发生、发展和迁移机制，并促进个性化治疗的发展。作为新兴领域，3D 打印肿瘤模型的研究处于起步阶段，但相应的结果已证明了这种技术的巨大应用潜能。本章将从肿瘤及其微环境出发阐述肿瘤的基本特征，同时简要概括 3D 打印技术及 3D 打印肿瘤模型的研究进展，然后围绕个性化肿瘤模型的打印工艺研究，阐述微环境对患者来源的肿瘤细胞生物学特性的调控机制，展示该模型在药物检测方面的具体应用，并阐述模型构建过程的挑战，最后结合微流控、下一代测序等新技术对其在癌症个性化治疗上的应用前景进行了预测。

9.2　个性化肿瘤模型的生物 3D 打印工艺技术

9.2.1　打印技术及生物材料的选择

生物 3D 打印按照成形工艺的不同主要分为 3 类：喷墨型[43-45]、挤出型[46]、激光辅助型[47]（表 9-1）。喷墨生物 3D 打印的优点主要包括：花费低、速度快、分辨率高、可兼容多种生物材料。缺点是可使用的生物墨水有限、打印高细胞密度生物墨水时针头容易堵塞、不能同时打印多种细胞和材料。激光辅助型生物 3D 打印的优点是消除了针头堵塞的问题，因为不需要针头，对细胞的活性和功能影响基本可以忽略，细胞密度可以达到 10^8 个/mL，分辨率可以达到 1 个液滴包含 1 个细胞，缺点是花费高、准备时间长。挤出型生物 3D 打印可以打印高浓度的细胞，如细胞团，最常见的打印细胞团的是机械驱动挤出式系统。黏度从 30mPa·s 到 $6×10^7$mPa·s 的材料都可以应用在此打印系统中，非常适用于体外肿瘤模型构建，尤其适用于对剪切力和压力比较敏感的患者原代细胞打印。

表 9-1　三种生物 3D 打印类型的相关参数比较[48]

	生物 3D 打印工艺		
	喷墨型	挤出型	激光辅助型
材料黏度	3.5～12mPa·s	30～$6×10^7$mPa·s	1～300mPa·s
凝胶方法	化学/光	化学/光/剪切变稀/温敏	化学/光
准备时间	短	短～中	中～高
打印速度	快（1～10000 个液滴/s）	慢（10～50μm/s）	中～快（200～1600mm/s）
分辨率/精度	50μm 尺寸	5μm 到毫米尺寸	微米级分辨率

	生物 3D 打印工艺		
	喷墨型	挤出型	激光辅助型
细胞存活率	>85%	40%~90%	>95%
细胞密度	低，<10^6 个细胞/mL	高，细胞微球	中，10^8 个细胞/mL
打印价格	低	中	高

因为肿瘤微环境十分复杂，其成分及机械性能存在空间、种类类型、疾病发展阶段的差异，因此生物墨水的选择在构建体外肿瘤模型上起到很关键的作用[49]。打印所用的生物材料不仅要与细胞/蛋白等生物成分兼容，适应打印过程中的不利环境（如挤压力等），还需要为生物 3D 打印结构体提供必要的机械支持和功能特性。目前常用于体外个性化肿瘤模型构建的生物墨水主要是水凝胶，分为天然水凝胶（如海藻酸钠、琼脂糖、胶原、明胶、纤维蛋白原、透明质酸、基质胶等）和合成水凝胶（聚乙二醇、普朗尼克 F127 等），在具体打印过程中主要考虑水凝胶的可打印性（黏度、剪切变稀性）、生物兼容性（细胞结合能力、无毒、可降解）、机械性能（硬度、弹性、收缩性）、交联机理（物理、化学）等。天然水凝胶与人体细胞外基质相似、无毒并具有生物活性，但存在批次间的差异。而后者可以个性化制造，但缺乏生物兼容性。尽管如此，合成水凝胶因其亲水性、可吸收性、可控的物理和化学特性也逐渐成为了生物 3D 打印的常用材料，而用 RGD 多肽或其他分子修饰合成水凝胶可以进一步加深其生物兼容性。当然，脱细胞外基质也是时下研究热点，因其作为生物墨水为不同的细胞类型提供了活性结合位点和有益微环境，促进细胞的长期存活和功能维持，可以特定应用在肿瘤异质微环境的构建上。而患者来源的脱细胞外基质材料更是被视为个性化研究中的理想材料。就目前的研究结果而言，单一形式的水凝胶材料已经很难满足个性化肿瘤模型对于仿生复杂肿瘤微环境的要求。因此复合水凝胶材料及合理的材料比例构成是需要谨慎考虑的问题。最近发表的文章对所使用的明胶-海藻酸钠-基质胶复合材料体系及比例构成进行了流变学特性分析[50]，并得到了最佳的材料配比。如图 9-3（a）所示，当 $G' > G''$ 时，生物墨水处于凝胶状态；当 $G' < G''$ 时，生物墨水处于溶胶状态。而 $G' = G''$ 的点被定义为凝胶化温度点（T_{gel}）。当材料体系中没有基质胶时，3.75%明胶和 1%海藻酸钠的 T_{gel} 约为 18.5℃。有趣的是，当加入基质胶时，没有出现 T_{gel}。在整个测试温度范围内，G' 均大于 G''，表明生物墨水的凝胶状态保持不变。当温度高于 T_{gel} 时，G' 和 G'' 值保持稳定。当温度低于 T_{gel} 时，G' 迅速增加，生物墨水表现出与明胶和海藻酸钠混合物相似的性质。在基质胶的体积分数从 0%不断增加到 50%的过程中，G' 和 G'' 均显著增加，表明生物墨水的黏

度增大。图 9-3（b）显示了 G' 和 G'' 随时间变化的曲线。在不同的基质胶浓度下，生物墨水的 G' 和 G'' 仅略有增加，表明生物墨水在打印期间性能稳定。如图 9-3（c）所示，将明胶-海藻酸钠-基质胶复合材料生物墨水与传统纯基质胶材料进行了流

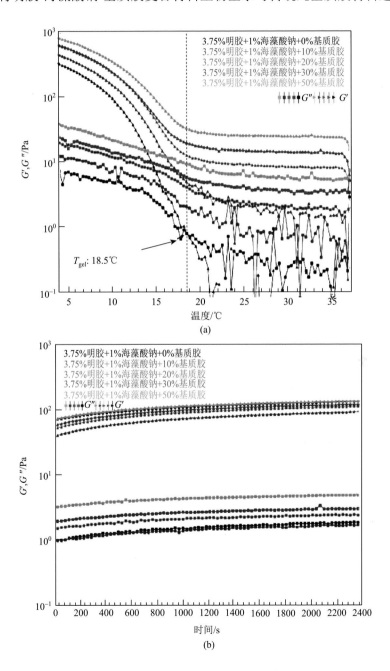

(a)

(b)

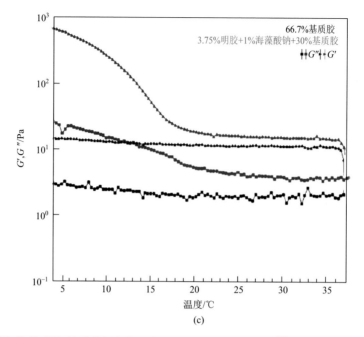

图 9-3   明胶-海藻酸钠-基质胶复合水凝胶材料的流变学特性分析[50]：（a）不同浓度材料配比条件下储能模量（G'）和损耗模量（G''）的温度变化趋势；（b）不同浓度材料配比条件下 G' 和 G'' 的时间变化趋势；（c）最佳材料配比复合水凝胶材料与纯基质胶的黏度随温度的变化趋势

变学性能比较。纯基质胶材料的 G' 和 G'' 在 4～37℃基本保持不变，而在较低温度下比明胶-海藻酸钠-基质胶复合材料生物墨水低得多。这些实验结果表明，与明胶-海藻酸钠复合生物墨水不同，明胶-海藻酸钠-基质胶复合材料生物墨水在较宽的温度范围内保持凝胶状态。与传统包埋培养中使用的纯基质胶材料相比，由于明胶成分的添加，明胶-海藻酸钠-基质胶复合材料生物墨水在较低温度下仍具有较高的黏度水平，使其具有良好的可打印性和稳定性。对于基质胶的浓度选择而言，低浓度的基质胶不能保证打印性，而高浓度的基质胶在材料挤出过程中会产生有害的剪切应力。因此 20%～30%的基质胶为较优的材料配比。考虑到基质胶是一种从肿瘤细胞外基质中分离出来的生物材料，较高浓度的基质胶可以保证肿瘤微环境的仿生程度。因此，本章介绍的案例最终选择了 30%浓度的基质胶进行模型构建。最佳的材料配比为：3.75%明胶 + 1%海藻酸钠 + 30%基质胶。

9.2.2   结构设计及细胞的选择

个性化肿瘤模型的构建除了打印工艺及生物材料的选择外，另外一个重要的考虑因素就是结构设计。网格型的结构设计是目前采用率较高的方案。因这种结构设计可以保证结构体中细胞营养和氧气的供应，得到均匀生长的肿瘤球，以供下一步研究使用。如图 9-4 所示，网格型的结构设计可以保证打印的结构体中每根凝胶丝的直径保持在 300~500μm 之间，中间的空格形状形成结构空隙，可以保持营养液和氧气的及时供应，也可以使细胞代谢废弃物及时交换并排出，因此肿瘤细胞可以快速均匀增殖生长。而在没有空隙的水凝胶培养结构体中，肿瘤细胞不能及时得到营养和氧气供应，只有结构体边缘细胞可以及时获取营养，因此造成了生长不均匀，且中心结构有肿瘤细胞坏死的情况发生。纯基质胶培养无结构空隙的水凝胶培养结构体中细胞的生长状态最差，除了没有结构空隙的缺点外，另外单一材料的水凝胶材料体系往往不能满足患者肿瘤细胞对于复杂肿瘤微环境的仿生需求。

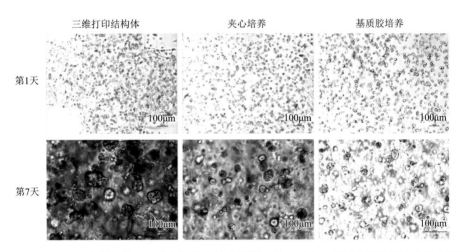

图 9-4　三种不同培养条件下细胞生长状态的比较[50]，从左到右，分别为网格型有结构空隙设计的 3D 打印结构体、没有结构空隙的水凝胶培养结构体及纯基质胶培养无结构空隙的水凝胶培养结构体

生物 3D 打印体外肿瘤模型不仅仅取决于结构的设计，也取决于细胞种类的选择。用于生物 3D 打印的细胞应该具有自我增殖的能力。就肿瘤细胞而言，可以选择的细胞类型包括干细胞、祖细胞、细胞系、原代细胞等。除了肿瘤细胞，打印的肿瘤结构体中还应包含其他种类的细胞，如承担支持作用、结构作用、血管化、屏障作用、调控肿瘤增殖和分化的辅助细胞。现在科研使用的肿瘤细胞主要是永生化的肿瘤细胞系、肿瘤干细胞、患者原代肿瘤细胞等。永生化的肿瘤细胞系在体外传代培养多次，与原代细胞相比已经发生了表型和功能变化，并不是理想的选择，2016 年美国国家癌症研究所决定让 NCI-60 从其药物筛选程序中"退

休"，将采用患者新鲜的样本来更新癌症模型库，其中的 NCI-60 指的就是培养基中生长的 60 种人类癌细胞系[51]。肿瘤干细胞的概念开始于 21 世纪初，2006 年美国国家癌症研究所正式将其定义为"肿瘤中具有自我更新能力并能产生异质性肿瘤细胞的细胞"，其通过自我更新和无限增殖维持着肿瘤细胞群的生命力，在小鼠体内致瘤能力强、异质性高、与转移密切相关，缺点在于不能完全概括体内现有的肿瘤细胞群。患者原代肿瘤细胞保留了体内肿瘤细胞的绝大部分生理学特性，与患者的实际情况最为吻合。科研人员使用患者自身原代肿瘤细胞来模拟天然组织[52]，构建个性化肿瘤模型，以期获得最接近患者真实状况的实验数据，用于个性化治疗。

9.3 个性化肿瘤模型的3D打印构建及其生物学特性评价

在选择了合适的打印方式、生物材料、细胞和结构设计后，即可按照图 9-5 所示进行个性化肿瘤模型构建。具体来说，癌症患者手术后取材，经过胶原酶IV、透明质酸酶和 DNA 酶I在 37℃条件下消化 2～5h 获得原代肿瘤细胞悬液，按照上面所述比例和明胶、海藻酸钠、基质胶混合后配制成打印墨水进行生物打印，得到稳定的结构体后添加培养液进行体外培养。可简单地划分为取材—消化—过滤—配制墨水—打印—培养等步骤。待结构体中的细胞增殖为结构完整的微球后，对其进行存活率及增殖能力、肿瘤恶性程度、干性、纤维化指标、入侵及迁移能力、基因测序等生物学特性评价。

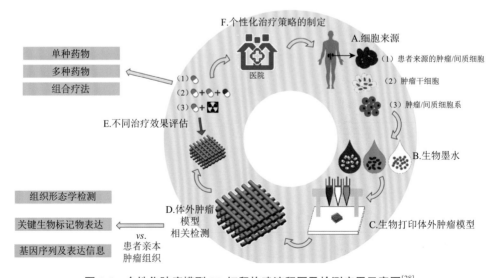

图 9-5　个性化肿瘤模型 3D 打印构建流程图及检测应用示意图[28]

　　具体的操作步骤如下：①患者来源肿瘤细胞的提取和培养。首先，用手术剪将癌症患者手术后的肿瘤组织切成 1mm³ 大小的组织块，汉克斯平衡盐溶液清洗离心。然后在 37℃ 下用含有 0.3mg/mL 胶原酶Ⅳ、1mg/mL 透明质酸酶和 5mg/mL DNA 酶Ⅰ 的消化液进行消化处理。2h 后使用含有 1%胎牛血清的冰冷培养基终止消化。随后使用孔径为 70μm 的细胞过滤器过滤细胞悬浮液，并以 1000r/min 离心 5min。最后用冰冷的培养液进行重悬，细胞计数仪计数后，获得目标数量的肿瘤细胞。②个性化肿瘤模型的 3D 打印构建。首先，将明胶和海藻酸钠溶解在 0.9%的氯化钠溶液中，配制成浓度分别为 15%和 4%的明胶和海藻酸钠溶液。患者肿瘤细胞提前用冰冷的培养液重悬待用。然后将细胞悬液、4% 海藻酸钠、基质胶按照体积比 1∶1.25∶1.5 的比例在冰上混合。混合物在 37℃ 培养箱中预热 5min 后，与提前预热过的 15%明胶按照体积比 3∶1 进行混合，最终得到明胶-海藻酸钠-基质胶-细胞悬液的多元材料体系。该材料体系中，明胶比例为 3.75%，海藻酸钠为 1%，基质胶为 30%，细胞密度为 1×10^6 个/mL。将多元材料体系装载到 1mL 无菌注射器中，配备 25G 打印针头，固定到细胞打印机（SUNP；ALPHA-CPT1）的喷头位置。将喷头温度设置为 25℃，打印腔室温度设置为 4℃。在打印开始前，用 0.0125%的多聚赖氨酸包被培养皿，以收集打印结构体。打印机按照提前设定好的打印程序，以 10mm³/min 的挤出速度进行层层制造，得到 6 层网格结构后，用 2%氯化钙溶液交联固定 3min 后，更换为肿瘤细胞培养液进行后续培养检测工作。

9.3.1　存活率及增殖能力评价

　　最终打印的水凝胶网格结构大小为 10mm×10mm×2mm，共六层，凝胶丝的直径平均为 500μm，相互交叉呈十字结构，保证营养和氧气供应[50]。如图 9-6（a）所示，肝内胆管癌细胞在 2D 条件下呈梭形克隆生长；然而，在 3D 培养条件下，这些细胞在第 7 天逐渐形成直径约 80μm 的球状体。细胞骨架染色［图 9-6（b）］进一步显示肝内胆管癌细胞逐渐形成了表面光滑内部致密的球状体。而 2D 培养的细胞呈不规则的扁平形态。在生物打印培养 7 天后，3D 结构体中的肝内胆管癌细胞的存活率达到 90%以上［图 9-6（c）］。使用 CCK8 试剂盒检测 3D 结构体在第 1 天、第 3 天、第 5 天和第 7 天的细胞增殖情况，结果如图 9-6（d）所示，3D 结构体中的肝内胆管癌细胞在培养的 7 天中持续增殖。

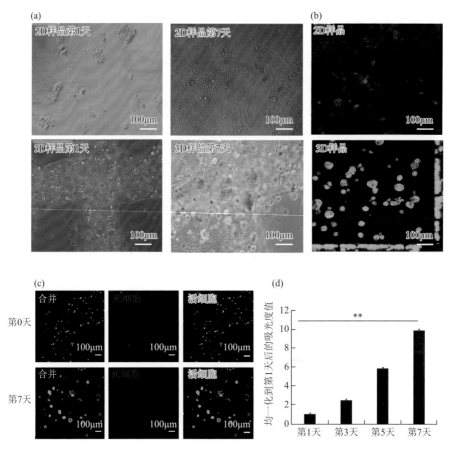

图 9-6 3D 和 2D 培养条件下肿瘤细胞形态、活性和增殖变化图[50]:（a）肝内胆管癌细胞在 3D 和 2D 培养条件下第 1 天和第 7 天的形态变化图;（b）3D 和 2D 条件下第 7 天的细胞骨架染色图;（c）打印和培养 7 天后肝内胆管癌细胞的存活率染色图，活细胞为绿色，死细胞为红色;（d）3D 培养条件下肝内胆管癌细胞从第 1 天到第 7 天的增殖变化图; **表示 *P*<0.01

9.3.2 肿瘤恶性程度、干性、纤维化指标、入侵及迁移能力评估

通过分析 3D 和 2D 标本上清液中肿瘤标志物 CA19-9 和 CEA 的表达，来表征肝内胆管癌细胞在 3D 和 2D 培养条件下的生理特性。在 3D 标本中，肝内胆管癌细胞分泌的 CA19-9 和 CEA 与 2D 条件下指标呈现显著差异，3D 标本中 CA19-9 和 CEA 的表达量分别是 2D 标本条件下的 1.9±0.03 倍和 5.7±0.76 倍 [图 9-7（a，b）]。肿瘤干细胞标记物 *CD133* 和 *EpCAM* 在 3D 生物打印的肝内胆管癌肿瘤模型中高表达 [图 9-7（c，d）]。而 *CD133* 和 *EpCAM* 基因表达水平在

2D 和 3D 条件下的显著性差异进一步揭示了肝内胆管癌细胞在不同生长微环境下会呈现不同的肿瘤生长特性 [图 9-7（e，f）]。

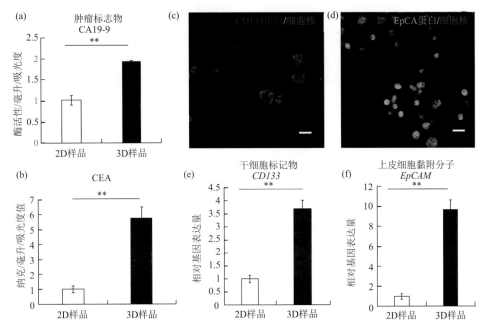

图 9-7　肿瘤生物标志物在 3D 和 2D 培养条件下的表达差异图[50]：（a，b）3D 和 2D 培养条件下第 7 天上清液中肿瘤标志物 CA19-9 和 CEA 的表达差异图；（c，d）3D 结构体在第 7 天时的免疫组化染色图；（e，f）2D 和 3D 样本在第 7 天时 *CD133* 和 *EpCAM* 基因表达变化图；
**表示 *P*<0.01

　　为了评估肿瘤细胞在 3D 生物打印模型中的生长发展状况，检测了在肿瘤侵袭和转移中起关键作用的基质金属蛋白酶和纤维化标志物的表达。如图 9-8（a）所示，MMP9 和 MMP2 两种基质金属蛋白酶都在 3D 结构体中高表达。在第 7 天，3D 结构中 MMP9 和 MMP2 的相对基因表达水平分别是 2D 样品的 4.4±0.28 倍和 5.1±0.10 倍，并且表达水平都显示出极显著差异 [图 9-8（b）]。在纤维化标志物方面，3D 生物打印模型中透明质酸 HA、层粘连蛋白 LN、Ⅲ型前胶原蛋白 PⅢP 和Ⅳ型胶原蛋白 CⅣ的分泌量分别是 2D 培养的 0.9±0.03 倍、6.3±1.58 倍、2.8±0.35 倍和 2.4±0.12 倍。HA 结果之间无显著差异（*P* = 0.1217），但观察到 3D 和 2D 培养模型中 LN（*P* = 0.0409）、PⅢP（*P* = 0.0041）和 CⅣ（*P* = 0.0014）均呈现显著差异 [图 9-8（c～f）]。

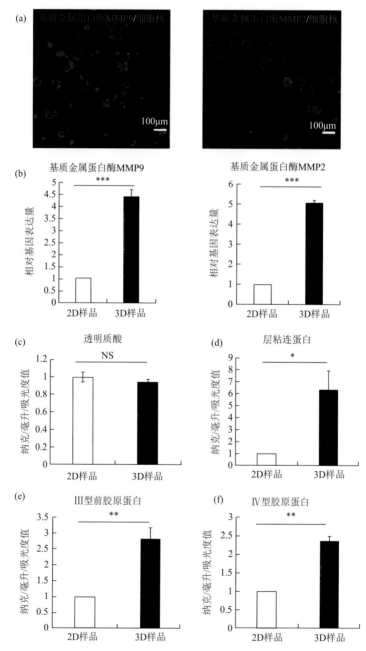

图 9-8　基质金属蛋白酶及纤维化指标在 3D 和 2D 培养条件下的表达差异图[50]：（a）3D 结构体在第 7 天时的免疫组化染色图；（b）2D 和 3D 样品在第 7 天时 MMP9 和 MMP2 基因表达变化图；（c～f）2D 和 3D 培养条件下第 7 天样品上清液中 HA、LN、PⅢP 和 CⅣ的纤维化指标表达变化图；*表示 $P<0.05$，**表示 $P<0.01$，***表示 $P<0.001$；NS 表示无显著差异

与肝损伤相关的肝功能指标及肝内胆管癌细胞相关的一些病理指标在 3D 微环境下也明显改善。如图 9-9（a～g）所示，3D 结构体第 7 天的丙氨酸转氨酶 ALT、谷草转氨酶 AST、血清总蛋白 TP、白蛋白 ALB、谷氨酰转移酶 GGT、碱性磷酸酶 ALP 总胆汁酸 TBA 水平分别是 2D 培养的 3.7 ± 0.25 倍、1.9 ± 0.78 倍、2.0 ± 0.20 倍、2.0 ± 0.02 倍、4.2 ± 0.13 倍、2.0 ± 0.42 倍和 2.1 ± 0.16 倍。其中，ALT（$P=0.0330$）和 GGT（$P=0.0170$）呈现显著差异。ALB（$P=0.0002$）、AST（$P=0.0024$）、TP（$P=0.0058$）、ALP（$P=0.0019$）和 TBA（$P=0.0014$）表现出极显著差异。

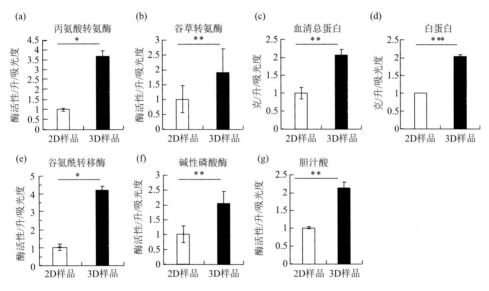

图 9-9　肝内胆管癌细胞在 3D 和 2D 培养条件下第 7 天的上清液中肝功能指标变化图[50]；
*表示 $P<0.05$，**表示 $P<0.01$，***表示 $P<0.001$

为了评估肿瘤细胞的侵袭和迁移能力，经上皮转化生长因子 TGF-β 诱导处理后在 3D 结构体中观察上皮-间充质转化（EMT）现象。细胞骨架 F-肌动蛋白染色 [图 9-10（a）] 显示未经 TGF-β 处理的肿瘤球体中的细胞彼此间紧密连接。然而，经 TGF-β 处理后，肿瘤球体中的细胞彼此连接变松，并观察到有完全解体的细胞从球体中迁移出来，显示出间充质样的形态。而 EMT 调控蛋白表达的变化也显示了 EMT 过程的激活。如图 9-10（a）所示，与未经 TGF-β 处理的结构体相比，经 TGF-β 处理的生物 3D 打印模型中上皮标志物 E-钙黏着蛋白 E-cad 的表达显著下调。同时，间充质标志物 N-钙黏着蛋白 N-cad 的表达上调。实时定量 PCR 检测 EMT 过程中基因表达的变化。如图 9-10（b）所示，与对照组相比，TGF-β 处理后的结构中 E-cad 表达下调（0.84±0.01 倍），N-cad 表达上调（1.56±0.46 倍）。这些结果与免疫荧光染色结果一致。

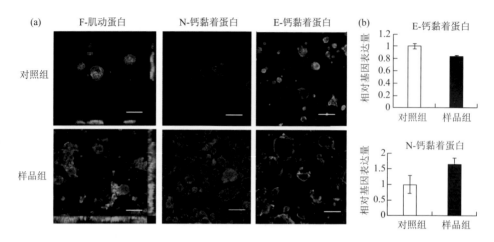

图 9-10 上皮-间充质转化现象研究[50]：（a）三维结构体中细胞微球骨架标志物 F-肌动蛋白和上皮间充质标志物（E-钙黏着蛋白和 N-钙黏着蛋白）的免疫荧光染色图；（b）对照组和 TGF-β（10ng/mL）处理 3 天后的样品间上皮-间充质基因表达变化图

9.3.3 基因组测序评价

通过对 3D 和 2D 条件下肝癌模型的 mRNA 测序来比较其转录组学特征。聚类分析显示 3D 打印肝癌模型具有独特的基因表达谱［图 9-11（a）］，表明 3D 和 2D 培养模型中细胞不同的生长微环境会显著影响基因的表达[53]。共鉴定出 617 个差异基因 DEGs，包括 235 个显著上调的 DEGs 和 382 个显著下调的 DEGs［图 9-11（b）］。进行了基因本体 GO 和 KEGG（京都基因与基因组）通路富集分析，以探讨 DEGs 的功能特性。GO 分析结果表明，上调的 DEGs 主要在"细胞外基质分解"、"血液微粒"、"核小体、DNA 包装复合物"、"CoA 连接酶活性"、"钠离子跨膜转运活性"、"C-酰基转移酶活性"和"脂肪酸连接酶活性"等中显著富集。下调的 DEGs 主要在"细胞对锌离子的反应"、"病毒进入宿主细胞"、"细胞外基质组织"、"细胞外结构组织"、"内质网腔"和"整合素结合"等中显著富集。KEGG 分析结果显示，上调的 DEGs 在"系统性红斑狼疮"、"酒精中毒"、"补体和凝血级联通路"及"丁酸代谢"中显著富集［图 9-11（c）］。下调的 DEGs 在"矿物吸收"、"细胞黏附分子"和"肿瘤坏死因子信号通路"中显著富集［图 9-11（d）］。肝细胞相关基因和肿瘤相关基因表达情况如图 9-11（e）所示。肝细胞功能基因（*ALB*、*AAT*、*TTR*、*HNF4A*、*CYP-P450* 和糖原代谢基因）在 3D 模型中的表达水平明显高于 2D 模型，说明在 3D 打印模型中，肝癌细胞可能更加成熟，具有更好的肝细胞功能。细胞分化和肿瘤相关基因（*AFP*、*NOTCH1*、*CSF1*、*NOTUM*、*TGF-β* 和波形蛋白基因）的差异表达表明 3D 和 2D 条件下培养的细胞具有不同的生物学特性。

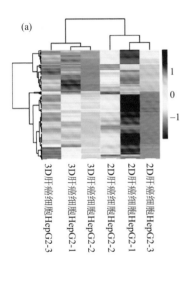

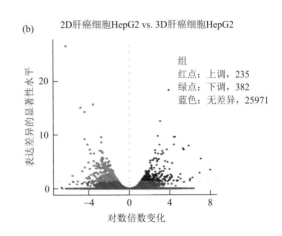

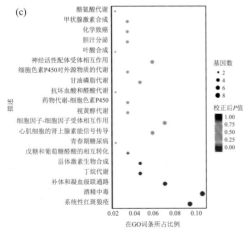

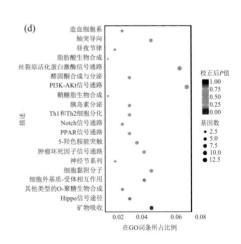

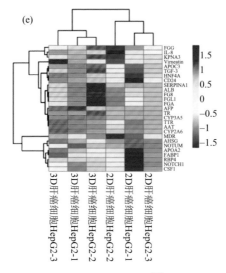

图 9-11　3D 打印肝癌细胞模型的转录组信息特征分析[53]：（a）3D 条件和 2D 条件下肝癌细胞之间的差异表基因（DEGs）热图，行代表基因，列代表样本；（b）显示 617 个 DEGs 的火山图，包括 235 个显著上调的 DEGs（红点）和 382 个显著下调的 DEGs（绿点）；（c）显著上调基因的 KEGG 通路富集分析气泡图；（d）显著下调基因的 KEGG 通路富集分析气泡图，*x* 轴代表富集倍数，*y* 轴代表 KEGG 富集项；点的尺寸大小代表特定富集项下的基因数；（e）肝癌特异基因在 3D 和 2D 模型中的表达，热图显示不同模型中肝细胞相关基因和肿瘤相关基因的表达

9.4　个性化肿瘤模型在药物检测方面的应用

为了检测 3D 打印肿瘤模型对抗肿瘤药物的反应，用顺铂 cisplatin、索拉非尼 sorafenib 和瑞格菲尼 regorafenib 分别处理 3D 和 2D 肝癌模型 72h[53]。3D 模型中顺铂、索拉非尼和雷戈拉非尼的 IC_{50} 值显著高于 2D 模型（38.56μmol/L 对应 12.03μmol/L、22.07μmol/L 对应 6.53μmol/L 和 7.93μmol/L 对应 1.96μmol/L）[图 9-12（a～c）]。为了解释这个发现，对多种耐药基因和自噬相关基因，包括 *MRP1*、*MDR-1*、*ACBC1*、*BCRP*、*MRP2*、*EGFR*、*Beclin-1*、*LC3A*、*LC3B*、*Atg5* 等进行检测分析。荧光定量 PCR 结果显示两种模型的耐药基因水平存在较大差异。在 3D 模型中，*MRP1*、*ACBC1*、*MDR-1* 和 *EGFR* 的 mRNA 表达水平均显著高于 2D 模型 [图 9-12（d、f、g、i）]。而 *BCRP* 的 mRNA 表达水平在打印后 10 天和 15 天显著增加 [图 9-12（e）]，*MRP2* 的 mRNA 表达水平仅在打印后 10 天显著增加 [图 9-12（h）]。3D 模型中自噬相关基因的表达也显著高于 2D 模型。在第 5 天、第 10 天和第 15 天，3D 模型细胞中 *Beclin-1* 的 mRNA 表达分别比 2D 模型细胞高 8.0 倍、5.2 倍和 4.9 倍。在 3D 模型中，*LC3A* 的表达水平随着时间的推移而增加，在打印后 15 天，其表达水平是 2D 培养细胞的 10.7 倍。3D 模型中

LC3B 的表达水平也展现了类似的结果，在第 10 天，3D 模型的表达量比 2D 细胞高 35 倍。在 3D 模型中 *Atg5* 的表达一直维持在较高水平，比 2D 细胞高 9 倍。

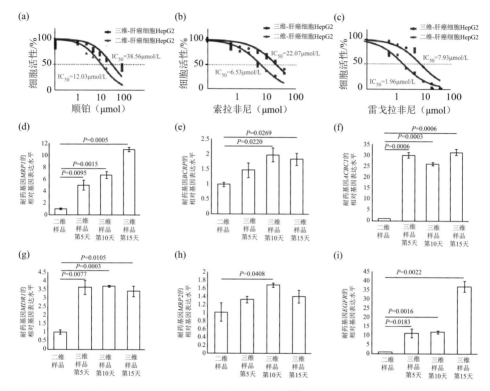

图 9-12　生物 3D 打印肝癌细胞模型的药物代谢特征图[53]：3D 和 2D 肝癌模型在化疗药物顺铂（a）、靶向药物索拉非尼（b）和雷戈拉非尼（c）处理 72h 后的剂量效应曲线；3D 打印后第 5 天、第 10 天、第 15 天 2D 和 3DP 模型中相关耐药基因的 mRNA 表达图：（d）MRP1、（e）BCRP、（f）ACBC1、（g）MDR-1、（h）MRP2 和（i）EGFR

9.5　挑战和发展

9.5.1　细胞来源的局限性和新材料的应用

　　如上所述，个性化肿瘤模型构建的最大挑战在于样本来源的局限性，大多数肿瘤样本通常被送去做病理检测，不能用于基础研究。而将样本从手术台转移到实验室过程中，很难保持组织样本的生物活性。此外，患者原代肿瘤细胞在体外培养一段时间后会丧失其原本的表型和特性，只有少数细胞能存活下来并用于实验研究。为了解决这些问题，需要进一步发展细胞培养技术。此外，从患者静脉血中提取循环肿瘤细胞用于个性化模型构建也是未来发展的一个重要方向。该方法可减少手术创伤，方便患者不同病理阶段的标本获取。

生物材料的快速发展推动了体外模型的进步。然而，上述提及的天然生物材料和合成生物材料仍然不能精确调控肿瘤发展的关键因素，如肿瘤和基质细胞的空间组织排布以及细胞因子的时空梯度浓度等。而且它们不能模拟三维组织微环境中的动态变化，如基质硬度和拓扑结构的时间空间及可逆变化等。此外，当前肿瘤模型的生物材料通常是依据其打印成形性来进行选择的，并不是肿瘤特异性生物材料，会显著影响细胞和分子的响应性[54]。幸运的是，最近出现了新的材料可以用于肿瘤模型构建，例如，脱细胞基质材料[55]，尤其是来自患者肿瘤组织的脱细胞基质材料，因为它们包含活性结合位点和对不同类型细胞都有益的微环境，可以促进细胞长期存活和功能维持[56]。除此之外，智能型响应性材料也受到越来越多的关注，该材料对外界刺激（如 pH、温度、光、电场、磁场等）有反应[57, 58]，可以结合 3D 打印技术构建具有功能性及动态调控能力的个性化肿瘤模型。

9.5.2　精准控制和长期培养：自愈性凝胶基底打印和血管化肿瘤模型

现有的 3D 打印技术对生物材料的可成形性要求较高，难以实现组织结构在微观尺度上的精确控制和在宏观尺度上的长期培养。特别是目前的 3D 打印技术不能精准构建细胞水平的微环境结构，进而无法实现多种细胞的高效精确排列。此外，仿生尺寸毛细血管结构和可灌输血管网络系统的缺乏严重限制了肿瘤模型的尺寸规模和复杂性。目前 3D 打印血管化结构最成功的策略就是引入牺牲性材料或者自愈性凝胶支持基底进行生物制造。Bhattacharjee 等[59]制作了可以快速在液态和固态间转化的明胶颗粒基底，当针头挤出材料时明胶颗粒在挤出位点液化然后迅速凝固，将挤出的材料固定在挤出位点，这种物理方法可以消除打印材料的表面张力和重力，使打印材料不受限制，产生具有微观精度的宏观尺寸结构 [图 9-13（a）]。Kolesky 等[60]用常温下打印度较高、低温下可溶解牺牲的材料普朗尼克 F127 作为血管通道，生物活性较高、可紫外光交联的材料 GelMA 作为细胞带载通道及外围结构，成功构建了高度血管化的异质细胞组织结构。随后该团队使用普朗尼克 F127 作为交叉贯通的牺牲性网络状结构，在外层打印包含成骨髓间充质干细胞的纤维蛋白原和明胶材料，最后将包含成纤维细胞的生物材料倾倒在结构间隙，厚度超过 1cm，具有可灌输血管化网络结构的芯片装置，可连续动态培养 6 周以上[61] [图 9-13（b）]。Miller 等[62]联合开发了一种先将碳水化合物玻璃 3D 打印形成三维复杂网络结构作为牺牲结构通道，然后将含有细胞的水凝胶材料灌注在网络结构外部形成整块结构，溶解掉牺牲通道后，在形成的中空通道内灌输培养液，大幅提高了细胞的活性及功能。

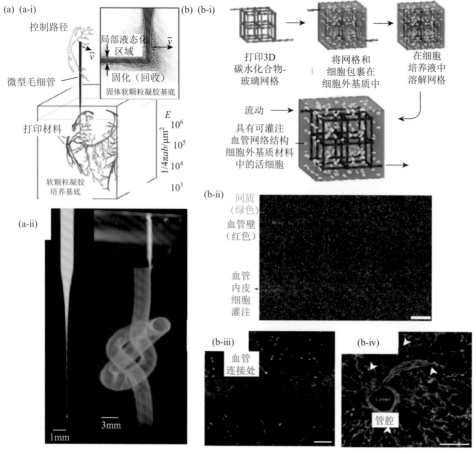

图 9-13　3D 打印组织结构实现微观尺度上的精准控制和宏观尺度上的长期培养：（a）自愈性凝胶基底悬浮打印技术[59]；（b）可长期培养的血管化肿瘤模型[60]

9.5.3　器官级别的药物反应：3D 打印微流控肿瘤模型

现有的肿瘤模型大多是肿瘤与微环境相互作用的模型，是在静态条件下培养的，没有肿瘤与其他组织器官之间的相互作用界面。因此，很难在组织或器官水平上获得准确的药物反应。理想的药物测试是期望可以在整个器官水平上全面评估药物代谢，包括对肿瘤组织的杀伤作用及对正常代谢器官（如心脏、肝脏和肠道）的副作用等。除了 3D 生物打印技术外，其他设计和制造技术（如微流控芯片技术）的进一步结合有望将肿瘤组织/器官模型与动态培养条件相结合，产生更可靠的体外药物检测模型。微流控技术是一种以在微纳米尺度空间中对流体进行操控为主要特征的科学技术[63]，通过微纳加工的方法，制造出微米级别的通道、腔室、阀和泵等功能器件，操控微小体积液体（$10^{-9}\sim10^{-8}$L）在微流道内尺寸（1~1000μm）流动的系统[64, 65]。其基本特征和最大优势是多种单元技术在整体可控的微小平台上灵活组合、规模集成，能精准控制与生命活动相关的多个系统参数，如化学浓度梯度[66]、气体浓度梯度[67]、流体剪切力[68]、细胞空间分布和共培养模式[69, 70]、组织-组织界面[71]、器官与器官相互作用[72]等，并可以便捷地将相关的生化检测功能整合在一个系统中[73]，为体外人体复杂微生理环境的模拟[74]、从细胞到组织甚至器官水平再现人体的药物反应[75]、疾病发生和生理功能的变化提供了强有力的研究手段和平台。微流控技术的快速发展为现有的 3D 打印体外肿瘤模型静态培养、无肿瘤与组织界面、无肿瘤与器官相互作用等局限提供了解决办法。而生物 3D 打印技术可以弥补其不能实现细胞在 Z 轴方向上的排列变化且制造过程复杂的缺点。具有微血管的生物打印肿瘤模型结合动态微流控平台可以更加有效地研究肿瘤的侵袭、迁移、抗药性等现象。Jeon 等[76]设计了血管化肿瘤微流控模型用于研究乳腺癌细胞血管外渗到仿生骨微环境的生物学过程，发现了肿瘤细胞和仿生骨微环境之间相互交流的信号，并进行了药物有效性评价［图 9-14（b）］。Sung 等[77]使用水凝胶分别在三个器官腔室包括肝、结肠癌和骨髓细胞进行三维动态微流控培养，控制了每个腔室中培养液或药物停留的时间，非常接近血液在真实人体器官内的停滞时间，重现了药物Tegafur 在肝脏中代谢为 5-氟尿嘧啶的过程，进而对肿瘤细胞起到杀伤作用［图 9-14（a）］。此实验也为肿瘤体外药物筛选提供了新的研究方向，要尽可能做到多器官联合观察，以便发现新的抗肿瘤药物或者及早避免对身体其他器官造成严重伤害的抗癌药物进入临床或者市场。因此生物打印结合微流控技术，也可以称为 3D 打印"器官芯片"，是体外肿瘤模型研究不可忽略的新方向。

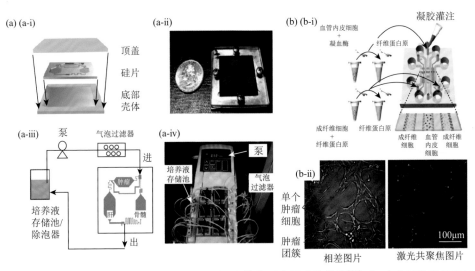

图 9-14　器官级别的生物仿生系统；（a）多器官药物反应微流控芯片[77]；（b）血管化肿瘤微流控模型——研究肿瘤细胞血管外渗动态过程[76]

9.6　总结与展望

一个理想的 3D 打印个性化肿瘤模型应满足以下几点要求：①打印过程可做到多变的细胞组成、特定的空间排列、可控的理化性质和仿生的机制环境；目前的 3D 打印技术在微环境结构的构建上尚无法精确到细胞尺度级别，难以构建毛细血管等结构，导致肿瘤模型体积和复杂程度受限。另外，尚无能够完全满足肿瘤微环境力学条件和化学条件的生物材料，而考虑到成形性能，部分材料的性能还需要进行调整和改变。针对这些问题，集成制造技术（如微流控技术）、新型材料（如脱细胞基质材料、智能材料）是未来可用的解决方法。微流控技术可以精准控制与生命活动相关的多个系统参数，模拟体内生理环境，实现长期持续的动态培养和药物传递[65]。患者肿瘤来源的脱细胞基质材料，具有组织特定性，加深了细胞与细胞外基质之间的相互作用，并且特定的细胞外基质能促进肿瘤细胞向第二位点的转移，最终用来发展患者特定的肿瘤模型及个性化治疗。此外肿瘤微环境会随时间的变化而变化[78]，具有刺激响应性的智能材料可以再现这一变化过程，应用价值较大。②表型和功能上可实现大规模扩增性、组织学上的一致性、基因组的稳定性、可高通量药物筛选等；现有的文献报道大多使用肿瘤细胞系构建体外肿瘤模型，可以做到大量扩增，并呈现组织学上的相似性，但基因组信息变化较大，药物筛选指导意义有限。使用患者来源的原代肿瘤细胞或肿瘤干细胞，可以最大程度保留患者分子生物学信息，形成类器官结构，在体外保持肿瘤细胞的基因组稳定性，提高药物筛选的有效性。同时，基因组学、蛋白质组学、药物基因组学和生物信息学的进一步发展可逐步揭示肿瘤发生/发展/迁移过程中涉及的关键信号分子及其作用，揭示表观遗传网络，发展新型分子疗法，为 3D 打印肿瘤模型的系统分析和验证提供理论基础[79]。③推广应用方面应做到标准化打印过程和模型功能检验指标使其可以应用于个性化癌症治疗[80, 81]。总体来说，目前体外肿瘤模型的 3D 打印构建及在癌症个性化治疗中的应用研究仍处于发展阶段，应用前景较好，但要应用到临床还需要系统性的研究和大数据的验证与支持。

参 考 文 献

[1]　Siegel R，Naishadham D，Jemal A. Cancer statistics，2012. CA：A Cancer Journal for Clinicians，2012，62（1）：10-29.

[2]　Vargo-Gogola T，Rosen J M. Modelling breast cancer：one size does not fit all. Nature Reviews Cancer，2007，7（9）：659-672.

[3]　Esmaeilsabzali H，Beischlag T V，Cox M E，Parameswaran A M，Park E J. Detection and isolation of circulating tumor cells：principles and methods. Biotechnology Advances，2013，31（7）：1063-1084.

[4]　Joyce J A，Pollard J W. Microenvironmental regulation of metastasis. Nature Reviews Cancer，2009，9（4）：

239-252.

[5] Hanahan D, Weinberg R A. Hallmarks of cancer: the next generation. Cell, 2011, 144 (5): 646-674.

[6] Delnero P, Song Y H, Fischbach C. Microengineered tumor models: insights & opportunities from a physical sciences-oncology perspective. Biomedical Microdevices, 2013, 15 (4): 583-593.

[7] Infanger D W, Lynch M E, Fischbach C. Engineered culture models for studies of tumor-microenvironment interactions. Annual Review of Biomedical Engineering, 2013, 15 (1): 29-53.

[8] Nyga A, Cheema U, Loizidou M. 3D tumour models: novel *in vitro* approaches to cancer studies. Journal of Cell Communication and Signaling, 2011, 5 (3): 239-248.

[9] Seo B, Lee S, Lee J, Yoo Y, Lee J, Park, S. Dectin-1 stimulation selectively reinforces LPS-driven IgG1 production by mouse B cells. Immune Network, 2013, 13 (5): 205-212.

[10] Quail D F, Joyce J A. Microenvironmental regulation of tumor progression and metastasis. Nature Medicine, 2013, 19 (11): 1423-1437.

[11] Jain R K. Transport of molecules, particles, and cells in solid tumors. Annual Review of Biomedical Engineering, 1999, 1 (1): 241-263.

[12] Novikova M V, Khromova N V, Kopnin P B. Components of the hepatocellular carcinoma microenvironment and their role in tumor progression. Biochemistry (Moscow), 2017, 82 (8): 861-873.

[13] Koontongkaew S. The tumor microenvironment contribution to development, growth, invasion and metastasis of head and neck squamous cell carcinomas. Journal of Cancer, 2013, 4 (1): 66-83.

[14] Desgrosellier J S, Cheresh D A. Integrins in cancer: biological implications and therapeutic opportunities. Nature Reviews Cancer, 2010, 10 (1): 9-22.

[15] Milane L, Duan Z, Amiji M. Role of hypoxia and glycolysis in the development of multi-drug resistance in human tumor cells and the establishment of an orthotopic multi-drug resistant tumor model in nude mice using hypoxic pre-conditioning. Cancer Cell International, 2011, 11 (1): 3.

[16] Zhu H L S W. Effect of environmental factors on chemoresistance of HepG2 cells by regulating hypoxia-inducible factor-1α. 中华医学杂志: 英文版, 2012, 125 (6): 1095-1103.

[17] Webb B A, Chimenti M, Jacobson M P, Barber D L. Dysregulated pH: a perfect storm for cancer progression. Nature Reviews Cancer, 2011, 11 (9): 671-677.

[18] Xu X, Gurski L A, Zhang C, Harrington D A, Farach-Carson M C, Jia X. Recreating the tumor microenvironment in a bilayer, hyaluronic acid hydrogel construct for the growth of prostate cancer spheroids. Biomaterials, 2012, 33 (35): 9049-9060.

[19] Bissell M J, Hines W C. Why don't we get more cancer? A proposed role of the microenvironment in restraining cancer progression. Nature Medicine, 2011, 17 (3): 320-329.

[20] Chung S, Cooper C R, Farach-Carson M C, Ogunnaike B A. A control engineering approach to understanding the TGF-β paradox in cancer. Journal of The Royal Society Interface, 2011, 9 (71): 1389-1397.

[21] Sánchez C, Mendoza P, Contreras H R, Vergara J, McCubrey J A, Huidobro C, Castellón E A. Expression of multidrug resistance proteins in prostate cancer is related with cell sensitivity to chemotherapeutic drugs. The Prostate, 2009, 69 (13): 1448-1459.

[22] Irvin W, Muss H B, Mayer D K. Symptom management in metastatic breast cancer. The Oncologist, 2011, 16 (9): 1203-1214.

[23] Deng X, Nakamura Y. Cancer precision medicine: from cancer screening to drug selection and personalized immunotherapy. Trends in Pharmacological Sciences, 2017, 38 (1): 15-24.

[24]　Amir-Aslani A，Mangematin V. The future of drug discovery and development：shifting emphasis towards personalized medicine. Technological Forecasting and Social Change，2010，77（2）：203-217.

[25]　Terry S F. Obama's precision medicine initiative. Genetic Testing and Molecular Biomarkers，2015，19（3）：113-114.

[26]　Ling K，Huang G，Liu J，Zhang X，Ma Y，Lu T，Xu F. Bioprinting-based high-throughput fabrication of three-dimensional MCF-7 human breast cancer cellular spheroids. Engineering，2015，1（2）：269-274.

[27]　Zhao Y，Yao R，Ouyang L，Ding H，Zhang T，Zhang K，Cheng S，Sun W. Three-dimensional printing of Hela cells for cervical tumor model *in vitro*. Biofabrication，2014，6（3）：35001-35010.

[28]　Pang Y，Mao S S，Yao R，He J Y，Zhou Z Z，Feng L，Zhang K T，Cheng S J，Sun W. TGF-β induced epithelial-mesenchymal transition in an advanced cervical tumor model by 3D printing. Biofabrication，2018，10（4）：44102-44114.

[29]　Pathak A，Kumar S. Independent regulation of tumor cell migration by matrix stiffness and confinement. Proceedings of the National Academy of Sciences，2012，109（26）：10334-10339.

[30]　Huang T Q，Qu X，Liu J，Chen S. 3D printing of biomimetic microstructures for cancer cell migration. Biomedical Microdevices，2014，16（1）：127-132.

[31]　Sadlonova A，Novak Z，Johnson M R，Bowe D B，Gault S R，Page G P，Thottassery J V，Welch D R，Frost A R. Breast fibroblasts modulate epithelial cell proliferation in three-dimensional *in vitro* co-culture. Breast Cancer Research，2005，7（1）：R46-R59.

[32]　Young E，Pak C，Kahl B，Yang D T，Callander N S，Miyamoto S，Beebe D J. Microscale functional cytomics for studying hematologic cancers. Blood，2012，119：e76-e85.

[33]　Pak C，Callander N，Young E，Benjamin T，Kyungmann K，Sandeep S，Kenny C，Fotis A，Beebe D J，Shigeki M. MicroC3：an *ex vivo* microfluidic cis-coculture assay to test chemosensitivity and resistance of patient multiple myeloma cells. Integrative Biology，2015，7（6）：643-654.

[34]　Ruppen J，Wildhaber F，Strub C，Hall S，Schmid R A，Geiser T，Guenat O T. Towards personalized medicine：chemosensitivity assays of patient lung cancer cell spheroids in a perfused microfluidic platform. Labon a Chip，2015，15：3076-3085.

[35]　Matsusaki M，Sakaue K，Kadowaki K，Akashi M. Three-dimensional human tissue chips fabricated by rapid and automatic inkjet cell printing. Advanced Healthcare Materials，2013，2（4）：534-539.

[36]　Wang Y，Shi W，Kuss M，Mirza S，Qi D，Krasnoslobodtsev A，Zeng J，Band H，Band V，Duan B. 3D bioprinting of breast cancer models for drug resistance study. ACS Biomaterials Science & Engineering，2018，4（12）：4401-4411.

[37]　Grolman J M，Zhang D，Smith A M，Moore J S，Kilian K A. Rapid 3D extrusion of synthetic tumor microenvironments. Advanced Materials，2015，27（37）：5512-5517.

[38]　Heinrich M A，Bansal R，Lammers T，Zhang Y S，Michel Schiffelers R，Prakash J. 3D-bioprinted mini-brain：a glioblastoma model to study cellular interactions and therapeutics. Advanced Materials，2019，31（14）：1806590.

[39]　Meng F，Meyer C M，Joung D，Vallera D A，McAlpine M C，Panoskaltsis-Mortari A. 3D Bioprinted *in vitro* metastatic models via reconstruction of tumor microenvironments. Advanced Materials，2019，31（10）：1806899.

[40]　Yi H，Jeong Y H，Kim Y，Choi Y，Moon H E，Park S H，Kang K S，Bae M，Jang J，Youn H，Paek S H，Cho D. A bioprinted human-glioblastoma-on-a-chip for the identification of patient-specific responses to chemoradiotherapy. Nature Biomedical Engineering，2019，3（7）：509-519.

[41]　Gallego-Perez D，Higuita-Castro N，Denning L，DeJesus J，Dahl K，Sarkar A，Hansford D J. Microfabricated

mimics of *in vivo* structural cues for the study of guided tumor cell migration. Lab on a Chip，2012，12（21）：4424-4432.

[42] Langer E M，Allen-Petersen B L，King S M，Kendsersky N D，Turnidge M A，Kuziel G M，Riggers R，Samatham R，Amery T S，Jacques S L，Sheppard B C，Korkola J E，Muschler J L，Thibault G，Chang，Y H，Gray J W，Presnell S C，Nguyen D G，Sears R C. Modeling tumor phenotypes *in vitro* with three-dimensional bioprinting. Cell Reports，2019，26（3）：608-623.

[43] Xu T，Jin J，Gregory C，Hickman J J，Boland T. Inkjet printing of viable mammalian cells. Biomaterials，2005，26（1）：93-99.

[44] Xu T，Zhao W，Zhu J，Albanna M Z，Yoo J J，Atala A. Complex heterogeneous tissue constructs containing multiple cell types prepared by inkjet printing technology. Biomaterials，2013，34（1）：130-139.

[45] Christensen K，Xu C，Chai W，Zhang Z，Fu J，Huang Y. Freeform inkjet printing of cellular structures with bifurcations. Biotechnology and Bioengineering，2015，112（5）：1047-1055.

[46] Lee V K，Kim D Y，Ngo H，Lee Y，Seo L，Yoo S，Vincent P A，Dai G. Creating perfused functional vascular channels using 3D bio-printing technology. Biomaterials，2014，35（28）：8092-8102.

[47] Guillemot F，Souquet A，Catros S，Guillotin B，Lopez J，Faucon M，Pippenger B，Bareille R，Rémy M，Bellance S，Chabassier P，Fricain J C，Amédée J. High-throughput laser printing of cells and biomaterials for tissue engineering. Acta Biomaterialia，2010，6（7）：2494-2500.

[48] Murphy S V，Atala A. 3D bioprinting of tissues and organs. Nature Biotechnology，2014，32（8）：773-785.

[49] Mao S，Pang Y，Liu T，Shao Y，He J，Yang H，Mao Y，Sun W. Bioprinting of *in vitro* tumor models for personalized cancer treatment：a review. Biofabrication，2020，12（4）：42001.

[50] Shuangshuang M A J H. Bioprinting of patient-derived *in vitro* intrahepatic cholangiocarcinoma tumor model：establishment，evaluation and anti-cancer drug testing. Biofabrication，2020，12（4）：045014.

[51] Ledford H. US cancer institute to overhaul tumour cell lines. Nature，2016，530（7591）：391.

[52] Vlachogiannis G，Hedayat S，Vatsiou A，Jamin Y，Fernández-Mateos J，Khan K，Lampis A，Eason K，Huntingford I，Burke R，Rata M，Koh D，Tunariu N，Collins D，Hulkki-Wilson S，Ragulan C，Spiteri I，Moorcraft S Y，Chau I，Rao S，Watkins D，Fotiadis N，Bali M，Darvish-Damavandi M，Lote H，Eltahir Z，Smyth E C，Begum R，Clarke P A，Hahne J C，Dowsett M，de Bono J，Workman P，Sadanandam A，Fassan M，Sansom O J，Eccles S，Starling N，Braconi C，Sottoriva A，Robinson S P，Cunningham D，Valeri N. Patient-derived organoids model treatment response of metastatic gastrointestinal cancers. Science，2018，359（6378）：920-926.

[53] Sun L，Yang H，Wang Y，Zhang X，Jin B，Xie F，Jin Y，Pang Y，Zhao H，Lu X，Sang X，Zhang H，Lin F，Sun W，Huang P，Mao Y. Application of a 3D bioprinted hepatocellular carcinoma cell model in antitumor drug research. Frontiers in Oncology，2020，10：878.

[54] Peela N，Truong D，Saini H，Chu H，Mashaghi S，Ham S L，Singh S，Tavana H，Mosadegh B，Nikkhah M. Advanced biomaterials and microengineering technologies to recapitulate the stepwise process of cancer metastasis. Biomaterials，2017，133：176-207.

[55] Ma X，Yu C，Wang P，Xu W，Wan X，Lai C S E，Liu J，Koroleva-Maharajh，A，Chen S. Rapid 3D bioprinting of decellularized extracellular matrix with regionally varied mechanical properties and biomimetic microarchitecture. Biomaterials，2018，185：310-321.

[56] Pati F，Jang J，Ha D，Won Kim S，Rhie J，Shim J，Kim D，Cho D. Printing three-dimensional tissue analogues with decellularized extracellular matrix bioink. Nature Communications，2014，5：3935.

[57] Hoffman A S. Stimuli-responsive polymers：biomedical applications and challenges for clinical translation.

Advanced Drug Delivery Reviews，2013，65（1）：10-16.

[58] Kim S H，Yeon Y K，Lee J M，Chao J R，Lee Y J，Seo Y B. Sultan M T，Lee O J，Lee J S，Yoon S，Hong I，Khang G，Lee S J，Yoo J J，Park C H. Precisely printable and biocompatible silk fibroin bioink for digital light processing 3D printing. Nature Communications，2018，9（1）：1620.

[59] Bhattacharjee T，Zehnder S M，Rowe K G，Jain S，Nixon R M，Sawyer W G，Angelini T E. Writing in the granular gel medium. Science Advances，2015，1（8）：e1500655.

[60] Kolesky D B，Truby R L，Gladman A S，Busbee T A，Homan K A，Lewis J A. 3D Bioprinting of vascularized，heterogeneous cell-laden tissue constructs. Advanced Materials，2014，26（19）：3124-3130.

[61] Kolesky D B，Homan K A，Skylar-Scott M A，Lewis J A. Three-dimensional bioprinting of thick vascularized tissues. Proceedings of the National Academy of Sciences，2016，113（12）：3179-3184.

[62] Miller J S，Stevens K R，Yang M T，Baker B M，Nguyen D T，Cohen D M，Toro E，Chen A A，Galie P A，Yu X，Chaturvedi R，Bhatia S N，Chen C S. Rapid casting of patterned vascular networks for perfusable engineered three-dimensional tissues. Nature Materials，2012，11（9）：768-774.

[63] Materne E，Maschmeyer I，Lorenz A，Horland R，Schimek K M S，Busek M，Sonntag F，Lauster R，Marx U. The multi-organ chip-a microfluidic platform for long-term multi-tissue coculture. Journal of Visualized Experiments，2015，（98）：e542526.

[64] Quake S，Scherer A. From micro- to nanofabrication with soft materials. Science，2000，290：1536-1540.

[65] Huh D，Hamilton G A，Ingber D E. From 3D cell culture to organs-on-chips. Trends in Cell Biology，2011，21（12）：745-754.

[66] Garcia S，Sunyer R，Olivares A，Noailly J，Atencia J，Trepat X. Generation of stable orthogonal gradients of chemical concentration and substrate stiffness in a microfluidic device. Lab on a Chip，2015，15：2606-2614.

[67] Lu X，Galarneau M，Higgins J，Wood K. A microfluidic platform to study the effects of vascular architecture and oxygen gradients on sickle blood flow. Microcirculation，2017，24（5）：e12357.

[68] Regmi S，Fu A，Luo K Q. High shear stresses under exercise condition destroy circulating tumor cells in a microfluidic system. Scientific Reports，2017，7：39975.

[69] Hu T，Li Q，Dong H，Xiao W，Li L，Cao X. Patterning electrospun nanofibers via agarose hydrogel stamps to spatially coordinate cell orientation in microfluidic device. Small，2017，13（3）：1602610.

[70] Zervantonakis I K，Kothapalli C R，Chung S，Sudo R，Kamm R D. Microfluidic devices for studying heterotypic cell-cell interactions and tissue specimen cultures under controlled microenvironments. Biomicrofluidics，2011，5（1）：13406.

[71] Kolaja K. Stem cell derived tissues and microphysiological systems：a paradigm shifting moment. The Veterinary Journal，2013，198（1）：1-2.

[72] van Midwoud P，Merema M T，Verpoorte E，Groothuis G M M. A microfluidic approach for *in vitro* assessment of interorgan interactions in drug metabolism using intestinal and liver slices. Lab on a Chip，2010，10：2778-2786.

[73] Weltin A，Hammer S，Noor F，Kaminski Y，Kieninger J，Urban G A. Accessing 3D microtissue metabolism：Lactate and oxygen monitoring in hepatocyte spheroids. Biosensors and Bioelectronics，2017，87：941-948.

[74] Du Y，Li N，Yang H，Luo C，Gong Y，Tong C，Gao Y，Lü S，Long M. Mimicking liver sinusoidal structures and functions using a 3D-configured microfluidic chip. Lab on a Chip，2017，17（5）：782-794.

[75] Huh D，Leslie D C，Matthews B D，Fraser J P，Jurek S，Hamilton G A，Thorneloe K S，McAlexander M A，Ingber D E. A human disease model of drug toxicity-induced pulmonary edema in a lung-on-a-chip microdevice. Science Translational Medicine，2012，4（159）：147-159.

[76] Jeon J S, Bersini S, Gilardi M, Dubini G, Charest J L, Moretti M, Kamm R D. Human 3D vascularized organotypic microfluidic assays to study breast cancer cell extravasation. Proceedings of the National Academy of Sciences, 2015, 112 (1): 214-219.

[77] Sung J H, Shuler M L. A micro cell culture analog (μCCA) with 3-D hydrogel culture of multiple cell lines to assess metabolism-dependent cytotoxicity of anti-cancer drugs. Lab on a Chip, 2009, 9 (10): 1385.

[78] Koutsogiannouli E, Papavassiliou A G, Papanikolaou N A. Complexity in cancer biology: is systems biology the answer? . Cancer Medicine, 2013, 2 (2): 164-177.

[79] Guillemot F, Mironov V, Nakamura M. Bioprinting is coming of age: report from the International Conference on Bioprinting and Biofabrication in Bordeaux (3B'09) . Biofabrication, 2010, 2 (1): 010201.

[80] Mironov V, Trusk T, Kasyanov V, Little S, Swaja R, Markwald R. Biofabrication: a 21st century manufacturing paradigm. Biofabrication, 2009, 1 (2): 022001.

[81] Sun W, Starly B, Daly A C, Daly A C, Burdick J A, Groll., Skeldon G, Shu W, Sakai Y, Shinohara M, Nishikawa M, Jang J, Cho D, Nie M, Takeuchi S, Ostrovidov S, Khademhosseini A, Kamm R D, Mironov V, Moroni L, Ozbolat I T. The bioprinting roadmap. Biofabrication, 2020, 12 (2): 022002.

第 *10* 章

>>

生物 3D 打印构建异质细胞和异质肿瘤模型及应用

10.1 引言

异质性揭示了人体组织和器官的非均质特点，为体外组织模型设计和构建提出了新的挑战。目前异质肿瘤模型构建方法主要包括细胞微球、凝胶包埋、工程支架和微流芯片等。现有的技术或模型虽可实现细胞-生物材料单元的构建和肿瘤微环境的模拟，但仍面临着打印效率低、排列精度低及细胞种类不足等挑战。细胞 3D 打印技术具有优异的细胞操纵能力和复杂组织器官成形潜能，在学术研究和临床治疗等方面都展示出巨大应用前景。本章围绕异质性展开，首先介绍其基本概念和种类，概述目前体外异质模型及常见制造技术，总结目前挑战。之后介绍一种基于 3D 打印的新型异质细胞打印系统及相应的异质打印工艺，并应用该集成打印工艺在体外进行肿瘤模型构建，初步探究所构建的异质肿瘤模型的生物学性能。最后总结体外异质细胞模型临床应用、挑战及前景展望。

10.2 异质性与体外异质细胞模型

细胞是生物体基本的结构和功能单元，是生物体存活和功能实现的基础。人体中的细胞分化产生了不同的细胞群，接下来许多形态相似，结构、功能相同的细胞和微环境联合在一起构成了组织。人体组织并非均质结构，组织的异质性则描述了内部细胞组成和微环境结构在发育过程和空间分布上的不均匀性及复杂性。异质性保证了细胞发育的多样性，确保了组织特定功能的实现，提高了组织的存活能力。但是，以肿瘤组织为代表的病变组织具有的空间和时间上的异质性则促进其存活并给治疗带来了巨大的挑战。

10.2.1　细胞异质性

　　细胞异质性描述了同组织内细胞在增殖过程中具有的基因和分子层面的差异，并由此导致的细胞生长、迁移和药物敏感性等的差异。细胞异质性包括基因异质性和表观异质性。基因异质性在分裂活动旺盛或基因组不稳定的组织中较为常见。单细胞起源的正常组织在干细胞增殖与分化的过程中积累大量基因突变，再经历外部环境筛选和克隆进化的过程，优势基因得以不断更新和更换，大大增强了基因异质性[1-3]。表观异质性在肿瘤组织中广泛存在，大大提高肿瘤在应激时的存活率。肿瘤组织中细胞生理活动亦遵循中心法则，受基因的调控，但在微环境基质及多种细胞的作用下，细胞表观生物学功能会发生改变，其关键蛋白的分泌、细胞形态和功能都将异于正常细胞[4]，包括成纤维细胞、巨噬细胞等都会在肿瘤组织中表现出促进肿瘤存活的表型[5]。除了干细胞与肿瘤组织外，细胞异质性在人体的淋巴系统、中性粒细胞和脑组织等中都广泛存在[6-8]。

10.2.2　微环境异质性

　　微环境为细胞的生长、增殖、迁移和相互作用提供了空间。微环境的异质性首先包括了多种类的细胞组成[9]。血管内皮细胞、成纤维细胞等多种细胞都广泛存在于多种组织的微环境中。此外，在炎症反应等作用下，常见的成纤维细胞、淋巴细胞也常常表现出表观异质性，增加了微环境的复杂度[10]。微环境异质性也与细胞外基质成分密切相关。细胞外基质为细胞提供黏附位点并通过整合蛋白调节细胞活动，其主要成分包括多种蛋白质、生长因子和生物大分子[11]。微环境的异质性也表现在时间上。在组织发育的不同阶段，细胞与微环境之间的作用会导致微环境处于动态变化中，使得同一组织在不同的时间、阶段也会存在细胞状态和微环境成分的不同[12]。

10.2.3　肿瘤异质性

　　癌症是由体内高度异质化的肿瘤组织导致的恶性疾病。肿瘤组织具有旺盛的增殖能力和不稳定的基因组。这两者共同导致基因突变的积累和多种细胞亚群的产生，促进瘤内异质性产生了空间和时间的两种维度，导致肿瘤组织具有较强的抗药性和复发能力。在空间上，同一肿瘤组织内的不同区域表现出不同的基因和表现型。在时间上，复发肿瘤体现出与原生肿瘤的差异性。微环境和遗传的相互作用将重塑肿瘤的基因结构与形态表现。肿瘤组织较正常组织相比具有独特的微环境理化特征。间质高压、酸性、缺氧等特性都影响正常细胞的功能表达，共同形成一个有利于肿瘤细胞生存和耐药的微环境。肿瘤异质性在临床上进一步体现为患者特异性，同一恶性肿瘤在不同患者或同一患者不同部位都存在着基因型和表现型的差异，在治疗过程中也反映出对不同抗肿瘤药物或对放射疗法的敏感性差异。

10.2.4　体外异质细胞模型的常规构建技术

目前，大多数实验采用的体外细胞模型仍为 2D 细胞模型。2D 细胞模型通过平面培养皿混合培养组织细胞并辅以添加多种生长因子来构建。培养细胞来源广泛，包括人体原代细胞、动物细胞或细胞株。2D 细胞模型可重现体内细胞部分生理活动，在部分标记物的表达、药物筛选上表征和体内相似情况，具有培养快速、成本低廉的特点。同时，检测中可直接观察，也可直接对其中细胞进行操作，具有操作简便的特点。2D 细胞模型已被证明可用来解释细胞生理活动的部分机理和假说。但在体内环境中，细胞、周围细胞与细胞外基质相互之间存在三维空间上的接触，这是大部分 2D 模型难以模拟的细胞形态，也导致模型内细胞在功能、分化、基因表达和蛋白合成上与体内存在较大的差异。

3D 细胞模型克服了 2D 细胞模型微环境缺失的缺陷，已发展成为体外模型的研究热点。模型内细胞在支架/凝胶材料的支撑下维持球状形态，并最终生长增殖形成三维团簇。目前开发的多种 3D 细胞模型保证了细胞与细胞之间、细胞与基质之间的相互作用，模拟了微环境的理化条件，在细胞增殖、迁移、基因表达和抗药性上与 2D 模型存在着较大差别，提供了更为准确的结果。但随着对微环境和异质性研究的不断深入，仅含有单种细胞的 3D 模型在模拟体内组织上仍存在着较大不足，含有更多种类细胞和更仿生的微环境结构的异质细胞模型正成为当下的研究热点。

在 3D 模型的基础上，异质细胞模型包含多种细胞间的相互作用和仿生的微环境，为基础研究和临床应用提供了更为仿生的人工组织。根据异质性的来源不同，从基因、细胞和个体多个角度均可实现异质组织模型的构建。然而，由于基因的不稳定性和突变的随机性，基因编辑的方法难以高效便捷地构建出异质细胞模型。同样地，干细胞增殖分化的培养周期长、操作复杂、变量因素多和可控性低等特点也导致其不适合用来构建异质细胞模型。

目前应用最为广泛的方法是通过构建异质性的微环境，即通过多种细胞与生物材料的可控组装和排列，诱导细胞通过自组装来实现体内细胞相互作用，生长因子、微环境结构及理化环境的重现。理想的异质细胞模型应包含以下两个特点。

第一，该模型应满足细胞异质性，即含有类体内组织的多种细胞和细胞间的相互作用，保证与体内相近的细胞密度。第二，该模型应满足微环境异质性，即具有类体内微环境的组成成分、梯度结构及物理条件，具有细胞-基质相互作用的信号通路。

异质细胞模型的制造技术在 3D 细胞模型的基础上得到了发展，可实现含有多种细胞的微组织的制造，构建的微组织具有与体内相似的细胞外基质和相互作用。常见的制造技术包括细胞微球法、组织工程支架/凝胶法和微流道动态培养法。该类制造方法仿生制造了体内细胞生命活动的微环境，实现了组织结构的体外重现。

1. 细胞微球法

细胞微球是细胞在不同的外力作用下，通过细胞聚集或增殖形成彼此紧密相连的球状微组织，大小在 20μm～1mm 之间。在细胞微球内部，细胞之间存在着紧密的相互交流，并通过自分泌的方式形成细胞外基质。细胞微球与外部通过渗透作用进行交流，存在着化学成分的浓度梯度和沿梯度方向上细胞不同表型的分布[13]。当微球直径达到 200μm 以上时，由于血管的缺乏，内部往往会因为代谢物的积累和供氧不足造成坏死核心，形成具有明显边界的静息层和分裂层。这些特点与体内实体组织具有较高的相似性，细胞微球也因此发展成为一个重要的体外细胞模型和药物性检测模型。

细胞微球可由多种方法进行制备，包括：①悬滴技术，即含有细胞的培养基液滴被悬停在微量滴定板上，培养一段时间后，在浮力的作用下可以形成较大的细胞团簇；②通过搅拌作用形成细胞团簇，如旋转生物反应器、旋转瓶、非黏附细胞基板等[14]。上述两类方法在培养过程中不需要外加基底材料，在氧气、营养供给和 pH 等条件可控的液体环境中形成细胞微球，所采用的生物反应器也能有效克服低渗透效率带来的不利影响，延长团簇的存活周期。同时随着生物材料的发展，超声技术、微载体技术和微流道等一批新技术也被应用到多细胞微球的构建上[15, 16]。这些方法得到的微球体积与细胞的种类有着密切的关系，细胞活性、细胞相互作用的强弱都影响并决定微球制备的参数。

目前已成功制备了肝、肺等多种正常组织以及肿瘤组织的细胞微球[17]。Motoyama 等利用微载体方法构建出的肝细胞微球在细胞存活和极性表达上都较传统肝细胞模型有所增强[18]。Marta 的团队利用海藻酸盐作为微载体材料培养人乳腺癌细胞和成纤维细胞[19]。Kunz-Schughart 等通过构建混合人血管内皮细胞和成纤维细胞的微球发现在微球内部形成了内皮的管状结构和更紧密的细胞间联系[20, 21]。目前微球也多用于肿瘤学的生理研究和药物检测中，其中较大体积微球中所具有的缺氧环境能够用来研究肿瘤微环境的作用，Lamichhane 的研究团队构建了含有肺部肿瘤细胞、内皮细胞和人胚肾细胞的异质细胞微球，结果显示，与肿瘤转移相关的基因和蛋白表达加强[22]。利用微球研究细胞间相互作用也成为当下的研究热点。Carey 等通过在含有肿瘤细胞微球的水凝胶上覆盖全基质细胞培养基的方式来研究细胞间相互作用，实验结果显示正常的非入侵性内皮细胞变得具有入侵性，并且细胞外基质发生了重构[23]。Christakou 等通过超声技术实现了细胞团簇的制备，并用该团簇模拟了体内免疫细胞与肿瘤团簇之间的相互作用[15]。除免疫细胞外，成纤维细胞、血管内皮细胞等基质细胞与肿瘤细胞的相互作用也在微球中得到了应用研究。在药物检测上，Yip 等通过悬滴法制备得到了肝脏微球，并将其应用于药物检测实验，结果显示较 2D 平面培养和 3D 同质细胞微球，该异质微球表现出了更高的抗药性[24]。

细胞微球现已广泛用于体外微组织重建和药物检测上。其模型构建的三维环境下的相互作用和无血管网络的营养传输机理为了解研究组织发展过程起到了重要的作用，尤其是多种细胞共同混合形成的多细胞微球，它可以更好地模拟体内生理情况。微球形状较为简单，建模和分析过程方便，制备过程不需要支架材料，成球过程自动化程度较高，生产效率高。然而其缺陷在于：首先，细胞数量存在最低限制，对细胞数量、密度均有要求，无法进行单细胞或细胞数量较小的研究；其次，多种类细胞微球融合过程存在随机性，微球之间的融合和相互作用难以调控[25]；再次，液体的培养环境与体内力学性能存在一定差别；最后，针对微球的分析多依赖于细胞的显微图像，在检测手段上存在着耗时长和低通量的缺陷。

2. 生物凝胶包埋法

生物凝胶材料与生物反应器中常见的液体环境不同，它常处在凝胶态，材料中的多种成分可被细胞分解利用，并提供丰富的细胞外基质信号通路，因此可以更好地模拟体内微环境。与传统的细胞微球相比，该结构中得到的细胞微球同时具有细胞-细胞和细胞-基质材料之间的接触和作用[26]。该类模型已被证明能够促进细胞增殖[27]、血管生成[28]和伤口愈合。同时，利用该方法构建的层叠结构也可用来构建具有一定空间排布的异质细胞结构。

生物凝胶包埋法在构建 3D 微环境和异质细胞模型上已经取得了一定的成绩。Ⅰ型胶原作为肿瘤微环境的重要成分之一，已成为一种广泛使用的凝胶材料。McGuigan 等将Ⅰ型胶原构成的凝胶层结构旋转缠绕在一个渗氧核心上，构建出异质微环境，从而模拟微环境中氧气梯度对组织的影响[29]。除此之外，透明质酸也是一种广泛用于三维细胞模型构建的生物聚合物材料。最近，Xu 等开发了多种化学交联透明质酸水凝胶和双层水凝胶体系来研究肿瘤细胞微球与基质细胞之间的相互作用[30]。

现在，凝胶包埋方法在应用上多与其他组织工程方法结合，构建出共培养混合体系，以此来克服营养传输的局限。Buchanan 等将明胶包埋技术与微流道技术结合，通过在明胶中植入微流道的方法来模拟肿瘤组织内部存在的间质高压。培养结果显示体系中的内皮细胞形成了贯通的微流道管腔并保持了生理流剪切力下的完整性，而体系中肿瘤细胞的促血管生成基因也有明显的上调表达[31]。除血管内皮外，免疫细胞也被应用到与乳腺癌细胞的混合培养中[32]。此外，利用改变表面润湿性的方法可以制备微凝胶阵列，该阵列可以实现凝胶尺寸、细胞组成和营养传输的优化，建立一种较为理想的药物筛选模型[33]。

该方法中使用的材料可以是多种凝胶的混合材料，这种混合材料一方面为包埋的不同种类细胞提供充足的作用位点，另一方面通过改变不同材料的配比还可调整基底材料的力学性能，影响细胞的黏附和迁移能力。

3. 组织工程支架法

组织工程支架法采用多种制造技术实现支架微观结构设计并为细胞提供结构支撑和生长的物理环境。制造的异质细胞模型可用于体外的细胞培养及体内组织的移植修复[34]。微加工技术的出现和应用提供了一种可控制备支架微结构的方式，可对支架的空隙率、微孔大小进行调控，并进一步构造出模拟人体组织和器官的脉管结构[35]。快速成形技术结合计算机辅助设计模型，可以实现含有复杂微结构的三维多孔支架的加工，并可精确调控支架的力学性能。Yi 等报道了一种构建在微振镜上的光固化打印方式，可以实现类似木纤维微结构的 PEG 支架的快速成形[36]。Zhu 等报道了通过 3D 打印纳米基复合基底并用透明质酸修饰，为乳腺癌细胞和骨髓间充质干细胞的混合共培养提供了细胞外基质环境，其结果显示肿瘤细胞倾向于形成团簇结构[37]。Zhang 等通过构建三维壳聚糖-海藻酸盐的复合支架材料促进了胶质瘤细胞的恶性表达，从而证明了支架材料可以大大提高肿瘤细胞的恶性[38]。

另外一种制备三维多孔支架的方式是静电纺丝。该方法可制备无纺布形式的细胞外基质支架。向高分子聚合物施加高电压，使得高分子的极性增强。当聚合物溶液从毛细喷头口喷出后，在极性相反的旋转收集器上会实现高分子聚合物的沉积。通过调节电压、流速等制备参数，所得到的纤维可以实现 100～5000nm 的粗细变化，纤维所具有的大比表面积也有利于细胞的种植[39]。静电纺丝法的优势首先在于制备效率高，利用微量的高聚物就可以制备出大量的纤维。而更大的优势在于生长因子可以添加到聚合物溶液中，然后直接与纤维进行复合[40]。因可制备高孔隙率结构，该方法常常用于药物筛选中。有研究报道采用静电纺丝制备的胶原复合纤维支架材料测试肿瘤细胞的药物敏感性，实验结果表明，三维纳米纤维支架中的肿瘤细胞需要更高的抗药性浓度[41]。在另一项研究中，通过静电纺丝的方法得到的大孔隙支架十分有利于细胞的生长和增殖，可以制备含有多层的人工皮肤组织结构[42]。除了有机聚合物外，近期关于有机-无机复合陶瓷材料的研究也证明了这些材料具有良好生物相容性，在异质细胞模型的构建中具有良好的发展空间[43]。

通过调整支架材料的微结构还可以实现细胞的物理环境改变。大部分的支架体系可以通过调整空隙大小和密度来控制细胞形成微球的尺寸。此外，通过化学处理也可以改变支架的物理和化学性能，从而研究不同基质环境对细胞的基因表达和表型的影响[44]。然而，与液体环境相比，该种方法构建的支架的化学成分难以临时调整。而且化学处理过程不具有生物相容性，易对细胞造成损伤。现有的多种化学处理方法均难以满足组织结构和微环境的要求。除此之外，脱细胞基质和天然提取的生物材料往往面临着来源受限以及批次差异的问题。

4. 微流控芯片法

由于血管缺乏和紧密的细胞外基质结构造成的营养和废物交换受限是细胞微球模型中一个值得研究的问题。在实际组织中，充分的毛细血管网络保证了组织各项正常生理活动的进行。因此，以微流道系统为核心组成的微流控芯片，作为一种能够模拟体内血管流动、体内组织的力学环境和成分梯度分布的制造方式，已经被广泛用于定量分析、细胞筛选捕获和细胞培养。软光刻方法是制备芯片最常用的方法，具有良好的生物相容性和透氧性的聚二甲基硅氧烷（PDMS）是该方法中最常用的材料。PDMS 基底通过键合方法与盖玻片结合并密封。该方法可以实现对细胞和组织的直接观察，避免外部污染[45]。在该项技术中，微量的液体以可控的流速流过狭小的通道[46]。在这种情况中，微流道中的液体处在层流状态，可因此实现时间和空间维度上调控浓度分布。微量的液体可以实现短耗时、高精度的检测和分析[47]。除了定量分析外，微流道细胞也是提供可控分子梯度和力学条件的有力工具[46]。

近期的研究广泛集中在将微流控系统与三维细胞模型结合起来以增强细胞环境的仿生性和实验的可重复性[48]。一个透明的微流道阵列使得实时观察细胞的时间和空间变化变成可能[49]。微流道的设计也成为调节细胞活动和模拟组织生理过程的关键因素。同时，微流道系统可以提供一个血管模型来模拟组织模型中细胞与流动环境的相互作用[46]。Zervantonakis 等利用微流道系统研究了肿瘤细胞与内皮层的相互作用，调节了肿瘤细胞的转移和入侵[50]。在 Niu 的微流道结构中，通过分散的流道共培养肺部肿瘤细胞和内皮细胞，从而进行药物试验[51]。在另一个例子中，通过微流道系统模拟组织中的血液流动来研究力学对细胞相互作用的影响。实验结果观测到了促血管生成因子的上调表达[31]。除了针对血管流动的研究外，通过微流道构建共培养体系也是一项重要的应用。Jeong 等通过构建平行的流道来完成肿瘤微球与成纤维细胞的共培养，平行流道间狭小的空隙保证了细胞分泌物的自由交流。培养结果表明肿瘤细胞中一种与分裂有关的 *Ki-67* 基因表达下降，而分泌的纤连蛋白量却有所提高[16]。

除此之外，微流道系统也被广泛应用于细胞的捕捉和抗药性测试中。但是，微流控芯片的加工制造流程复杂，周期较长，需要特定的仪器和设备。设计的芯片往往仅适用于特定的模型和情境，灵活性较差。另外，测试样品和微流道芯片之间的界面连接问题也是当下微流道系统发展的阻碍之一。

10.3 ▶ 体外异质细胞模型的生物 3D 打印构建 I：构建技术

10.3.1 生物 3D 打印技术

生物 3D 打印技术，也被称为细胞打印技术，是一种计算机辅助下通过层叠堆积形成复杂 3D 几何模型的增材制造技术[35]。在制造过程中，活细胞、细胞外基质成分、生物材料和生长因子通过可控组装进行共同打印，从而实现异质组织结构的构建并模拟体内的微环境。生物打印技术获得广泛关注得益于该技术的关键优势。首先，该技术可以构建出传统方法无法获得的复杂结构，并同时实现内部微结构制造。当生物材料与活细胞共打印时，可以实现高达 10^6 个/mL 数量的活细胞均匀分布，并可实现存活率在 90% 以上。其次，通过选择和使用不同种类的生物模型、不同种类的细胞和细胞外基质成分可以实现可控排布。

生物打印技术主要有喷墨打印、微挤出打印和激光辅助打印三种打印方式[52]：喷墨打印技术通过热喷墨或者压电陶瓷驱动在打印头形成生物墨水的微滴；微挤出生物打印方式可以通过气体、活塞或螺杆三种主要方式实现生物墨水的连续挤出[53]；激光辅助打印有激光直写和激光诱导两种方式，在激光直写中，一束激光被直接引导到细胞悬浮液中，折射率的差异使得激光能够将细胞引导到固定的基板上。在更加常见的激光诱导打印中，含有细胞的水凝胶层与激光吸收层、固定基板平行放置。脉冲激光作用在激光吸收层，产生的蒸气气泡压力作用在含有细胞的水凝胶上并滴落到指定的固定基板上。此外，光固化技术也被应用到生物打印技术中。微振镜投影打印技术通过数字微振镜反射紫外线在光聚合单体溶液中形成特定的空间结构[36]。在这种方式中，细胞可以被封装在具有三维形状的水凝胶支架中。

这些独特的优势使得生物打印技术可为生物学研究、再生医学和药物检测提供复杂及个性化的异质细胞模型。Shim 等通过集成打印软骨间充质干细胞、多种生长因子和支架材料，构建了用于移植修复的软骨模型[54]。Snyder 等则通过开发的同轴打印喷头实现了肝细胞和内皮细胞的混合打印，打印形成的丝状结构或微球结构可以在旋转培养反应器中进一步培养。构建的异质模型与单细胞模型相比存在着 10 倍的代谢速率的差异[55]。Kolesky 等通过细胞打印的方法构建了微流芯片，其中包含有三种内皮细胞的类血管组织结构。培养后的结构体成形清晰，并且具有较高的细胞存活率[56]。在肿瘤的药物检测上，Grolman 等通过挤出打印的方式构建了一种高通量的共培养免疫细胞与肿瘤细胞的模型来模拟体内免疫细胞的相互作用[57]。Lee 等通过生物打印构建的含有血管内皮细胞和肿瘤细胞的模型来研究肿瘤团簇向血管迁移的过程[58]。

　　生物打印技术具有高度的灵活性并可用于构建异质细胞模型。但该技术仍有待深入研究。首先，细胞打印过程对细胞的损伤和影响仍然难以评价。其次，打印的成形性对生物材料的组成和成分有一定的要求和限制，与体内微环境的性质存在着一定差异。最后，更高精度的有序细胞排列和多细胞类型的打印目前仍然处在研究探索阶段，距离临床和实际应用仍有许多问题需要解决。

10.3.2　异质细胞打印技术的系统搭建和工艺开发

1. 异质细胞打印技术的系统搭建

　　为了构建更仿生、更复杂的异质肿瘤模型，为生物学研究和临床药物筛选提供更准确的实验平台，本小节介绍了一种新型的 3D 打印系统和相应的集成打印方法。该方法可实现水凝胶内的单细胞操纵和排布，进一步形成复杂的体外异质肿瘤模型。

　　所设计的 3D 打印系统可操纵细胞悬液或细胞团簇形成异质肿瘤模型。整个打印系统包括四个部分：数据处理系统，用来输入模型、产生运动路径和传输运动指令；双喷头系统，用来在指定位置打印凝胶或微滴结构单元；图像获取系统，实时观测打印情况并在平台上观测凝胶内团簇分布情况；运动系统，控制打印喷头和成像平台的 X、Y 和 Z 方向的相对运动。四个部分相互配合，实现了空间生物学结构从设计、建模到制造的系统化、流程化构建（图 10-1）。

　　数据处理系统根据输入的材料信息和模型设计确定打印参数和运动轨迹。该子系统包括计算机和多轴运动控制卡。复杂的三维结构在计算机中被离散成为二维片层并得到运动轨迹，运动轨迹连同打印参数信息被传送到多轴运动控制卡，并进一步控制成形系统中不同部分的协调工作。最后，打印过程中的位置坐标等信息也通过多轴运动控制卡反馈到计算机上。

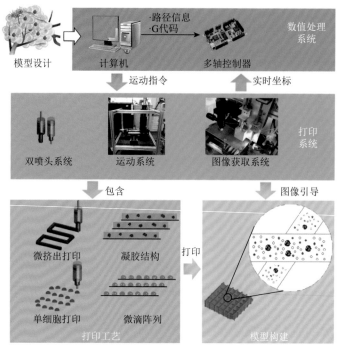

图 10-1　异质细胞打印系统的配置示意图

　　双喷头系统是该异质细胞打印系统的关键部件，它实现了不同原理、生物材料和细胞种类的集成打印。该双喷头集成了两种打印原理：微挤出生物打印技术和基于交变滞惯性力的细胞喷射技术 [图 10-2（a）]。生物绘图技术可形成具有均匀分布、高密度细胞的水凝胶丝。水凝胶丝直径在 300μm 左右，并可通过堆叠形成具有一定强度的空间凝胶结构。细胞喷射技术遵循按需滴落的原理，可形成包含细胞的皮升量级微滴，以及微滴间高精度的定位 [图 10-2（b）]。两种技术的集成形成了一种兼具效率和精度，可构建多细胞、多材料的新型打印方法。考虑到打印过程中可能产生的碰撞，为细胞喷射喷头增加了步进电机来单独调节其喷嘴高度。

　　喷射技术所采用的驱动为交变滞惯性力驱动，该原理为利用振动过程中黏滞力和惯性力的交替作用实现含细胞微滴的制备[59, 60]。图 10-2（c）描述了振动过程中微喷管内流体受力变化的情况，尤其是在瞬间加速向上运动的过程中，黏滞力不足以抵消惯性力产生足够的加速度并导致最终微滴的形成。振动过程通过压电陶瓷的受控形变来实现，并受波形发生器精确调控。通过改变输出波形的频率和振幅参数可方便地调节微滴的大小和体积，具有高度的一致性和可控性。该喷射打印技术不需高温高压条件，对细胞损伤小，细胞存活率可达到95%以上。同时，

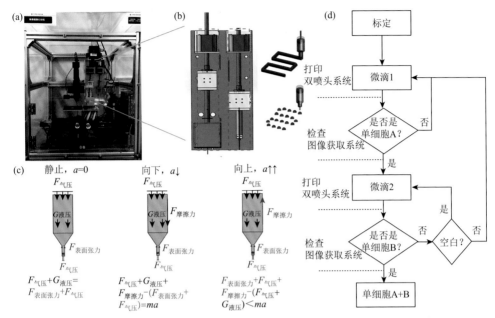

图 10-2　多喷头系统及多细胞操作原理：（a）搭建完成的异质细胞集成打印系统实物；（b）双喷头系统排布示意图及各自打印结构单元；（c）交变滞惯力细胞喷射技术驱动原理，竖直方向往复振动过程中，黏滞力与惯性力交替作用；（d）"喷射-观测"工作循环流程示意图[61]

该技术还具有结构简单、微滴一致性好、定位精度高的优点。此外，通过调节喷嘴形状和悬浮液中的细胞密度可实现单细胞微滴的制备[59, 60]。

　　图像获取系统被用来对打印过程进行实时监控和反馈，以及为后续的打印提供图像指引。图像获取系统由竖直和水平倾斜的两台显微镜构成。竖直显微镜放大倍数高，视场小，可呈现水凝胶内细胞的分布。细胞的机械坐标可进一步结合观测软件计算得到。水平倾斜的显微镜放大倍数低，视场大，可将打印过程实时反馈至监控屏幕上。在集成打印工艺过程中，喷射形成的微滴的空间位置、细胞分布等都需要利用图像获取系统实时反馈，形成了一种喷射、观测、坐标计算、再次打印的工作循环［图 10-2（d）］。

　　运动系统实现了喷头和成形平台的空间相对运动。运动系统的分辨率和重复定位精度决定了打印结构的复杂性和准确性。运动部分采用伺服电机和光栅尺提高定位精度至 1μm。成形空间中，利用相变制冷实现 4～10℃的成形温度区间。在打印工艺开始前，整体空间通过紫外灯照射灭菌。

　　2. 异质细胞打印技术的工艺介绍

　　1）交变滞惯力喷射技术工艺介绍

　　基于该集成打印系统，首先进行的是交变滞惯力打印技术的参数优化。在附加驱动力的条件下，交变滞惯力打印技术可被应用于水凝胶材料的打印。不同海藻酸钠浓度打印结果如图 10-3（a）所示，形成微滴的直径随着材料浓度增加而增大。结果还记录了不同浓度材料在形成微滴时最小的打印频率和振幅，这也表明水凝胶材料的打印难度随着浓度的提高而增加。通过快速更改加载的墨水，该技术可实现多种材料的精确定位。含有两种荧光材料的海藻酸钠微滴排列形成的THU 字母图案如图 10-3（b）所示。当喷头固定后，可通过改变振动的频率和幅值来快速调节微滴的体积。在高速相机下捕获的各种参数微滴如图 10-3（c）所示。结果表明，打印系统中的交变滞惯力喷头可实现直径范围在 40～100μm 范围的微滴的连续打印。

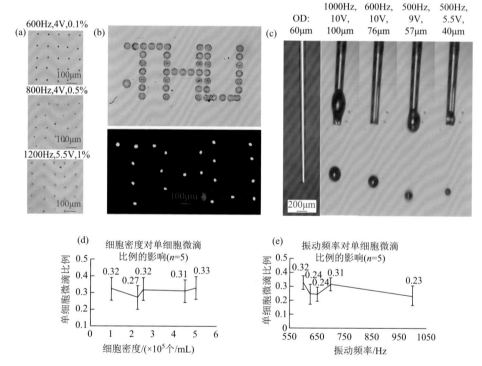

图 10-3　交变滞惯力喷射技术工艺开发：（a）基于交变滞惯力喷射技术得到的低浓度海藻酸钠溶液微滴，图片同样记录了特定浓度下可稳定产生微滴的最小频率与振幅；（b）包含两种荧光标记的海藻酸钠微滴排列形成的字母图案；（c）高速摄影机下记录的在不同打印参数下形成的微滴；（d）打印悬液中的细胞密度与单细胞微滴比例的关系；（e）振动频率与单细胞微滴比例的关系[61]

接下来开展的是交变滞惯力打印应用于单细胞打印的参数优化。在打印过程中，微滴的体积和包含的细胞数分别与喷头口径和细胞密度密切相关。细胞密度对单细胞微滴的成功率影响曲线如图 10-3（d）所示。在固定振动频率时，细胞密度从 1×10^5 个/mL 到 5×10^5 个/mL 变化，对单细胞成功率没有明显的影响，维持在 30%±3%范围内。当振动频率从 600Hz 到 1000Hz 增大时，单细胞成功率从 32%变化为 23%，如图 10-3（e）所示。因此，根据以上结果，使用的细胞密度和振动频率分别选择 5×10^5 个/mL 和 600Hz（此时单细胞微滴所占比例达到）最大值 32%。

利用上述工艺和参数，将交变滞惯力喷射技术应用到实际的单细胞打印中。图 10-4（a）首先展示了在上述参数下打印得到的单细胞微滴阵列，以及在图像系统指导下实现的单细胞定位结果。结果显示，第二次打印的单细胞已成功定位在距离目标单元 100μm 左右的范围内。依据不同需求，含细胞微滴单元可被打印在不同的基底上，包括 PDMS 浇铸形成的微孔内部 ［图 10-4（b）］、明胶-海藻酸盐水凝胶的表面和内部 ［图 10-4（c）］，以及矿物油的内部 ［图 10-4（d）］。在油相包裹的微滴中，基于"喷射-观测"工作循环，树突状细胞和 T 细胞可被包裹在同一微滴中，实现了细胞在 20μm 距离内的相互作用。

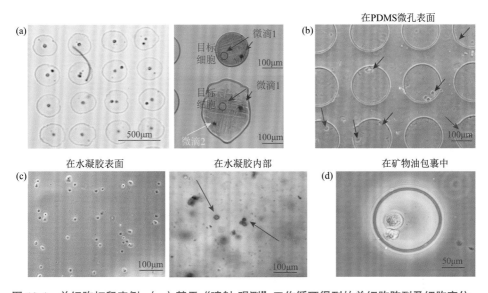

图 10-4　单细胞打印实例：（a）基于"喷射-观测"工作循环得到的单细胞阵列及细胞定位；（b）细胞被定位在 PDMS 浇铸得到的微孔内；（c）分别打印在明胶-海藻酸盐水凝胶表面及内部的 HeLa 细胞，HeLa 细胞用蓝色荧光染色和标记；（d）在矿物油包裹中构建的包含单个树突状细胞和 T 细胞作用的微滴[61]

2）微挤出生物绘图技术工艺介绍

在微挤出打印中，为了避免中断位置处材料的流涎，打印过程中尽量使用连续运动路径完成结构的堆叠。在成形平台运动速度固定为 2mm/s 时，挤出速度分别设置为 0.325mm/s、0.5mm/s、0.65mm/s 可实现水凝胶丝平均直径在 300μm、420μm、490μm 的变化。该直径范围内的水凝胶结构具有良好的结构稳定性和力学性能，同时氧气扩散和营养物质的运输可为其中的细胞提供充足的养分。随后，挤出速度的调整实现了直径连续变化的水凝胶丝的单层打印［图 10-5（a）］。进一步又利用连续路径堆叠形成了 4 层水凝胶结构［图 10-5（b）］。最终打印得到的凝胶结构高 820μm，水凝胶丝平均直径 340μm［图 10-5（c）］。打印完成后可观察到在水凝胶丝中均匀分布的细胞，培养 7 天左右可观察到分散细胞增殖聚集形成的肿瘤团簇［图 10-5（d）］。结果表明该微挤出生物绘图技术可构建厚度可变的空间结构，为细胞生长和团簇形成提供稳定的微环境。

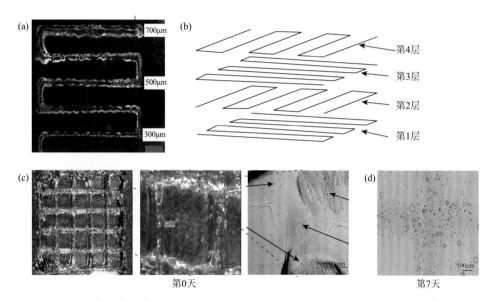

图 10-5　微挤出生物绘图技术工艺开发：（a）直径可变水凝胶丝的连续打印；（b）多层水凝胶结构的打印过程及路径规划；（c）打印形成的多层水凝胶结构（7mm×7mm×1mm），箭头标注的是凝胶内分布的 HeLa 细胞；（d）培养 7 天后水凝胶内形成的 HeLa 细胞团簇[61]

3）集成打印工艺开发

在构建两种打印原理单独打印的有效参数后，通过双喷头的切换实现两种工艺的集成打印。在开始打印前，两种打印喷头的平面坐标分别测量为（0，0）和（900，15000）。随后，通过接触水凝胶表面可获得高度坐标为 $Z = 13000$。由此可得到双喷头间的补偿坐标为（900，15000，6500）。在具体打印过程中，首先通过微挤出打印方法打印 1%～10%（质量浓度）的明胶-海藻酸钠凝胶结构。打印完成后，根据补偿坐标，将细胞喷射喷嘴浸入到水凝胶结构中进行打印。微滴喷射打印的是密度为 1×10^6 个/mL 的 HeLa 细胞悬液。为了便于细胞在水凝胶结构内的定位，HeLa 细胞在打印前用 DAPI 进行染色。打印结果中的水凝胶丝直径在 600μm 左右。HeLa 细胞被定位在预先打印好的水凝胶结构内。细胞喷射喷头的浸入打印没有破坏水凝胶原有结构。此外，打印的细胞稳定地存在于水凝胶内直径为 100μm 左右的圆形区域。这些结构都表明该集成打印工艺可实现水凝胶和微滴的同时打印及互相定位，提供了一种实现凝胶内可控细胞排列的方法（图 10-6）。

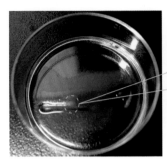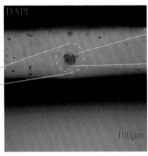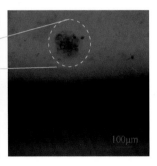

图 10-6　集成打印工艺开发；集成打印实现微挤出生物绘图技术与细胞喷射技术的先后打印，喷射打印的 **HeLa** 细胞用蓝色荧光进行了标记[61]

10.4　体外异质细胞模型的生物 3D 打印构建 II：体外肿瘤模型构建应用

异质细胞打印系统和集成打印工艺的开发保证了多种类细胞的高精度定位打印。交变滞惯力的细胞喷射技术保证了细胞输送与定位，可更好地形成类体内的细胞组成与排布方式。微挤出生物绘图技术实现了细胞团簇的构建，可高效构建细胞层次的三维梯度结构。集成打印的结果也验证了该技术在水凝胶内进行细胞排布的能力，有望构建更接近的细胞相互作用距离。肿瘤组织本身具有高度的异质性和复杂性，传统均质肿瘤模型在模拟微环境内细胞种类、排布方式和细胞相互作用上仍有不足。基于该打印系统及打印工艺构建的模型则有望为更仿生的异质模型构建提供一种可靠的技术平台和制造手段。

10.4.1　异质肿瘤模型的设计

体内肿瘤组织具有复杂的细胞组成和独特的物理环境。肿瘤组织中包含丰富的肿瘤细胞、间充质细胞和血管内皮细胞等，同时还包括表达上与正常细胞存在差异的助肿瘤成纤维细胞和助肿瘤免疫细胞等。血管内皮细胞在肿瘤生长发育的各个阶段都发挥了重要的作用。肿瘤生长阶段会募集附近的血管内皮细胞，促进新血管的生成，增加已有血管的通透性，为自身生长和增殖提供充分的营养保证。待肿瘤增殖到一定体积，血管成为肿瘤转移的重要通路。肿瘤异质性也对肿瘤体外构建提出了新的挑战。因此，在体外构建肿瘤微环境与血管内皮细胞的空间异质排布和相互作用具有重要的意义。肿瘤组织是由团簇状的肿瘤细胞和在其附近分布的基质细胞共同组成的（图 10-7）。在异质模型的构建上，则要努力构建出肿瘤团簇和基质细胞混合的模型，并保证两者处于相互作用的范畴内。根据该模型，提出的构建模型如图 10-7 所示。

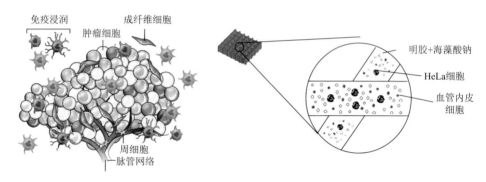

图 10-7　肿瘤组织示意图及所设计的异质肿瘤模型

10.4.2　异质肿瘤模型的分步构建工艺

结合双喷头系统和图像系统，异质肿瘤模型首先通过随形打印的方法分步构建。具体地，包含均匀分布的 1×10^6 个/mL 的 HeLa 细胞水凝胶结构通过微挤出方法构建得到。凝胶结构采用网格形状便于营养物质交换和细胞存活。打印得到的结构交联和培养 7 天后细胞可在凝胶内形成直径 $100\mu m$ 左右的肿瘤团簇。后续通过图像系统获取团簇坐标，进一步获得喷射打印的目标坐标，完成内皮细胞的打印。细胞喷射打印技术使用的是细胞密度为 5×10^5 个/mL 的人内皮细胞悬浮液。打印完成后的结构更换为培养基后可进行稳定培养。图 10-8 给出了异质肿瘤模型的分步构建工艺过程。

打印结果显示出构建得到的 7mm×7mm×0.9mm 的网格状水凝胶结构具有良好的气体交换和营养运输能力。化学交联后，结构可在培养环境中稳定保存。打印刚完成后凝胶内细胞的存活率达到 $90.92\%\pm1.35\%$（$p\pm$s.d.，$N=5$），证明了打印过程的生物相容性。结构中的 HeLa 细胞还保持了稳定增殖和生长 [图 10-9（a）]。培养到第 7 天，HeLa 细胞团簇直径达到 $100\mu m$ 左右 [图 10-9（b）]，此时便可在图像系统中识别和定位。细胞喷射的结果也显示出，标记后的血管内皮细胞定位在凝胶中，围绕肿瘤团簇分布。第 14 天的显微观测结果也证明内皮细胞稳定存在在 HeLa 团簇周围，形成稳定的共培养结构 [图 10-9（c）]。

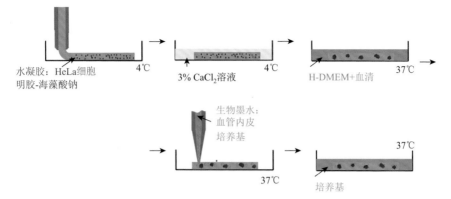

图 10-8　异质肿瘤模型的分步构建工艺示意图[61]

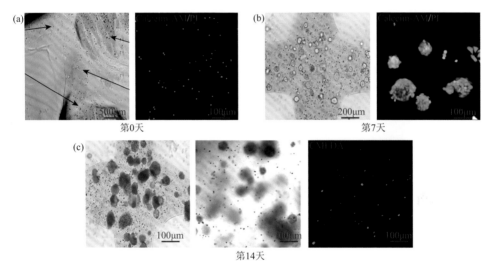

图 10-9　基于分布构建工艺的异质肿瘤模型：（a）刚打印完成后的水凝胶内细胞及活-死染色，活细胞在 Calcein-AM 标记下为绿色，死细胞在 PI 标记下为红色；（b）体外培养 7 天后形成的肿瘤团簇及活-死染色结果；（c）三维水凝胶结构中 HeLa 团簇和内皮细胞形成的共培养排列，HeLa 细胞团簇为图片中灰色圆形图案，内皮细胞则通过同一视场下的绿色荧光标记[61]

10.4.3　异质肿瘤模型的一步构建工艺

得益于肿瘤团簇培养工艺，异质肿瘤模型可被进一步通过细胞团簇打印技术和交变滞惯力微滴喷射技术实现一步构建。细胞团簇可通过多种方式制备得到，本节所采用的是一种基于透氧薄膜的肿瘤团簇制备方法[62]。具有直径为 126μm 的蜂窝状微孔阵列的 PDMS 薄膜被切割成直径 16mm 的原片，然后被固定在专用的

24 孔板中。密度为 1×10^6 个/mL 的 HepG2 细胞被种植在孔板中。培养 2 天后，通过移液枪反复吹打可将团簇转移至培养基中，后续可通过离心富集肿瘤团簇，并最终与明胶-海藻酸钠混合形成 15%细胞团簇、10%明胶和 1%海藻酸钠（质量浓度）的生物打印墨水。图 10-10 给出了异质肿瘤模型的一步构建的具体工艺过程。在打印过程中，首先通过微挤出生物绘图打印方式得到 2 层水凝胶结构。随后，PKH-26 荧光标记的内皮细胞在图像系统的指导下被打印在水凝胶中并形成三角形特定图形。在细胞喷射打印完成后，通过 CaCl$_2$ 溶液对打印的凝胶结构进行化学交联。最后将整体结构培养在培养基中并进行后续培养。在培养的第 3 天、第 5 天、第 7 天分别进行 F-actin 染色、CCK-8 技术以及白蛋白分泌的检测，对模型的生物学功能进行评价。

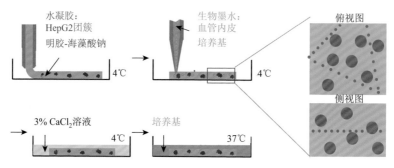

图 10-10　异质肿瘤模型的一步构建工艺示意图[61]

　　培养结果显示出分散的内皮细胞分布在肿瘤团簇的周围，按照预期的路径形成三角形的排列［图 10-11（a）］。部分细胞发生的位置偏移是由浸入凝胶打印时凝胶变形造成的。培养过程中的细胞保持了较高的活性［图 10-11（b）］，F-actin的染色结果也揭示了肿瘤团簇在打印和培养的环节保持了结构的稳定性［图 10-11（c）］。细胞在培养过程中也保持了稳定的增殖态势，在 5 天后增殖速度有所减缓［图 10-11（d）］。白蛋白分泌的结果也揭示了共培养的 HepG2 细胞在培养过程中维持了较强的分泌功能［图 10-11（e）］。

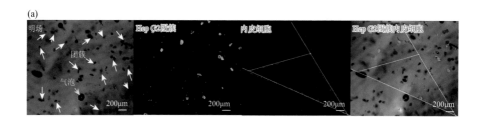

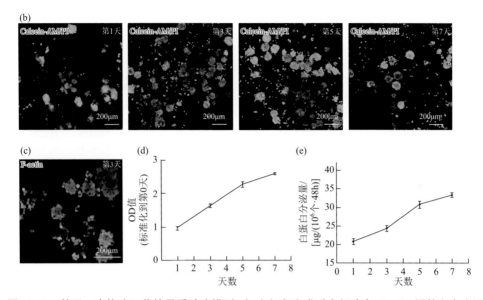

图 10-11　基于一步构建工艺的异质肿瘤模型：（a）打印完成后水凝胶内 HepG2 团簇和内皮细胞的排布；（b）培养第 1 天、第 3 天、第 5 天、第 7 天时凝胶内细胞的荧光染色；（c）培养第 3 天时凝胶内团簇 F-actin 染色结果；（d）CCK-8 数值反映培养第 1～7 天细胞增殖情况的变化，每天的数值都归一化处理到打印刚结束的数值；（e）共培养过程中白蛋白分泌量的变化[61]

10.5　体外异质细胞模型应用、材料选择及影响

10.5.1　异质细胞模型的应用

异质细胞模型为肿瘤研究提供了仿生的模型，拓宽了肿瘤病理学研究的深度和广度。复杂的微环境和细胞相互作用有利于揭示细胞间作用反馈机制及微环境在生理活动中的重要性。当应用于临床时，异质细胞模型也为药物开发和创新治疗策略提供了新的平台和可能。

肿瘤的形成是一个复杂的过程，涉及细胞、材料等多种影响因素。其中，肿瘤的恶化与迁移是造成高死亡率的重要原因。基于异质模型开展肿瘤转移的相关研究将有助于识别关键信号通路并深入阐明过程。目前已有结果表明在三维微环境中肿瘤细胞的侵袭和恶性程度增强[63]，转移相关蛋白表达也有提高[64]。异质肿瘤模型的另一项重要应用则是血管生成的研究。肿瘤及其微环境会诱导新血管的形成和血管通透性的改变，预防肿瘤血管化和血管转移已成为肿瘤防治的一个重要策略[65]。目前已有研究整合肿瘤细胞、成纤维细胞和内皮细胞三种细胞形成的肿瘤微团簇来体外重现新血管的产生和肿瘤细胞的迁移[66]。此外，肿瘤干细胞和循环肿瘤细胞的异质性可通过该类模型得到有效保存，结合单细胞测序等新兴检测手段，特征细胞所发挥的关键作用更可被揭示[67]。另外，异质肿瘤模型还可用于研究包括免疫相互作用、缺氧和代谢变化等肿瘤其他特征[68]。

手术切除和放化疗是目前肿瘤的主要治疗方式。靶向药物治疗因其特异性强、副作用小而引起人们广泛关注。肿瘤组织由于其高度的异质性和独特的微环境，常常表现出较高的抗药性，导致部分动物模型和二维模型的结果与临床相异。异质细胞模型的出现则弥补了传统模型在药物开发和靶点筛选上的不足。与单一细胞种类和二维微环境相比，异质模型中细胞表现出不同的增殖率、药物积累、细胞外基质合成和基因表达[69]。目前已有研究表明异质模型中的细胞在阿霉素、紫杉醇、丝裂霉素、临床前药物 MLN4924 等方面表现出更强的耐药性[70]。此外，异质模型中添加的细胞种类也会同药物产生协同作用，表现出更类似体内的生理特征[71]。虽然异质细胞模型在实验中取得了诸多乐观结果，在应用到临床实际时，其仍面临着评估准则不确定、定量分析不完善、作用指标不明确和工艺流程不固定的挑战。伴随着制备工艺的进一步发展，基于该细胞模型进行药代动力学、药物有效性和安全的高通量测试指日可待。

个性化医疗建立在个人基因组学、蛋白质组学、代谢组学和相关环境信息的基础上，旨在为个体患者设计最佳治疗方案，最大化治疗效果的同时最小化副作用。这一新概念结合了患者独有的病理特征，显示出很高的特异性，与异质性的概念不谋而合。患者来源的异种移植物（patient derived xenograft，PDX）模型通过将患者的肿瘤块移植到小鼠体内最大限度保持患者组织学、基因组和异质性等多种特征[72]。研究指出，PDX 模型可再现乳腺癌的多样性，反映其组织病理学、肿瘤行为和转移特性[73]。PDX 模型的高亲本相似性使其成为重要的临床前工具，可被用于药物测试和治疗靶标的确定。已有实验结果表明 PDX 模型在放疗上可更好地预测患者治疗效果[74]。异质肿瘤模型重现了体内组织的复杂性，较传统的二维培养或动物模型提供了更好的实验模型。未来，更多的仿生异质肿瘤模型必将进入临床前阶段，成为现有二维模型或动物模型的重要补充或替代。

10.5.2　异质细胞模型的材料选择及影响

细胞外基质中复杂的分子作用网络是细胞微环境重要的组成部分，在细胞的各种生理活动中起着重要的作用。组织工程领域的多种技术已经可以实现含基质材料的细胞模型的构建来模拟体内组织环境。体外三维微环境主要通过天然材料、合成材料和天然修饰材料来进行构建。这些材料成分和性能的研究、构建支架的结构和形态研究，推动了关于微环境成分、理化性质对于细胞生理活动影响的研究。

生物材料表面形状及内部形状对细胞的排列、迁移存在影响。实验表明，具有细槽形状或褶皱的表面都易导致细胞沿沟槽或褶皱方向伸长和排布，并且该排布具有可逆性[75]。表面形状还对细胞的黏附存在着影响。含有微孔阵列形状的表面不利于肿瘤细胞和成纤维细胞的生长和增殖[76]。材料内部的孔隙率、孔径大小和纤维排布对细胞也具有重要影响。孔隙率可用于诱导细胞的生理活动。异质孔隙的 PLGA 支架证明了孔隙直径在促进骨骼和血管形成上的重要作用[77]。也有研究报道了支架内部纤维定向排列易促进肿瘤细胞沿纤维方向进行迁移[78]。

生物材料的力学性能对干细胞分化的控制具有重要影响。在与骨组织硬度相近的基质中培养时，间充质干细胞更倾向于向成骨细胞的方向定向分化[79]。在 PDMS 基板上构建硬度不同的区域进行异质细胞培养时，癌变细胞更倾向于在硬质基板上存活而成纤维细胞更倾向于在软质基板上存活，该方法也有望在未来用于细胞分离和排布[80]。除了硬度外，材料弹性的下降也会造成细胞黏附能力的下降和部分信号通路表达的改变[79]。

生物材料的表面化学性能、润湿性在构成支架时对细胞的生长和浸润有很大的影响。但由于多细胞组成的复杂性，化学性质常常表现出与力学性能或其他性能的共同作用，特定化学功能的作用和比例尚没有准确的结论。该类方法常被用于干细胞的受控分化或共培养的过程中。通过外加短肽或化学因子的方式可以使得材料或支架具有特定的功能。Aizawa 和 Shoichet 便通过该方法实现干细胞向祖细胞的分化调控[81]。在其研究中，通过使用带有 RGD 和 VEGF 生长因子的琼脂支架诱导干细胞可控分化。该支架促进干细胞形成管状形态，抑制了其向视网膜祖细胞的分化。当再加入第二种细胞时，干细胞的存活率及特定的功能实现了可控的调整和改变。

生物材料构建了细胞相互作用的微观结构，既是细胞生长、增殖及各项生理活动的支撑和载体，同时也对细胞的生理活动进行调控。在接下来的材料发展中，来源于自然界的天然生物材料将会得到更多的开发和利用，如 DNA 等一批生物相容性良好、可控性良好的材料。同时人工合成技术将会更好地与天然材料结合，兼具天然材料的良好生物相容性和人工合成材料良好可控性的天然修饰材料将在未来有十分广阔的发展空间。

10.6　总结与展望

为了构建功能性人工组织或器官，需要考虑体内组织的异质性和复杂的细胞间交流。细胞模型体外构建人体微环境，克服了动物模型的免疫隔离问题。但传统的 2D 细胞模型无法模拟微环境和三维空间下细胞间的信号交流，传统单种细胞的均质 3D 模型可以构建细胞与微环境之间的相互作用，在结果上较 2D 细胞模型更进一步。面对组织的细胞外基质复杂的微结构、特殊的物理性质、梯度的化学成分浓度梯度以及组织发挥功能所必需的特定的细胞排列和细胞间相互作用，仿生程度更高的异质细胞模型成为当下及未来的主要发展趋势。然而现有的制造方法和材料尚不能满足构建理想的异质细胞模型的需要。首先，制造方法上尚不能够实现精密细胞排列的兼顾高效率和高精度的手段和方法，在微环境结构的构建上尚无法精确到细胞尺度级别，难以构建毛细血管等结构，导致细胞模型体积受限，复杂程度受限。其次，对于尚不能够完全满足微环境力学条件和化学条件的生物材料，考虑到成形性能，部分材料的性能需要进行调整和改变。在部分含有两种或三种细胞的异质细胞模型中已经取得了部分进展，但是总体来讲，制造技术和生物材料的改进仍有很长的路要走。

制造技术构建了细胞生长的宏观结构，通过不同的定位手段或成形手段，实现了细胞或细胞和生物材料之间的组装，为细胞构建了能够模拟体内的生长环境的异质性结构。异质模型的制造技术将在相关领域进一步发展，主要体现在实现更多种类细胞的构建和生物材料的可控组装及微结构尺寸的可控性和精度的提高上。血管结构或类血管通路的制备也是制备技术将会突出解决的重大技术问题。同时，各种技术已经呈现出的集成趋势将会继续发展，构建出异质性程度更高的细胞模型。此外，生物学科中干细胞诱导和定向分化技术的进步、基因剪辑技术的采用都可以为异质细胞模型提供异质程度更高、与人体更接近的细胞来源，在细胞异质性和基因的异质性上取得突破。

异质细胞模型正呈现出巨大的应用前景。针对正常组织的异质细胞模型在药物安全性测试、体外组织重建和移植修复上表现出巨大的潜力。与传统组织模型相比，异质细胞模型具有更仿生的组织结构，因此具有更高的蛋白分泌量和更强的功能表达，在部分动物实验中取得了理想的结果。针对病变组织，尤其是异质肿瘤模型的构建对于细胞间相互作用的研究、微环境理化性质的影响具有重要的意义。现已有多个基于异质肿瘤模型的药物筛选模型，与传统模型相比，肿瘤细胞往往体现出更强的抗药性。进一步地，该异质肿瘤模型与患者来源的体细胞结合将会形成患者特异的细胞模型，为临床中药物安全性测试和治疗方法的选择提供可靠的依据。针对血管化组织的异质细胞模型也有望突破现有人工组织工程产品体积受限、细胞存活周期短的阻碍，实现更大组织甚至器官的人工制备，克服现有供体不足和免疫排斥等困难，造福社会。

参 考 文 献

[1] Quintana E，Shackleton M，Foster H R，Fullen D R，Sabel M S，Johnson T M，Morrison S J. Phenotypic heterogeneity among tumorigenic melanoma cells from patients that is reversible and not hierarchically organized. Cancer Cell，2010，18（5）：510-523.

[2] Meacham C E，Morrison S J. Tumour heterogeneity and cancer cell plasticity. Nature，2013，501（7467）：328-337.

[3]　Roesch A，Fukunaga-Kalabis M，Schmidt E C，Zabierowski S E，Herlyn M A. A temporarily distinct subpopulation of slow-cycling melanoma cells is required for continuous tumor growth. Cell，2010，141（4）：583-594.

[4]　Hanahan D，Weinberg R A. Hallmarks of cancer：the next generation. Cell，2011，144（5）：646-674.

[5]　Greaves M，Maley C C. Clonal evolution in cancer. Nature，2012，481（7381）：306-313.

[6]　Gordon S，Taylor P R. Monocyte and macrophage heterogeneity. Nature Reviews Immunology，2005，5（12）：953-964.

[7]　Silvestre-Roig C，Hidalgo A，Soehnlein O. Neutrophil heterogeneity：implications for homeostasis and pathogenesis. Blood，2016，127（18）：2173-2181.

[8]　Zegenhagen L，Kurhade C，Koniszewski N，Overby A K，Kroeger A. Brain heterogeneity leads to differential innate immune responses and modulates pathogenesis of viral infections. Cytokine & Growth Factor Reviews，2016，30（S I）：95-101.

[9]　Becker J C，Andersen M H，Schrama D，Straten P T. Immune-suppressive properties of the tumor microenvironment. Cancer Immunology，Immunotherapy，2013，62（7）：1137-1148.

[10]　Ulvmar M H，Mäkinen T. Heterogeneity in the lymphatic vascular system and its origin. Cardiovascular Research，2016，111（4）：310-321.

[11]　Koontongkaew S. The tumor microenvironment contribution to development，growth，invasion and metastasis of head and neck squamous cell carcinomas. Journal of Cancer，2013，4（1）：66-83.

[12]　Junttila M R，de Sauvage F J. Influence of tumour micro-environment heterogeneity on therapeutic response. Nature，2013，501（7467）：346-354.

[13]　Vinci M，Gowan S，Boxall F，Patterson L，Zimmermann M，Court W，Lomas C，Mendiola M，Eccles H S A. Advances in establishment and analysis of three-dimensional tumor spheroid-based functional assays for target validation and drug evaluation. BMC Biology，2012，10（1）：29.

[14]　Santo V E，Estrada M F，Rebelo S P，Abreu S C，Brito C. Adaptable stirred-tank culture strategies for large scale production of multicellular spheroid-based tumor cell models. Journal of Biotechnology，2016，221：118-129.

[15]　Christakou A E，Ohlin M，Onfelt B，Wiklund M. Ultrasonic three-dimensional on-chip cell culture for dynamic studies of tumor immune surveillance by natural killer cells. Lab on a Chip，2015，15（15）：3222-3231.

[16]　Jeong S，Lee J，Shin Y，Chung S，Kuh H J. Co-culture of tumor spheroids and fibroblasts in a collagen matrix-incorporated microfluidic chip mimics reciprocal activation in solid tumor microenvironment. PLoS One，2016，11（7）：e159013.

[17]　Thoma C R，Stroebel S，Roesch N，Calpe B，Krek W，Kelm J M. A high-throughput-compatible 3D microtissue co-culture system for phenotypic RNAi screening applications. Journal of Biomolecular Screening，2013，18（10SI）：1330-1337.

[18]　Motoyama W，Sayo K，Mihara H，Aoki S，Kojima N. Induction of hepatic tissues in multicellular spheroids composed of murine fetal hepatic cells and embedded hydrogel beads. Regenerative Therapy，2016，3：7-10.

[19]　Estrada M F，Rebelo S P，Davies E J，Pinto M T，Pereira H，Santo V E，Smalley M J，Barry S T，Gualda E J，Alves P M. Modelling the tumour microenvironment in long-term microencapsulated 3D co-cultures recapitulates phenotypic features of disease progression. Biomaterials，2016，78：50-61.

[20]　Kunz-Schughart L A. Potential of fibroblasts to regulate the formation of three-dimensional vessel-like structures from endothelial cells in vitro. AJP：Cell Physiology，2005，290（5）：C1385-C1398.

[21]　Hirschhaeuser F，Menne H，Dittfeld C，West J，Mueller-Klieser W，Kunz-Schughart L. Multicellular tumor spheroids：an underestimated tool is catching up again. Journal of Biotechnology，2010，148（1）：3-15.

[22] Lamichhane S P，Arya N，Kohler E，Xiang S，Christensen J，Shastri V P. Recapitulating epithelial tumor microenvironment *in vitro* using three dimensional tri-culture of human epithelial，endothelial，and mesenchymal cells. BMC Cancer，2016，16（1）：581.

[23] Carey S P，Starchenko A，Mcgregor A L，Reinhart-King C A. Leading malignant cells initiate collective epithelial cell invasion in a three-dimensional heterotypic tumor spheroid model. Clinical & Experimental Metastasis，2013，30（5）：615-630.

[24] Yip D，Cho C H. A multicellular 3D herospheroid model of liver tumor and stromal cells in collagen gel for anti-cancer drug testing. Biochemical and Biophysical Research Communications，2013，433（3）：327-332.

[25] Mehta G，Hsiao A Y，Ingram M，Luker G D，Takayama S. Opportunities and challenges for use of tumor spheroids as models to test drug delivery and efficacy. Journal of Controlled Release，2012，164（2）：192-204.

[26] Lu W，Zhang L，Wu C，Liu Z，Lei G，Jia L，Wei G，Hu Y，Sans B J. Development of an acellular tumor extracellular matrix as a three-dimensional scaffold for tumor engineering. PLoS One，2014，9：e1036727.

[27] Hotary K B，Allen E D，Brooks P C，Datta N S，Long M W，Weiss S J. Membrane type I matrix metalloproteinase usurps tumor growth control imposed by the three-dimensional extracellular matrix. Cell，2003，114（1）：33-45.

[28] Jiang W G，Harding K G. Enhancement of wound tissue expansion and angiogenesis by matrix-embedded fibroblast（dermagraft），a role of hepatocyte growth factor/scatter factor. International Journal of Molecular Sciences，1998，2（2）：203-210.

[29] Rodenhizer D，Gaude E，Cojocari D，Mahadevan R，Frezza C，Wouters B G，McGuigan A P. A three-dimensional engineered tumour for spatial snapshot analysis of cell metabolism and phenotype in hypoxic gradients. Nature Materials，2016，15（2）：227-234.

[30] Xu X，Gurski L A，Zhang C，Harrington D A，Farach-Carson M C，Jia X. Recreating the tumor microenvironment in a bilayer，hyaluronic acid hydrogel construct for the growth of prostate cancer spheroids. Biomaterials，2012，33（35）：9049-9060.

[31] Buchanan C F，Voigt E E，Szot C S，Freeman J W，Vlachos P P，Rylander M N. Three-dimensional microfluidic collagen hydrogels for investigating flow-mediated tumor-endothelial signaling and vascular organization. Tissue Engineering Part C：Methods，2014，20（1）：64-75.

[32] Huang C P，Lu J，Seon H，Lee A P，Flanagan L A，Kim H，Putnam A J，Jeon N L. Engineering microscale cellular niches for three-dimensional multicellular co-cultures. Lab on a Chip，2009，9（12）：1740-1748.

[33] Li Y，Chen P，Wang Y，Yan S，Feng X，Du W，Koehler S A，Demirci U，Liu B. Rapid assembly of heterogeneous 3D cell microenvironments in a microgel array. Advanced Materials，2016，28（18）：3543-3548.

[34] Nichol J W，Khademhosseini A. Modular tissue engineering：engineering biological tissues from the bottom up. Soft Matter，2009，5（7）：1312-1319.

[35] Tasoglu S，Demirci U. Bioprinting for stem cell research. Trends in Biotechnology，2013，31（1）：10-19.

[36] Yi L，Suhali M G. A digital micro-mirror device-based system for the microfabrication of complex，spatially patterned list. Journal of Biomedical Materials Research Part A，2006，77A（2）：396-405.

[37] Zhu W，Holmes B，Glazer R I，Zhang L. 3D printed nanocomposite matrix for the study of breast cancer bone metastasis. Nanomedicine：Nanotechnology，Biology and Medicine，2016，12（1）：69-79.

[38] Kievit F M，Florczyk S J，Leung M C，Veiseh O，Park J O，Disis M L，Zhang M. Chitosan-alginate 3D scaffolds as a mimic of the glioma tumor microenvironment. Biomaterials，2010，31（22）：5903-5910.

[39] Sill T J，von Recum H A. Electrospinning：applications in drug delivery and tissue engineering. Biomaterials，2008，29（13）：1989-2006.

[40]　Hartman O，Zhang C，Adams E L，Farach-Carson M C，Petrelli N J，Chase B D，Rabolt J F. Microfabricated electrospun collagen membranes for 3-D cancer models and drug screening applications. Biomacromolecules，2009，10（8）：2019-2032.

[41]　Kim Y J，Bae H I，Kwon O K，Choi M S. Three-dimensional gastric cancer cell culture using nanofiber scaffold for chemosensitivity test. International Journal of Biological Macromolecules，2009，45（1）：65-71.

[42]　Park Y R，Ju H W，Lee J M，Moon B M，Park H J，Jeong J Y，Yeon Y K，Park C H. Three-dimensional electrospun silk-fibroin nanofiber for skin tissue engineering. International Journal of Biological Macromolecules，2016，93：1567-1574.

[43]　Valletregí M，Colilla M，González B. Medical applications of organic-inorganic hybrid materials within the field of silica-based bioceramics. Cheminform，2010，42（23）：596-607.

[44]　Mei Z，Boughton P，Rose B，Lee C S，Hong A M. The use of porous scaffold as a tumor model. International Journal of Biomaterials，2013，2013：396056.

[45]　Haessler U，Kalinin Y，Swartz M A，Wu M. An agarose-based microfluidic platform with a gradient buffer for 3D chemotaxis studies. Biomedical Microdevices，2009，11（4）：827-835.

[46]　Zhang Z，Nagrath S. Microfluidics and cancer：are we there yet？. Biomedical Microdevices，2013，15（4）：595-609.

[47]　Whitesides G M. The origins and the future of microfluidics. Nature，2006，442（7101）：368-373.

[48]　Kloss D，Fischer M，Rothermel A，Simon J C，Robitzki A A. Drug testing on 3D in vitro tissues trapped on a microcavity chip. Lab on a Chip，2008，8（6）：879-884.

[49]　Sung K E，Yang N，Pehlke C，Keely P J，Eliceiri K W，Friedl A，Beebe D J. Transition to invasion in breast cancer：a microfluidic in vitro model enables examination of spatial and temporal effects. Integrative Biology Quantitative Biosciences from Nano to Macro，2011，3（4）：439-450.

[50]　Zervantonakis I K，Hughes-Alford S K，Charest J L，Condeelis J S，Gertler F B，Kamm R D. Three-dimensional microfluidic model for tumor cell intravasation and endothelial barrier function. Proceedings of the National Academy of Sciences of the United States of America，2012，109（34）：13515-13520.

[51]　Niu Y，Bai J，Kamm R D，WangY，Wang C. Validating antimetastatic effects of natural products in an engineered microfluidic platform mimicking tumor microenvironment. Molecular Pharmaceutics，2014，11（7）：2022-2029.

[52]　Gudapati H，Dey M，Ozbolat I. A comprehensive review on droplet-based bioprinting：past，present and future. Biomaterials，2016，102：20-42.

[53]　Chang R，Nam J，Sun W. Effects of dispensing pressure and nozzle diameter on cell survival from solid freeform fabrication-based direct cell writing. Tissue Engineering Part A，2008，14（1）：41-48.

[54]　Shim J，Jang K，Hahn S K，Park J Y，Jung H，Oh K，Park K M，Yeom J，Park S H，Kim S W. Three-dimensional bioprinting of multilayered constructs containing human mesenchymal stromal cells for osteochondral tissue regeneration in the rabbit knee joint. Biofabrication，2016，8：0141021.

[55]　Snyder J，Son A R，Hamid Q，Wu H，Sun W. Hetero-cellular prototyping by synchronized multi-material bioprinting for rotary cell culture system. Biofabrication，2016，8：0150021.

[56]　Kolesky D B，Truby R L，Gladman A S，Busbee T A，Homan K A，Lewis J A. 3D Bioprinting of vascularized，heterogeneous cell-laden tissue constructs. Advanced Materials，2014，26（19）：3124-3130.

[57]　Grolman J M，Zhang D，Smith A M，Moore J S，Kilian K A. Rapid 3D extrusion of synthetic tumor microenvironments. Advanced Materials，2015，27（37）：5512-5517.

[58]　Lee V K，Guohao D，Hongyan Z，Yoo S S. Generation of 3-D glioblastoma-vascular niche using 3-D bioprinting.

2015 41st Annual Northeast Biomedical Engineering Conference，NEBEC 2015：1-2.

[59] Zhao L，Chang Yan K，Yao R，Lin F，Sun W. Alternating force based drop-on-demand microdroplet formation and three-dimensional deposition. Journal of Manufacturing Science and Engineering，2015，137（3）：031009.

[60] Zhao L，Yan K C，Yao R，Lin F，Sun W. Modeling on microdroplet formation for cell printing based on alternating viscous-inertial force jetting. Journal of Manufacturing Science and Engineering，2017，139（1）：011005.

[61] Liu T，Pang Y，Zhou Z，Yao R，Sun W. An integrated cell printing system for the construction of heterogeneous tissue models. Acta Biomaterialia，2019，95：245-257.

[62] Shinohara M，Kimura H，Montagne K，Komori K，Fujii T，Sakai Y. Combination of microwell structures and direct oxygenation enables efficient and size-regulated aggregate formation of an insulin-secreting pancreatic β-cell line. Biotechnology Progress，2014，30（1）：178-187.

[63] Liang Y，Jeong J，Devolder R J，Cha C，Wang F，Tong Y W，Kong H. A cell-instructive hydrogel to regulate malignancy of 3D tumor spheroids with matrix rigidity. Biomaterials，2011，32（35）：9308-9315.

[64] Jenkinson S R，Barraclough R，West C R，Rudland P S. S100A4 regulates cell motility and invasion in an *in vitro* model for breast cancer metastasis. British Journal of Cancer，2004，90（1）：253-262.

[65] Phan-Lai V，Florczyk S J，Kievit F M，Wang K，Gad E，Disis M L，Zhang M. Three-dimensional scaffolds to evaluate tumor associated fibroblast-mediated suppression of breast tumor specific T cells. Biomacromolecules，2013，14（5）：1330-1337.

[66] Ehsan S M，Welch-Reardon K M，Waterman M L，Hughes C C W，George S C. A three-dimensional *in vitro* model of tumor cell intravasation. Integrative Biology，2014，6（6）：603：610.

[67] Jamal-Hanjani M，Wilson G A，Horswell S，Mitter R，Sakarya O，Constantin T，Salari R，Kirkizlar E，Sigurjonsson S，Pelham R. Detection of ubiquitous and heterogeneous mutations in cell-free DNA from patients with early-stage non-small-cell lung cancer. Annals of Oncology，2016，27（5）：862-867.

[68] Casey J，Yue X，Nguyen T D，Acun A，Zellmer V R，Zhang S，Zorlutuna P. 3D hydrogel-based microwell arrays as a tumor microenvironment model to study breast cancer growth. Biomedical Materials，2017，12（2）：025009.

[69] Xu Z，Gao Y，Hao Y，Li E，Wang Y，Zhang J，Wang W，Gao Z，Wang Q. Application of a microfluidic chip-based 3D co-culture to test drug sensitivity for individualized treatment of lung cancer. Biomaterials，2013，34（16）：4109-4117.

[70] Mittler F，Obeïd P，Rulina A V，incent H，Xavier G，Balakirev M Y. High-content monitoring of drug effects in a 3D spheroid model. Frontiers in Oncology，2017，7：293.

[71] Mi S，Liu Z，Du Z，Yi X，Sun W. Three-dimensional microfluidic tumor-macrophage system for breast cancer cell invasion. Biotechnology and Bioengineering，2019，116（7）：1731-1741.

[72] Park H，Cho S，Kang W，Han J Y，Kwon J Y. An integrative approach to precision cancer medicine using patient-derived xenografts. Molecules and Cells，2016，39（2）：77-86.

[73] Whittle J R，Lewis M T，Lindeman G J，Visvader J E. Patient-derived xenograft models of breast cancer and their predictive power. Breast Cancer Research，2015，17（1）：1-13.

[74] Willey C D，Gilbert A N，Anderson J C，Gillespie G Y. Patient-derived xenografts as a model system for radiation research. Seminars in Radiation Oncology，2015，25（4）：273-280.

[75] Guvendiren M，Burdick J A. Stem cell response to spatially and temporally displayed and reversible surface topography. Advanced Healthcare Materials，2013，2（1）：155-164.

[76] Kidambi S，Udpa N，Schroeder S A，Findlan R，Lee I，Chan C. Cell adhesion on polyelectrolyte multilayer coated polydimethylsiloxane surfaces with varying topographies. Tissue Engineering，2007，13（8）：2105-2117.

[77] Sicchieri L G, Crippa G E, De Oliveira P T, Beloti M M, Rosa A L. Pore size regulates cell and tissue interactions with PLGA-CaP scaffolds used for bone engineering. Journal of Tissue Engineering & Regenerative Medicine, 2012, 6 (2): 155-162.

[78] Riching K M, Cox B L, Salick M R, Pehlke C, Riching A, Ponik S M, Bass B, Crone W, Jiang Y, Weaver A M. 3D Collagen alignment limits protrusions to enhance breast cancer cell persistence. Biophysical Journal, 2014, 107 (11): 2546-2558.

[79] Trappmann B, Gautrot J E, Connelly J T, Strange D G T, Yuan L, Oyen M L, Stuart M A C, Boehm H, Li B, Vogel V. Extracellular-matrix tethering regulates stem-cell fate. Nature Materials, 2012, 11 (7): 642-649.

[80] Palamà I E, D'Amone S, Coluccia A M, Biasiucci M, Gigli G. Cell self-patterning on uniform PDMS-surfaces with controlled mechanical cues. Integrative Biology Quantitative Biosciences from Nano to Macro, 2011, 4 (2): 228.

[81] Aizawa Y, Shoichet M S. The role of endothelial cells in the retinal stem and progenitor cell niche within a 3D engineered hydrogel matrix. Biomaterials, 2012, 33 (21): 5198-5205.

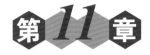

第11章

>>

hiPSC 细胞 3D 打印及扩增

11.1 引言

　　人诱导多能干细胞（hiPSC）具有和胚胎干细胞相同水平的自我更新能力和多向分化潜能，同时又可有效规避伦理问题和免疫排斥问题，因而成为近年来干细胞研究领域的热点[1-3]。2006 年，Takahashi 和 Yamanaka[1]使用逆转录病毒搭载和输送不同的基因组合进入小鼠胚胎和成体成纤维细胞，成功从 24 种与多能性相关的候选基因中筛选出 4 种（*Oct4*、*Sox2*、*Klf4* 以及 *c-Myc*），其对应的转录因子能使成纤维细胞转化为一种高度类似胚胎干细胞（embryonic stem cell，ESC）[4, 5]的新型细胞，这种细胞被命名为诱导多能干细胞（induced pluripotent stem cell，iPSC）。2007 年，两组研究人员分别使用不同的 4 因子组合成功制备人诱导多能干细胞[6, 7]，2009 年，可进行种系传递的二倍体嵌合小鼠[8]和完全由 iPSC 发育而成的四倍体补偿小鼠[9, 10]的成功制备，标志着 iPSC 已经达到了评价干细胞亚"全能性"的"黄金标准"。

　　然而 hiPSC 在由制备到分化的各个研究环节中存在的效率问题严重限制了其在药物筛选等领域的应用。近年来，生物制造技术被越来越多地应用于 hiPSC 研究中，通过构建具有更高仿生水平的细胞外微环境来优化 hiPSC 的制备、扩增和分化性能。作为新一代生物制造技术的代表，细胞三维打印能在很大程度上简化制备体外微环境的工艺流程，具有高还原性和良好的可重复性，并可以自动将真实的医学影像转化为数字模型，再打印出体外真实三维微组织模型。精确的细胞堆积、简单的参数控制和稳定的制造工艺使得细胞三维打印技术不只构造出精细的单细胞模块，也能构建具有异质性、梯度的大尺寸复杂人工组织[11-13]。

　　一些基础性的尝试已经被应用在多能干细胞打印上。Raof 等[14]和 Faulkner-Jones 等[15]分别采用明胶基材料激光直写技术和电磁阀式细胞打印技术进行多能干细胞打印实验，结果表明细胞在打印后可以继续维持多能性状态。Xu 等[16]和 Ouyang 等[17]分别采用微滴打印和挤出式打印多能干细胞，在形成的三维体系中获得了大量尺寸高度整齐且可控的拟胚体，可用于调控多能干细胞后续的分化方向[18]。同时，Faulkner-Jones 等[19]和 Ma 等[20]对细胞打印在 iPSC 诱导分化过程中的调控作用的表征结果，也说明细胞打印在构建可信度更高的 iPSC 体外药物模型领域还有很多可以挖掘的潜力。

本章目的是介绍使用细胞 3D 打印技术，沿着"打印—扩增—分化—应用"的技术路径对打印 hiPSC 细胞涉及的几个主要环节进行优化。为读者提供 hiPSC 高成活率三维打印方法参照并从材料、设备和工艺三个方面展开介绍。本章将细胞 3D 打印技术应用到 hiPSC 的研究中，通过打印模型提升了 hiPSC 的扩增效率、分化效率和基于 hiPSC 的药筛模型可信度，这些结果有助于促进 hiPSC 走向实际应用。

本章将按照 hiPSC 细胞打印及扩增研究的顺序依次进行叙述。

（1）11.2 节将介绍适用于高成活率 hiPSC 的打印工艺，包括墨水材料的选择和制备、打印设备的选择和打印工艺参数的确定，最终介绍如何打印包含高成活率 hiPSC 的水凝胶三维结构。

（2）基于 11.2 节中完成的高成活率 hiPSC 细胞的 3D 打印，11.3 节将尝试在打印的三维结构中实现 hiPSC 的规模化扩增。在扩增中，将通过扩增效率、"全能性"维持水平和团簇尺寸均匀度三个指标来筛选 hiPSC 打印墨水的具体组分，以实现高速扩增和均匀团簇形成。

图 11-1 为本章的技术路线图。

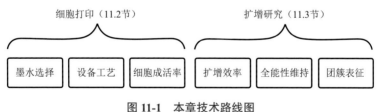

图 11-1　本章技术路线图

11.2　hiPSC 3D 打印工艺简介

实现 hiPSC 高成活率的 3D 打印需要从材料、设备和工艺三个方面着手优选。一般地，由于打印墨水材料的流变性能和交联性能各异，需先确定打印墨水材料，随后依据打印墨水材料的性能选择相应的打印设备及确定具体工艺参数。

细胞 3D 打印技术对于打印的水凝胶墨水材料有三项要求。

（1）材料应具有良好的生物相容性或生物活性，保证细胞能在材料中增殖、分化及表达各项正常生理功能。

（2）打印过程对细胞的损伤小，对于挤出式打印而言，需要挤出时材料本身具有较低的黏度或具有良好剪切变稀性能。

（3）材料在打印后能够实现快速的、对细胞无毒害的交联，保证打印单层结构的稳定，实现多层结构的堆叠。

只有同时满足上述三点要求，才能作为合格的打印墨水被用在 3D 打印研究和应用中。

表 11-1 给出了现有多能干细胞打印研究中使用的墨水材料种类，从中可以看出，现有多能干细胞打印主要使用天然材料（如明胶、海藻酸钠等），以及天然衍生材料[如甲基丙烯酸化水凝胶（GelMA）、羧甲基壳聚糖等]。其中海藻酸钠、明胶类材料因来源广、成本低廉，为许多细胞 3D 打印研究中常用的墨水材料。

表 11-1　现有多能干细胞打印研究中使用到的墨水材料

打印细胞	打印方法	墨水材料	文献
小鼠 ESC	激光直写打印	明胶	[14]
小鼠 ESC	电磁阀式打印	DMEM 培养基	[15]
小鼠 ESC	电磁阀式打印	DMEM 培养基	[16]
小鼠 ESC	挤出式打印	明胶 + 海藻酸钠	[17]
hiPSC 分化肝样细胞	挤出式打印	海藻酸钠	[19]
hiPSC 分化肝样细胞	光固化打印	甲基丙烯酸化水凝胶 + 甲基丙烯酸缩水甘油酯化透明质酸	[20]
初始态人多能干细胞	挤出式打印	琼脂糖 + 海藻酸钠 + 羧甲基壳聚糖	[22]

11.2.1　hiPSC 细胞培养

本章中使用的人诱导多能干细胞 hiPSC 获取自上海爱萨尔生物科技有限公司（Shanghai Ixcell Biotechnology Co., Ltd.），由人外周血单个核细胞（human peripheral blood mononuclear cells，hPBMCs）通过四因子法逆转录制备而成，制备过程中使用附加体型载体搭载 Oct4、Sox2、c-Myc 和 Klf4 四个转录因子。

本章中使用无滋养层（feeder-free）培养方法培养 hiPSC 细胞。具体地，使用 10 倍 PBS 稀释的玻连蛋白（10×vitronectin，StemCell Technologies，07180）常温包被未经组织培养处理的 6 孔板过夜，然后将 hiPSC 克隆接种至孔板表面。实验中使用的 mTeSR1 完全培养基的成分包括 mTeSR1 培养基（StemCell Technologies，05850）、

100U/mL 青链霉素双抗（penicillin/streptomycin，Gibco，10378-016）以及 5μg/mL 支原体预防试剂（plasmocin prophylactic，Invivogen，ant-mpp）。在 hiPSC 培养过程中，每天使用预热的完全培养基进行换液，每 4 天使用不含酶消化试剂 ReLeSR（StemCell Technologies，05782）对 hiPSC 进行克隆式传代。

为实现 hiPSC 打印中细胞密度的精确控制，本章使用单细胞状态下的 hiPSC 进行打印。在使用 ReLeSR 将 hiPSC 消化为克隆状态后，向离心分离出的 hiPSC 克隆加入 StemPro Accutase 消化液（Gibco，A1110501）中，在 37℃水浴中振荡 5min 将 hiPSC 克隆进一步消化为单细胞状态，再次离心后使用含 10μmol/L Rock Inhibitor Y-27632（Selleck，S1049）的 mTeSR1 完全培养基重悬得 hiPSC 单细胞悬液。与打印墨水材料混合前，使用细胞计数仪（Countstar）统计 hiPSC 单细胞悬液的细胞密度，与打印墨水混合并配制成实验细胞密度，本章所述打印实验所用细胞密度统一采用 1×10^6 个/mL。

11.2.2 羟丙基甲壳素墨水材料的制备及性能表征

1. 墨水制备

几种常用的水凝胶材料均难以作为实现 hiPSC 打印的墨水基质材料使用：海藻酸钠交联所需 Ca^{2+} 与 hiPSC 培养体系难以兼容，改性明胶所需光交联会影响 hiPSC 成活，Matrigel（基质胶）作为打印墨水基质，强度不足以形成三维结构[21]。

甲壳素主要提取自虾、蟹等生物外壳，是自然界中含量仅次于纤维素的可再生天然高分子材料，具有线性结构。甲壳素成本低廉，且具有良好的生物可降解性、生物相容性，具有极大的研究和应用潜力。然而，甲壳素材料本身因氢键作用结晶度高，难以溶于水、低浓度酸碱溶液及常用有机溶剂，因而极大地限制了该材料在生物制造领域中的应用。甲壳素脱乙酰水解可生成壳聚糖，易溶于弱酸性溶液，然而壳聚糖溶液的黏弹性较差，且壳聚糖本身的交联依赖于其上的氨基与醛类物质的反应，醛类物质的细胞毒性导致壳聚糖难以在凝胶包被、细胞打印研究中使用，而是常常与其他生物材料混合后以"先交联、后接种"的方式构造三维支架以供细胞种植。因此，想要将甲壳素类材料作为墨水材料应用于细胞 3D 打印中，只能通过改性的方式，在改性的同时，还必须严控甲壳素的脱乙酰度，以免水解程度过高影响产物溶液的黏弹性。

本章工作最终合成并采用了基于物理交联机理的羟丙基甲壳素（HPCH）材料作为 hiPSC 打印墨水的基质材料，该材料可打印性好、结构稳定性良好和细胞成活率高[23]。

实验中使用环氧丙烷作为羟丙基化试剂，在低温、碱性环境中与甲壳素反应不同时间以制备 HPCH。制备完成后，通过对产物羟丙基取代度和脱乙酰度的测定，选定适宜的反应时间，制得具有低脱乙酰度和高羟丙基取代度的羟丙基改性甲壳素材料。合成方法如图 11-2 所示，具体步骤如下。

（1）将质量比为 11：4：85 的氢氧化钠、尿素和纯水搅拌混合制成溶液。

（2）将 10g 甲壳素（Vetec，V900332）加入到 500g 混合溶液中，搅拌均匀后于 -30℃ 冰箱中静置 24h。

（3）将混合液取出解冻，于 4℃ 冰箱中充分搅拌，制得质量分数为 2% 的均相甲壳素水溶液。

（4）向水溶液中加入 11.4g 环氧丙烷（Aldrich，82320）作为羟丙基化试剂，于 4℃ 冰箱中搅拌反应 24h，后将冰箱温度升高至 11℃ 继续搅拌反应 6h/12h/24h。

（5）使用 1mol/L 盐酸溶液将反应后溶液的 pH 调为 7，搅拌获得均匀透明溶液。

（6）将该溶液置于 12～14kDa 透析袋中，外加纯水常温透析 7 天，以去除溶液中的尿素等小分子物质，透析袋外纯水每天更换。

（7）将透析后溶液置于冻干机中，真空下冻干 72h，制得海绵状 HPCH 材料。

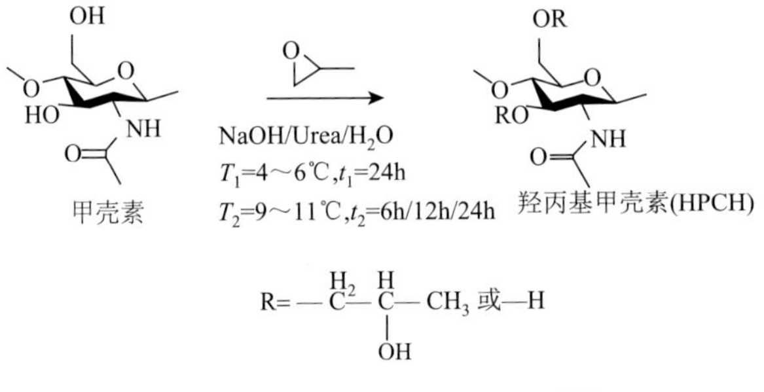

图 11-2 羟丙基甲壳素的合成[23]

实验中制得的 HPCH 材料可溶于水，是因为对甲壳素的化学修饰破坏了其原有的刚性结构，增大了其在水中的溶解性。同时，疏水基团羟丙基的引入，使得改性后的甲壳素材料具有了温度敏感性[24, 25]：当 HPCH 溶解于水中时，疏水基团周围的水分子会形成有序的笼形结构，降低体系的混合熵，而当 HPCH 水溶液受热时，有序的笼形结构被破坏，暴露出来的疏水基团相互结合，导致聚合物链坍缩和聚集，通过氢键的作用实现结构的交联。

由于这种交联作用具有可逆性，HPCH 作为三维培养基质材料的可操作性大大提升：细胞经三维培养后可通过降低温度的方式将水凝胶溶解，获取培养后的细胞产物。

Matrigel 在低温下呈现溶胶态，随温度上升可发生溶胶-凝胶转换，因而常被用来作为三维凝胶包被培养、肿瘤细胞侵袭测试等研究的基质材料。Matrigel 虽然具备定义上的"凝胶能力"（即存储模量＞损耗模量），但其完成溶胶-凝胶转化后的存储模量绝对值仍较小，难以实现三维网格化结构的成形和堆叠[21]。由于同属温敏交联型凝胶，Matrigel 可作为生物活性材料加入 HPCH 水凝胶中，提升该多糖类水凝胶的生物活性。

2. 性能表征

选取反应 12h 所得的产物 HPCH，使用旋转式流变仪 MCR302（Anton Paar）对不同浓度的 HPCH 基墨水材料的流变学性能进行表征。使用振荡测试模式，振荡频率设为 1Hz，幅度伽马带（amplitude gamma-band）设为 0.1%，测试包括温度扫描及时间扫描两项。

（1）温度扫描。初始温度设为 4℃，升温速率 0.1℃/s，终末温度为 37℃。

（2）时间扫描。分为三个测试阶段。第一阶段：温度恒定为 4℃，持续 120s；第二阶段：自 4℃升温至 37℃，升温速率 1℃/s；第三阶段：温度恒定为 37℃，测试持续至 1800s。

两种流变测试的结果如图 11-3 所示。在 4℃下，质量浓度为 2%、2.5%和 3%的 HPCH 材料的存储模量和损耗模量均接近于 0。随着温度的升高，各浓度下HPCH 的存储模量和损耗模量均有明显升高 [图 11-3（a）]。在 1800s 的时间扫描检测中（图 11-3），材料的存储模量和损耗模量增速逐渐放缓，2%、2.5%和 3%

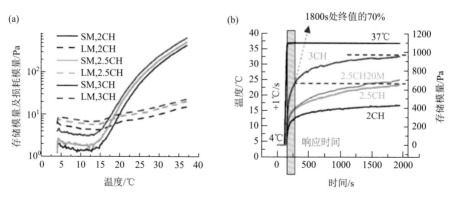

图 11-3　HPCH 的流变学性能表征：（a）温度扫描；（b）时间扫描；图中 2CH、2.5CH 和 3CH 分别指代 2%、2.5%和 3%（质量浓度）的 HPCH 材料，2.5CH20M 指代含有 20%Matrigel 的 2.5%HPCH 混合材料；SM：存储模量；LM：损耗模量[23]

的 HPCH 材料的存储模量在 1800s 处终值分别为 432Pa、654Pa 和 958Pa。为更好地表征 HPCH 材料的温敏性能，选取并统计各浓度 HPCH 材料存储模量达到终值 70% 所需时间，分别为（70.2±9.6）s（2%）、（63.3±13.4）s（2.5%）和（49.5±7.1）s（3%）。同时，添加了 20% Matrigel 的 HPCH 水凝胶材料显示了更强的温敏特性，这两种材料具备相似的温敏凝胶特性，因而在作为活性添加剂的同时，Matrigel 加入还具有一定的增强体系凝胶能力的作用。

为检测 HPCH 水凝胶形成的 3D 打印结构体在 mTeSR1 完全培养基内培养的结构稳定性，对比了由 3%HPCH 打印形成的结构体和由 7.5% 明胶和 1% 海藻酸钠混合打印并交联后的结构体在 mTeSR1 培养体系中培养相同时间后的湿重变化。

如图 11-4 所示，经过 10 天的培养后，3% 质量浓度的 HPCH 材料打印形成的结构体仍可保持自身 80% 以上的湿重，在 mTeSR1 培养体系中，其相比于明胶-海藻酸钠材料体系具有明显优势。

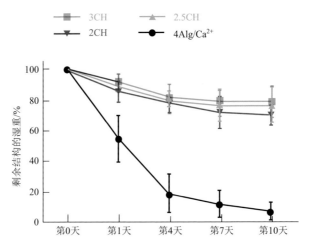

图 11-4　HPCH 材料与 7.5% 明胶和 1% 海藻酸钠混合材料打印的结构体在 mTeSR1 培养体系中的结构稳定性测试；2CH、2.5CH 和 3CH 分别指代 2%、2.5% 和 3% 质量-体积分数的 HPCH 材料；4Alg/Ca^{2+}=4%（质量浓度）钙盐海藻酸钠 Sigma，A2033[23]

以上结果说明，作为一种新型基于物理交联机理的水凝胶材料，HPCH 的温敏交联性能和结构稳定性均可满足作为 hiPSC 的 3D 打印墨水的基本要求。

11.2.3　hiPSC 打印工艺参数的选择

为确定适合于始发态 hiPSC 打印和成形的具体参数，本节使用具有双温控系统螺杆挤出式细胞 3D 打印设备打印含 hiPSC 的 HPCH 墨水材料。实验中打印的目标结构为底面 10mm×10mm，高 6 层的三维堆叠网格结构，打印墨水中包含的 hiPSC 的细胞密度为 $1×10^6$ 个/mL。如图 11-5 所示，实验中需要确定的打印工艺参数有两类，一是温度参数，包括喷头温度和成形腔温度；二是设备运动参数，包括凝胶挤出速度、XY 坐标轴扫描速度及所用喷头的内径。

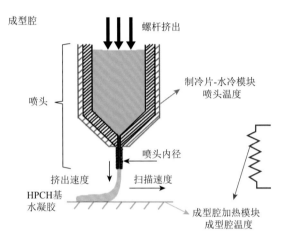

图 11-5　待确定工艺参数示意图[23]

以下内容基于对 hiPSC 打印成活率和 HPCH 墨水打印成形性能的测定，分别用于确定各温度参数和各运动参数的合理取值范围。

1. 温度参数对 hiPSC 打印成活率和 HPCH 墨水打印成形性能的影响

打印过程中待确定的温度参数包括喷头温度和成形腔温度，两个温度由双温控系统实现独立控制。考虑到 hiPSC 对于温度的耐受能力，可选择的温度区间在 4～37℃范围内。

1）喷头温度对 hiPSC 打印成活率和 HPCH 墨水打印成形性能的影响

以打印 3%HPCH 墨水为例，其存储模量及损耗模量随温度的变化如图 11-6 所示。在不同温度下将含细胞凝胶挤出，使用相机记录墨水挤出时的流动状态，并在挤出后，立即使用预热的 Calcein-AM 和 PI 混合染液测定挤出凝胶中的 hiPSC 的存活情况。

如图 11-3 所示，3%HPCH 材料的存储模量和损耗模量均随温度的升高而增大，在 17.5℃以下时存储模量小于损耗模量，即处于流变学意义上的溶胶态，而在 17.5℃以上时，存储模量大于损耗模量，即处于凝胶态。这里的 17.5℃被称为凝胶点温度。打印温度在凝胶点温度以上时，材料存储模量显著增加，导致材料复数黏度的绝对值上升，挤出后材料丝表面出现凹凸不平的畸变，是凝胶出现弹

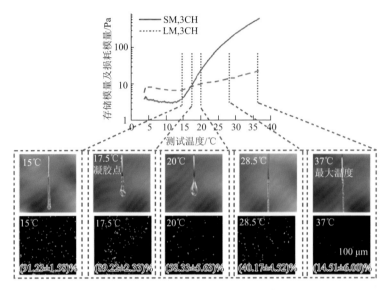

图 11-6 不同喷头温度下打印含 hiPSC 的 3%HPCH 水凝胶墨水：墨水挤出状态及细胞成活率；
3CH 指代质量-体积分数为 3% 的 HPCH 材料[23]

性湍流的表现，此时细胞所受剪切作用显著增大，最终导致打印后细胞成活率降低。在 37℃ 下，打印后 hiPSC 的成活率仅为（14.51±6.00）%。而在凝胶点温度以下，材料黏度的变化不大，均可保持较高的打印成活率。在 17.5℃ 下，打印后 hiPSC 的成活率可达到（89.22±2.33）%（图 11-6），因此，选择 17.5℃ 的凝胶点温度作为喷头温度使用。

2）成形腔温度对 HPCH 墨水打印成形性能的影响

为确定成形腔温度，使用 HPCH 水凝胶墨水在喷头温度为 17.5℃ 下打印双层结构至不同温度的成形腔中，分别于打印后 20s 及 120s 时观察两层凝胶丝的融合情况，拍照并计算前后两个时点下凝胶丝投影于培养底面的宽度的比值。

如图 11-7 所示，在 20s 时，温度越高，凝胶丝表面的畸变越明显，但各温度下打印出的深层结构中凝胶丝的宽度差异不大。而在 120s 时，成形腔温度较低的凝胶丝结构已出现明显熔化现象。在 15℃、17.5℃、20℃、28.5℃ 和 37℃ 下，凝胶丝平均宽度的比值分别为 1.89±0.38、1.75±0.42、1.55±0.39、1.32±0.26 和 1.08±0.15。可知，当成形腔温度设置为 37℃ 时，打印结构的稳定性最好。这是因为成形腔温度越高，越有利于成形腔与水凝胶结构进行热交换，以实现快速凝胶，同时 37℃ 也最适宜人类细胞的存活和培养，因此选择 37℃ 作为设备的成形腔温度。

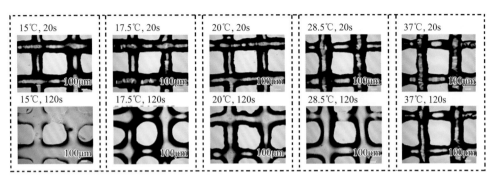

图 11-7　不同成形腔温度下，3%HPCH 水凝胶墨水打印堆叠结构后 20s 及 120s 时的稳定性[23]

2. 运动参数对 hiPSC 打印成活率和 HPCH 墨水打印成形性能的影响

在运动参数中，为简化讨论，设定 XY 坐标轴扫描速度与凝胶挤出速度相等，这种设定也能避免两个速度存在差异而导致的凝胶丝过度堆叠（扫描速度＜挤出速度）和凝胶丝拉伸断裂（扫描速度＞挤出速度）的情况出现。

对于挤出速度和喷头内径的确定，主要考察的是在不同参数下 hiPSC 挤出后的细胞成活率。而运动参数导致 hiPSC 打印成活率下降的原因主要有两个：一个是喷头内径过小和挤出速度过快导致较大的细胞剪切损伤；二是挤出速度过慢导致装载在温度较低的喷头套筒内的 hiPSC 因低温出现细胞死亡。

对于由运动参数导致的细胞剪切损伤，本节中测定在不同喷头内径（160μm、210μm、260μm、310μm、360μm）和不同挤出速度（2mm/s、3mm/s、4mm/s、5mm/s、6mm/s）条件下，hiPSC 在打印后的细胞成活率。为避免低温装载时间对于成活率结果的影响，本实验报道的打印样品均在含细胞墨水装载至喷头后 10min 内完成打印。

如图 11-8（a）所示，随喷头直径的减小和挤出速度的增大，打印后 hiPSC 的成活率出现明显下降，使用 160μm 喷头以 6mm/s 速度打印后，细胞的成活率仅为（22.31±7.66）%。以细胞成活率作为 Z 轴，将实验结果做三维曲面图，将其在 $Z=90\%$ 平面以上的部分投影至 XY 平面中，可得从剪切作用角度确定的能获得 90% 以上成活率的喷头内径和挤出速度的参数集合，将其定义为参数域 I。

另一个影响 hiPSC 打印成活率的因素是喷头的温度。上一节中提到，喷头温度设定过高会导致 HPCH 在喷头内凝胶，导致挤出过程中细胞死亡的概率提高。然而，将包含 hiPSC 的墨水装载于较低温度的喷头内，较长时间低温后对细胞成活率仍有一定影响，且这种对于细胞的杀伤作用是独立于挤出过程对细胞造成的剪切损伤之外的。这里，对 17.5℃ 喷头套筒内装载的 hiPSC 的成活率随装载时间 t 的变化情况进行测试，测试时不进行挤出操作，从 0 时刻起每 5min 直接从套筒

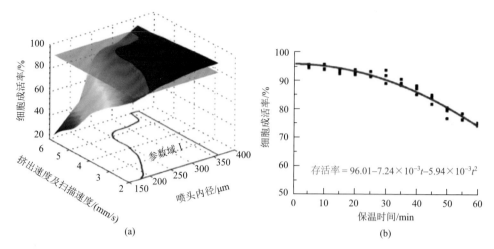

图11-8 （a）基于挤出细胞损伤确定的运动参数域Ⅰ；（b）低温导致 HPCH 凝胶中 hiPSC 成活率下降，17.5℃下 3%HPCH 凝胶中 hiPSC 成活率随时间下降及其拟合曲线[23]

注射器内取样并进行活-死染色，得到 hiPSC 成活率与 17.5℃套筒内装载时间的关系，如图 11-8（b）所示。在 3% HPCH 凝胶墨水中，hiPSC 的细胞成活率随装载时间的增加而不断下降，装载后 10min 时，约为（94.67±2.02）%，而装载后 60min 时，仅剩（74.91±0.58）%。该成活率的变化情况可近似拟合为式（11-1）：

$$细胞成活率 = 96.01 - 7.24 \times 10^{-3} t - 5.94 \times 10^{-3} t^2 \tag{11-1}$$

在本节所用的螺杆挤出式打印设备中，混匀的 hiPSC 和墨水材料是先被加入到无菌注射器中，再装载到喷头套筒内的。在单次装载体积一定的情况下，一般喷头内凝胶消耗得越慢，则受到的温度对成活率的影响越大。在不同的喷头内径和挤出速度下，可计算出打印时的体积流量 q 为

$$q = \frac{1}{4}\pi d^2 v \tag{11-2}$$

其中，d 为喷头内径；v 为挤出速度和扫描速度。

假定设备在打印相邻凝胶丝间的跳转时间 t_0 固定为 0.5s，喷头挤出时间占总打印时间的比例 r 可表达为

$$r = \frac{L/v}{L/v + t_0} \tag{11-3}$$

其中，L 为打印结构中单根凝胶丝长度，这里为 10mm。计算可知，比例 r 随扫描速度增大而减小：当扫描速度 $v = 2$mm/s 时，喷头挤出时间占总打印时间的比例 r 最大，达 0.909；而当扫描速度 $v = 6$mm/s 时，$r = 0.769$。

基于以上两式，可算出将单次装载的 0.5mL 墨水全部挤出的时间，除以 2 即为 hiPSC 处于喷头内低温状态下的平均时间 t_a：

$$t_a = \frac{V}{2r} \tag{11-4}$$

其中，V 为喷头单次装载墨水体积，这里为 0.5mL。

可算出在不同的喷头内径和挤出速度下，hiPSC 处于喷头内低温状态下的平均时间。一般情况下，喷头直径越小，挤出速度越慢，在固定墨水装载量下，hiPSC 处于喷头内低温状态下的平均时间越长，导致细胞受到喷头低温影响而死亡的比例升高。以成活率作为 Z 轴，将实验结果做三维曲面图，将其在 $Z = 90\%$ 平面以上的部分投影至 XY 平面中，可得从喷头保温时间角度确定的能获得 90%以上成活率的喷头内径和挤出速度参数集合，这里定义为参数域 II。

取运动参数域 I［图 11-8（a）］与参数域 II（图 11-9）的交集，可得适用于 hiPSC 打印的 3%HPCH 凝胶墨水的可用运动参数域［图 11-10（a）］。

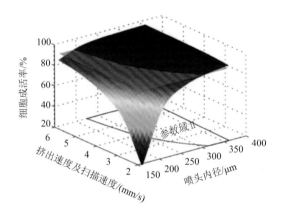

图 11-9　运动参数与 hiPSC 细胞成活率的对应关系及由低温致细胞损伤确定的运动参数域 II[23]

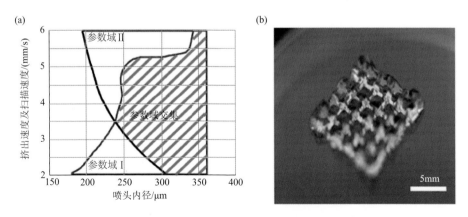

图 11-10　（a）适用于 hiPSC 打印的 3%HPCH 凝胶墨水的可用运动参数域；（b）使用确定后的打印参数打印的多层网格结构[23]

考虑到喷头内径越小，打印精度越高，本实验从参数域中最终选定的设备运动参数为：喷头内径 $d = 260\mu m$，挤出机扫描速度 $v = 5mm/s$。

综上，可从细胞成活率和结构成形性能角度最终筛选出的打印工艺参数如表 11-2 所示。

表 11-2　选定的适用于 hiPSC 打印的温度和运动参数

参数类型	工艺参数	取值
温度参数	喷头温度	17.5℃
	成形腔温度	37℃
运动参数	挤出速度	5mm/s
	扫描速度	5mm/s
	喷头内径	260μm

使用表 11-2 内打印工艺参数，打印的 HPCH 三维网格结构如图 11-10（b）所示，结构底面积为 10mm×10mm。

11.2.4　墨水组分对 hiPSC 打印成活率的影响

采用上一小节给出的打印工艺参数，使用不同成分和浓度的 HPCH 基水凝胶进行打印，打印后通过染色测定细胞成活率，结果如图 11-11 所示。实验中使用的打印墨水，其基质材料为 HPCH，测试质量-体积浓度分别为 2%、2.5% 和 3%；活性添加剂为 Matrigel，测试体积浓度分别为 0%、10%、20% 和 30%。

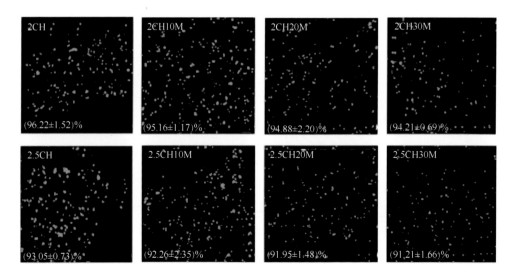

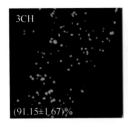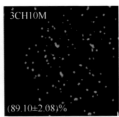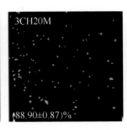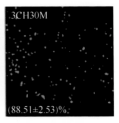

图 11-11　使用不同成分墨水打印 hiPSC 的细胞成活率[23]

本实验按照"材料—设备—工艺参数"的研究流程，最终实现了高成活率的 hiPSC 三维打印，而使用墨水材料成分和浓度的不同会导致成活率出现一定的差异：在图 11-11 给出的结果中，墨水为 2%HPCH 的实验组成活率最高，达到（96.22±1.52）%，而墨水为 3%HPCH + 30%Matrigel 的实验组成活率为（88.51±2.53）%，为各实验组中最低。

对比可知，HPCH 和 Matrigel 浓度的升高均会导致 hiPSC 细胞成活率的下降。出现这种差异的原因，主要是墨水中组分浓度的增加引起材料的存储模量和损耗模量上升，导致挤出时细胞剪切损伤增大。

11.2.5　小结

相比已成功实现打印的其他种类细胞，hiPSC 更易受到打印过程中各类环境因素的影响而导致细胞成活率下降。本节按照"材料—设备—工艺参数"的技术流程，建立了适用于 hiPSC 细胞 3D 打印的技术体系，首次实现了始发态 hiPSC 的 3D 打印。本节工作还包括合成了具有良好温敏性能的 HPCH 材料作为打印墨水基质材料，其基于物理交联机理的快速凝胶特性可以较好地减少挤出过程中的细胞损伤，同时也使得以该材料构成的三维结构可以满足结构在长期培养过程中的稳定性要求。基于 HPCH 材料的温敏物理性能，本节使用具有双温控模块的螺杆挤压多喷头打印设备，以实现喷头和成形腔温度的独立控制，并以高细胞成活率和良好的成形性能为目标，最终确定适用于 hiPSC 细胞 3D 打印的温度参数和运动参数。

本节中给出的针对 hiPSC 和新型墨水材料的打印工艺研发流程和相关结果，既可以作为研究环境对于多能干细胞活性和生理功能影响研究的数据基础，也可作为新型打印工艺研发相关工作的参考。

11.3 应用：基于细胞打印的 hiPSC 规模化扩增与团簇形成研究

11.3.1 引言

体外微组织的构建需要使用 10^8 个数量级的细胞，而体内实质型器官的缺陷修复更是需要高达 $10^9 \sim 10^{10}$ 个/mL 细胞[26]。在实验中，从一个 60mm 培养皿里只能获取约 10^7 个细胞，这意味着使用常规二维培养体系难以获得应用所需的 $10^9 \sim 10^{10}$/mL 这一数量级的细胞。同时，仍有许多 iPSC 培养扩增方面的问题没有解决[27]：hiPSC 作为始发态全能干细胞，其克隆化接种和增殖的特性给相关实验和应用带来了很多不便；hiPSC 不但接种成功率远低于其他种类体细胞，而且在扩增培养过程中还经常发生自发分化导致细胞亚"全能性"的损失。若要将常规二维培养体系培养的 hiPSC 用于患者体内实质型器官的缺陷修复，通常需要三个月以上的时间才能完成所需数量 hiPSC 的扩增培养，这将直接导致有特定严重疾病的患者，如脊髓损伤等患者，错过最佳治疗时间[28]。因此本节重点介绍基于细胞打印的 hiPSC 规模化的扩增与团簇形成。

上一节实现了基于温敏水凝胶 HPCH 墨水高成活率 hiPSC 的 3D 打印。在此基础上，本节对 3D 打印形成的结构体内的 hiPSC 进行持续培养，考察使用该培养体系完成 hiPSC 规模化扩增的可行性。

在本节中，二维培养和三维静态悬浮培养这两种常用的 hiPSC 扩增培养方法被用作对照组。同时，按照三维打印 hiPSC 扩增培养中使用的打印墨水中基质材料 HPCH 的浓度以及基质材料 HPCH 与生物活性材料 Matrigel 的配比不同，也分别设置了对照实验以表征两种成分对三维结构中 hiPSC 扩增过程的影响。实验的基本设计思路如图 11-12（a）所示。

本节通过如下三个方面的指标评价这种基于 3D 打印培养的 hiPSC 扩增方法。

（1）从接种成功率和扩增倍数角度给出上述几种不同 hiPSC 培养体系中扩增效果的对比。

（2）采用定性和定量方法对不同 hiPSC 培养体系中获得的 hiPSC 细胞的"全能性"维持情况进行统计和比较。

（3）考查在不同三维打印培养体系中扩增培养产生的 hiPSC 团簇与静态悬浮培养中产生的团簇的平均尺寸和尺寸均匀度方面的差异，并就不同培养方式下 hiPSC 团簇的形成方式进行了研究和讨论。

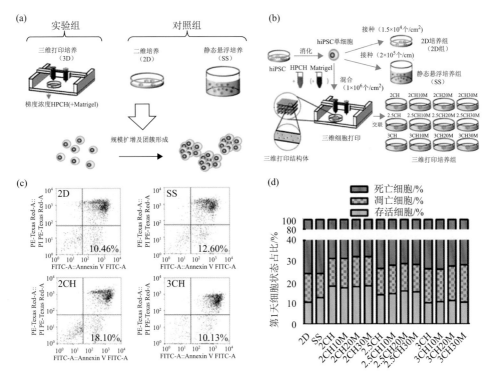

图 11-12　（a）基于三维打印培养的 hiPSC 扩增实验：实验目的及对照设置；（b）三维打印培养的 hiPSC 扩增实验：实验设计、实验组和对照组的制备；（c）接种 24h 后各组 hiPSC 细胞状态及凋亡细胞比例[一象限（FITC＋，PI＋）：死亡细胞；三象限（FITC−，PI−）：存活细胞；四象限（FITC＋，PI−）：凋亡细胞]；（d）各种培养方式下始发态 hiPSC 接种 24h 后的细胞状态（存活/凋亡/死亡）

11.3.2　hiPSC 规模化扩增与团簇形成实验设计与实验方法

　　基于细胞打印技术的 hiPSC 规模化扩增与团簇形成实验流程及检测方法如图 11-12（b）所示，自 hiPSC 接种时刻（记为"第 0 天"）起，细胞扩增培养共计 10 天（间隔 24h，依次记为"第 1 天"至"第 10 天"）。

　　实验中使用的二维培养、三维静态悬浮培养及三维打印培养方法均采用单细胞状态的 hiPSC 进行接种，hiPSC 单细胞消化方法已在前面叙述。对于二维培养的对照组（记为"2D 组"），其接种密度为 $1.5×10^4$ 个/mL；对于三维静态悬浮培养的对照组（记为"SS 组"）及 12 个具有墨水浓度和成分梯度的三维打印组，其接种密度统一为 $1×10^6$ 个/mL。这 12 个三维打印组所用打印墨水基质材料分别为 2%、2.5% 和 3% 质量-体积浓度的 HPCH（记为"2CH"、"2.5CH"和"3CH"），对于由 2%HPCH 作为基质材料打印而成的四个组，其墨水中分别添加体积分数

0%、10%、20%和30%的 Matrigel 作为活性添加剂（记为"2CH"组、"2CH10M"组、"2CH20M"组和"2CH30M"组）。"2.5CH"和"3CH"基质材料体系下的各组标记方法与"2CH"体系一致，分别为"2.5CH"组、"2.5CH10M"组、"2.5CH20M"组和"2.5CH30M"组，以及"3CH"组、"3CH10M"组、"3CH20M"组和"3CH30M"组。

本实验对各组在扩增效率、"全能性"维持和团簇形成三方面的结果进行表征，具体的表征方法及实验时间节点如表 11-3 所示。

表 11-3　三维打印培养 hiPSC 扩增实验：检测方法及时间节点

时间节点	扩增效率	"全能性"维持	团簇形成
第 1 天	克隆形成率（流式细胞仪检测）细胞增殖活性（CCK-8）		团簇尺寸及形态（光镜检测）
第 4 天	细胞增殖活性（CCK-8）		团簇尺寸及形态（光镜检测）
第 7 天	细胞增殖活性（CCK-8）		团簇尺寸及形态（光镜检测）
第 10 天	细胞增殖活性（CCK-8）增殖倍数（细胞计数仪）	定性表征（碱性磷酸酶、免疫荧光）、定量表征（qRT-PCR、流式细胞检测）	团簇尺寸及形态（光镜检测）团簇形成机制（双色荧光检测）

11.3.3　不同 hiPSC 培养体系的扩增效果评价

1. hiPSC 的克隆形成效率检测

hiPSC 扩增效率低下的一个通常原因是该类细胞在接种时会发生大规模的细胞凋亡，这是由 hiPSC 本身处于始发态的特性所致。hiPSC 的接种操作成功与否，一般以检测接种后 24h 体系内细胞的凋亡状态作为表征，其中活细胞数量占比也被称为该体系下的"克隆形成效率"。

本实验中，在各组完成细胞接种并培养 24h 后，采用 Annexin V-FITC 细胞凋亡检测试剂盒（Annexin V，FITC Apoptosis Detection Kit，Dojindo，AD11）分别检测各组 hiPSC 的克隆形成效率。

对于 2D 组样品，首先移除上清液，再先后使用 ReLeSR 和 Accutase 在 37℃下分别消化 2min 和 5min，离心并使用凋亡检测试剂盒中的 Annexin V Binding Solution 重悬得 hiPSC 单细胞悬液。对于 SS 组样品，离心并移除上清液，再先后使用 ReLeSR 和 Accutase 在 37℃下分别消化 2min 和 5min，离心并用 Annexin V Binding Solution 重悬得 hiPSC 单细胞悬液。对于用 3D 打印方法制备的各组样品，首先移除上清液，将样品置于 4℃保持 5min 使三维结构溶解，随后加入预冷的完全培养基并在 4℃ 下离心得 hiPSC 细胞克隆悬液，再先后使用 ReLeSR 和 Accutase 在 37℃ 下分别消化 2min 和 5min，离心并用 Annexin Ⅴ Binding Solution 重悬得 hiPSC 单细胞悬液。同时，为保证取样的准确性，各样品上清液中悬浮的凋亡细胞和死亡细胞也在 250g 下离心收集，同样用 Annexin Ⅴ Binding Solution 重悬后加回对应组的单细胞悬液中制成终浓度为 $1×10^6$ 个/mL 的单细胞样品悬液，用 70μm 细胞筛网过滤后，加入体积分数为 5% 的 Annexin Ⅴ、FITC 结合物染液和 PI 染液，避光染色 15min 后再加入 4×Annexin Ⅴ Binding Solution 得流式检测试样。

本实验中使用 LSRFortessa 流式细胞分析仪（LSRFortessa cell analyzer，BD）对染色后的单细胞悬液进行检测，读取 FITC/PE-Texas Red 双色荧光通道数据。每组取 10000 个细胞进行统计并绘图［图 11-12（c）］。

统计各组 hiPSC 存活细胞、凋亡细胞和死亡细胞的各自占比［图 11-12（d）］可以发现，经过 24h 的培养，2D 组有 75.84% 的 hiPSC 呈双阳性，即已经死亡。而使用 2%（质量浓度）HPCH 基墨水的 3D 打印组 2CH、2CH10M、2CH20M 和 2CH30M 则拥有最高的细胞存活比例，平均可达 17.87%。对比 12 个 3D 打印组可以发现，打印墨水中 HPCH 的浓度越低，细胞存活的比例就越高：2.5CH、2.5CH10M、2.5CH20M 和 2.5CH30M 组平均细胞存活率为 14.94%，而 3CH、3CH10M、3CH20M 和 3CH30M 组平均细胞存活率为 10.61%。在相同 HPCH 浓度下，Matrigel 的浓度对于细胞的克隆形成率无显著性影响。SS 组活细胞占比约为 12.60%，高于使用含 3%HPCH 墨水的 3D 打印组而低于使用含 2.5%HPCH 墨水的 3D 打印组。同时，2D 组的存活细胞占比仅为 10.46%，是 14 个组中最低的，与 SS 组合使用含 2% 及 2.5%HPCH 墨水的各 3D 打印组间存在显著性差异。以上结果说明，水凝胶三维结构对 hiPSC 的克隆形成具有促进作用，其中较低浓度的水凝胶拥有更好的抑制 hiPSC 接种凋亡的效果。

2. 细胞扩增倍数检测方法及结果讨论

经过 10 天的培养，使用计数法统计各组培养后的细胞总量，计算不同培养体系下 hiPSC 的细胞扩增倍数。具体地，在第 10 天，取各组样品制备单细胞悬液，单细胞悬液同样采用 ReLeSR 和 Accutase 两阶段消化方法，样品中的 hiPSC 被消化为单细胞状态后，使用添加了 10μmol/L Rock Inhibitor 的完全培养基重悬均匀。取各组悬液 20μL 至细胞计数板（Countstar）上，并在 Countstar 细胞计数仪下通过图像识别技术自动读取细胞密度。扩增后的 hiPSC 总数通过式（11-5）算出：

$$\text{Num}_{\text{Day10}} = \text{Conc}_{\text{Day10}} × V \tag{11-5}$$

其中，$\text{Num}_{\text{Day10}}$ 为培养 10 天后样品内 hiPSC 总数；$\text{Conc}_{\text{Day10}}$ 为细胞计数仪统计的各组消化后单细胞悬液的细胞浓度，为保证计数环节的精确性，每组取 5 个样品，每组细胞浓度取 5 个样品的算术平均值；V 为样品消化后制得的单细胞悬液体积。

所得扩增后的 hiPSC 总数除以各组初始接种细胞数，即为各组经过 10 天培养取得的细胞扩增倍数[式（11-6）]：

$$F_{Counting} = Num_{Day10}/Num_{Day0} \qquad (11\text{-}6)$$

其中，$F_{Counting}$ 为计数法得到的各组细胞扩增倍数；Num_{Day0} 为第 0 天接种时各样品内 hiPSC 的总数；Num_{Day10} 为第 10 天接种时各样品内 hiPSC 的总数。

由计数法得到的 hiPSC 细胞扩增倍数显示，2CH20M 组［（32.10±2.55）倍］和 2CH30M 组［（32.33±4.30）倍］在经过 10 天的培养后扩增倍数最高[21]。同时，2CH20M 组［（32.10±2.55）倍］与 2D 组［（17.52±6.3）5 倍］、SS 组［（27.77±6.74）倍］间的扩增倍数存在显著性差异。从 HPCH 浓度的角度看，2CH 组经过 10 天培养后获得了（24.44±6.67）倍的扩增倍数，显著高于 3CH 组的（16.99±3.97）倍；而从 Matrigel 浓度的角度看，2.5CH30M 组［（30.40±3.41）倍］与 2.5CH 组［（21.69±3.68）倍］在扩增倍数上也存在显著性差异。这表明使用包含较低浓度的 HPCH 和较高浓度的 Matrigel 的打印墨水有利于提高 hiPSC 的扩增倍数，即提高 hiPSC 在相同培养时间内的细胞产量。

3. 细胞增殖活性检测

在扩增实验的第 1 天、第 4 天、第 7 天、第 10 天，均使用细胞计数试剂盒 8（CCK-8，Dojindo，CK04）对各组中 hiPSC 的增殖活性进行检测。取实验第 4 天、第 7 天、第 10 天的差值除以第 1 天的差值，得各组细胞增殖活性变化倍数。实验中，为减小不同成分 3D 打印样品中凝胶结构对吸光度检测结果的影响，各组的空白对照中均含有与该组样品墨水成分一致但不包含 hiPSC 细胞的打印结构体。

CCK-8 的结果表明，在 10 天的培养过程中，样品中细胞总增殖活性的增速逐渐增大。到第 10 天，SS 组［（33.71±2.55）倍］、2CH30M 组［（38.02±4.36）倍］和 2D 组［（25.57±2.81）倍］间已存在显著性差异，说明不同的培养体系对于 hiPSC 的增殖活性确实产生了影响。2CH30M 组和 3CH30M 组的增殖活性变化倍数分别为（38.02±4.36）倍和（31.11±3.60）倍，显著高于墨水中不含 Matrigel 的 2CH 组［（29.78±5.09）倍］和 3CH 组［（24.49±4.36）倍］，说明 Matrigel 的添加对 hiPSC 的扩增起到了促进作用。

实验结果显示，3D 打印组的细胞增殖效率高于常规二维培养。这个结论的产生来自于两个阶段的比较。第一阶段是在接种后的 24h，3D 打印组样品内的 hiPSC 克隆形成率高于 2D 组，即 3D 打印组的 hiPSC 细胞接种成功率更高。由于 hiPSC

是处于始发态的全能干细胞，其接种成功率要远低于其他种类细胞，根据 hiPSC 来源的不同，通常只有 5%~20%[29]，且 hiPSC 的增殖速率更慢。在 2D 表面接种 hiPSC，大多数细胞不能完成贴壁，这是制约 hiPSC 扩增效率的重要原因之一。在本章实验中，较低浓度的 HPCH 打印结构可以使接种后细胞凋亡和死亡的比例减小，显著地增加了 hiPSC 接种的成功率。第二阶段是从细胞克隆形成到培养第 10 天，3D 打印结构体内 hiPSC 的扩增速率高于 2D 组，这可能是由于三维环境为 hiPSC 扩增提供了更大的空间，而在常规二维培养中，由于培养表面积有限，hiPSC 克隆的边缘容易由于不同克隆间细胞相互作用而发生竞争性抑制或自发分化，导致 hiPSC 的扩增倍数下降。因而，在二维培养下的 hiPSC 通常需要频繁地进行传代以保证培养足够空间，然而传代次数的增加不但增加了培养操作的复杂度，也会因为细胞本身较低的接种成功率而再次造成细胞传代损失。同时，传代过程增加也意味着 Rock Inhibitor 的作用次数和作用时间增加，这也容易导致细胞"全能性"的损失[30]。而三维培养体系的培养空间更加充裕，在相同的培养时间内可以减少细胞传代次数，进而使得 hiPSC 可以在一段包含多次传代操作的长时间培养环节当中拥有更高的总扩增效率。

同时，由于 HPCH 基墨水具有可逆温敏性能，打印结构可以由预冷的完全培养基快速熔化，使得扩增后的 hiPSC 团簇容易取出，便于使用细胞团簇完成进一步的扩增培养或后续的 hiPSC 分化和应用研究。hiPSC 扩增后的"全能性"维持情况表征可见文献[21, 23]。

11.3.4　hiPSC 在三维打印培养过程中的团簇形成机制及尺寸表征

1. 团簇尺寸均匀度统计

在扩增培养的第 1 天、第 4 天、第 7 天、第 10 天，用正置光学显微镜（BX51，Olympus）观察并拍摄培养体系中形成的 hiPSC 团簇尺寸的变化［图 11-13（a）］。

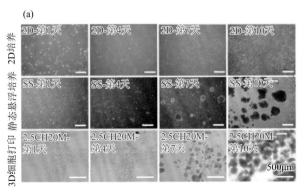
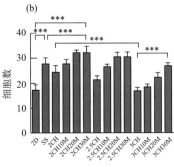

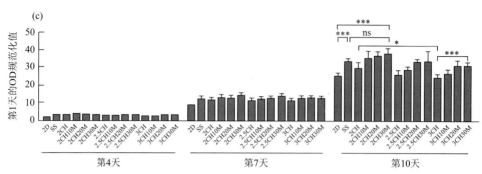

图 11-13 使用不同培养系统的细胞增殖和倍数扩展效应：（a）在 10 天培养期间，使用三种不同的培养方法，hiPSC 克隆或聚集体的形态变化；（b）从细胞计数测试获得的扩增效率（标准化为第 0 天的细胞数）；（c）通过使用细胞计数试剂盒 8（CCK-8，Dojindo，CK04）检测细胞代谢活性的强度来确定 hiPSC 增殖状态的变化*表示 *P*<0.05；***表示 *P*<0.001[23]

可以发现，不同培养体系下 hiPSC 增殖过程在形态学上存在差异：2D 下 hiPSC 由贴壁的单个细胞逐渐增殖、融合形成二维克隆；而 3D 下 hiPSC 则会形成悬浮的球形细胞团簇。SS 组与细胞打印组中形成的团簇在数量、尺寸和均匀度上存在差异［图 11-13（b）］。

选取第 10 天各组内细胞状态的光镜图作为分析对象。第 10 天细胞团簇的照片经过二值化处理后，使用 Image-Pro Plus 计算并统计细胞团簇的平均直径。将各组中取样获得的 hiPSC 团簇的直径分布按 10μm 一组绘制频率分布直方图及高斯拟合曲线［图 11-13（c）］，以比较不同组中生成的 hiPSC 三维团簇的尺寸均匀度。

图 11-14 表明 hiPSC 在 10 天培养物中在 3D 打印的结构内形成细胞聚集体［图 11-14（a）］。CCK-8 测试表明第 1 天、第 4 天、第 7 天和第 10 天的细胞活力［图 11-14（b）］。在培养期间，样品的总细胞生存力逐渐加速增加。在第 10 天，观察到 SS（33.71%±2.55%）、2CH30M（38.02%±4.36%）和 2D（25.57%±2.81%）之间存在显著差异，表明选择培养方法会显著影响 hiPSC 增殖。此外，2CH30M（38.02%±4.36%）和 3CH30M（31.11%±3.60%）的增殖效率显著高于 2CH（29.78%±5.09%）和 3CH（24.49%±4.36%）。Matrigel 可能会积极促进 hiPSC 增殖。

在 3D 打印各实验组中，随 HPCH 浓度的增加，生成的 hiPSC 团簇的平均直径和直径的标准差都减小；而随着所含 Matrigel 浓度的增大，团簇的平均直径和直径的标准差都增加（图 11-14），特别是 Matrigel 浓度由 20%增至 30%时，团簇直径的标准差增加值大于由 10%增至 20%。具体地，3CH 组的团簇直径为（125.1±28.2）μm，其平均值和标准差在所有实验组中均最小；而 2CH30M 组中，团簇直径为（324.0±97.7）μm，其平均值和标准差均为所有实验组中最大的；SS

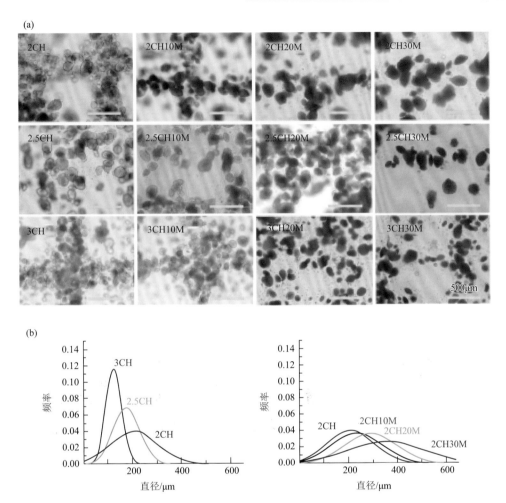

图 11-14　（a）第 10 天各打印组中细胞团簇形态；（b）墨水成分不同的结构体内第 10 天的细胞团簇直径分布对比（高斯拟合曲线）[23]

组团簇的直径达到（183.9±79.4）μm，其标准差仅小于 2CH30M 组，大于其他 11 个实验组。

2. 对团簇形成机制的研究和讨论

各实验组中团簇的尺寸均匀度不同，其背后的原因是各组团簇的形成机制存在差异。一般地，细胞在三维凝胶包裹的环境中形成团簇的途径有两种：多细胞聚集和原位增殖。本小节通过双色荧光标记方法测定 hiPSC 在 3D 打印结构和静态悬浮体系中的团簇形成机制。如图 11-15（a）所示，在第 0 天，将准备用于悬浮培养及三维打印的 hiPSC 单细胞悬液吹打均匀后平均分成两份，分别使用

5μg/mL 的 CellTracker™ Red CMPTX 染料（Invitrogen，C34552）和 CellTracker™ Green CMFDA 染料（Invitrogen，C2925）两种活细胞荧光标记试剂在 37℃下避光孵育 1h，两份悬液分别离心后使用不含荧光标记试剂但添加 Rock Inhibitor 的完全培养基重悬，混合均匀后再完成悬浮培养和三维打印的后续步骤操作。

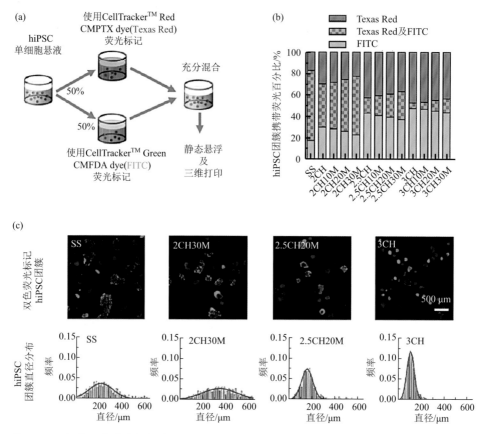

图 11-15　（a）双色荧光标记法用于 **hiPSC** 团簇形成的机制表征；（b）各组 **hiPSC** 团簇携带荧光颜色情况统计；（c）悬浮培养及三维打印组中形成的 **hiPSC** 团簇的荧光标记状况及直径分布对照[23]

经过 10 天的培养，hiPSC 在悬浮培养体系和三维打印结构中均形成带有红绿荧光的细胞团簇。如果 hiPSC 是完全通过原位增殖方式形成的细胞团簇，则培养体系中的团簇均应携带单色荧光；而若 hiPSC 是完全通过多细胞聚合方式形成的细胞团簇，则培养体系中的团簇均应携带双色荧光。

如图 11-15（c）所示，各实验组既包含携带单色荧光的团簇，也包含携带双色荧光的团簇，但不同组中两类团簇的比例不同。这说明两种团簇形成机制均在各实验组中有所体现，但不同组间 hiPSC 通过两种机制形成团簇的比例不同。在所有 3D 打印实验组和对照组中，SS 组形成的团簇携带双色荧光的比例最高，达 65.60%±14.67%。2CH、2.5CH 和 3CH 组团簇携带双色荧光的比例分别为 40.22% ±9.35%、14.39%±7.57% 和 4.98%±2.42%，表明当 HPCH 浓度升高时，原位增殖形成团簇的比例显著提升。同时，双色荧光团簇占比也随着 Matrigel 浓度的提升而增加，表明 Matrigel 浓度的提升有助于 hiPSC 多细胞聚合形成团簇。

研究发现[8]，多能干细胞团簇的尺寸均匀度对于后续细胞分化环节的效率具有一定的影响，因而作为分化研究的前提，在 hiPSC 扩增阶段制备具有良好尺寸均匀度的细胞团簇对于后续分化和应用研究中实现定量对照实验具有重要意义。

在本实验中，能否形成具有均匀尺寸的 hiPSC 团簇，则与团簇在培养体系中的形成机制密切相关。使用高浓度 HPCH 和低浓度 Matrigel 的混合凝胶墨水能形成尺寸更均匀的 hiPSC 团簇 [图 11-15 (b)]。同时，本节的双色荧光标记实验的结果显示，使用的 HPCH 浓度越高、Matrigel 浓度越低的组中形成的团簇，具有双色荧光的比例越小 [图 11-15 (b)]。以上两个结果是一致的，说明通过原位增殖形成的细胞团簇的尺寸均匀度要优于通过多细胞聚集形成的团簇。

为了解释出现这种现象的原因，测定不同浓度 HPCH 水凝胶在真空下冻干 72h 后的微观结构，如图 11-16 所示。

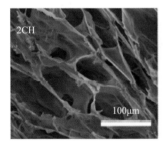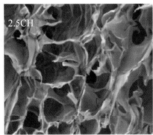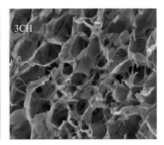

图 11-16　不同浓度 HPCH 水凝胶冻干后的微观结构[23]

冻干后的 HPCH 材料具有多孔性。在较低浓度下，HPCH 材料冻干样品具有更高的孔隙率和更大的平均孔径（图 11-16）。2% 质量-体积分数的 HPCH 材料的孔隙率为 58.7%±3.3%，其平均直径为（74.0±12.5）μm。在该浓度下，HPCH 更稀疏的微观结构、更大的平均孔径与更低的凝胶强度相对应（以存储模量 G' 计，图 11-3）。因此，本研究推测高浓度（如 3%）的 HPCH 材料因具有更高的强度，在 hiPSC 的三维扩增培养中阻碍了细胞的迁移和聚集作用，在使用单细胞接种的前提下，形成的更大比例的团簇是由单个 hiPSC 在接种原位不断增殖形成的。在稳定的培养环境中，处于不同空间位置的 hiPSC 所完成的有丝分裂次数相近，最终形成了尺寸均匀的细胞团簇。相反，在使用低浓度（如 2%）HPCH 凝胶打印培养时，由于重力、振动等因素的影响，细胞在结构中会发生一定程度的迁移，hiPSC团簇更易由接种在不同位置的 hiPSC 单细胞或增殖形成的细胞团簇聚合形成。

在本实验中，SS 组培养形成的 hiPSC 团簇可以看作一种极端情况。在该组中 hiPSC 在 mTeSR1 完全培养基中扩增形成团簇，培养基可看作一种存储模量为 0（即 $G' = 0$）的水凝胶，它缺乏对接种在其中的细胞的迁移和聚集作用的限制，因而 SS 组内由多细胞聚合形成的 hiPSC 团簇的比例很高 [图 11-15（b）]。

3. 墨水材料的选择对于细胞增殖和团簇形成的影响

在本章中，hiPSC 被接种到不同的培养体系下进行了 10 天的扩增。在实验中共构建了三个变量，分别是培养方法、HPCH 浓度及 Matrigel 含量。根据本节所得实验结果，可以总结出以上这三个变量对 hiPSC 接种、扩增及成团影响的一些规律（图 11-17）。

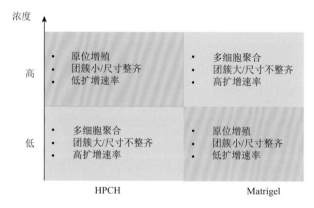

图 11-17　墨水成分、浓度的选择与细胞增殖和团簇形成结果间存在的规律

（1）从扩增效率的角度看，静态悬浮培养（即 SS 组）相比常规二维培养（2D 组）有着显著的优势，而使用包含较低浓度 HPCH 作为墨水基质材料的 3D 打印组有着可以比拟 SS 组的高扩增效率，同时，向打印墨水中加入 Matrigel（如 2CH30M、2CH20M、2.5CH20M 和 2.5CH30M）则有助于进一步提升 hiPSC 在打印结构中的扩增效率。

（2）从团簇均匀度的角度看，使用高浓度 HPCH 作为墨水基质材料的同时使用低浓度 Matrigel 作为活性添加剂（如 3CH、3CH10M、3CH20M、3CH10M、2.5CH），有助于形成尺寸均匀团簇，但也可能导致扩增效率的下降。

（3）从"全能性"维持水平的角度看，当使用低浓度 HPCH 作为墨水基质材料时，细胞团簇之间发生聚集的比例更大，而无论在二维还是三维培养中，多细胞聚集过程均会导致 hiPSC 的自发分化增多。

因此，在三维打印扩增培养 hiPSC 的实验中，选择不同的墨水成分和含量对于扩增后细胞的数量和功能均有一定的影响，应按照不同研究对于扩增细胞产物数量和功能的要求选择不同的生物墨水。在本实验中，从兼顾扩增速率和"全能性"水平的角度，可选择成分为 2.5CH20M 的墨水；而从获得尺寸均匀团簇的角度，可选取成分为 3CH、3CH10M 等的墨水。

4. 通过三维打印控制生成的 hiPSC 团簇尺寸

基于以上分析，选择 3CH 墨水进行打印，利用细胞原位增殖的机理，可实现对 hiPSC 团簇尺寸的控制和不同尺寸团簇的制备。使用 3CH10M 体系打印 hiPSC，在 28 天的培养周期内每天更换预热的 mTeSR1 完全培养基，观察并记录每一天结构体内细胞团簇的尺寸分布，如图 11-18 所示。

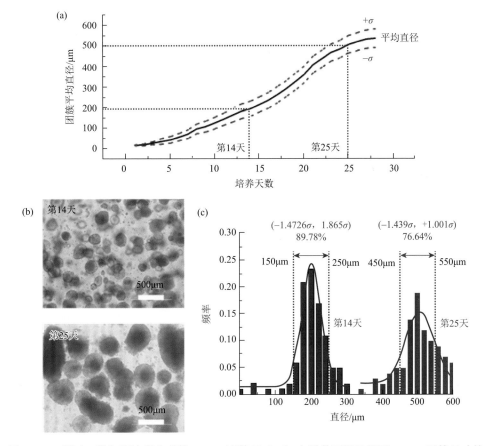

图 11-18　通过三维打印控制生成的 hiPSC 团簇尺寸：（a）培养不同天数下 hiPSC 团簇尺寸的变化；（b）培养第 14 天、第 25 天时 hiPSC 团簇形态；（c）培养第 14 天、第 25 天时团簇尺寸分布及高斯分布拟合曲线

随培养时间增加，结构内形成的 hiPSC 团簇尺寸不断增大，团簇直径的标准差也不断增大，表示团簇的尺寸均匀度随着培养时间的增加而不断下降［图 11-18（a）］。在第 14 天和第 25 天，hiPSC 团簇［图 11-18（b）］的直径分别达到了（194.12±29.97）μm 和（508.99±40.98）μm［图 11-18（c）］。统计第 14 天和第 25 天团簇尺寸分布情况，可知第 14 天时，团簇直径落在（150μm，250μm）区间内的比例达到 89.78%；而在第 25 天时，团簇直径落在（450μm，550μm）区间内的比例达到 76.64%，说明通过原位增殖和控制培养时间，可以制得具有不同尺寸的均匀团簇。将培养至第 14 天和第 25 天的样品置于 4℃冰箱内 5min 使结构溶解，通过离心可获得直径近似为 200μm 和 500μm 的两种 hiPSC 团簇。这两种团簇将被用在后面章节的分化实验中。

11.3.5　hiPSC 的多能性保持

在培养 10 天后，采用了四种方法来表征从不同实验组得到的打印团簇 hiPSC 的多能性。AP 染色后细胞聚集体变成黑色［图 11-19（a）］，表明 AP 表达水平高，这被认为是未分化多能细胞的基本特征。在免疫荧光染色中，几乎所有聚集物中的细胞在细胞核中均显示 Oct4 表达，在细胞质中显示 SSEA4 表达［图 11-19（c）］。根据流式细胞仪结果，2.5CH20M 组中 96.6% 的细胞表达 Oct4，98.9% 的细胞表达 SSEA4［图 11-19（b）］。使用 qRT-PCR 定量检测所有 14 个组中两个多能性标记物 Oct4 和 NANOG 的基因表达水平［图 11-19（d）］。SS 和 2.5CH20M 的 Oct4 表达水平相似，并且与 2D 组相比均显著升高。在 2CH 和 3CH 之间没有观察到显著差异，并且 2CH20M、2.5CH20M 和 3CH20M 的表达水平高于 2CH30M、2.5CH30M 和 3CH30M［图 11-19（d）］。NANOG 的表达结果与 Oct4 相似，2CH 组的 NANOG 表达水平高于 3CH 组［图 11-19（d）］。

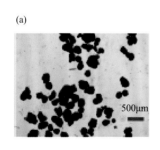

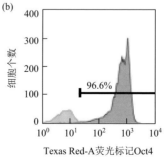

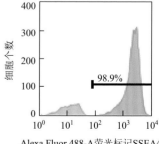

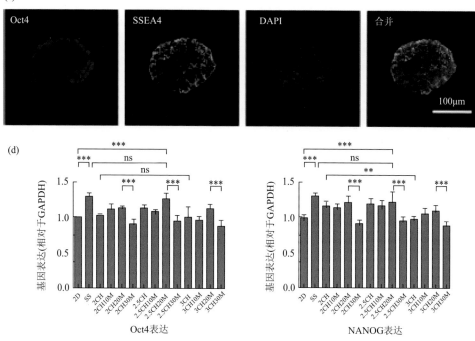

图 11-19　3D 单元打印组中多能性的维持（2.5CH20M 实验组）：（a）2.5CH20M 组 hiPSC 聚集体的 AP 染色；（b）在第 10 天单细胞解离后，通过流式细胞术测量表达两种多能性标志物 Oct4 和 SSEA4 的细胞比例；（c）在 2.5CH20M 组中形成的 hiPSC 聚集体的免疫荧光图像，并对 Oct4、SSEA4 和 DAPI 进行了染色；（d）通过 qRT-PCR 测量的两个多能标记物 Oct4 和 NANOG 的表达强度；ns 表示无显著差异；***表示 $P<0.001$

11.3.6　小结

本节在高成活率打印始发态 hiPSC 工作的基础上，完成了 hiPSC 在三维打印结构体内的扩增培养，通过设计对照试验，对不同培养维度、墨水成分及含量对 hiPSC 扩增效率、"全能性"维持和形成团簇的尺寸均匀度的影响做了定量的表征。实验中发现使用三维培养、低浓度 HPCH 及高浓度 Matrigel 有助于 hiPSC 的扩增效率的提升。利用三维打印培养体系在 10 天的培养周期中实现了最高 32.33 倍的规模化扩增，hiPSC 的扩增效率相比常规二维培养具有优势。同时，扩增后的 hiPSC 维持了良好的"全能性"水平[23]，因而为 hiPSC 的规模化扩增提供了一种优化的实验方案，这有助于推动 hiPSC 在更广泛的领域内开展应用。

此外，比较了不同培养方式、不同墨水成分及含量下 hiPSC 形成团簇的尺寸均匀度，并通过双荧光标记方法对不同培养体系下 hiPSC 团簇的形成机制进行了讨论：在本实验涉及的打印墨水体系中，使用较高浓度的 HPCH 和较低浓度的 Matrigel 会导致三维结构体内的 hiPSC 更倾向于通过原位增殖的方式形成团簇，团簇的尺寸均匀度也更好。基于这种规律，最后通过打印墨水的选择，构建了基于细胞原位增殖机制制备具有不同尺寸的均匀 hiPSC 团簇的细胞三维打印和培养体系。

参 考 文 献

[1] Takahashi K，Yamanaka S. Induction of pluripotent stem cells from mouse embryonic and adult fibroblast cultures by defined factors. Cell，2006，126（4）：663-676.

[2] Feng C，Jia Y D，Zhao X Y. Pluripotency of induced pluripotent stem cells. Genomics Proteomics Bioinformatics，2013，11（5）：299-303.

[3] Gomperts B N. Induction of multiciliated cells from induced pluripotent stem cells. Proceedings of the National Academy of Sciences of the United States of America，2014，111（17）：6120-6121.

[4] Evans M J，Kaufman M H. Establishment in culture of pluripotential cells from mouse embryos. Nature，1981，292（5819）：154-156.

[5] Thomson J A，Itskovitz-Eldor J，Shapiro S S，Waknitz M A，Sweiergiel J J，Marshall V S，Jones J M. Embryonic stem cell lines derived from human blastocysts. Science，1998，282（5391）：1145-1147.

[6] Yu J，Vodyanik M A，Smuga-Otto K，Antosiewicz-bourget J，Frane J L，Tian S L，Nie J，Jonsdottir G A，Ruotti V，Stewart R，Slukvin I I，Thomson J A. Induced pluripotent stem cell lines derived from human somatic cells. Science，2007，318（5858）：1917-1920.

[7] Takahashi K，Tanabe K，Ohnuki M，Nrita M，Ichisaka T，Tomoda K，Yamanaka S. Induction of pluripotent stem cells from adult human fibroblasts by defined factors. Cell，2007，131（5）：861-872.

[8] Okita K，Ichisaka T，Yamanaka S. Generation of germline-competent induced pluripotent stem cells. Nature，2007，448（7151）：313-317.

[9] Zhao X Y，Li W，Lv Z，Liu L，Tong M，Hai T，Hao J，Guo C L，Ma Q W，Wang L，Zeng F Y，Zhou Q. iPS cells produce viable mice through tetraploid complementation. Nature，2009，461（7260）：86-90.

[10] Kang L，Wang J，Zhang Y，Kou Z，Gao S. iPS cells can support full-term development of tetraploid blastocyst-complemented embryos. Cell Stem Cell，2009，5（2）：135-138.

[11] Kang H W，Lee S J，Ko I K，Kengla C，Yoo J J，Atala A. A 3D bioprinting system to produce human-scale tissue constructs with structural integrity. Nature Biotechnology，2016，34（3）：312-319.

[12] Mandrycky C，Wang Z，Kim K，Kengla C，Yoo J J，Atala A. 3D bioprinting for engineering complex tissues. Biotechnol Advances，2015，34（4）：422-434.

[13] Murphy S V，Atala A. 3D bioprinting of tissues and organs. Nature Biotechnology，2014，32（8）：773-785.

[14] Raof N A，Schiele N R，Xie Y，Chrisey D B，Corr D T. The maintenance of pluripotency following laser direct-write of mouse embryonic stem cells. Biomaterials，2011，32（7）：1802-1808.

[15] Faulkner-Jones A，Greenhough S，King J A，Gardner J，Courtney A，Shu W. Development of a valve-based cell printer for the formation of human embryonic stem cell spheroid aggregates. Biofabrication，2013，5（1）：015013.

[16] Xu F，Sridharan B，Wang S，Gutkan U A，Syverud B，Demirci U. Embryonic stem cell bioprinting for uniform and controlled size embryoid body formation. Biomicrofluidics，2011，5（2）：22207.

[17]　Ouyang L，Yao R，Mao S，Chen X，Na J，Sun W. Three-dimensional bioprinting of embryonic stem cells directs highly uniform embryoid body formation. Biofabrication，2015，7（4）：44101.

[18]　Tasoglu S，Demirci U. Bioprinting for stem cell research. Trends in Biotechnology，2013，31（1）：10-19.

[19]　Faulkner-Jones A，Fyfe C，Cornelissen D J，Gardner J，King J，Courtney A，Shu W. Bioprinting of human pluripotent stem cells and their directed differentiation into hepatocyte-like cells for the generation of mini-livers in 3D. Biofabrication，2015，7（4）：44102.

[20]　Ma X，Qu X，Zhu W，Li Y S，Yuan S，Zhang H，Liu J，Wang P R，Lai C S E，Zanella F，Feng G S，Sheikh F，Chien S，Chen S C. Deterministically patterned biomimetic human iPSC-derived hepatic model via rapid 3D bioprinting. Proceedings of the National Academy of Sciences of the United States of America，2016，113（8）：2206-2211.

[21]　李扬. 基于三维打印的人诱导多能干细胞扩增、分化和应用研究. 北京：清华大学，2019.

[22]　Gu Q，Tomaskovic-Crook E，Wallace G G，Crook J M. 3D bioprinting human induced pluripotent stem cell constructs for in situ cell proliferation and successive multilineage differentiation. Advanced Healthcare Materials，2017，6（17）：1700175.

[23]　Li Y，Jiang X L，Li L，Chen Z N，Gao G，Sun W. 3D printing human induced pluripotent stem cells with novel hydroxypropyl chitin bioink：scalable expansion and uniform aggregation. Biofabrication，2018，10：044101.

[24]　Schild H G，Tirrell D A. Microcalorimetric detection of lower critical solution temperatures in aqueous polymer solutions. The Journal of Physical Chemistry，1990，94（10）：4352-4356.

[25]　Cho E C，Lee J，Cho K. Role of bound water and hydrophobic interaction in phase transition of poly（N-isopropylacrylamide）aqueous solution. Macromolecules，2003，36（26）：9929-9934.

[26]　Kehoe D E，Jing D，Lock L T，Tzanakakis E S. Scalable stirred-suspension bioreactor culture of human pluripotent stem cells. Tissue Engineering Part A，2010，16（2）：405-421.

[27]　Nichols J，Smith A. Naive and primed pluripotent states. Cell Stem Cell，2009，4（6）：487-492.

[28]　Takahashi K，Yamanaka S. Induced pluripotent stem cells in medicine and biology. Development，2013，140（12）：2457-2461.

[29]　Hanna J，Cheng A W，Saha K，Kim J，Lengner C J，Soldner F，Cassaday J P，Muffat J，Carey B W，Jaenisch R. Human embryonic stem cells with biological and epigenetic characteristics similar to those of mouse ESCs. Proceedings of the National Academy of Sciences of the United States of America，2010，107（20）：9222-9227.

[30]　Maldonado M，Luu R J，Ramos M E，Nam J. ROCK inhibitor primes human induced pluripotent stem cells to selectively differentiate towards mesendodermal lineage via epithelial-mesenchymal transition-like modulation. Stem Cell Research，2016，17（2）：222-227.

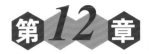

第 *12* 章

>>

3D 打印构建载药支架技术及应用

12.1.1 基于支架的药物缓释研究背景

组织工程旨在促进病变或受损组织的修复，可以延长和改善因外伤或疾病而遭受组织损失的患者的生活[1]。组织工程三要素分别为：支架、生长因子和细胞。支架作为组织工程的重要组成部分，提供了一种仿生细胞外基质的环境以满足力学和结构支撑的需求。但是组织再生还需要生物信号的功能诱导和控制，以便让细胞完成贴附、迁移、增殖和分化，而这与基质细胞因子的释放和生长因子的递送是分不开的。如何让支架兼具力学支撑和相关生物因子的递送功能成为实现高质量的组织再生的关键问题[2]。本章重点论述促进组织再生的信号传递分子——"药物"与三维支架材料的协同作用及作用机制。为指代方便，"药物"的含义将扩展为包含小分子化学物质、肽、蛋白质、生长因子、细胞因子和其他用于支持或刺激细胞活性和新组织再生的生物活性分子等。相比于其他的药物递送方式，如口服递送与静脉注射等，利用组织工程支架实现的药物递送主要作用于局部组织加速其再生，避免了药物进入循环系统可能产生的全身不良作用与异常组织增生，同时也减少了生长因子剂量，避免了高昂的治疗费用。除此之外，许多药物是高效的且多功能的，但必须达到最低阈值才能起效，而过高剂量可能带来副作用，组织工程支架中的药物递送系统可以在局部区域内使浓度保持在合理范围内。针对某些药物在体内的半衰期短的局限，组织工程支架中的药物递送系统可以实现缓释功能在保证药物活性的同时较长时间的局部血药浓度保持。

由于在组织工程支架内构建药物递送系统有着上述诸多优势，现有越来越多的研究致力于直接或间接对影响细胞信号传导或组织再生的药物释放进行时间上与空间上控制，以同时、顺序或多相的方式递送多种药物用于模拟天然组织的内在复杂性，这些研究的结果证明载药组织工程支架提高了组织再生的速度和质量。

本章将探讨组织工程支架中药物递送系统的构建及其应用，首先 12.1 节介绍载药支架的递送原理，针对现有研究存在的缺点和局限性，提出 3D 打印可能成为其解决方案之一。随后 12.2 节分析 3D 打印相比于普通支架制备方法的优势，分类现有打印方式并对其主要应用领域进行总结。之后 12.3 节详细介绍 3D 打印制备载药宫颈组织工程支架的应用实例。最后 12.4 节总结载药支架取得的成就和当前面临的挑战。

12.1.2　基于支架的药物缓释原理与药物负载方式

1. 药物缓释原理

药物从组织工程支架中释放可通过不同原理实现，最常见的药物递送原理有四类：扩散原理、化学控释原理、渗透原理和溶胀原理[3]。

扩散原理是药物从组织工程支架中释放的较为广泛适用的机制，实现过程为溶质从浓度较高的区域扩散到浓度较低的相邻区域，为了描述这种单向的溶质运动过程，菲克在 1855 年定量关联了扩散距离 x、扩散通量 J、浓度 c 和扩散系数 D，建立了菲克第一定律：

$$J = -D\frac{\mathrm{d}c}{\mathrm{d}x} \tag{12-1}$$

具有恒定或可变扩散系数的菲克扩散定律可用于对扩散控释进行建模[4]。药物扩散系数通常是根据经验确定的，或者使用自由体积、流体动力学或基于阻塞的理论进行先验估计。利用扩散原理构建的药物递送系统分为储库型药物释放系统和整体型药物释放系统，如图 12-1 所示，而在载药支架中现多利用整体型药物扩散释放[5]。由扩散原理控制的药物释放动力学的控制因素有支架的拓扑结构、材料性质、孔隙率和药物的亲水程度，常见的递送支架材料有聚甲基丙烯酸-2-羟乙酯（PHEMA）、聚乙烯醇（PVA）、乙烯-乙酸乙烯酯（EVAc）。

化学控释原理用于描述由支架材料发生的降解或与药物连接的化学键的断裂决定的药物分子释放过程。载药支架中发生的最常见反应是通过水解或酶促降解或在聚合物网络与可释放药物之间发生不可逆反应来裂解聚合物链[6]。在一定条件下，组织工程支架的面降解或体降解将控制药物释放。化学控制释放可根据在药物释放过程中发生化学反应的类型进一步分类。化学控释递送原理系统可分为溶蚀系统和侧链连接系统，如图 12-2 所示。溶蚀系统中的药物释放速率通过聚合物降解控制，最常见的递送形式为将药物包埋在可降解微球中。在侧链连接系统

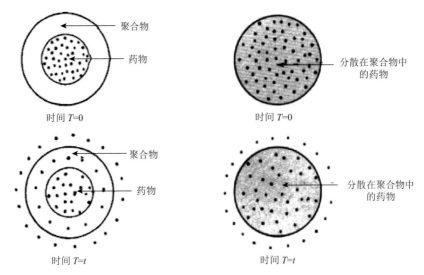

图 12-1　储库型药物释放和整体型药物释放示意图[3]

中，药物释放受水解或酶促降解对药物和聚合物载体之间的化学键的破坏控制，但是由于此类控制释放的实现必须预先将药物通过化学键固定在支架表面，这一过程可能导致药物丧失有效性。在此递送过程中具有不同降解速率的材料以及相关化学键的断裂对药物释放速率起到决定性作用，常见的支架材料有聚乳酸（PLA）、聚乙醇酸（PGA）、聚乳酸-羟基乙酸共聚物（PLGA）、聚己内酯（PCL）、聚酰胺、聚原酸酯和聚酸酐。

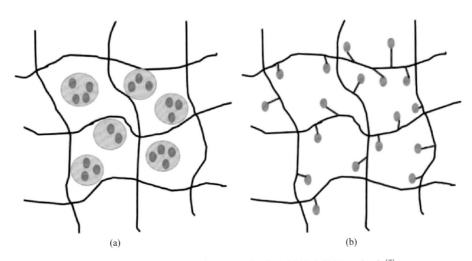

图 12-2　化学控释包括溶蚀原理（a）和侧链连接原理（b）[7]

渗透原理是当聚合物均匀负载高溶解度药物时，局部渗透压很高，在不同浓度的溶液中放置半透膜可以定向使溶剂穿透半透膜流向浓度高的一端产生液体静压力，利用上述原理可以控制药物释放（图 12-3）。渗透系统的药物输送数学模型是基于不可逆的热力学和 Kedem-Katchalsky 分析[3]。上述系统易于通过半透膜实现零级缓释。现有利用渗透原理的载药支架多将支架部分与渗透控释部分分别准备，其中渗透控释部分多采用商用渗透泵通过导管连接到支架上进行药物释放，2010 年，Thevenot 等将渗透泵连接于 PLGA 支架上实现了一周以上的长效缓释，证明了 SDF-α1 对于干细胞募集和炎症反应调控的能力[8]。2017 年，Beck-Broichsitter 等采用渗透泵和支架结合的方式实现了 BMP-2 八周左右的缓释[9]。虽然目前还没有研究直接一体化制造渗透泵与支架，但是随着微机电系统的制造发展，已有可生物降解的渗透泵被制造出来[10]。常用的半渗透膜材料有醋酸纤维素半透膜、乙基纤维素半透膜、乙烯-乙酸乙烯共聚材料等。

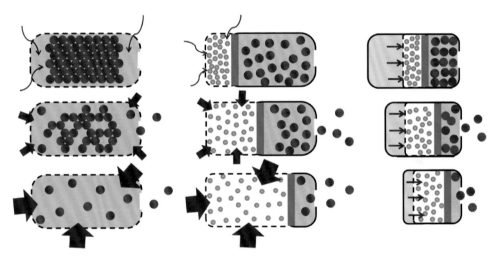

图 12-3　单隔室、双隔室、多隔室渗透泵[11]

溶胀原理是当药物的扩散比水凝胶溶胀快时，发生溶胀控制释放。这种机制的建模通常涉及移动边界条件，在该条件下，分子在溶胀的水凝胶的橡胶相和玻璃相的界面被释放出来（图 12-4）。基于聚合物的溶胀控制释放系统的模型需要考虑复杂的大分子变化。在这些系统中，水溶性药物最初加载于玻璃状聚合物中。当置于水或缓冲液中时，溶剂会扩散进入聚合物，导致聚合物溶胀和体积膨胀。溶胀行为通常以两个界面的运动为特征：①向内移动的玻璃态与橡胶态间的界面；②向外移动的接触水的聚合物界面[12]。玻璃状聚合物的溶胀伴随着链溶胀界面松弛。这种松弛会影响药物通过聚合物扩散，可以是菲克扩散或非菲克扩散。这两个界面的移动与表面积一起影响药物的释放速率[13]。溶胀模型适用于从羟丙基甲基纤维素（HPMC）、聚（甲基丙烯酸-2-羟乙酯）（PHEMA）和其他基于水凝胶的系统中的小分子药物释放。

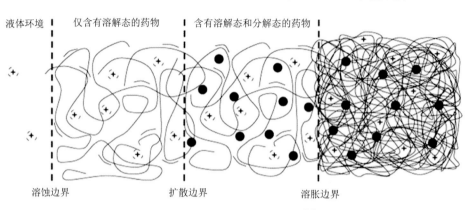

图 12-4　溶胀释药的作用原理[14]

2. 常见药物负载形式

当要将药物负载于 3D 支架时，需要考虑载药率和药物释放速率。将药物负载于支架的方法主要包括内部包埋、非特异性表面负载和特异性连接三种方式。

（1）内部包埋法，将待加载药物或载药微球直接与支架材料进行混合，然后进行支架制造，这种方式的优点在于载药量较高。除了简单的混合以外，还可以通过同轴打印或者同轴电纺的方式直接形成聚合物外壳包裹药物内核的纳米纤维。

（2）通过非特异性的负载方式将药物或载药微球固定在支架的表面，常见的负载机理有疏水作用、静电作用或范德瓦耳斯力，这些非特异性结合机理取决于药物（如蛋白质、糖、脂质、聚合物）和生物材料的组成，生物材料的膨胀率和密度以及每个部分中官能团的相对数量，可通过直接将预先制备好的支架浸渍在药物溶液中实现。此种方法较为简单，为了进一步减缓药物在支架表面上的释放速率，肝素通常被用来增加亲和力，同时也会根据细胞的酶解活动主动调整释放行为，相比于其他特异性负载方式，肝素具有最好的控释效果[15]。这种方法在保持各种治疗药物的生物活性方面较为有效。但是采用这种负载方式的药物释放很大一部分遵从扩散释放原理，随着过程的进行药物释放速率会递减，这常常导致前期的过量释放与后期的不足量释放，为了解决突释问题并更好地控制药物释放，一些研究使用高分子涂层包裹药物再附着于支架表面。

（3）特异性连接，可以通过药物或载药微球与支架材料的官能团的相互作用实现更好的控制，但是此种药物负载形式有可能破坏药物结构。如何在保证良好结合的同时不损伤药物活性已经成为研究的热点，类似"化学点击"的快捷方法也逐渐被应用于载药组织工程支架里来[16]。

值得注意的是，药物分子直接进行负载的过程中很大程度上会受到环境的影响，针对这一问题，许多研究为了保证药物活性与载药率，在负载之前先将药物包裹在载药微球中。除了上述优势外，使用载药微球的优势还有以下两点：针对降解原理的递送系统，直接包埋载药的支架的降解速率需要考虑新生组织的生长和力学完整性，这就导致了药物释放速率难以调控，只能随着支架降解一同进行；针对扩散原理的递送系统，药物的直接加入会影响支架的交联强度和耐水性[17]；而微球的使用使得药物释放机制与支架自身所需降解过程解耦，可以分别针对力学支持和药物需求采用不同材料设计各自的降解速率；载药微球可以使得一个支架中负载多种不同的药物且不互相影响其各自的释放行为[18]。使用微球/纳米颗粒进行包裹的药物也可以通过上述方式负载在组织工程支架上，特别地，对于使用特异性结合即化学键固定的负载方式来说，微球/纳米颗粒的使用可以极大程度避免化学变化对药物本身造成的影响[19]。

不同的药物负载方式具有各自的优越性与局限性，可以依据不同的释放时间需求、工艺需求、载药量需求进行选择（表 12-1）。

表 12-1　不同载药方式比较

支架载药方式	优越性	局限性	控释原理
药物包埋于支架材料	①方法简单； ②载药量高	①药物活性可能受到制造过程的破坏； ②药物在支架内出现分布不均的情况	扩散/化学/溶胀 （根据支架材料而定）
浸渍法加载药物	①方法简单； ②减少药物受损	①释放过程常出现突释现象； ②载药量低； ③总释放时间短	扩散
表面涂层加载药物	①涂层材料可以选择生物相容性较好的材料； ②药物固定稳定	①需要额外的涂层制备流程； ②载药量低； ③涂层可能对支架孔隙产生封堵	扩散/化学/溶胀 （根据支架材料而定）
支架接枝药物	①较长的释放时间； ②多种化学键断裂条件可选	①额外化学键的形成可能破坏药物活性； ②释放过程受环境影响较大	扩散/化学/溶胀 （根据支架材料而定）
微球附着于成形支架	①释放过程稳定； ②微球几乎不影响支架的固有性质	①需要额外的微球制备流程； ②体内环境中可能存在微球脱离支架的情况	降解
微球包埋于支架材料	①释放过程稳定； ②载药量高	①需要额外的微球制备流程； ②药物的过深包埋可能导致药物无法释放	降解＋扩散

12.1.3 载药支架模型的应用

1. 载药支架在神经修复方面的应用

受到外伤之后的神经组织再生效果是非常不理想的，为了取得更好的修复，利用载药支架和纳米技术进行治疗干预是必不可少的，而且一些研究也展现了良好结果[20, 21]。Andersen 等在 2013 年通过多喷头挤出式 3D 打印的方式根据患者的脊髓 CT 扫描在不同组织部位负载了不同的 siRNA，实现了空间上的可控缓释[22]。2017 年，Nguyen 等通过静电纺丝制备了一种胶原包裹的定向纤维用作递送蛋白和 miRNA 的平台，对于神经损伤的治疗起到了较好的促进作用且没有引起过度的炎症反应[23]。神经系统的修复过程复杂，需要多种生长因子的协同作用，只有极少的双重缓释系统被用于神经系统的修复，其原因主要有如下两点：高度异质性的神经损伤病理学和难以确定的合适剂量。

2. 载药支架在骨组织修复方面的应用

大段骨缺损不能依靠自体修复完成愈合，目前仍在普遍使用的方法是自体骨移植和异体骨移植，但是存在着感染、排异和供体有限的问题。组织工程支架作为另外一种可选的方案被使用在骨缺损治疗中，但是现有组织工程支架的治疗效果常常极差，这是因为普通的支架难以启动内源的骨再生过程。骨组织修复其实是较为复杂的过程，首先要经历血肿阶段刺激细胞分泌趋化因子[24]。趋化因子完成干细胞募集而后生长因子诱导细胞成骨，所以理想的支架应该可以具备催化上述反应的功能。除此之外，将这些支架用作骨植入物时，可能会因细菌感染而引起并发症，导致骨骼的炎性破坏，从而导致治疗失败[25]。手术后肠胃外给药抗生素可能因为给药不足不能成功治疗骨感染，但高剂量的全身性抗生素超过骨折部位所需的最低抑菌浓度会引起全身毒性，而载药支架的出现解决了现有支架存在的问题。在抗菌方面，它可以减少递送时间，避免了由血液循环引起的抗生素浓度波动，并避免高剂量的全身性抗生素的使用及其带来的副作用和全身毒性，常用药物有庆大霉素和各类抗生素等[26]。克服了感染的风险后，对于组织部位的异质性，除了对不同部位进行材料和孔隙率调整以外，在支架的不同部位负载不同的药物对于异质结构的形成也是极为有利的。2014 年，Lee 等通过 3D 打印精确控制了结缔组织生长因子和转换生长因子的空间分布，对应了半月板支架较小半径部分和较大半径部分不同的细胞组成[27]。在抗炎与促修复方面，2019 年，Lin 等使用双重缓释介孔玻璃支架对外源趋化因子 IL-8 和 BMP-2 进行了顺序性释放，利用 IL-8 实现干细胞募集和中间软骨形成，使修复过程进入准备态并在之后通过

BMP-2 完成了骨诱导的功能，实验结果表明两种药物的协同作用取得了较好的修复效果并在早期就完成了大量骨的矿化过程[28]。与之类似的有将抗菌药物与成骨生长因子相结合，结果均优于单一药物负载的支架[28]。2020 年，Wu 等通过 3D 打印装置成功地设计和构建了 β-TCP 生物陶瓷支架，并在支架的表面上涂覆了 Cu-TCPP 纳米片，该支架释放的铜离子可通过刺激人脐静脉内皮细胞（HUVEC）和人骨髓基质细胞（HBMSC）以形成新骨[29]。综上所述，组织工程支架中药物递送系统的构建不仅可以实现多种生长因子的时序递送，还可以在空间上对于再生异质组织起到关键作用[30]。

3. 载药支架在其他方面的应用

在对植入支架的免疫响应方面，载药组织工程支架可以调节巨噬细胞的行为，在早期募集并刺激 M1 型细胞并在组织修复的后阶段募集并刺激 M2 型细胞，这将极大地促进植入支架与周围组织的整合[31]。2018 年，Li 等通过挤出式打印制造了一种可以免疫调节的支架，通过干扰素 γ 和硅离子的释放调控了 M1 与 M2 型细胞，促进骨修复过程中的血管生成和骨生成[32]。同年，Tolouei 等制造了磁响应性双重缓释系统，从而使得释放时间和释放速率可以远程控制，利用这一载药支架研究人员更好地了解了炎症反应和再生结果的关系，优化了递送系统并实现了在临床治疗过程中实时按需调整递送参数[33]。

在促伤口愈合方面，组织再生遵循着止血、验证、增生和重塑的规律[34]。从 2009 年开始，研究第一次发现载有成纤维细胞生长因子（bFGF）的明胶微球复合支架在促进重度压疮的伤口修复中取得了较好的效果[35]。随着研究发展，更多的生长因子被用于促进伤口愈合，支架也从均质支架逐渐变为多层支架，来适应伤口修复通常具有的表皮、真皮和皮下组织的特点，针对皮肤的不同层，支架在结构上需要表皮致密深层多孔，而在药物递送方面则应注意对应不同层释放不同的药物[36]。

除了之前提到的抗菌作用外，载药支架也可以完成抗病毒与抗肿瘤转移等多种功能。2018 年，Zhang 等针对肿瘤切除术后的复发和转移研发了功能型海绵/纤维聚合物，由静电纺丝得到的内层纤维搭载治疗药物顺铂用于杀死残存癌组织并提供力学支撑增加延展性，由外层的海绵状明胶壳聚糖完成止血和控释作用同时黏附游离的癌细胞防止转移，这项研究被证明具有很好的临床应用前景[37]。2020 年，Zhao 等通过低温沉积的打印方式打印了具有抗 HPV 病毒蛋白的宫颈支架，同时可以通过对孔隙率的控制实现对载药量和释放曲线个性化定制，具有广阔的应用前景[38]。

12.2 载药支架模型的 3D 打印构建技术

3D 打印的基本原理是离散-堆积原理，通过这种原理实现了从数字模型到三维实体的逐层制造，这为制造的多样性提供了极大的可能。随着大量研究成果的出现和增材制造方式的优越性日益凸显，美国食品药品监督管理局（FDA）在 2015 年 8 月批准了一种 3D 打印药品的使用，这表明了增材制造在药物递送方面的商业可行性[39]。在此之后，相关研究在数量上就有了较突出的提高，主要的研究集中在口服药和植入物方面。相比于普通的载药支架构建方式，3D 打印具有以下四个优势：通过 3D 打印制备的支架具有足够的机械性能，孔隙率可在较大的范围内调整，这对于细胞生长和迁移、营养物质传质、载药量和药物释放速率的调节至关重要；通过高精度打印手段制造的支架具有可调纳米形貌的特征，以此增强支架对药物释放动力学的影响，易于实现药物的零级释放，避免突释带来的副作用[40]，并影响材料对组织再生的诱导性和与周围组织之间的相互作用；多喷头允许多种药物在支架不同部位的精确分布；个性化的制造允许针对不同的组织、不同的药物做出相应调整，满足研究与临床的需求。随着 3D 打印技术的发展，有越来越多的材料可以被用到这项技术中，这些材料可以在保证药物稳定性的同时兼具良好的生物相容性。3D 打印的载药支架除药物递送外也可以与生物相容性基质或多孔支架结合使用，所述基质或多孔支架为组装再生组织提供形态指导。在宏观层面上，3D 打印载药支架的整体形状可以根据个性化需求定制。在微观层面上，3D 打印载药支架可以调控微环境来为不同区域的细胞生长、附着和迁移提供条件[1]。本节将基于不同的 3D 打印技术，介绍其构建载药支架模型的方法以及应用。

基于光固化 3D 打印的载药组织工程支架构建：将光敏液体树脂暴露于紫外线或其他高能量光源引发聚合反应，速度最快，分辨率高，打印过程不会导致药物因受热失效。2011 年，Lee 等制备了载有 BMP-2 的 PLGA 微球并将其悬浮在聚丙烯富马酸/硫酸二乙酯富马酸的光聚合材料中，并通过微立体光刻的方式制造了可以进行缓释的复合支架，相比于仅有微球的释放组，此复合支架显著延长了药物缓释时间[41]。2014 年，Kang 等通过光固化法制备了三维支架用作框架，随后将可持续分泌多巴胺的细胞与水凝胶混合物注入框架的内部空间，混合支架具有高精度结构与良好的机械性能，避免外源细胞引起的免疫反应同时实现了长达 8 周的药物递送，在帕金森病的治疗方面具有很大的应用前景[42]。

基于喷墨打印的载药组织工程支架构建：打印过程依靠液滴的滴落，根据支架材料的不同可分为液滴固化和沉积黏结。由于此工艺原理简单且实用性较强，

2007 年 Radulescu 等直接喷墨打印了含有神经生长因子的聚己内酯并使其成形在旋转轴上作为神经导管[43]。这是唯一获得 FDA 批准的用于生产药物的增材制造技术，获批产品为 Spritam®。

基于静电纺丝的载药组织工程支架构建：打印过程使溶液或熔融材料成形为连续纳米或微米纤维的方法，打印过程精度高。由于可以在较小尺度上制造微观拓扑结构，静电纺丝常和其他 3D 打印方式联合使用，制造的载药支架在不同尺度上具有分级结构。2011 年，Ker 等使用静电纺丝的手段制造了亚微米级的聚苯乙烯，在形貌上与肌肉骨骼的细胞外基质相似，随后使用喷墨打印技术在空间上绘制含有多种生长因子的液滴图案，对其中细胞的分化方向起到了决定性作用[44]。2014 年，Lee 等使用静电纺丝和光固化的结合方式制造了含有聚己内酯/明胶纤维复合聚乙二醇水凝胶支架，并在支架上接种人体来源的间充质干细胞，研究结果表明通过复合 3D 打印方式制造的支架不仅可以提供具有微图案纳米尺度的仿生分级结构，而且可以实现多种生长因子的顺序递送，极大地促进了支架上干细胞的分化[45]。

基于选择性激光烧结打印的载药组织工程支架构建：打印结构无须支撑，可用于金属支架的制造。Vaithilingam 等使用选区激光烧结了常用作骨科修复物的 Ti6Al4V 金属支架，并使用自组装单层的连接方式将环丙沙星负载于支架表面，体外的药物有效性测试证明了药物在从选区激光烧结的支架上释放出来后仍然可以发挥较好的抗菌作用[46]。除了先进行烧结再进行药物负载的操作以外，直接将载药微球进行烧结也是可行的方法，Duan 等[47]和 Du 等[48]分别在 2010 年和 2017 年对不载药微球进行了选择性激光烧结制作了均质支架和具有分级结构的梯度支架，但遗憾的是尚未有研究对于载药微球进行选择性激光烧结，其可能的原因是高温对于药物活性的影响，但是由微球烧结而成的支架具有良好的孔隙连通性。

基于微挤出 3D 打印的载药组织工程支架构建：由于其较低的成本和简单的操作原理，此技术被广泛应用于支架的制造。基于微挤出的 3D 打印技术不使用高温，它被认为是最具生物相容性的技术，非常适合用于细胞打印相关工作。2013 年，Luo 等将介孔玻璃材料加入海藻酸钠中构建了一种糊剂用作载药骨组织工程支架，其有较好的矿化能力和机械性能，同时极有效地负载了地塞米松作为模式药物[49]。2017 年，Fahimipour 等将载有血管内皮生长因子的微球均匀混入明胶/海藻酸钠/磷酸钙支架材料体系中，在常温下进行挤出打印，得到的支架具有良好的力学性能并可以持续释放药物一周以上[50]。随着可挤出材料体系的不断发展，一些过往只适用选区激光烧结的颗粒材料也可以使用常温下挤出的方式进行打印，避免了高温带来的药物破坏[51]。

基于低温沉积技术的载药组织工程支架构建：低温沉积打印是由清华大学机械工程系生物制造中心自主研发的一种可以制备分级孔隙结构的3D打印技术[52]。

不同于当前普通的 3D 打印技术，低温沉积打印以生物材料（PLGA、PLLA、聚氨酯、胶原、TCP 等）溶液在–30℃低温环境中逐层打印，形成 300～500μm 可控尺寸的介孔；而在挤出沉积过程中溶液发生热致相分离反应，经后续的冷冻干燥处理，形成 10～50μm 左右的微孔。该工艺以有机溶剂为载体，在冷冻环境下进行打印，无须加热挤出，避免了高温对材料和药物生物活性破坏的可能，同时还能在材料内部制备出微孔结构，一方面很好地保持了材料和药物的生物学性能，另一方面显著提高了孔隙率，支架状态的孔隙率可达 80% 以上，且具有较高的强度。由低温沉积打印制备的生物材料支架在宏观上可以实现个性化几何形状，而在微观上则具有介孔和微孔组成的分级孔隙结构，不但为营养的传输提供了丰富的通道，而且还增大了材料的表面积，为发挥材料的组织诱导以及药物的可控释放提供了有利条件。赖毓霄等在传统的 PLGA/TCP 骨组织工程原料中加入了镁离子，采用低温沉积工艺制造了载药骨组织工程支架，镁离子的缓慢释放对于由类固醇引起的骨缺损的兔子治疗取得了较好的成果[53]。

12.3 宫颈修复体载抗 HPV 蛋白支架的 3D 打印构建及应用

12.3.1 背景介绍

宫颈癌已成为全球因癌症死亡的女性中死亡人数排名第二的癌症种类，其中91%的宫颈癌都是由高危型人乳头瘤病毒（HPV）诱发的[54]。全世界每年共发现460000 例新病例，其中约 250000 人死亡[55, 56]。最普遍和有效的治疗方法是经腹子宫锥切术（图 12-5），存活率可以达到 87%～92%[57]。但是，宫颈锥切术会去除部分宫颈组织，从而导致宫颈结构缺损，增加了术后不孕、流产和早产的风险，对患者的身心健康构成了巨大威胁[58-60]。另外，锥切术并不能清除病灶周围游离

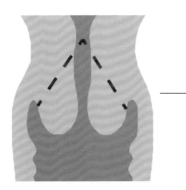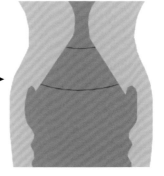

图 12-5　HPV 宫颈癌锥切手术[38]

的 HPV 病毒，术后还存在 HPV 感染易复发的临床痛点[61]。因此，如何在有效抑制 HPV 的同时，保留患者生育、生理功能，提高生活质量，已成为妇产科及相关学科共同努力的目标及研究热点之一。

近年来，随着组织工程学的发展，使用生物材料构建组织替代物已成为修复和重建有缺陷组织或器官的重要方法之一。为了实现有效的组织再生，通常将功能性细胞因子（如生长因子和蛋白质）加入组织工程支架中，通过细胞因子的可控释放促进细胞的迁移、增殖和分化，从而修复缺损组织[62]。因此，使用组织工程技术将个性化的宫颈组织支架与抗 HPV 药物有机结合起来，有望在锥切术后实现组织修复、生理功能保存和有效抗 HPV 感染的效果。

随着对个性化医疗和精准医疗的需求不断增长，3D 打印技术引起了组织工程领域的极大关注。3D 打印技术作为一种新兴的生物制备技术，由于其高度的灵活性和精准性，有望成为组织或器官修复的潜在方法[63, 64]。基于仿生建模，3D 打印技术可以构建病患缺损的生理组织结构，并搭载适当的药物，从而满足患者的需求并改善治疗效果[65, 66]。

本节介绍了基于低温沉积打印构建具有药物释放功能的个性化宫颈修复体的技术方法。通过加载能够阻断 HPV 感染的酸酐修饰牛 β-乳球蛋白（JB 蛋白）[67-69]，所制备的宫颈修复体可以作为软组织补片修复缺损的宫颈，并通过释放抗 HPV 蛋白来抵御 HPV 感染。

12.3.2　材料筛选

子宫颈位于子宫下部，近似圆锥体，长 2.5～3cm，正常前屈与宫体形成 170° 屈角。宫颈组织主要是由细胞外基质（高达 90% 的胶原蛋白）和少量细胞组成，具有优异的机械性能，能够承受难以置信的巨大的变形。经阴道超声结果表明，妊娠期间宫颈的变形率是 23.7%～54.4%[70, 71]，健康的宫颈在维持子宫内压方面起着至关重要的作用。因此，选用的生物材料需要具备以下性质。

（1）有良好的生物相容性，不会引发不良的排斥反应。

（2）在存续期内，具备正常宫颈功能，具备相匹配的强度、弹性、韧性。

考虑到子宫颈组织的特征和未来的移植需求，选择 FDA 批准可植入的聚氨酯作为 3D 打印材料。聚氨酯是由多元醇（聚醚、聚酯）和异氰酸酯与扩链剂（二元醇、二元胺）聚合而成，主链含有—NHCOO—（氨基甲酸酯）。聚氨酯大分子链中的氨基甲酸酯的极性与子宫颈组织的主要细胞外成分（胶原、弹性蛋白和蛋白聚糖等）中的酰胺键相似[72]，因此，有望与天然宫颈组织实现良好的生物相容性。

12.3.3　宫颈修复体的仿生设计、蛋白加载及蛋白缓释模型

1. 仿生设计

基于宫颈锥切手术的临床案例以及宫颈自身的生理结构，仿生宫颈修复体被设计为底部直径为 30mm 的圆锥形结构，结构的高度可以在 10～25mm 范围内调整，以适应不同的手术切除情况。其中内部设计了直径为 5mm 的中空通道以模拟宫颈管，用于排泄子宫组织的内分泌液。

2. 蛋白加载设计

为了维持蛋白质的活性，使用负压吸附的方式将抗 HPV 蛋白负载在宫颈修复体的材料表面上，通过蛋白与支架材料间的氢键和范德瓦耳斯力实现蛋白质的吸附与解离。蛋白质吸附也已成为一种通用机制，可非共价地将蛋白类药物结合到合成的支架上用以治疗。为了实现抗病毒蛋白的高效加载和释放，将仿生宫颈修复体设计成多级孔隙结构。宫颈修复体中可调节的宏观孔可以提供定制化的力学性能，而结构中的微观孔则有助于通过调控表面积的方式来控制负载和释放蛋白。对于边长为 a、丝间距为 d 和单丝直径为 D 的立方体支架，其宏观孔隙率 $\eta_{\text{theoretical macroporosity}}$ 和表面积 S 计算如下[73]：

$$\eta_{\text{theoretical macroporosity}} = (1 - d / D) \times 100\% \tag{12-2}$$

$$S = \delta a^3 (1 - \eta_{\text{theoretical macroporosity}}) \tag{12-3}$$

其中，δ 为比表面积。通过工艺优化，支架单丝直径固定为 4mm。通过改变丝间距的方式调节支架的孔隙率，通过力学表征、生物学评价以及释放测试来验证仿生宫颈修复体的性能并探究支架拓扑结构对仿生宫颈修复体力学性能以及释药行为的影响。

3. 蛋白缓释模型

蛋白质的释放动力学主要取决于支架表面的吸附-解吸平衡[74]，解离后的蛋白质通过扩散的方式释放到外环境中。固体支架中蛋白质的运输受到支架渗透性的控制，支架渗透性与孔隙大小和支架孔隙率直接相关。

使用经验公式 Weibull 方程[75]拟合释放曲线，如式（12-4）所示：

$$R_n = 100(1 - \exp[-(t / \tau)^d]) \tag{12-4}$$

其中，t 为释放时间；τ 为 63.2%的药物被释放所需的时间；d 为药物的递送机制；R_n 为时间 t 时药物释放百分比。通过分析 d 值与 τ 值的变化，探讨支架拓扑结构对蛋白释放的影响。

12.3.4　仿生宫颈修复体的 3D 打印构建

研究已初步探索了基于低温沉积技术、微挤出聚氨酯溶液制造所设计的三维结构的打印和成形工艺。新一代低温沉积打印设备 ALPHA-BP11 是上普博源（北京）生物科技有限公司[76]研发的多喷头组织工程支架 3D 打印机。该机型的成形腔温度可低达–30℃，可实现同时具有宏观可控孔隙（百微米级）与微观微丝孔隙（十微米级）的组织工程支架的 3D 打印，提高了支架的蛋白负载率，更有利于细胞在支架内部的生长和组织功能的实现。

选用 1,4-二氧六环作为溶剂，将医用聚氨酯溶解在其中形成打印溶液。基于材料溶解情况、打印过程中喷头流涎程度以及成形情况，最终选用 12.5% 的质量浓度作为材料配比浓度。考虑到宫颈组织的均质性特性，采用了均匀丝间距的锯齿状走丝方式进行 3D 打印。打印后，将成形的仿生宫颈修复体放入–80℃环境中冷冻 24h 进行进一步固化。最后，将完全固化的仿生宫颈修复体进行 48h 的冻干，即可得到多孔仿生宫颈修复体 [图 12-6（d）]。仿生宫颈修复体的高度为（8.35±0.42）mm，底面直径为（26.18±1.69）mm，中空通道的直径为（4.27±0.31）mm。测量结果显示，冻干后的仿生宫颈相较于原始设计有一定程度上的缩小，这可能是由打印误差与冻干导致的。

12.3.5　3D 打印仿生宫颈修复体的性能表征

1. 3D 打印仿生宫颈修复体的形貌表征

利用扫描电镜（SEM，FEI Quanta 200，Czech Republic）对不同丝间距的仿生宫颈修复体进行扫描，观察 5 种不同丝间距的仿生宫颈修复体内部及表面的孔

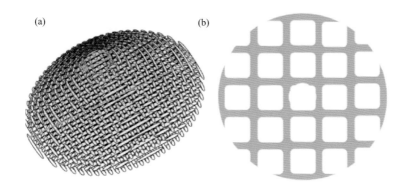

(a)　　　　　　　　(b)

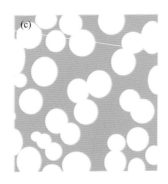
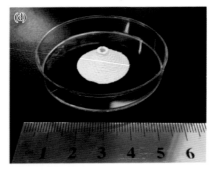

图 12-6　宫颈修复体的仿生设计：（a）缺陷宫颈组织的 3D 重建；（b）附着在宫颈修复体宏观孔表面的抗病毒 JB 蛋白；（c）附着在子宫颈修复体微观孔表面的抗病毒 JB 蛋白；（d）冻干后的宫颈修复体[38]

隙尺寸以及分布。基于宫颈的三维重构模型，冷冻干燥后的仿生宫颈结构体（丝间距 1.2mm）显示在图 12-7（c）中。比较不同丝间距的支架，丝间距为 1.2mm、1.4mm 和 1.6mm 的仿生宫颈修复体中大孔的形状、大小和分布更加均匀。在单丝中观察到 1～10μm 的微孔，这些微孔为蛋白加载提供了更大的吸附表面。使用 Image-Pro Plus 6.0 软件分析修复体的微观孔隙，发现微观孔的孔隙率为 64.47%±4.88%。

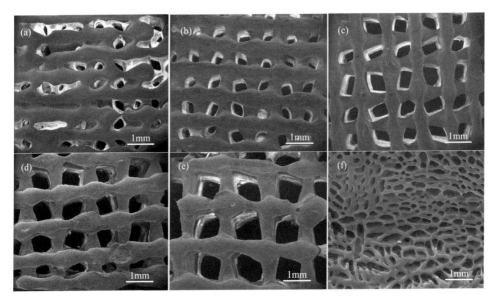

图 12-7　不同丝间距的仿生宫颈结构体的 SEM 图像：（a～e）丝间距分别为 0.8mm、1.0mm、1.2mm、1.4mm、1.6mm 的仿生宫颈重构体；（f）单丝内部的微孔[38]

2. 3D 打印仿生宫颈修复体的孔隙率表征

孔隙率是指多孔的固体块状材料内部孔隙的体积占材料总体积的百分数。孔隙率表征了支架内部的多孔性，使用排乙醇法对支架的孔隙率进行了测量。用量筒盛乙醇，测体积 V_1。把支架放进乙醇中，封口膜封住，将量筒放在密闭盒子内，对盒子抽真空 15min，可见支架表面有微小气泡冒出，测得体积 V_2。把样品拿出来，测剩余乙醇体积 V_3。根据式（12-5）即可计算得出支架孔隙率：

$$孔隙率 = \frac{V_1 - V_3}{V_2 - V_3} \tag{12-5}$$

由于结构体内部存在微孔，五种丝间距的仿生宫颈重构体的孔隙率均大于 80%，大于理论宏观孔隙率。根据理论宏观孔隙率 $\eta_{\text{macro-porosity}}$ 以及微观孔隙率 $\eta_{\text{micro-porosity}}$，可以算得理论总孔隙率 η_{total}：

$$\eta_{\text{total}} = 1 - (1 - \eta_{\text{macro-porosity}}) \times (1 - \eta_{\text{micro-porosity}}) \tag{12-6}$$

将微观孔隙率代入，可得

$$\eta_{\text{total}} = (0.3553 \pm 0.0488)\eta_{\text{macro-porosity}} + (0.6447 \pm 0.0488) \tag{12-7}$$

因此理论总孔隙率如表 12-2 所示。

表 12-2　仿生宫颈修复体的孔隙率[38]

丝间距/mm	理论宏观孔隙率/%	理论总孔隙率/%	实际总孔隙率/%	宏观孔尺寸/μm	微观孔尺寸/μm
0.8	50	82.24±2.44	83.95±5.07	300.99±53.83	3.82±1.84
1.0	60	85.78±1.79	85.92±2.25	407.66±32.88	1.82±1.86
1.2	66.7	88.17±1.49	87.83±4.23	608.93±65.94	2.68±1.69
1.4	71.4	89.83±1.39	90.62±1.29	721.42±55.26	1.42±0.79
1.6	75	91.12±1.22	92.31±1.59	979.08±42.06	3.08±1.79

测得的总孔隙率与计算出的总孔隙率之间没有显著性差异（$P = 0.136$），表明当前的制造工艺在制造具有特定孔隙率的宫颈修复体方面是可靠且有效的。

3. 3D 打印仿生宫颈修复体的力学性能表征

支架材料的力学性能决定着宫颈仿生修复体能否成功与患者的患处匹配，行使正常的生理功能，由于宫颈本身的特性，因此材料需要有较强的弹性和较低的刚度。这里主要测试了材料的杨氏模量以及不同丝间距结构的刚度。

将聚氨酯流延成膜，按照 GB/T 13022—1991 要求，测得的应力-应变曲线如

图 12-8（a）所示，聚氨酯的弹性模量为 11.75MPa，弹性极限为 13.5%，说明所用的聚氨酯材料具有良好的弹性，当发生较大弹性形变时能够恢复至原来形状，可保证聚氨酯支架的可靠性。聚氨酯的断裂延伸率大于 250%，表明当材料发生较大形变的时候不容易断裂。而 3D 打印得到的聚氨酯单丝［图 12-8（b）］的弹性模量为 3.016MPa，断裂延伸率大于 500%，表明当材料发生较大形变的时候不容易断裂。与流延形成的聚氨酯试样相比，打印出的聚氨酯单丝经过冻干，在内部产生了孔隙，因此它的弹性模量更小，具有更好的弹性，而且延伸率也得到了提高，说明用低温沉积工艺可以制备出具有良好弹性的聚氨酯支架。

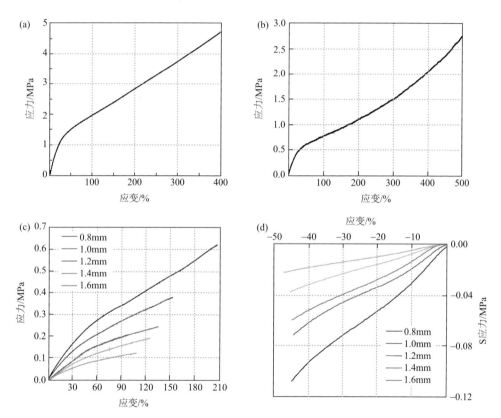

图 12-8　聚氨酯材料、3D 打印聚氨酯单丝和 3D 打印结构的应力-应变曲线：（a）聚氨酯标准拉伸试样的应力-应变曲线；（b）直径为 0.4mm、长度为 5mm 的 3D 打印聚氨酯单丝的应力-应变曲线；（c）拉伸实验中不同丝间距 3D 打印结构（120mm×10mm×1.8mm）的应力-应变曲线；（d）压缩实验中不同丝间距 3D 打印结构（11mm×11mm×4.7mm）的应力-应变曲线[38]

　　作为一种编织网状结构，3D 打印结构的拉伸特性具有方向特异性，与其他方向相比，其长度方向上具有更大的拉伸承载力。如应力-应变曲线所示，这五个结构的刚度均低于 0.7MPa，表明该结构具有出色的拉伸性［图 12-8（c）］。随着孔隙率的增加，刚度和断裂伸长率降低，从而增加了可拉伸性。

使用结构原始高度的 10%变形对结构进行压缩测试［图 12-8（d）］。在所有情况下，五种不同丝间距的结构的压缩刚度均低于 0.25MPa，与人体宫颈的弹性模量相近。随着结构孔隙率的增加，刚度降低，导致可压缩性和柔韧性增加，为个性化设计提供可调节的空间。

如图 12-9 所示，随着丝间距的增加，3D 打印结构的拉伸强度与压缩强度减小，断裂伸长率也降低。值得注意的是，断裂伸长率的范围是 100%～220%，可以承受住妊娠期间宫颈 23.7%～54.4%的变形率[77,78]，可能有助于降低早产率。

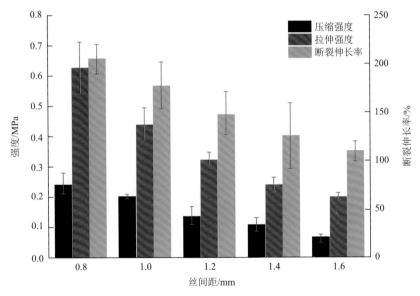

图 12-9　具有不同丝间距的 3D 打印结构的压缩强度、拉伸强度和断裂伸长率[38]

4. 3D 打印仿生宫颈修复体的生物学表征

进一步对 3D 打印宫颈修复体的生物学性能进行了测试。如图 12-10（a）所示，在聚氨酯膜和 3D 打印宫颈修复体的浸提液中培养的 HUVECs 和 HeLa 细胞的相对增殖率均高于 80%，符合 ISO 10993-5-2009 中关于人体植入物的毒性标准。将 HUVECs 和 HeLa 细胞与 3D 打印宫颈修复体共培养 24h 后，观察到 HUVECs［图 12-10（b）］和 HeLa 细胞［图 12-10（c）］可以在宫颈修复体上贴附生长。这些生物学表征结果表明，3D 打印的宫颈修复体为 HUVECs 和 HeLa 细胞的贴附及增殖提供了生物相容的环境。

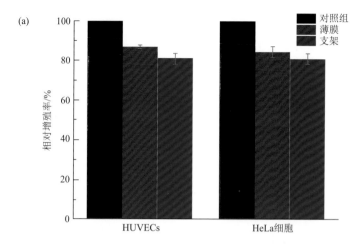

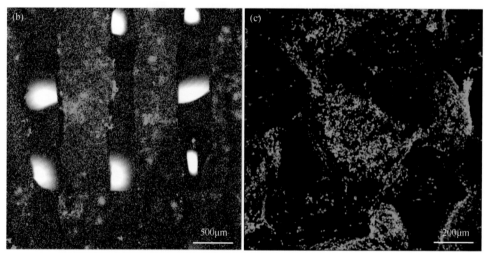

图 12-10　打印修复体的生物学表征：(a) HUVECs 和 HeLa 细胞在 PU 冻干薄膜以及 3D 打印
宫颈修复体的浸提液中的相对增殖率；(b) HUVECs 在 3D 打印宫颈修复体上的贴附生长；
(c) HeLa 细胞在 3D 打印宫颈修复体上的贴附生长[38]

12.3.6　抗病毒蛋白的加载与释放

鉴于蛋白类药物易受外界因素干扰失活的特性，选用了条件温和的负压吸附法，通过范德瓦耳斯力和氢键在仿生宫颈修复体的表面制备抗病毒蛋白涂层。为了增强仿生宫颈结构表面对 JB 蛋白的吸引力，使用等离子表面处理仪对仿生宫颈修复体进行了表面处理。评估了辐照时间［10s～3min，图 12-11（a）］和等离子功率［0～100W，图 12-11（b）］两个参数对表面处理结果的影响，通过测量表面接触角的方式来确定最合适的表面处理条件。如图 12-11（c）所示，随着接触角的增大，聚氨酯薄膜上的蛋白负载量减小。最后，选择在 40～100Pa 真空下，使用 100W 等离子体对仿生宫颈修复体进行 1min 的表面处理，以实现最大的蛋白质负载。

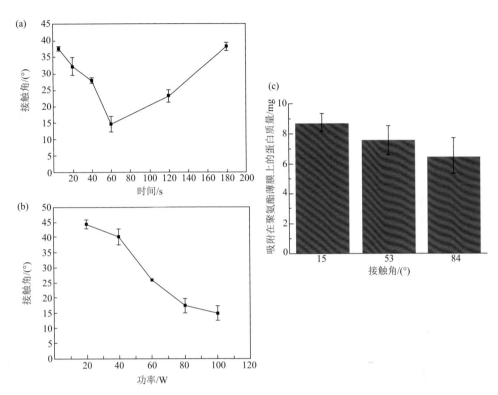

图 12-11　表面处理参数的优化：（a）接触角随处理时间变化的曲线；（b）接触角随功率变化的曲线；（c）不同接触角下聚氨酯上 JB 蛋白的负载量[38]

　　使用上述最佳表面处理条件，对 3D 打印的仿生宫颈修复体进行了表面处理，在室温下于负压中浸入 4mL 抗病毒蛋白溶液中 24h。将加载了蛋白的支架从蛋白水溶液中取出，将支架浸没在 PBS 中，于 37℃下缓释，释放动力学曲线如图 12-12（a、b）所示。前 4h，JB 蛋白释放比较快，有突释现象。这一突释效应可能是由于加载了蛋白的支架浸没在水中之后，那些有能力通过支架表面微孔发生扩散的蛋白质快速游离出来。4h 之后，5 种丝间距的宫颈修复体释放蛋白的速度均减慢。丝间距为 0.8mm 的支架释放蛋白的总量最多，但是释放最为缓慢，直至 20h 时才达到释放的平台期；丝间距为 1.6mm 的支架释放蛋白的总量最少，但是释放最为迅速，8h 时就已经释放出了所有的蛋白。可以根据需要，通过调整丝间距的方式调节上药量以及释放速度。由图 12-12（c）还可以发现随着支架丝间距的增大，蛋白的加载量变小；蛋白加载量与支架的孔隙率呈现线性负相关关系，这与一开始的设想是一致的。因此未来可以根据患者个人情况，通过调节丝间距调控孔隙率，从而定量控制蛋白的上药量。

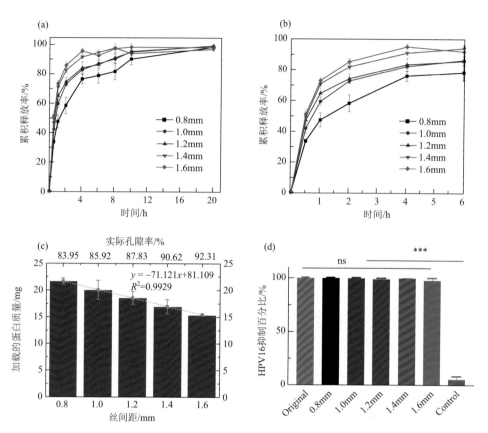

图 12-12　PBS 中的 JB 蛋白释放曲线：（a）JB 蛋白释放曲线（20h）；（b）从 0h 到 6h 的 JB 蛋白释放曲线；（c）不同丝间距的仿生宫颈结构体中 JB 蛋白的负载量；（d）JB 蛋白释放前后的抗病毒活性[38]

为了确定释放后的 JB 蛋白是否能抑制 HPV，将 HPV 假病毒、HeLa 细胞和缓释液共同孵育 16h，测试了其抗病毒活性。如图 12-12（d）所示，与释放前的原始蛋白相比，释放后的 JB 蛋白仍可有效抑制 HPV 假病毒进入宿主细胞并且没有降低活性，表明加载过程和释放过程不影响 JB 蛋白的抗病毒活性。

12.3.7　讨论及总结

宫颈组织主要是由细胞外基质（含 90%的胶原蛋白）和少量细胞组成的，具有高弹性和均质性的特点[79, 80]。考虑到宫颈组织的特征和将来的移植需求，选择了 FDA 批准可植入的生物医用材料聚氨酯作为 3D 打印材料。在本项研究中，拉伸和压缩实验表明，打印出的 3D 结构的断裂伸长率可达 100%～200%，这意味着 3D 打印宫颈修复体可以达到妊娠期对宫颈变形率的要求，在未来临床应用中有望降低早产率。

　　使用低温沉积工艺制备的宫颈修复体具有二级孔隙结构，通过对其孔隙尺寸、分布等拓扑结构的调节实现了力学性能以及药物释放动力学的个性化定制。其中百微米级的宏观孔由单丝交错形成，可以通过丝间距的改变进行可控调节，进而实现修复体力学性能的个性化定制。结合数字模型的灵活变化，可以根据每个患者的生理特征来定制具有特定宏观形状和机械性能的宫颈修复体。微米级的微观孔由冻干过程中溶剂升华形成，这些微孔的形成导致更高的比表面积，进而带来更高的药物剂量和负载效率。另外根据比表面积计算公式可得，宫颈修复体的比表面积可以通过宏观孔隙率的改变进行精确调节。加之药物缓释结果中孔隙率和载药量之间的线性关系，证实了可以通过改变孔隙率精确控制宫颈修复体上的载药量。

　　比较具有不同孔隙率的宫颈修复体的蛋白释放曲线，值得注意的是，蛋白质释放速率随孔隙率的增加而增加。蛋白质的释放动力学主要取决于溶液中的吸附-解吸平衡[75]。使用 Weibull 方程拟合释放曲线，结果如表 12-3 所示。基于 Weibull 模型，蛋白质的释放与释放时间长短呈指数关系，对于不同丝间距的仿生宫颈结构体而言，Weibull 常数 d 值均小于 0.75，这表明蛋白质的释放受菲克扩散控制。根据 Weibull 模型与释放动力学之间的关系，Weibull 常数 d 与扩散系数、比表面积和介质扩散路径有关[81]。因此，释放动力学的差异可能与仿生宫颈修复体的不同结构特性有关，如孔隙率、比表面积和孔分布。此外，释放动力学参数 τ 随孔隙率的增加而降低，也表明释放速率随孔隙率的增加而增加。考虑到孔隙率很大程度上取决于丝间距，因此通过改变修复体的丝间距来控制蛋白质的释放是可行的。

表 12-3　根据 Weibull 方程，不同孔隙率的宫颈修复体蛋白释放曲线的拟合参数[38]

Weibull 模型 $R_n = 100(1 - \exp[-(t/\tau)^d])$					
丝间距/mm	理论宏观孔隙率/%	实际孔隙率/%	τ	d	R^2
0.8	50	83.95 ± 5.07	1.624 ± 0.079	0.547 ± 0.031	0.99307
1.0	60	85.92 ± 2.25	1.172 ± 0.042	0.524 ± 0.028	0.99567
1.2	66.7	87.83 ± 4.23	1.045 ± 0.041	0.466 ± 0.030	0.99467
1.4	71.4	90.62 ± 1.39	0.897 ± 0.057	0.580 ± 0.059	0.9906
1.6	75	92.31 ± 1.59	0.834 ± 0.057	0.651 ± 0.073	0.9913

由此可见，可以通过改变宫颈修复体内部的拓扑结构对修复体的机械强度、载药量以及体外药物释放动力学进行相对定量的控制，这为未来个性化载药组织修复体的精准构建提供了参考。

本节使用 3D 打印技术构建了载有抗 HPV 病毒蛋白（JB 蛋白）的可植入 3D 个性化宫颈修复体，通过抗 HPV 病毒蛋白的体内可控缓释，在修补组织缺损的同时抵御和治疗 HPV 病毒感染，根据临床影像数据以及宫颈的生理构造，将宫颈修复体设计成多级孔隙的个性化仿生结构体，使用 FDA 批准可植入的聚氨酯，将抗 HPV 病毒蛋白通过可控缓释机理包裹设计在宫颈修复体的拓扑结构中，通过低温沉积 3D 打印技术打印制造设计的载抗病毒蛋白的仿生宫颈修复体，并对其微观结构、力学性能、生物相容和蛋白释放等特性进行了表征。细胞毒性和细胞相容性表征结果表明，3D 打印的仿生宫颈修复体可以支持细胞的贴附和生长，且符合国标对植入物的毒性要求，具有良好的生物相容性。高弹性的医用聚氨酯和可调节的多孔结构确保了仿生宫颈重构体具有和体内宫颈组织相匹配的机械性能，并可以承受妊娠期的组织变形率，有助于降低患者流产早产的风险。蛋白释放结果表明，载蛋白仿生宫颈修复体可以在体外依缓释设计持续释放抗病毒活性蛋白，其释放速度与蛋白负载量可以通过控制修复体拓扑结构进行可控调节。

12.4　总结与展望

12.4.1　总结

组织工程支架中的药物递送系统为细胞贴附、增殖和分化提供了 3D 模板和基质微环境，可调节的药物释放动力学中依据自然修复过程刺激新组织的生长和修复损伤。现有的载药支架具有以下特点。

（1）具有较高的药物承载能力，保证药物能在长时间内保持一定释放速率，且整个支架内药物的均匀分布避免突释现象的发生。

（2）支架材料不会与药物发生相互作用产生毒性物质，甚至通过一些改性手段，载药支架的生物相容性由于普通支架，在长期的药物缓释过程中有稳定的物理化学性质。

（3）可以通过制造参数的改变微调药物释放的能力，而几乎不会对支架的机械或结构性质产生负面影响。

尽管载药支架已经取得了一些研究成果，但是还是有诸多问题阻碍了载药支架的进一步发展与向临床的转化。

（1）某些生物修复过程仍未被完全揭示：载药组织工程支架的本质是作用于

局部的控制药物的释放动力学的调节装置。但是在某一组织缺损处所需的药物量在缺少相关生物学数据支撑的情况下仍是未知的，这就给支架的设计和制造带来了巨大的难题[82]。

（2）药物活性的保持：由于制造过程常常涉及有机溶剂的使用或者在制造过程中可能涉及一些高温过程，或者由于支架降解导致局部微环境 pH 值改变，这些因素都可能导致药物失活。

（3）递送过程效率低：在载药支架向病损区域释放药物的过程中，药物可能因为生理屏障和周围组织对药物扩散的不良影响等原因难以到达靶点部位，这导致许多支架内的药物递送系统没有准确在特定时期内为再生区域提供药物所需药物剂量或是造成了不均匀的生物体内药物分布。

（4）缺乏与病损环境的交互作用：含有药物递送系统的组织工程支架的释放曲线主要由支架的固有性质如载药量、降解速率和扩散因数决定。但如此计算的支架载药释放无法根据周围组织的需要调整释放动力学。如果支架的释放动力学可以随着体内环境改变，则可更为精确地模拟自然修复过程，获得更有效的修复效果[15]。所以为了解决上述障碍，在载药支架的设计中必须要考虑递送系统和体内环境的相互作用，开发在体内精确可调的递送系统，响应性释放和基因递送已经部分解决了这个问题。

（5）成本与政策：在许多情况下，使用增材制造的方式制造药物所花费的成本高于传统制造方式，基于美国贸易部调研的数据，连续集中加工在生产小批量药品的情况下相对于打印的方式花费更少[83]。尽管在 2015 年，FDA 对第一款经增材制造的药物的批准是里程碑的事件，但是现有的标准基本都建立在相同的产品之上，针对个性化的组织工程支架的标准是难以制定的。除了上述原因，在向临床应用发展的过程中，在政策方面要面对的挑战包括大量的临床前动物试验、人体临床试验和执行动态药品生产管理规范，这都是在很多研究机构能力范围之外的事情[84]。

12.4.2　展望

为了解决现有载药支架的缺陷并优化功能，未来的研究方向可以从释放数学模型建立与模拟、新材料与新工艺的开发、优化递送系统的设计三方面进行。

1. 释放数学模型建立与模拟：先验手段便于支架结构与药物分布设计

模型的建立是药物递送系统中的有力工具，通过模型的建立可以将改变药物浓度或是制造方式优化对释放动力学的影响在计算机上进行模拟，这将极大地加快支架发展的步伐，除此之外，数学模型的建立也可以让我们更好地去理解药物释放的机制，为后续的实验提供一些参数设置上的参考，避免了先制造后验证的烦琐实验步骤。在过去的研究中，基本递送原理的数学模型已用于设计药物递送系统并预测体系释放行为，大大提高了对一些简单结构的药物释放机制的了解并合理预测了一些结构的释放动力学和生物分布[85]。

2. 新材料与新工艺的开发：解决药物稳定性问题，更好地实现按需递送

药物的活性保持和递送过程中的稳定性仍然是目前研究面临的一大挑战，尽管已经有很多研究致力于解决这个问题，但是材料上的局限性选择和制造技术的精度及制造条件仍在制约其发展。3D打印的某些工艺中伴有有机溶剂的使用和一些激烈的过程，如激光注入能量、高温和快速蒸发等，这些都可能对药物原料中的有效成分造成破坏，如何减少药物的降解度对疗效是非常重要的，这可能不仅仅需要改良打印材料，同时优化打印工艺也是必须的，如使用超临界流体代替有机溶剂以解决残留问题[86]。除了对工艺的改进以外，对于新材料的开发也极其重要。一些打印方式对材料有特殊需求，但是这些材料可能由于毒性或者生物相容性差而不能被用在药物制造里。2018年，Wang等开发了一种二甲基异丙胺、海藻酸钠与普朗尼克混合的水凝胶材料，该材料可以在离子浓度变化的情况下发生/解除内部第二种交联，而这种交联可以大幅减缓药物的释放速度[87]。

3. 优化递送系统设计：更精确的剂量控制以更好地与病损环境相互作用

未来支架内的药物输送系统将致力于有效载荷精准输送到细胞内的特定位置，如将DNA运送到细胞核进行基因治疗、将抗原运送到溶酶体或胞质区室以进行疫苗递送等。在所有这些情况下，非常需要了解细胞外和细胞内环境对药物释放动力学的作用，但是目前有的释放体系过于粗糙，难以满足高精度的靶向定量药物递送。2017年，Baumann等整合了纳米技术与药物递送的发展，展示了一种能根据带电纳米颗粒与支架相互作用力来控制释放动力学的3D打印结构，这种方法可以作为一种通用方法用于控制含有纳米颗粒载药支架的释放动力学[88]。这种方法在更加微观的尺度上操作了单个纳米载药颗粒的行为，为今后靶向递送奠定了研究基础。

参 考 文 献

[1] Saltzman W M，Olbricht W L. Building drug delivery into tissue engineering. Nature Reviews Drug Discover，2002，1：177-186.

[2] Rambhia K J，Ma P X. Controlled drug release for tissue engineering. Journal of Controlled Release，2015，219：119-128.

[3] Langer R，Peppas N. Chemical and physical structure of polymers as carriers for controlled release of bioactive agents：a review. Journal of Macromolecular Science-Reviews in Macromolecular Chemistry and Physics，1983，23：61-126.

[4]　Peppas N A，Narasimhan B. Mathematical models in drug delivery：how modeling has shaped the way we design new drug delivery systems. Journal of Controlled Release，2014，190：75-81.

[5]　Siepmann J，Siepmann F. Modeling of diffusion controlled drug delivery. Journal of Controlled Release，2012，161：351-362.

[6]　Lao L L，Peppas N A，Boey F Y C，Venkatraman S S. Modeling of drug release from bulk-degrading polymers. International Journal of Pharmaceutics，2011，418：28-41.

[7]　de Witte T M，Fratila-Apachitei L E，Zadpoor A A，Peppas N A. Bone tissue engineering via growth factor delivery：from scaffolds to complex matrices. Regenerative Biomaterials，2018，5：197-211.

[8]　Thevenot P T，Nair A M，Shen J，Lotfi P，Ko C Y，Tang L. The effect of incorporation of SDF-1α into PLGA scaffolds on stem cell recruitment and the inflammatory response. Biomaterials，2010，31：3997-4008.

[9]　Beck-Broichsitter B E，Becker S T，Seitz H，Wiltfang J，Warnke P H. Endocultivation：continuous application of rhBMP-2 via mini-osmotic pumps to induce bone formation at extraskeletal sites. International Journal of Oral and Maxillofacial Surgery，2017，46：655-661.

[10]　Ryu W H，Huang Z，Prinz F B，Goodman S B，Fasching R. Biodegradable micro-osmotic pump for long-term and controlled release of basic fibroblast growth factor. Journal of Controlled Release，2007，124：98-105.

[11]　Davoodi P，Lee L Y，Xu Q，Sunil V，Sun Y，Soh S，Wang C H. Drug delivery systems for programmed and on-demand release. Advanced Drug Delivery Reviews，2018，132：104-138.

[12]　Narasimhan B. Mathematical models describing polymer dissolution：consequences for drug delivery. Advanced Drug Delivery Reviews，2001，48：195-210.

[13]　Langer R. Invited review polymeric delivery systems for controlled drug release. Chemical Engineering Communications，1980，6：1-48.

[14]　Siepmann J，Siepmann F. Mathematical modeling of drug delivery. International journal of pharmaceutics，2008，364：328-343.

[15]　Biondi M，Ungaro F，Quaglia F，Netti P A. Controlled drug delivery in tissue engineering. Advanced Drug Delivery Reviews，2008，60：229-242.

[16]　Zou Y，Zhang L，Yang L，Zhu F，Ding M，Lin F，Wang Z，Li Y. "Click" chemistry in polymeric scaffolds：bioactive materials for tissue engineering. Journal of Controlled Release，2018，273：160-179.

[17]　Etxabide A，Long J，Guerrero P，de la Caba K，Seyfoddin A. 3D printed lactose-crosslinked gelatin scaffolds as a drug delivery system for dexamethasone. European Polymer Journal，2019，114：90-97.

[18]　Niu X，Fan Y，Liu X，Li，X，Li P，Wang J，Sha Z，Feng Q. Repair of bone defect in femoral condyle using microencapsulated chitosan，nanohydroxyapatite/collagen and poly（L-lactide）-based microsphere-scaffold delivery system. Artificial Organs，2011，35：E119-E128.

[19]　de Witte T M，Wagner A M，Fratila-Apachitei L E，Zadpoor A A，Peppas N A. Immobilization of nanocarriers within a porous chitosan scaffold for the sustained delivery of growth factors in bone tissue engineering applications. Journal of Biomedical Materials Research Part A，2020，108：1122-1135.

[20]　Mouriño V，Cattalini J P，Roether J A，Dubey P，Roy I，Boccaccini A R. Composite polymer-bioceramic scaffolds with drug delivery capability for bone tissue engineering. Expert Opinion on Drug Delivery，2013，10：1353-1365.

[21]　Zhang L，Yang G，Johnson B N，Jia X. Three-dimensional（3D）printed scaffold and material selection for bone repair. Acta Biomaterialia，2019，84：16-33.

[22]　Andersen M Ø，Le D Q S，Chen M，Nygaard J V，Kassem M，Bünger C，Kjems J. Spatially controlled delivery of siRNAs to stem cells in implants generated by multi-component additive manufacturing. Advanced Functional

Materials，2013，23：5599-5607.

[23] Nguyen L H，Gao M，Lin J，Wu W，Wang J，Chew S Y. Three-dimensional aligned nanofibers-hydrogel scaffold for controlled non-viral drug/gene delivery to direct axon regeneration in spinal cord injury treatment. Scientific Reports，2017，7：1-12.

[24] Lienemann P S，Lutolf M P，Ehrbar M. Biomimetic hydrogels for controlled biomolecule delivery to augment bone regeneration. Advanced Drug Delivery Reviews，2012，64：1078-1089.

[25] Mouriño V，Boccaccini A R. Bone tissue engineering therapeutics：controlled drug delivery in three-dimensional scaffolds. Journal of the Royal Society Interface，2010，7：209-227.

[26] Channasanon S，Udomkusonsri P，Chantaweroad S，Tesavibul P，Tanodekaew S. Gentamicin released from porous scaffolds fabricated by stereolithography. Journal of Healthcare Engineering，2017，2017：9547896.

[27] Lee C H，Rodeo S A，Fortier L A，Lu C，Erisken C，Mao J J. Protein-releasing polymeric scaffolds induce fibrochondrocytic differentiation of endogenous cells for knee meniscus regeneration in sheep. Science Translational Medicine，2014，6：1-11.

[28] Lin D，Chai Y，Ma Y，et al. Rapid initiation of guided bone regeneration driven by spatiotemporal delivery of IL-8 and BMP-2 from hierarchical MBG-based scaffold. Biomaterials，2019，196：122-137.

[29] Dang W，Ma B，Li B，Huan Z，Ma N，Zhu H，Chang J，Xiao Y，Wu C. 3D printing of metal-organic framework nanosheets-structured scaffolds with tumor therapy and bone construction. Biofabrication，2020，12（2）：025005.

[30] Guo Z，Bo D，He P，Li H，Wu G，Li Z，Zhou C，Li Q. Sequential controlled-released dual-drug loaded scaffold for guided bone regeneration in a rat fenestration defect model. Journal of Materials Chemistry B，2017，5：7701-7710.

[31] O'Brien E M，Risser G E，Spiller K L. Sequential drug delivery to modulate macrophage behavior and enhance implant integration. Advanced Drug Delivery Reviews，2019，1491150：85-94.

[32] Li T，Peng M，Yang Z，Zhou X，Deng Y，Jiang C，Xiao M，Wang J. 3D-printed IFN-γ-loading calcium silicate-β-tricalcium phosphate scaffold sequentially activates M1 and M2 polarization of macrophages to promote vascularization of tissue engineering bone. Acta Biomaterialia，2018，71：96-107.

[33] Tolouei A E，Dülger N，Ghatee R，Kennedy S. A magnetically responsive biomaterial system for flexibly regulating the duration between pro-and anti-Inflammatory cytokine deliveries. Advanced Healthcare Materials，2018，7：1-7.

[34] Niu Y，Li Q，Ding Y，Dong L，Wang C. Engineered delivery strategies for enhanced control of growth factor activities in wound healing. Advanced Drug Delivery Reviews，2019，146：190-208.

[35] Park C J，Clark S G，Lichtensteiger C A，Jamison R D，Johnson A J W. Accelerated wound closure of pressure ulcers in aged mice by chitosan scaffolds with and without bFGF. Acta Biomaterialia，2009，5：1926-1936.

[36] Saghazadeh S，Rinoldi C，Schot M，Kashaf S S，Sharifi F，Jalilian E，Nuutila K，Giatsidis G，Mostafalu P，Derakhshandeh H，Yue K，Swieszkowski W，Memic A，Tamayol A，Khademhosseini A. Drug delivery systems and materials for wound healing applications. Advanced Drug Delivery Reviews，2018，127：138-166.

[37] Zhang Z，Kuang G，Zong S，Liu S，Xiao H，Chen X，Zhou D，Huang Y. Sandwich-like fibers/sponge composite combining chemotherapy and hemostasis for efficient postoperative prevention of tumor recurrence and metastasis. Advanced Materials，2018，30：1-9.

[38] Zhao C，Wang Z，Hua C，Ji J，Zhou Z，Fang Y，Weng D，Lu L，Pang Y，Sun W. Design，modeling and 3D printing of a personalized cervix tissue implant with protein release function. Biomedical Materials，2020，15（4）：045005.

[39]　Lim S H，Kathuria H，Tan J J Y，Kang L. 3D printed drug delivery and testing systems—a passing fad or the future？. Advanced Drug Delivery Reviews，2018，132：139-168.

[40]　Lim S H，Chia S M Y，Kang L，Yap K Y L. Three-dimensional printing of carbamazepine sustained-release scaffold. Journal of Pharmaceutical Sciences，2016，105：2155-2163.

[41]　Lee J W，Kang K S，Lee S H，Kim J Y，Lee B K，Cho D W. Bone regeneration using a microstereolithography-produced customized poly（propylene fumarate）/diethyl fumarate photopolymer 3D scaffold incorporating BMP-2 loaded PLGA microspheres. Biomaterials，2011，32：744-752.

[42]　Kang K S，Lee S I，Hong J M，Lee J W，Cho H Y，Son J H，Paek S H，Cho D W. Hybrid scaffold composed of hydrogel/3D-framework and its application as a dopamine delivery system. Journal of Controlled Release，2014，175：10-16.

[43]　Radulescu D，Dhar S，Young C M，Taylor D W，Trost H J，Hayes D J，Evans G R. Tissue engineering scaffolds for nerve regeneration manufactured by ink-jet technology. Materials Science and Engineering C，2007，27：534-539.

[44]　Ker E D F，Nain A S，Weiss L E，Wang J，Suhan J，Amon C H，Campbell P G. Bioprinting of growth factors onto aligned sub-micron fibrous scaffolds for simultaneous control of cell differentiation and alignment. Biomaterials，2011，32：8097-8107.

[45]　Lee H J，Koh W G. Hydrogel micropattern-incorporated fibrous scaffolds capable of sequential growth factor delivery for enhanced osteogenesis of hMSCs. ACS Applied Materials and Interfaces，2014，6：9338-9348.

[46]　Vaithilingam J，Kilsby S，Goodridge R D，Christie S D R，Edmondson S，Hague R J M. Immobilisation of an antibacterial drug to Ti6Al4V components fabricated using selective laser melting. Applied Surface Science，2014，314：642-654.

[47]　Duan B，Wang M，Zhou W Y，Cheung W L，Li Z Y，Lu W W. Three-dimensional nanocomposite scaffolds fabricated via selective laser sintering for bone tissue engineering. Acta Biomaterialia，2010，6：4495-4505.

[48]　Du Y，Liu H，Yang Q，Wang S，Wang J，Ma J，Noh I，Mikos A G，Zhang S. Selective laser sintering scaffold with hierarchical architecture and gradient composition for osteochondral repair in rabbits. Biomaterials，2017，137：37-48.

[49]　Luo Y，Wu C，Lode A，Gelinsky M. Hierarchical mesoporous bioactive glass/alginate composite scaffolds fabricated by three-dimensional plotting for bone tissue engineering. Biofabrication，2013，5：015005.

[50]　Fahimipour F，Rasoulianboroujeni M，Dashtimoghadam E，Khoshroo K，Tahriri M，Bastami F，Lobner D，Tayebi L. 3D printed TCP-based scaffold incorporating VEGF-loaded PLGA microspheres for craniofacial tissue engineering. Dental Materials，2017，33：1205-1216.

[51]　Marques C F，Olhero S M，Torres P M C，Abrantes J C C，Fateixa S，Nogueira H I S，Ribeiro I A C，Bettencourt A，Sousa A，Granja，P L，Ferreira J M. Novel sintering-free scaffolds obtained by additive manufacturing for concurrent bone regeneration and drug delivery: proof of concept. Materials Science & Engineering C，2019，94：426-436.

[52]　Xiong Z，Yan Y，Wang S，Zhang R，Zhang C. Fabrication of porous scaffolds for bone tissue engineering via low-temperature deposition. Scripta Materialia，2002，46：771-776.

[53]　Lai Y，Li Y，Cao H，Long J，Wang X，Li L，Li C，Jia Q，Teng B，Tang T，Peng J，Eglin D，Alini M，Grijpma D，Richards G，Qin L. Osteogenic magnesium incorporated into PLGA/TCP porous scaffold by 3D printing for repairing challenging bone defect. Biomaterials，2019，197：207-219.

[54]　Diaz-Padilla I，Monk B J，Mackay H J，Oaknin A. Treatment of metastatic cervical cancer: future directions

involving targeted agents. Critical Reviews in Oncology Hematology，2013，85：303-314.

[55] Kessels S J M，Marshall H S，Watson M，Braunack-Mayer A J，Reuzel R，Tooher R L. Factors associated with HPV vaccine uptake in teenage girls：a systematic review. Vaccine，2012，30（24）：3546-3556.

[56] Emma A，Amedeo L. Cervical carcinoma in the European Union：an update on disease burden，screening program state of activation，and coverage as of march 2014. International Journal of Gynecological Cancer Official Journal of the International Gynecological Cancer Society，2015，25（3）：474.

[57] Zhang M F，Fan J B，Shuai C Q. Clinical analysis of two operation ways of cervical conization. Practical Clinical Medicine，2006，7（8）：104-105，108.

[58] Martin-Hirsch P P，Paraskevaidis E，Bryant A，Dickinson H O，Keep S L. Surgery for cervical intraepithelial neoplasia. Cochrane Database of Systematic Reviews，2010；6（6）：CD001318.

[59] van de Vijver A，Poppe W，Verguts J，Arbyn M. Pregnancy outcome after cervical conisation：a retrospective cohort study in the Leuven University Hospital. Bjog An International Journal of Obstetrics & Gynaecology，2010，117（3）：268-273.

[60] Freitas A C D，Gurgel A P A D，Chagas B S，Coimbra E C，Amaral C. Susceptibility to cervical cancer：an overview. Gynecologic Oncology，2012，126（2）：304-311.

[61] Silvano C，Pia D S，Simona V，Monica C，Zerbini M L，Monica M，Maria L，Monica M，Patrizia T，Donatella S，Paolo C，Stina S，Kari S. Factors predicting human papillomavirus clearance in cervical intraepithelial neoplasia lesions treated by conization. Gynecologic Oncology，2003，90（2）：358-365.

[62] Griffith L G，Gail N. Tissue engineering—current challenges and expanding opportunities. Science，2002，295（5557）：1009-1014.

[63] Mironov V，Boland T，Trusk T，Forgacs G，Markwald R R. Organ printing：computer-aided jet-based 3D tissue engineering. Trends in Biotechnology，2003，21（4）：157-161.

[64] Seyednejad H，Gawlitta D，Kuiper R V，Bruin A D，Nostrum C F V，Vermonden T，Dhert W，Hennink W. *In vivo* biocompatibility and biodegradation of 3D-printed porous scaffolds based on a hydroxyl-functionalized poly（ε-caprolactone）. Biomaterials，2012，33（17）：4309-4318.

[65] Su A P，Sang J L，Lim K S，Bae I H，Lee J H，Wan D K，Myung H J，Jun-Kyu P. *In vivo* evaluation and characterization of a bio-absorbable drug-coated stent fabricated using a 3D-printing system. Materials Letters，2015，141：355-358.

[66] Hung K C，Tseng C S，Dai L G，Hsu S H. Water-based polyurethane 3D printed scaffolds with controlled release function for customized cartilage tissue engineering. Biomaterials，2016，83：156-168.

[67] Lu L，Yang X，Li Y，Jiang S. Chemically modified bovine beta-lactoglobulin inhibits human papillomavirus infection. Microbes & Infection，2013，15（6-7）：506-510.

[68] Guo X，Qiu L，Wang Y，Wang Y，Wang Q，Song L，Li Y，Huang K，Du X，Fan W，Jiang S，Wang Q，Li H，Yang Y，Meng Y，Zhu Y，Lu L，Jiang S. A randomized open-label clinical trial of an anti-HPV biological dressing（JB01-BD）administered intravaginally to treat high-risk HPV infection. Microbes & Infection，2016，18（2）：148-152.

[69] Guo X，Qiu L，Wang Y，Meng Y，Zhu Y，Lu L，Jiang S. Safety evaluation of chemically modified beta-lactoglobulin administered intravaginally. Journal of Medical Virology，2016，88（6）：1098-1101.

[70] Parra-Saavedra M，Gómez L，Barrero A，Parra G，Vergara F，Navarro E. Prediction of preterm birth using the cervical consistency index. Ultrasound in Obstetrics & Gynecology the Official Journal of the International Society of Ultrasound in Obstetrics & Gynecology，2011，38（1）：44-51.

[71] 李小花，李井平，徐华，王少春，周烨. 经阴道超高速剪切波弹性成像对宫颈癌及癌前病变的诊断价值. 中国全科医学，2017，20（18）：2285-2288.

[72] Wang D Q，Wei L I，Liu X D，Huang Q S. Application and research advances in medical polyurethane. Modern Chemical Industry，2006；26（S1）：100-102.

[73] Chen W，Liu Y，Zhang F，Hu Q. The method of path planning for the regenerated bone-scaffold preparation based on additive manufacturing. Journal of Mechanical Engineering，2013，49（23）：12-20.

[74] Gbureck U，Vorndran E，Müller F A，Barralet J E. Low temperature direct 3D printed bioceramics and biocomposites as drug release matrices. Journal of Controlled Release，2007，122（2）：173-180.

[75] Kosmas K，Panos A，Panos M. A reappraisal of drug release laws using monte carlo simulations: the prevalence of the Weibull function. Pharmaceutical Research，2003，20（7）：988-995.

[76] 上海博源（北京）生物科技有限公司. http://www.sunpbiotech.cn/.

[77] Parra-Saavedra M，Gómez L，Barrero A，Parra G，Vergara F，Navarro E. Prediction of preterm birth using the cervical consistency index. Ultrasound in Obstetrics & Gynecology，2011，38（1）：44-51.

[78] Xiao-Hua L I，Jing-Ping L I，Hua X U，Wang S C，Zhou Y，Ultrasound D O. Value of transvaginal ultrafast shear wave elastography imaging in the diagnosis of cervical carcinoma and precancerous lesions Chinese general practice，2017，20：2285-2288.

[79] Jørgensen K，Jacobsen L. Factorial design used for ruggedness testing of flow through cell dissolution method by means of Weibull transformed drug release profiles. International Journal of Pharmaceutics，1992，88：23-29.

[80] Nott J P，Bonney E A，Pickering J D，Simpson N A. The structure and function of the cervix during pregnancy. Translational Research in Anatomy，2016，2：1-7.

[81] Li B，Brown K V，Wenke J C，Guelcher S A. Sustained release of vancomycin from polyurethane scaffolds inhibits infection of bone wounds in a rat femoral segmental defect model. Journal of Controlled Release，2010，145（3）：221-230.

[82] Kim J，Mirando A C，Popel A S，Green J J. Gene delivery nanoparticles to modulate angiogenesis. Advanced Drug Delivery Reviews，2017，119：20-43.

[83] Palo M，Holländer J，Suominen J，Yliruusi J，Sandler N. 3D printed drug delivery devices: perspectives and technical challenges. Expert Review of Medical Devices，2017，14：685-696.

[84] Hollister S J，Murphy W L. Scaffold translation: barriers between concept and clinic. Tissue Engineering-Part B Reviews，2011，17：459-474.

[85] Siepmann J，Faisant N，Akiki J，Richard J，Benoit J P. Effect of the size of biodegradable microparticles on drug release: experiment and theory. Journal of Controlled Release，2004，96：123-134.

[86] Garg T，Singh O，Arora S，Murthy R S R. Scaffold: a novel crrier for cell and drug delivery. Critical Reviews™ in Therapeutic Drug Carrier Systems，2012，29：1-63.

[87] Wang Y，Miao Y，Zhang J，Wu J P，Kirk T B，Xu J，Ma D，Xue W. Three-dimensional printing of shape memory hydrogels with internal structure for drug delivery. Materials Science and Engineering: C，2018，84：44-51.

[88] Baumann B，Jungst T，Stichler S，Feineis S，Wiltschka O，Kuhlmann M，Lindén M，Groll J. Control of nanoparticle release kinetics from 3D printed hydrogel scaffolds. Angewandte Chemie International Edition，2017，56：4623-4628.

第13章

>>

3D 打印与微器官芯片集成制造技术介绍

13.1 ▶ 引言

　　自 2011 年美国总统奥巴马宣布启动由美国国立卫生研究院（NIH）、FDA 和国防部联合设立的人体芯片（human-on-chips）专项以来，全世界范围内掀起了人体芯片的研究热潮[1]。人体芯片，就目前的研究水平而言，更确切地说是芯片器官系统（organ-on-a-chip systems），也称为器官芯片（organs-on-chips）[2]，是在微流控芯片上构建细胞或组织或微器官培养装置，在微米尺度的腔室中排列活的细胞，然后连续灌注培养来模拟组织和器官水平的生理学功能和行为[3]。基于自由的微流体环境设计以及微环境因素控制 [如各种细胞源、生物理化特征（氧分压、pH值、间隙流动等）、ECM 特征（纤维密度、刚度、分布等）和生物化学因子（化学诱导物、趋化因子、生长因子等）刺激][4]，器官芯片可以体外重现器官/组织微环境，模拟复杂的病理或生理特征，成为生理或病理学研究的重要手段。因此在过去十年中，为了研究组织器官水平的生物学机制，各类组织器官芯片被相继开发出来，如肝脏、肾脏、肠道、脂肪、骨骼、骨髓、角膜、肺、心脏、横纹肌、皮肤、血管、神经和血脑屏障等的器官芯片的器官芯片[3]。

　　器官芯片的构建通常分为两个步骤：微流控装置的加工和芯片上生物功能单元的装载。尽管微流控芯片的加工方法多种多样，如模塑法、光刻化学腐蚀方法、离子或反应离子深刻蚀方法、注塑、印模或激光刻蚀、软光刻技术、热压法等（表 13-1），但对于传统的、小规模的芯片实验室，软光刻方法仍是当前的金标准，被广泛用于器官芯片制作[5]。软光刻（图 13-1）是一个多步骤过程，需要昂贵的加工设施和高洁净水平的标准实验室环境，多步骤过程也意味着劳动密集和较高的技术要求。此外，微流控芯片的加工周期较长，每次设计迭代都需要重新制作掩模板和重复烦琐的加工过程；由于该技术基于二维图案设计进行芯片加工，无法加工形状复杂、空间分布的微流道或腔室。体外生物结构在芯片上的装载通常也涉及烦琐复杂的多步骤操作[6,7]，完全或者多数情况下手动操作，摆脱不了对人技术熟练度的依赖。对于一些功能更强大的器官芯片[8-10]，涉及更复杂的芯片加工流程和更烦琐的生物单元装载操作，用以保证对复杂病理、生理学特征/过程的模拟。因此，尽管近三十年来微流控芯片技术在生物研究和生物医学工程中的应用迅速发展，但是离更普及的应用还有一定距离。

表 13-1　微流控芯片的各种加工方法对比[11]

技术	分辨率	制造时间	成本	大量生产
光刻 + 刻蚀	亚微米	中	很高	是
软光刻	亚微米	长	中	是
模塑法	微米	中	低	是
激光刻蚀（普通/双光子）	亚微米	短	很高	否
微细铣削	微米	短	高	否
3D 打印（SLA 光固化）	100μm	中	低	是

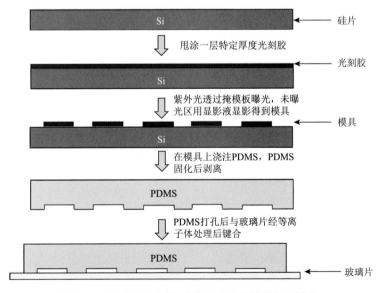

图 13-1　基于软光刻技术的微流控芯片的加工流程

3D 打印技术，也称增材制造（AM），是为了满足模型制造和快速原型制造（RP）的专业化需求而在 20 世纪 80 年代被首次引入[12]。通过计算机辅助设计（CAD）与快速原型制造的结合，3D 打印技术可以以相对较低的加工成本打印相对复杂的结构，相对低的设备成本也增加了 3D 打印机对多数实验室的可用性[13]。

与传统的微流控装置制作相比，3D 打印还可以简化芯片加工的多步骤制造过程，降低芯片的设计和加工难度，降低对人技术熟练度的依赖。此外，生物 3D 打印技术能够精确实现细胞、细胞外基质材料以及生长因子的 3D 空间排布[14]，在构建复杂器官/组织模型方面具有巨大潜力。生物 3D 打印技术同样可以简化传统器官芯片的构建流程，使 3D 类组织/类器官一次打印成形，尤其在构建复杂生物结构方面极具优势。

3D 打印技术结合微流控芯片技术，成为器官芯片构建及其更深应用的新的突破点。本章聚焦器官芯片中的 3D 打印技术，综述目前 3D 打印技术在器官芯片构建中的主要结合方式，讨论器官芯片制作过程中涉及的各种 3D 打印方法和打印材料，分析它们各自的优点和局限。最后，通过讨论和分析 3D 打印器官芯片中一些新方法、新材料的发展，展望未来 3D 打印技术在器官芯片应用领域的发展趋势。

13.2　3D 打印在微器官芯片构建中的应用

在过去十年中，高分辨率的 3D 打印技术的发展，进一步增强了业界制造微尺寸结构和微流控装置的能力[15]。生物 3D 打印技术（如喷墨打印[16, 17]、挤出式生物打印[18]和激光辅助生物打印[19, 20]）和可打印生物材料（基于海藻酸盐的凝胶、琼脂、明胶及其衍生物、复合材料等[21]）的发展，也保证了人们对芯片上生物结构进行高效、自动化打印的能力。近年来，许多学者报道了各种利用 3D 打印技术构建器官芯片的方法。总体来讲，这些研究大致分为三种情况：①3D 打印构建微流控装置；②芯片上生物组织的 3D 打印；③3D 打印完整的器官芯片。

13.2.1　3D 打印构建微流控装置

目前，主要有三种不同的策略来将 3D 打印技术应用于微流控装置的制造中：一是用 3D 打印方法制作浇注 PDMS 芯片的模具，二是利用 3D 打印技术的优势打印复杂的微流体控制器件，三是直接 3D 打印用于细胞培养的微流控装置。

用 3D 打印的模具制造 PDMS 芯片，既利用了 3D 打印技术的许多优点（快速原型、降低产品开发周期、低成本等），也兼顾了传统芯片中最普遍用到的材料——PDMS 的材料特性优势（如生物相容性和透氧性）；同时，这种方法避免了对非生物相容材料的直接使用，克服了商业化材料（如树脂）表面特性未知的缺点[22]。Comina 等通过微型光固化打印机（micro-SLA）制作了用于浇注 PDMS 的模板，并强调了每个模板的制造成本为 0.48 美元[23]。然后，他们在制作好的微流控芯片中检测葡萄糖浓度。

用 3D 打印模具来制作基于 PDMS 的微流控芯片，在细胞培养应用中具有巨大的潜力。如图 13-2 所示，Kamei 等通过 Polyjet 打印机来打印紫外光固化材料，制造模具，然后将 PDMS 倒入模具中以形成 5mm 厚的微流控装置（microfluidic device）；然后使用该装置来研究生长因子浓度梯度对胚胎干细胞存活率和生长的影响[24]。

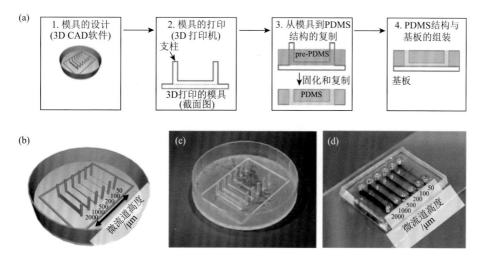

图 13-2　3D 打印 PDMS 浇注模板用于制作微流控芯片[24]：（a）微流控芯片制作流程；（b）不同高度的微通道结构设计；（c）3D 打印的模板实物图；（d）最终制作成的微流控芯片

Saggiomo 等提出一种复杂微流道的构建方法，通过打印丙烯腈丁二烯苯乙烯（ABS）可去除支架，在 PDMS 中实现 3D、多层、复杂的微米通道[25]。具体的实现过程是先用熔融挤压（FDM）打印机，打印出 ABS 支架；然后，将 PDMS 浇注在支架上，放在烘箱中烘烤使 PDMS 固化；再将固化后的 PMDS 泡在丙酮中12h，使 ABS 支架溶解，最终形成复杂的微通道。

3D 打印技术具有精确构建复杂几何形状的微流道的能力。利用 3D 打印技术来构建微泵、微阀、流体混合器等微流体操控器件，可以增强微流控芯片的集成功能，构建复杂的体外生物模型[26]。这些功能器件的 3D 打印构建，丰富了微流控芯片的流体控制功能，为器官芯片的自动化构建提供了十分有力的支撑。此外，微流控芯片功能器件也可以模块化地制造，并且通过可互换设计任意组合，按照需求自由定制以实现期望的功能。Shallan 等通过 3D 打印技术开发了用于自来水硝酸盐分析的微流控组件，包括微混合器、梯度发生器、液滴发生器和等速电泳模块等[27]。在他们的工作中，使用了 SLA 打印机来打印低黏度树脂（由改性丙烯酸酯低聚物单体、环氧单体、光引发剂和添加剂组合而成），该材料具有良好的光学透明度，透光率为 60%。Au 等采用光固化打印技术，打印出可以集成到细胞培养芯片上的阀门和泵（图13-3）[28]。他们采用的是一种商业化树脂，接近无色，具有可用的润湿性且满足最低的生物相容标准。同时他们打印的泵和阀门可以集成到微流控设备上，实现微流控装置的自动化控制。Enders 等用高分辨率的 Polyjet 打印机打印出五种不同的微流控被动混合器，通过流体动力学数值分析和实验结果，评估各种微混合器的混合性能[29]。

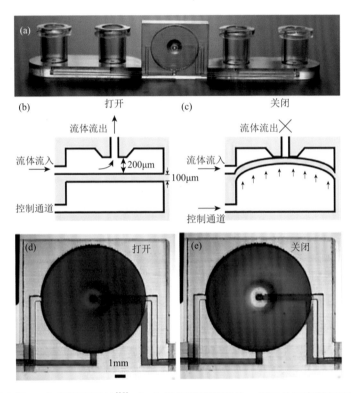

图 13-3　基本的 3D 打印阀门设计[28]：（a）单阀装置的照片；阀门单元在其打开（b）和关闭（c）状态下的示意图；阀门单元在打开（d）和关闭（e）状态下的显微镜照片

随着 3D 打印精度的不断提高以及生物相容的、透明的可打印材料的不断开发，可以直接打印用于细胞培养的微流控芯片，不需要额外的组件来完成其功能[30]。直接 3D 打印的微流控芯片不同于打印 PDMS 浇注模板或者打印微流控芯片的功能器件，它对打印材料的生物相容性、透光度、润湿性等有着更高的要求。良好的生物相容性保证细胞可以在微流控芯片上长期良好地生长，在器官芯片培养过程中无细胞毒性。透光度的保证，可以实现器官芯片的实时观测，监测细胞的形态特征、运动特征等生理学行为。材料的润湿性可以保证在芯片上装载生物材料或细胞时不会产生气泡，影响生物学功能。

Knowlton 等使用光固化 3D 打印机打印出微流控芯片，然后在芯片上通过含细胞水凝胶的图案化光固，实现细胞 3D 培养环境的构建[6]。尽管他们使用的是透光度较好的树脂材料，但是由于打印的微流控芯片表面粗糙度差，不能够保证良好的透光度。因此，他们通过砂纸打磨微流控装置的表面，降低表面粗糙度来提升芯片的透光度。

Ong 等在 3D 打印的微流控芯片上固定和维持 3D 多细胞球团（图 13-4），评估细胞的存活率和功能[31]。为了保证微流控装置良好的生物相容性和透明度，他们采用玻璃板和 PDMS 薄膜作为支撑底板，用于承载细胞球团。为了使微流控芯片细胞培养装置更加简单和容易地进行长期的生物实验，他们还设计了无泵灌注培养系统，依靠重力驱动流体来实现营养和氧气的动态供给。

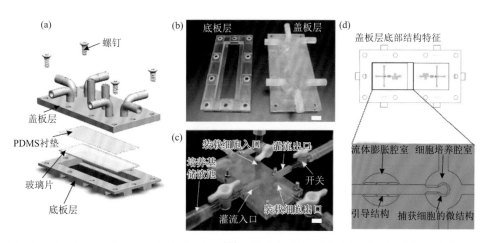

图 13-4　3D 打印微流控细胞球团培养系统[31]：（a）装置的结构分解图；（b）装置的上层和下层结构实物图；（c）组装成最终使用的芯片实物图；（d）3D 打印芯片的顶层结构的俯视图以及局部放大图

13.2.2　3D 打印构建芯片内生物组织

生物 3D 打印技术基于离散堆积原理，自动化沉积根据不同的生物材料、细胞、生长因子等，可以构建更加准确的生物模型[32]。可打印的生物材料通常为水凝胶，由天然的或者合成的聚合物组成，可以形成高含水量的三维亲水网络[33]。水凝胶材料可以使细胞 3D 空间排布，提供更加仿生的生理环境，研究复杂的细胞与细胞、细胞与细胞外基质之间的相互作用。微流控芯片在器官芯片应用中的最大优势就在于可以简单地实现流体流动，构建类似于体内的流体微环境进而模拟流体的机械力刺激和相关物质交换功能。因此，基于微流控平台进行生物组织/

器官的 3D 打印，是生物打印技术在器官芯片领域的重要结合策略，成为当前器官芯片的重要发展方向之一。

基于喷墨打印技术，Zhang 等提出了一种在微流控装置上精确且方便进行细胞图案化的方法，然后将芯片用于细胞共培养、药物刺激和分析[34]。基于他们自制的喷墨打印机，通过调整打印参数，实现多种含细胞生物材料的同时打印，并通过软件控制形成精确的细胞阵列。这项工作首次展示了将细胞喷墨打印技术和微流控技术结合在一起的可行方法，展示了同时打印多种细胞的能力，极大减少了常规器官芯片构建中烦琐费力的人为操作。

Bhise 等利用微流控装置构建生物反应器（图 13-5），然后通过挤出式生物打印机将混有 HepG2/C3A 细胞球团的水凝胶材料打印在生物反应器腔室中，用于长期的细胞培养[35]。生物反应器展现了对体外生物结构进行长期动态培养的潜力，通过分析类肝组织的代谢产物，这种动态培养模式也表现出更强的肝功能和活性。最后通过药物毒性分析，该器官芯片也表现出与动物实验或者其他体外实验一致的药物反应结果。

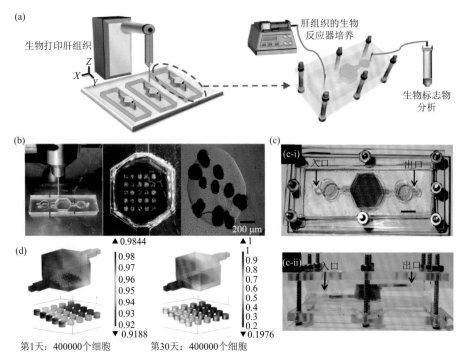

图 13-5　芯片上微肝组织的生物打印[35]：（a）集成生物打印机和生物标志物分析模块的肝生物反应器示意图；（b）在芯片上打印可光交联的甲基丙烯酰化明胶（GelMA）水凝胶材料形成微肝组织点阵；（c）组装后的微肝组织生物反应器；（d）考虑氧消耗的生物反应器中的氧浓度梯度仿真

13.2.3　3D 打印构建一体化的微器官芯片

随着 3D 打印技术的发展，对微流控装置的 3D 打印越来越普遍。生物 3D 打印允许多种生物材料自下而上逐层堆积，可以非常有效地在芯片上制造复杂、异质的微器官[36]。通过 3D 打印技术，同时打印微流控装置和 3D 的含细胞组织，可以高效率、自动化地实现器官芯片的一步制造。

Hamid 等通过使用自制的 3D 打印机，在玻璃基板上实现微流道和细胞的同时打印[37]。他们自制的打印机主要包括 4 个喷头：光聚合喷头用于打印高黏度的 SU-8 光刻胶，同时使用 UV 微型喷头使 SU-8 固化；等离子体喷嘴用于处理光固化后形成的微流道的表面，改善表面的化学特性；最后用生物打印喷头在微流道中沉积细胞。该集成系统具有以下优势：①通过无掩模制造技术来消除对掩模的需要；②允许在模型制造时直接进行打印表面的修饰；③缩短了制造时间；④避免使用有毒化学品；⑤允许微流道被制造的同时，进行多种细胞/生物材料的异质沉积。

Lee 等介绍了一种新的生物打印方法（图 13-6），并将其应用到器官芯片构建中，通过简单的一步制造工艺来构建器官芯片[38]。在多种候选的生物相容聚合物中，PCL 无毒，熔点相对较低（为 60℃），在打印过程中不会对细胞造成损伤，

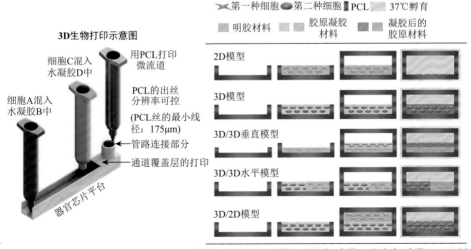

步骤1：打印空腔　步骤2：打印含　步骤3：打印含　步骤4：37℃孵育
　　　　　　　　　细胞的水凝胶　细胞水凝胶，打
　　　　　　　　　　　　　　　　印流道和覆盖层

图 13-6　3D 生物打印示意图及各种类型的器官芯片打印流程[38]

因此被选为器官芯片的外壳材料，打印微流控装置。在打印的平台上，不同细胞类型和多种生物材料被成功地打印到器官芯片的期望位置，实现器官芯片的仿生构建。最后，通过 3D 打印微肝芯片并进行肝功能检测，发现打印的肝芯片表现出很强的肝活性和功能。

Homan 等通过生物 3D 打印技术构建具有空间拓扑结构的人肾近端小管，并将其放入可灌注的组织芯片中，实现了持续两个月的长期培养[39]。首先，他们通过挤出式打印方法，将生物相容的硅树脂材料打印在玻璃基板上，形成可灌注芯片的外围结构和流体出/入口。接着，通过生物 3D 打印技术将普朗尼克 F127 材料打印在可灌注芯片的内部，用于形成 3D 卷曲的人肾近端小管结构。然后，将水凝胶材料浇注在普朗尼克 F127 结构上方，水凝胶交联后去除普朗尼克 F127，最终形成空心的人肾近端小管结构。最后，在管道结构中装载细胞，灌流培养，用于后续的生物功能检测和药物评价。

13.3 用于微器官芯片构建的 3D 打印技术和材料

结合 3D 打印技术构建器官芯片，为构建更复杂、功能更强的体外类组织或类器官提供了很好的思路和更加快捷简便的方法。在这个"结合"的过程中，如何选择合适的打印技术和打印材料一直是众多学者关心并致力发掘的问题。因此，这一部分内容主要概述目前用在器官芯片中的各种 3D 打印技术和打印材料，分析不同"结合"策略对打印技术和材料的要求并说明各类方法的优势和不足。

13.3.1 用于 3D 打印微流控装置的 3D 打印方法和材料

目前，用于微流控装置制造的 3D 打印技术主要是熔融沉积（FDM）、Polyjet 打印以及立体光刻（SLA）（表 13-2）。以上三种打印技术在市场上都有成熟的打印机产品以及配套使用的自动化打印软件和可打印的材料。用户可以从 3D 打印机公司购买到成套的产品，而所花的费用仅为常规软光刻实验室所需设备和实验环境费用的一小部分[30, 40, 41]。打印机自动化的操作软件和用户友好界面，极大地减少了使用人员的操作难度，缩短了产品的迭代周期，降低了用户早期的产品开发成本。此外，3D 打印微流控芯片可以克服传统软光刻方法二维设计的局限性，构建包含复杂通道和结构的微流控芯片[12]。以上 3D 打印技术的整体技术优势，是推动 3D 打印微流控装置发展的根本原因。

表 13-2　用于 3D 打印微流控装置的 3D 打印方法和材料[21]

打印技术	材料	打印机分辨率	表面粗糙度和精度	优势	局限	主要应用和参考文献
立体光刻（SLA）	光敏树脂	x/y 方向为约 56μm，z 方向为 50μm	表面粗糙度在 200nm 以下（取决于打印机）；大约 5%~10% 的打印误差（当公称直径为 500μm 时）[31]	高分辨率，表面光洁度高，可以实现复杂结构打印、低材料成本等	打印效率低；打印材料非生物相容；透明度差；打印浇注 PDMS 的模具需要特殊处理；打印过程对细胞有害等	打印 PDMS 浇注模具[23, 42]；3D 打印微泵[43]；止回阀[44]
	光敏树脂（PIC100）	25μm（实际精度为 120μm）				打印 PDMS 浇注模具[45]
	WaterShed X C 111 22 树脂	实际 z 方向分辨率为 100μm				打印微泵、微阀[28]
	聚碳酸酯（PC）	z 方向分辨率为 50.8μm				打印微流控芯片[31]
	光反应树脂	z 方向分辨率为 50μm				打印微流控芯片[6]
Polyjet 打印	紫外光固化树脂	x/y/z 方向为约 56μm（实际精度为 50μm）	表面粗糙度与 SLA 方法接近（取决于打印机）；大约 15% 的打印误差[24] 或者 50% 的打印误差[31]（当公称直径为 500μm 时）	打印分辨率高，商业化的打印机和打印材料	打印过程中去掉牺牲层材料需要烦琐的操作；打印误差较大；打印过程对细胞有害等；只能打印低黏度材料	打印 PDMS 浇注模具[24]，3D 打印微混合器[29]
	Polyjet 用光敏树脂（VeroClear-RGD810）	z 方向分辨率为 18μm				打印微流控芯片[31]
	光敏树脂（VeroBlack）	z 方向分辨率为 28μm				打印微流控芯片连接部件[46]
熔融沉积（FDM）	聚乳酸纤维（PLAF）	z 方向分辨率为 100μm	表面粗糙度和加工精度低于 Polyjet 和 SLA 打印方法	打印机和材料廉价，打印过程细胞毒害小，打印成品不需要复杂的后处理	打印精度差，透明度低，透气性差，表面粗糙度高等	打印 PDMS 浇注模具[47]
	硅树脂	z 方向分辨率为 100μm				打印微流控芯片[48]
	聚苯乙烯（ABS）	>100μm				打印可去除支架，用于浇注 PDMS 芯片[25]
热电流体喷射打印	聚乳酸-羟基乙酸共聚物（PLGA）	最小尺寸约为 10μm	—	高分辨率，用于打印复杂的网格结构	重复定位精度差，不能打印复杂的实体结构	打印可降解支架用于构建微流道[11]
数字光处理立体光刻	定制的光固化树脂	x/y 方向为 20μm，z 方向为 18μm	优于 Polyjet 和 SLA 打印方法	很高的打印精度	设备昂贵，还未商业化	打印微通道[49]，打印 PDMS 浇注模具[50]

　　将 3D 打印技术应用到微流控芯片制造的过程中，主要是综合考虑各种 3D 打印技术的打印精度、表面粗糙度、技术成本、打印成本、材料成形后的透明度、材料的生物相容性等。Jia 等使用各种不同打印机和材料打印微流控装置，表征了装置的表面粗糙度，结果表明熔融沉积打印方法具有比 Polyjet 和 SLA 打印方法

更差的表面粗糙度，不适合更高表面粗糙度要求的微流道制作[51]。Ong 等通过比较 Polyjet 和 SLA 打印方法，发现与 Polyjet 打印相比，SLA 可以获得更好的表面光洁度和更小的可打印尺寸（约为 130μm），并且具有更低的打印误差（低于 50%）[31]。他们的这些结果与其他课题组的结果一致[52-54]。但是 Knowlton 等同样比较了 SLA 和 Polyjet 的实际打印效果并得出了相反的结论[6]。这意味着打印精度和表面粗糙度不仅跟打印方法有关，也与打印机和打印材料有关，尽管 SLA 打印方法相比于 Polyjet 打印通常可以获得更高的打印精度和更好的表面粗糙度。Ong 等论证了打印精度也受到许多其他因素的影响，如标称尺寸和几何形状等[31]。此外，使用 Polyjet 打印机时，还需要牺牲性支撑材料来支持复杂结构打印[49, 51]，这需要在打印完成后将牺牲材料清除，而清除的过程经常导致微流道的结构变形，反过来又增大打印误差。值得一提的是，基于数字光学处理器的立体光刻（DLP-SLA）技术，Gong 等提出了一种高精度的 3D 打印方法[49]，即一种通道缩窄技术结合他们的定制打印机和自行开发的材料，实现了非常高精度的微流体通道（18μm×20μm）打印。

用于 FDM、Polyjet 和 SLA 的打印材料通常是不透明且非生物相容的，也具有细胞毒性，因此它们常用于打印浇注 PDMS 芯片的模具或者用于流体驱动控制的微器件[23]。然而，用于 PDMS 浇注模具的打印材料通常是光敏树脂，这种材料成形后直接浇注 PDMS 会影响 PDMS 的固化效果。因此，在浇注 PDMS 溶液之前，打印的模具需要进行预处理操作。Comina 等提出了一种方法，通过用乙醇和特定油墨处理光固化模具，来解决 PDMS 无法固化的问题[23]。具体方法是：将模具浸泡在乙醇中，超声处理 2min；将模具从乙醇中取出后立即将油墨（Pentel NN60）喷涂在模板表面上，然后在该油墨涂层干之前将 PDMS 倒在模板上。可打印的树脂或聚合物通常不是生物相容的，并且很少直接作为细胞或组织培养的腔室。例如，Esch 等在模块化打印的微流控装置中，使用生物相容的多孔聚碳酸酯膜和编织尼龙支架来构建胃肠道组织和肝脏组织[55]。Singh 等使用非细胞毒性材料硅树脂打印生物启发的拱形微流控芯片，作为组织活检微流道。在植入动物体内前，该芯片与器官之间用一层 3D 生物打印的水凝胶材料（聚丙烯酸钠或质量分数为 30%的普朗尼克 F127）隔开，避免与体内器官的直接接触[48]。Ong 等选择用 VeroClear-RGD810 和 PC 的混合物来打印微流体装置，因为它们具有生物相容性[31]。然而，与大多数光敏树脂一样，这两种材料的光学性能并不如 PDMS 好，不能可视化观测生物样品，限制了这些材料在 3D 打印微流控装置中的应用。

13.3.2 器官芯片中的生物 3D 打印方法和生物材料

生物 3D 打印技术是构建复杂水凝胶生物结构的有力技术平台，广泛用于打印体外组织/器官构建病理或药理模型[56]。目前，应用到芯片上打印生物结构的技术主要是喷墨打印、微挤出打印和激光辅助生物打印方法（SLA、双光子聚合 3D 打印和光图案法），如表 13-3 所示。

表 13-3　器官芯片中的生物 3D 打印方法和生物材料[21]

生物打印方法	打印材料	打印精度	优势	局限	主要应用和参考文献
喷墨打印	海藻酸钠	400～1000μm（直径）	离散打印；自动化过程，高通量	不适合打印高黏度的生物材料；不能打印大尺寸的生物结构	在芯片上打印含细胞微滴[34]
微挤出式打印	细胞悬液	—	连续打印，低成本，适合打印多种生物材料	低的成形精度，不适合高精度生物结构打印	在微流控芯片上直接打印细胞[57]
	基质胶（Matrigel）	—			在芯片上打印微滴阵列[58]
	明胶、鼠尾 I 型胶原	400μm			微肝芯片[38]
	由明胶和纤维蛋白组成的混合物	150～700μm			肾近端小管的生物打印方法[39]
	可光交联的 GelMA 水凝胶	800μm			在芯片上打印微肝结构[35]
立体光刻（SLA）	聚乙二醇二丙烯酸酯（PEGDA, MW 700）水凝胶	100 μm	高精度打印，可打印复杂的结构	光交联剂有细胞毒性，打印过程对细胞产生损伤，有限的可打印材料，不能打印含细胞材料	打印复杂可灌注血管网络结构[59]
双光子聚合 3D 打印（2PP）	甲基丙烯酰胺和丙烯酸甲酯改性的明胶	100nm	打印精度极高	特制水凝胶材料，打印设备昂贵，打印效率低，不适合常规尺寸生物结构的打印，不能打印含细胞材料	在微流控芯片上打印胎盘屏障结构[60]
光图案法	玻尿酸，基于明胶的水凝胶材料	100μm（直径）	快速成形；良好的水凝胶力学性能，可以获得更精细的生物结构；高通量	多层交联受限，不能打印复杂的生物结构	原位肝组织打印[61]
	可光交联的 GelMA 水凝胶	取决于微流控芯片腔室的尺寸			3D 的水凝胶微柱阵列[62]

微挤出式打印是打印体外生物结构最常用到的打印方式。通过挤出式喷头和 3D 运动平台，生物材料以微丝的方式选择性沉积在基板指定位置，通过温度、光、化学物质引发材料的物理或者化学交联形成 3D 凝胶结构[63, 64]。微挤出式打印方法也易于搭建起多喷头打印系统，允许同时打印多种材料以构建复杂的异质组织

或器官。此外，微挤出式打印机可以适用于大多水凝胶材料（适合更广泛黏度范围的材料，如细胞悬液、很高黏度的明胶等）的打印，并具有良好的 3D 成形能力（易与多种水凝胶成形方法结合）。微挤出式打印方法的打印分辨率不高，一般都在几百微米，具体由喷头移动速度、材料挤出速度、喷头参数以及打印材料的流变特性等决定，而实际打印结构的精度，除了受到打印分辨率的制约外，也与材料的成形方式有关。

喷墨打印方法一般打印低黏度的生物材料，对细胞的损伤较小，可以以高分辨率、高通量的方式图案化打印细胞[65]。然而，喷墨打印最适合低黏度范围的生物材料（如细胞悬液），一般不能用于高黏度水凝胶材料的打印，而多数水凝胶材料在合适的成形浓度范围内都是具有较高黏度的。这极大地限制了该方法更为普遍的应用，通常也不能单独用来构建复杂的体外生物结构。

激光辅助生物打印方法目前主要有三种：SLA、光图案法和双光子聚合 3D 打印。SLA 作为普遍认知的 3D 打印方法之一，具有打印更高精度、更复杂结构的能力。尽管目前广泛用于非生物材料的打印，但是随着可光固化水凝胶材料的开发，人们开始尝试用 SLA 打印更加精细的生物结构。例如，Zhang 等利用 SLA 技术打印 PEGDA 材料，成功构建了复杂的血管网络流道，用于营养物质的输送[59]。SLA 打印过程会对细胞造成损伤，打印含细胞水凝胶材料仍有许多未知的困难需要克服。光图案化也称为图案化光聚合[61]，具有快速原型制作的潜力，也可以实现很高的成形精度。将可光交联的水凝胶材料装载到微流控芯片的腔室中，通过图案化曝光，高通量地实现了图案化的含细胞 3D 结构。短暂的曝光时间，将紫外光对细胞的损伤降至很小，同时也获得了生物力学强度很好的生物结构[61, 62]。光图案化法构建生物结构只适用于平面结构加工，很难逐层堆叠打印复杂结构。目前生物 3D 打印技术主要的局限也是打印精度不够高，无法实现更精细结构的打印。因此，Mandt 等利用双光子聚合 3D 打印技术（目前打印精度最高的 3D 打印方法）在微流控芯片上打印类胎膜结构，模拟胎儿胎盘的屏障功能[60]。尽管这种技术突破了光的衍射极限，可以实现百纳米级别的打印精度，但是高昂的技术成本、需要特殊的水凝胶材料以及打印效率低等因素限制了该技术在器官芯片领域的应用。

水凝胶材料的主要成分是天然或者合成的高分子聚合物，可以形成 3D 的网络结构，含水量高，广泛用在体外 3D 生物结构构建。水凝胶材料一般具有优良的生物活性，促进细胞生长，模拟天然组织形态和机械特性，其良好的透明性也有利于观察细胞形态和复杂生理过程。大量的生物水凝胶材料，如基质胶、明胶、纤维蛋白、透明质酸和甲基丙烯酸明胶等，被用于制造各种复杂的组织或器官，如肝脏、肾小管、肿瘤和血管等[21]。体外组织或器官芯片中的生物结构打印方式，按照细胞的装载方式的不同分为两种。第一种是打印水凝胶材料形成生物支架，然后将细胞接种到支架上。Esch 等在微流控装置中打印出生物支架，通过将肝的非实质细胞接种到肝腔室中制造微米级的类肝脏组织[55]。Zhang 等使用聚乙二醇二丙烯酸酯（PEGDA，MW 700）水凝胶来制造包含微流体灌注网络的 3D 生物结构，并将细胞悬浮液灌注到网络中用于长期培养观察[59]。这种不含细胞打印的方式直接避免了打印过程对细胞的损伤，降低了对打印机、可打印生物材料和打印过程的生物学要求。然而，不能打印含细胞生物材料也同时限制这种方式更广泛的应用。第二种是直接打印含细胞的水凝胶结构。这种方式在器官芯片的构建中更常见，细胞直接嵌入水凝胶中，更符合人体内细胞的分布和生长情况。例如，Bhise 等将肿瘤细胞球团混合在 GelMA 凝胶溶液中，用于打印含 3D 肝细胞球团的微肝组织[35]。

13.4　3D 打印微器官芯片中新的技术、方法和材料的发展

近年来，3D 打印技术的普及，推动了 3D 打印器官芯片的发展，出现了各种各样的将 3D 打印技术运用在器官芯片中的研究实例。这部分内容将分析随着 3D 打印器官芯片出现的各种 3D 打印新技术、新方法和新材料，讨论这些新技术、新方法和新材料发展的内在驱动机制。

首先,3D 打印技术的普及应用,最先推动了 3D 打印微流控装置的发展[28, 30, 40, 66]。充分发挥 3D 打印技术的优势，补足传统微流控芯片技术的短板，是 3D 打印微流体装置出现的根本原因，其主要目标可总结为如下三点：①利用 3D 打印技术高效、廉价和自动化地制造微流控装置；②使用 3D 打印技术制造泵、阀门以及其他功能部件，以提高器官芯片的集成度和自动化水平；③摆脱传统软光刻方法基于平面二维图案设计的限制，实现 3D 空间分布的流道和腔室的设计与加工。

尽管 3D 打印微流控芯片具有诸多技术优势，但是与传统微流控芯片加工方法相比（表 13-1），3D 打印技术最大的劣势就在于成形精度太差，无法制作更加精细的结构。因此，改善 3D 打印技术的打印精度问题，成为 3D 打印微流控装置的重要发展方向。Coppola 等采用了热电流体喷射打印技术（也称为静电直写打印，主要原理基于聚合物液滴在高压电场中被拉成泰勒锥，并克服表面张力，在泰勒锥的尖端形成喷射细流）打印 PLGA 材料，可以形成直径从数百纳米到数百微米的微丝结构，在浇注 PDMS 溶液并固化后，溶解掉 PLGA 形成微流道结构[11]。该方法还有诸多问题需要解决，如打印过程较难精确控制微丝的直径、重复定位精度差、不能多层堆积形成高精度的几何实体等。基于数字光处理的立体光刻（DLP-SLA）技术，Gong 等开发出合适的光固化材料配比，

然后建立数学模型，根据紫外光吸收剂的浓度和光固化混合溶液的摩尔吸光系数来预估材料的临界曝光时间和光固化深度[49]。根据这种数学关系并结合他们的"通道缩窄技术"（也称为边缘补偿技术），实现了非常高精度的微流体通道（18μm×20μm）打印。基于同样的 DLP-SLA 打印机，Beauchamp 等也报道类似的方法，通过严格控制曝光区域和曝光时间来打印高精度微流控装置[67]。当然这种高打印精度的 SLA 技术很大程度上基于定制化的光固化材料、数字化控制的光源以及特殊的打印策略，离更广泛的应用还有很长距离，但是也提供了一种规避光学衍射极限的新方法。

高精度的 3D 打印技术多基于可光固化的树脂材料，而大多数树脂材料是具有细胞毒性的，生物相容性差且不透明，物理特性远远不如 PDMS 材料（微流控芯片制作中广泛使用的材料），这也限制了 3D 打印微流控装置的应用。目前主要有四种方法来避免材料问题导致的应用局限。第一种方法是在器官芯片中完全放弃 3D 打印材料的使用，用 3D 打印技术打印模板，然后通过浇注 PDMS来制作微流控芯片[23, 24, 42, 45, 47]。然而，用树脂材料打印的模具通常也会影响PDMS 的固化效果，需要对模具进行特殊的预处理。此外这种方式也存在与传统软光刻方法同样的问题（PDMS 固化后需要脱模），也不能加工几何结构复杂的流道。因此，一些学者用可溶解的材料打印几何结构复杂的模具，浇注 PDMS且固化后去除材料形成流道和腔室[25, 68]。可去除材料通常用挤出式方法打印，因而成形精度和表面粗糙度有限。第二种方法是避免使用 3D 打印材料来制造微流控装置的观察区域和细胞培养区域，而将其用于打印微流体控制组件，如泵和阀门等[28, 43, 44]。这些微流体控制组件可以用 3D 打印技术高效地加工出来，大大提高了微流控装置的流体操纵能力，为复杂器官或组织模型的构建提供了强有力的支持。第三种方法是尽量使用透明且生物相容的可打印材料。一些生物相容性材料，如聚碳酸酯（PC）、VeroClear-RGD810 和硅树脂已被用于制造生物相容性的微流体装置[31, 48]，但实际透明度仍然不理想。3D 打印的芯片通常会进行进一步的表面处理和抛光来改善其光学透明度[6]。直接使用 3D 打印的部件进行细胞培养，还需要考虑更多的因素，如耐化学性和耐溶剂性。Zhu 等评估了七种可打印聚合物的细胞毒性，观察到这些打印材料对细胞生长有明显的抑制作用[69]。在细胞培养过程中，打印部件中的有害物质的析出或者对生物试剂的吸附和消耗，也会对生物实验造成严重干扰。最后一种解决方法，用传统的软光刻加工芯片的材料来打印微流控装置。Hinton 等提出了一种 3D 打印方法，用于在亲水性的羧乙烯聚合物凝胶中打印 PDMS 预聚物，这种宾厄姆流体可以支持 PDMS 的嵌入式打印，从而形成完全由 PDMS 组成的微流道结构[70]。Bhattacharjee 等用 SLA 方法打印含有 PDMS 预聚物的混合物（含有 PDMS、光引发剂和光敏剂），在打印完成后将芯片浸泡在特定溶液中让有毒分子析出以确保长期细胞培养[71]。虽然这种混合物的 SLA 成形精度低于传统 SLA 光固化树脂材料，但明显优于挤出式打印方法。

生物 3D 打印技术的发展，可以让人们摆脱烦琐的人为操作，简单、高效、可重复地构建含多细胞的、复杂的生物组织或器官结构，这是生物打印技术在器官芯片应用中的最大优势。然而相比于常规复杂器官芯片，生物 3D 打印方式无法精细地打印含细胞结构，在芯片上的高分辨率观察也有诸多限制。喷墨打印可以高通量、高分辨率打印生物材料或细胞，但它不适合打印高黏度材料（多数水凝胶材料都是高黏度的）。因此高精度的生物打印方法仍是目前需要突破的难点。相对于挤出式生物打印方法，光交联水凝胶材料通常被认为可以打印精度更高的生物结构。因此，开发光交联水凝胶材料以及新的成形方法，成为当前生物打印器官芯片的研究热点。有学者用 SLA 方法打印生物材料并获得高精度的生物结构，但是大多数可光固化的生物材料都依靠紫外光固化，且因为打印过程生物不友好而不能含细胞打印。Elomaa 等合成了可以用可见光进行光固化的水凝胶材料，该材料也可生物降解，用于构建可降解的组织工程移植体[72]。他们用 SLA 方法含细胞打印了血管结构，因为材料可降解且生物相容，细胞保持了良好的生长和增殖能力。尽管有学者开发了可以双光子吸收的光固化水凝胶材料用于高精度的双光子聚合生物 3D 打印[60]，但是由于该技术的成本太高且不适合大尺寸结构体打印，还没有人尝试用该方法打印含细胞结构。利用数字光处理的立体光刻方法高通量打印图案化的含细胞 3D 结构，成为许多学者新的尝试方向[73]。基于微流控装置，紫外光可以透过 PDMS 材料让通道中的含细胞生物材料图案化光交联[61]，由于曝光时间短暂（18s），光固化后依然可以保证很高的细胞存活率。当然目前这些图案化构建含细胞结构的方法还有很多未知因素，没有实现多层打印，但该方法结合 3D 运动平台，或可为高精度、高通量构建复杂体外生物组织/器官提供很有力的技术平台支持。近期，Miri 等利用微流控装置，巧妙地在微流控芯片上实现了多材料、多层结构的图案化光刻，展现了芯片上高精度打印复杂异质生物结构的能力[74]（图 13-7）。

作为最主要的生物材料，水凝胶可以更仿生地模拟组织或器官的微环境，同时还提供促进细胞生长的生物因子。基于明胶改性的水凝胶材料（如可光交联的 GelMA），由于其优异的物理性质和生物学特性，已被广泛用于生物 3D 打印构建各种体外器官/组织模型[75]。在未来，这些基于明胶或者其他天然生物材料改性的水凝胶材料将会在器官芯片（尤其是在 3D 打印器官芯片）中发挥重要作用。当然，合成聚合物水凝胶材料，或者由天然生物材料衍生的水凝胶材料因为组分单一，替代不了天然 ECM 的复杂性，这也极大地限制了器官芯片的生物学功能。因此，基于器官的脱细胞 ECM（dECM）材料跃入众多学者的视线，因为其具有

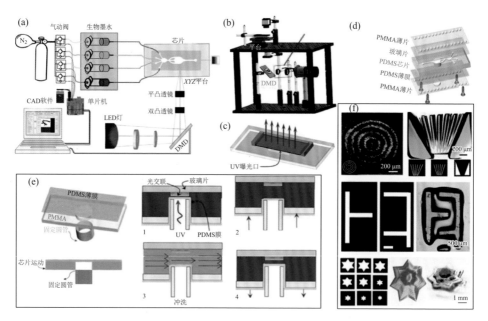

图 13-7 （a）多材料生物打印机的平面模式图；（b）DLP 光学平台的布置；（c）生物材料的紫外光固化过程示意图；（d）芯片的结构示意图；（e）在芯片实现多材料、复杂多层异质结构打印的示意图；（f）打印的各种复杂的异质结构[74]

与器官类似的生化成分而被认为是最具生物仿生性能的水凝胶材料[76]。在 Pati 等的研究中，他们通过脱细胞方法从脂肪、软骨和心脏等中提取了多种 dECM 材料，打印了各种 3D 生物结构，这些体外类组织/类器官显示出了更强的生物活性和器官特异性功能[77, 78]（图 13-8）。需要指出的是，由 dECM 材料形成的凝胶结构是较软的，力学强度不高，但是与高强度合成生物材料相结合进行多材料的生物打印，dECM 材料将会发挥更大的作用。

微流控芯片巨大的技术优势就在于对不同材料溶液的操控和混合的能力，可以构建复杂、异质的器官芯片，例如，Du 等基于流道中梯形微柱阵列的设计，分别在流道中灌注不同的 3D 含细胞胶原溶液或细胞悬液，实现复杂的癌症侵袭模型构建[79]；Mi 等利用微流体的层流特性，在流道中同时灌注载有 HepG2 的胶原溶液和含有 HUVEC 的胶原溶液，实现异质肝组织构建[80]。但这些方法都是基于手动操作或者半自动操作，芯片上生物结构的构建效率低。生物打印技术具有自动化、高效率打印的优势，充分结合微流控芯片强大的流体操控能力，可以制作带有特定结构的复合生物材料，实现多材料打印，这种新的生物打印技术也称为微流控生物打印（microfluidic bioprinting）[81]。微流控生物打印技术实现多材料打印的方式有两种，一是在微流控装置上实现不同打印材料的切换，二是利用微流体控制原理实现多材料复合打印。Pi 等描述了一种微流控生物打印喷头，可以

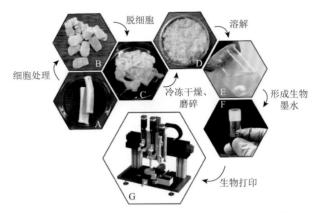

图 13-8　脱细胞 ECM（dECM）的打印流程图[78]

在喷头上实现两种生物材料的快速切换，提高了打印机进行多材料打印的能力[82]。Liu 等开发了一种微流控芯片，利用微流体控制原理将海藻酸盐和 GelMA 复合在一起形成双层中空微纤维，然后将该纤维打印成各种复杂的 3D 结构[83]。该方法的一个重要优势就是构建出了类似于骨组织的中空结构，当进行长期培养时，较高的降解速度也可使细胞不断长入材料中，从而获得更强的生物活性。

　　Colosi 等同样通过微流控芯片形成由藻酸盐和 GelMA 组成的复合材料，开发出用于 3D 生物打印的复合生物墨水[84]。他们所用打印机的喷头由微流控芯片组成，在微流控芯片中形成复合生物墨水并最终在喷嘴部位挤出，快速打印由不同材料和不同细胞形成的复杂组织结构，来模拟人体内组织/器官的特异性（图 13-9）。

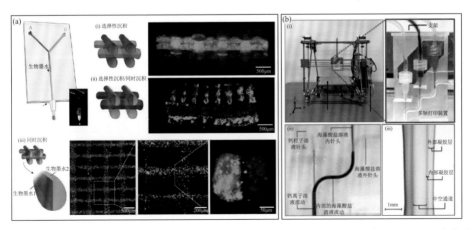

图 13-9　（a）Y 形微流控装置，用于打印材料切换或复合材料打印，挤出的生物材料中含有红色和绿色荧光玻璃粉[84]；**（b）多材料共轴复合打印：（ⅰ）**打印机及微流控芯片喷头，**（ⅱ）**氯化钙溶液和海藻酸盐溶液的三轴挤出式打印（氯化钙溶液无色，内部海藻酸盐黄色，外部海藻酸盐蓝色），**（ⅲ）**挤出后的多层中空管结构[85]

总之，生物 3D 打印技术与微流控芯片技术结合，已经成为目前生物打印技术的研究热点，近几年就出现了很多这方面的研究报道[81, 85-87]。

13.5 讨论与总结

通过精确控制微流控装置中的细胞、细胞外基质、生物信号分子和间质流动等因素，器官芯片可形成更加仿生的组织微环境，提供功能更强大的生物药理或病理模型。与传统的微流控芯片技术相比，3D 打印技术可以以高效、低成本、自动化的方式制造复杂的微流控装置，在体外构建由多种生物材料组成的异质组织/器官，成为器官芯片构建中的热门技术手段。

随着 3D 打印技术在器官芯片领域发挥越来越重要的角色，器官芯片相关研究呈现出新的特征和发展趋势：①完全由 3D 打印技术构建器官芯片；②器官芯片各个单元（微流控装置、流体控制器件以及体外微组织/器官）的模块化集成；③个性化的生物医学应用。完全通过 3D 打印的方式构建器官芯片，是更强大、更高效和自动化水平更高的体外仿生生物系统的制造方法，也是 3D 打印器官芯片的最终追求。打印机本身也需要是一个高度集成的 3D 打印系统，允许同时打印多种生物材料或者非生物材料，而且打印过程要生物友好。目前，可以同时兼容生物材料和非生物材料的打印机多是挤出式打印机，但是由于打印精度差、打印部件表面粗糙度不够以及透明度差等，很难获得令人满意的打印结果[38, 39]。当然打印材料本身的成形特点直接决定了生物打印和非生物打印技术的兼容方式，在未来，需要 3D 打印在技术、方法以及材料方面不断突破，才能真正实现 3D 打印器官芯片的广泛应用。通过各种微流道和腔室[88, 89]、芯片可集成的微泵/微阀[44, 90]以及其他功能部件的模块化集成，低成本构建复杂生理系统成为可能。此外，各种 3D 打印组织或者器官也可以模块化地整合在一起，形成多组织/器官参与的复杂生理系统，研究生理循环系统中复杂的生理/病理行为或者药物代谢过程[28]。当然，3D 打印装置的模块化集成需要标准化接口的设计，用于实现简单、稳定、密封的可互换连接[55]。器官芯片中各个模块之间的物质交换都是微量的，这就要求通过高精度的打印方法以及合适的材料选择来加工各个模块的连接口，保证可靠的流体密封性。快速原型设计是 3D 打印技术的主要优势之一，极大缩短了产品的开发周期，在个性化的生物医疗中发挥了重要作用。在生物医学中，患者病变的组织/器官的 3D 几何数据可以通过相应的扫描设备（如计算机断层扫描仪[45]、激光扫描装置[48]、磁共振成像设备等）获得。根据这些数据，3D 打印技术可以很快在体外重构出与体内一致的生理或病理环境，取代动物模型研究复杂的病理学和药理学机制。根据器官或组织的表面形貌数据，可以设计并打印出与器官/组织相耦合的可植入生物芯片，进而用于植入式检测或治疗。

需要强调的是，多器官系统，即人体芯片"human-on-chips"，将是未来器官芯片的重点发展方向。例如，由美国国立卫生研究院、国防高级研究计划局（DARPA）以及食品药品监督管理局发起的组织芯片计划，就是为了开发用于毒性和功效测试的人类微生理器官系统[91]。人体芯片必然需要用多种材料制作，涉及多个器官和相关功能部件的集成。除了高效率、低成本、低技术门槛和用户友好外，3D 打印技术在模块化集成和完全 3D 打印器官芯片方面显示出巨大的技术优势和潜力。在未来，器官芯片的 3D 打印方法结合器官/组织和其他功能组件的模块化集成策略，将为更强大的人体芯片的开发提供更多的技术支持。

因为强大的微流体操控能力，微流控芯片技术也被用在 3D 打印（生物打印[81, 83, 85]和非生物打印[92]）中，极大丰富了可打印材料并提高了打印能力。在器官芯片领域，微流控生物打印技术在多材料打印和多材料复合生物墨水的制备方面将不断深入发展。在多材料打印中，打印机的微流控喷头将增加更多的流体操控功能，实现流体或者粒子的混合、分选、复合等多种集成的功能。例如，Cole 等展示了在微流控喷头上进行材料复合、混合以及分选的实例，实现了皮升液滴或者单细胞高效、可控的阵列化打印[93]。结构多样、更具功能性的复合生物墨水可以获得更多的"智能"特征，对打印的细胞和组织产生诱导、促进或者刺激等内/外在调节作用[87]。内在调节主要是指模拟天然组织或器官中细胞外基质的化学、物理和生物学特性；外在调节也反映在药物递送或缓释方面，对体外生物模型产生外在的刺激作用。因此，借助微流控装置辅助加工各种复合的智能生物材料，为构建多功能器官芯片提供了大量可用的生物材料，这些复合材料将会在复杂体外生物模型构建中发挥重要作用。

在学科大交叉、大融合的背景下，3D 打印技术可以帮助摆脱传统器官芯片构建的局限，为器官芯片更进一步的发展和更广泛的应用注入新的活力。3D 打印器官芯片将在复杂生物学过程或病理学行为的研究中持续受到关注，不断克服应用过程中遇到的在技术、方法和材料（如打印精度、表面粗糙度、含细胞打印的方法兼容性、生物相容性、生物力学性能以及材料的透明度等）方面的诸多挑战。此外，与微流控芯片技术结合，3D 打印技术和可打印材料也获得了新的突破，并将进一步推动 3D 打印器官芯片的发展。总之，随着 3D 打印器官芯片相关研究的不断深入，以高效、自动化、模块化集成和个性化方式构建的器官芯片将在生物医学研究中发挥更大作用。

参 考 文 献

[1] 孙威, 陈雨晴, 罗国安, 张敏, 章弘扬, 王月荣, 胡坪. 器官芯片及其应用. 分析化学, 2016, 44 (4): 533-541.

[2] Huh D, Hamilton G A, Ingber D E. From 3D cell culture to organs-on-chips. Trends in Cell Biology, 2011, 21 (12): 745-754.

[3] Bhatia S N, Ingber D E. Microfluidic organs-on-chips. Nature Biotechnology, 2014, 32 (8): 760-772.

[4] Katt M E, Placone A L, Wong A D, Xu Z, Searson P C. in vitro tumor models: advantages, disadvantages, variables, and selecting the right platform. Frontiers in Bioengineering & Biotechnology, 2016, 4 (4): 12.

[5] Beebe D J, Mensing G A, Walker G M. Physics and applications of microfluidics in biology. Annual Review of Biomedical Engineering, 2002, 4: 261-286.

[6] Knowlton S, Chu H Y, Ersoy F, Emadi S, Khademhosseini A, Tasoglu S. 3D-printed microfluidic chips with patterned, cell-laden hydrogel constructs. Biofabrication, 2016, 8 (2): 025019.

[7] Ho C M, Ng S H, Li K H, Yoon Y J. 3D printed microfluidics for biological applications. Lab on a Chip, 2015, 15 (18): 3627-3637.

[8] Lee M, Kim E J, Cho Y, Kim S, Chung H Y, Park N H, Song Y S. Predictive value of circulating tumor cells (CTCs) captured by microfluidic device in patients with epithelial ovarian cancer. Gynecologic Oncology, 2017, 145 (2): 361-365.

[9] Xiao S, Coppeta J R, Rogers H B, Isenberg B C, Zhu J, Olalekan S A, McKinnon K E, Dokic D, Rashedi A S, Haisenleder D J, Malpani S S, Arnold-Murray C A, Chen K, Jiang M, Bai L, Nguyen C T, Zhang J, Laronda M M, Hope T J, Maniar K P, Pavone M E, Avram M J, Sefton E C, Getsios S, Burdette J E, Kim J J, Borenstein J T, Woodruff T K. A microfluidic culture model of the human reproductive tract and 28-day menstrual cycle. Nature Communications, 2017, 8: 14584.

[10] Tang M, Loo J F, Wang Y, Zhang X, Kwok H C, Hui M, Leung C C, Kong S K, Wang G, Ho H P. Motor-assisted chip-in-a-tube (MACT): a new 2-and 3-dimensional centrifugal microfluidic platform for biomedical applications. Lab on a Chip, 2016, 17 (3): 474-483.

[11] Coppola S, Nasti G, Todino M, Olivieri F, Vespini V, Ferraro P. Direct writing of microfluidic footpaths by pyro-EHD printing. ACS Applied Materials & Interfaces, 2017, 9 (19): 16488-16494.

[12] Zhou Y. The recent development and applications of fluidic channels by 3D printing. Journal of Biomedical Science, 2017, 24 (1): 80.

[13] Attalla R, Ling C, Selvaganapathy P. Fabrication and characterization of gels with integrated channels using 3D printing with microfluidic nozzle for tissue engineering applications. Biomedical Microdevices, 2016, 18 (1): 1-12.

[14] Liaw C Y, Guvendiren M. Current and emerging applications of 3D printing in medicine. Biofabrication, 2017, 9 (2): 24102.

[15] Kotz F, Risch P, Helmer D, Rapp B E. High-performance materials for 3D printing in chemical synthesis applications. Advanced Materials, 2019, 31 (26): 1805982.

[16] Xu T, Zhao W, Zhu J M, Albanna M Z, Yoo J J, Atala A. Complex heterogeneous tissue constructs containing multiple cell types prepared by inkjet printing technology. Biomaterials, 2013, 34 (1): 130-139.

[17] Xu T, Jin J, Gregory C, Hickman J J, Boland T. Inkjet printing of viable mammalian cells. Biomaterials, 2005, 26 (1): 93-99.

[18] Iwami K，Noda T，Ishida K，Morishima K，Nakamura M，Umeda N. Biorapid prototyping by extruding/aspirating/refilling thermoreversible hydrogel. Biofabrication，2010，2（1）：14108.

[19] Kérourédan O，Bourget J，Rémy M，Manciet S C，Kalisky J，Catros S，Thebaud N B，Devillard R. Micropatterning of endothelial cells to create a capillary-like network with defined architecture by laser-assisted bioprinting. Journal of Materials Science：Materials in Medicine，2019，30（2）：1-12.

[20] Guillotin B，Souquet A S，Duocastella M，Pippenger B，Bellance S，Bareille R，Rémy M，Bordenave L，Amédée J，Guillemot F. Laser assisted bioprinting of engineered tissue with high cell density and microscale organization. Biomaterials，2010，31（28）：7250-7256.

[21] Mi S，Du Z，Xu Y，Sun W. The crossing and integration between microfluidic technology and 3D printing for organ-on-chips. Journal of Materials Chemistry B，2018，6（39）：6191-6206.

[22] Gross B C，Anderson K B，Meisel J E，McNitt M I，Spence D M. Polymer coatings in 3D-printed fluidic device channels for improved cellular adherence prior to electrical lysis. Analytical Chemistry，2015，87（12）：6335-6341.

[23] Comina G，Suska A，Filippini D. PDMS lab-on-a-chip fabrication using 3D printed templates. Lab on a Chip，2013，14（2）：424-430.

[24] Kamei K I，Mashimo Y，Koyama Y，Fockenberg C，Nakashima M，Nakajima M，Li J J，Chen Y. 3D printing of soft lithography mold for rapid production of polydimethylsiloxane-based microfluidic devices for cell stimulation with concentration gradients. Biomedical Microdevices，2015，17（2）：1-8.

[25] Saggiomo V，Velders A H. Simple 3D printed scaffold-removal method for the fabrication of intricate microfluidic devices. Advanced Science，2015，2（9）：1500125.

[26] Temiz Y，Lovchik R D，Kaigala G V，Delamarche E. Lab-on-a-chip devices：how to close and plug the lab？. Microelectronic Engineering，2015，132：156-175.

[27] Shallan A I，Petr S，Monika C，Guijt R M，Breadmore M C. Cost-effective three-dimensional printing of visibly transparent microchips within minutes. Analytical Chemistry，2014，86（6）：3124-3130.

[28] Au A K，Bhattacharjee N，Horowitz L F，Chang T C，Folch A. 3D-printed microfluidic automation. Lab on a Chip，2015，15（8）：1934-1941.

[29] Enders A，Siller I G，Urmann K，Hoffmann M R，Bahnemann J. 3D Printed microfluidic mixers—a comparative study on mixing unit performances. Small，2019，15（2）：1804326.

[30] Au A K，Huynh W，Horowitz L F，Folch A. 3D-printed microfluidics. Angewandte Chemie International Edition，2016，55（12）：3862-3881.

[31] Ong L J Y，Islam A，Dasgupta R，Narayanan G L，Leo H L，Toh Y C. A 3D printed microfluidic perfusion device for multicellular spheroid cultures. Biofabrication，2017，9（4）：45005.

[32] Groll J，Boland T，Blunk T，Burdick J A，Cho D W，Dalton P D，Derby B，Forgacs G，Li Q，Mironov V A，Moroni L，Nakamura M，Shu W，Takeuchi S，Vozzi G，Woodfield T B，Xu T，Yoo J J，Malda J. Biofabrication：reappraising the definition of an evolving field. Biofabrication，2016，8（1）：013001.

[33] Ullah F，Othman M B H，Javed F，Ahmad Z，Hazizan M A. Classification，processing and application of hydrogels：a review. Materials Science Engineering C，2015，57：414-433.

[34] Zhang J，Chen F，He Z，Yuan M，Katsumi U，Lin J M. A novel approach for precisely controlled multiple cell patterning in microfluidic chips by inkjet printing and the detection of drug metabolism and diffusion. Analyst，2016，141（10）：02940.

[35] Bhise N S，Manoharan V，Massa S，Tamayol G，Miscuglio M，Lang Q，Zhang Y S，Shin S R，Calzone G，Annabi N，Fhupe T D，Bishop C E，Atala A，Dokmeci M R，Khademhosseini A. A liver-on-a-chip platform with

bioprinted hepatic spheroids. Biofabrication，2016，8（1）：14101.

[36] Tasoglu S，Demirci U. Bioprinting for stem cell research. Trends in Biotechnology，2013，31（1）：10-19.

[37] Hamid Q，Wang C，Snyder J，Williams S，Liu Y，Sun W. Maskless fabrication of cell-laden microfluidic chips with localized surface functionalization for the co-culture of cancer cells. Biofabrication，2015，7（1）：015012.

[38] Lee H，Cho D W. One-step fabrication of an organ-on-a-chip with spatial heterogeneity using a 3D bioprinting technology. Lab on a Chip，2016，16（14）：2618-2625.

[39] Homan K A，Kolesky D B，Skylar-Scott M A，Herrmann J，Obuobi H，Moisan A，Lewis J A. Bioprinting of 3D convoluted renal proximal tubules on perfusable chips. Scientific Reports，2016，6：34845.

[40] Amin R，Knowlton S，Hart A，Yenilmez B，Ghaderinezhad F，Katebifar S，Messina M，Khademhosseini A，Tasoglu S. 3D-printed microfluidic devices. Biofabrication，2016，8（2）：22001.

[41] Tseng P，Murray C，Kim D，Carlo D D. Research highlights：printing the future of microfabrication. Lab on a Chip，2014，14（9）：1491-1495.

[42] Chan H N，Chen Y，Shu Y，Chen Y，Tian Q，Wu H. Direct，one-step molding of 3D-printed structures for convenient fabrication of truly 3D PDMS microfluidic chips. Microfluidics and Nanofluidics，2015，19（1）：9-18.

[43] Su C K，Hsia S C，Sun Y C. Three-dimensional printed sample load/inject valves enabling online monitoring of extracellular calcium and zinc ions in living rat brains. Analytica Chimica Acta，2014，838：58-63.

[44] Comina G，Suska A，Filippini D. 3D Printed unibody lab-on-a-chip: features survey and check-valves integration. Micromachines，2015，6（4）：437-451.

[45] Costa P F，Albers H J，Jea L，Heleen H T M，Hout L，Passier R，Berg A，Malda J，Meer A. Mimicking arterial thrombosis in a 3D-printed microfluidic *in vitro* vascular model based on computed tomography angiography data. Lab on a Chip，2017，17（16）：2785-2792.

[46] Paydar O H，Paredes C N，Hwang Y，Paz J，Shah N B，Candler R N. Characterization of 3D-printed microfluidic chip interconnects with integrated *o*-rings. Sensors & Actuators a Physical，2014，205（1）：199-203.

[47] Li X，Brooks J C，Hu J，Ford K I，Easley C J. 3D-templated，fully automated microfluidic input/output multiplexer for endocrine tissue culture and secretion sampling. Lab on a Chip，2016，17（2）：2785-2792.

[48] Singh M，Tong Y，Webster K，Cesewski E，Haring A P，Laheri S，Carswell B，Brien T J，Aardema C H，Senger R S，Robertson J L，Johnson B N. 3D printed conformal microfluidics for isolation and profiling of biomarkers from whole organs. Lab on a Chip，2017，17：2561-2571.

[49] Gong H，Bickham B P，Woolley A T，Nordinary G P. Custom 3D printer and resin for 18μm×20μm microfluidic flow channels. Lab on a Chip，2017，17：2899-2909.

[50] Heo P，Ramakrishnan S，Coleman J，Rothman J E，Fleury J B，Pincet F. Highly reproducible physiological asymmetric membrane with freely diffusing embedded proteins in a 3D-printed microfluidic setup. Small，2019，15（21）：1900725.

[51] Jia M L，Zhang M，Yeong W Y. Characterization and evaluation of 3D printed microfluidic chip for cell processing. Microfluidics & Nanofluidics，2016，20（1）：1-15.

[52] Alessandri K，Feyeux M，Gurchenkov B，Delgado C. A 3D printed microfluidic device for production of functionalized hydrogel microcapsules for culture and differentiation of human neuronal stem cells（hNSC）. Lab on a Chip，2016，16（9）：1593-1604.

[53] Johnson B N，Lancaster K Z，Hogue I B，Meng F，Kong Y L，Enquist L W，McAlpine M C. 3D printed nervous system on a chip. Lab on a Chip，2016，16（8）：1393-1400.

[54] Shallan A I，Smejkal P，Corban M，Guijt R M，Breadmore M C. Cost-effective three-dimensional printing of

visibly transparent microchips within minutes. Analytical Chemistry，2014，86（6）：3124-3130.

[55]　Esch M B，Ueno H，Applegate D R，Shuler M L. Modular，pumpless body-on-a-chip platform for the co-culture of GI tract epithelium and 3D primary liver tissue. Lab on a Chip，2016，16（14）：2719-2729.

[56]　Blaeser A，Campos D F D，Fischer H. 3D bioprinting of cell-laden hydrogels for advanced tissue engineering. Current Opinion in Biomedical Engineering，2017，2：S268302701.

[57]　Hamid Q，Wang C，Zhao Y，Snyder J，Sun W. A three-dimensional cell-laden microfluidic chip for *in vitro* drug metabolism detection. Biofabrication，2014，6（2）：25008.

[58]　Ma Y，Pan J，Zhao S，Lou Q. Microdroplet chain array for cell migration assays. Lab on a Chip，2016，16（24）：4658-4665.

[59]　Zhang R，Larsen N B. Stereolithographic hydrogel printing of 3D culture chips with biofunctionalized complex 3D perfusion networks. Lab on a Chip，2017，17（24）：4273-4282.

[60]　Mandt D，Gruber P，Markovic M，Tromayer M，Rothbauer M，Kratz S R A，Ali S F，Hoorick J V，Holnthoner W，Muhleder S，Dubruel P，Vlierberghe S V，Ertl P，Liska R，Ovsianikov A. Fabrication of placental barrier structures within a microfluidic device utilizing two-photon polymerization. International Journal of Bioprinting，2018，4（2）：144.

[61]　Skardal A，Devarasetty M，Soker S，Hall A R. *In situ* patterned micro 3D liver constructs for parallel toxicology testing in a fluidic device. Biofabrication，2015，7（3）：31001.

[62]　Casey J，Yue X，Nguyen T D，Acun A，Zellmer V R，Zhang S，Zorlutuna P. 3D hydrogel-based microwell arrays as a tumor microenvironment model to study breast cancer growth. Biomedical Materials，2017，12（2）：25009.

[63]　Jang J，Park H J，Kim S W，im H，Park J Y，Na S J，Kim H J，Park M N，Choi S H，Park S H，Kim S W，Kwon S M，Kim P J，Cho D W. 3D printed complex tissue construct using stem cell-laden decellularized extracellular matrix bioinks for cardiac repair. Biomaterials，2017，112：264-274.

[64]　Das S，Pati F，Choi Y J，Rijal G，Shim J H，Kim S W，Ray A R，Cho D W. Bioprintable，cell-laden silk fibroin-gelatin hydrogel supporting multilineage differentiation of stem cells for fabrication of three-dimensional tissue constructs. Acta Biomaterialia，2015，11（1）：233-246.

[65]　Calvert P. Inkjet printing for materials and devices. Chemistry of Materials，2001，13（10）：3299-3305.

[66]　Yi H G，Lee H，Cho D W. 3D Printing of organs-on-chips. Bioengineering，2017，4（1）：10.

[67]　Beauchamp M J，Gong H，Woolley A T，Nordin G P. 3D Printed microfluidic features using dose control in X，Y，and Z dimensions. Micromachines，2018，9（7）：326.

[68]　Helmer D，Voigt A，Wagner S，Keller N，Sachsenheimer K，Kotz F，Nargang T M，Rapp B E. Suspended liquid subtractive lithography：one-step generation of 3D channel geometries in viscous curable polymer matrices. Scientific Reports，2017，7：7387.

[69]　Zhu F，Friedrich T，Nugegoda D，Kaslin J，Wlodkowic D. Assessment of the biocompatibility of three-dimensional-printed polymers using multispecies toxicity tests. Biomicrofluidics，2015，9（6）：61103.

[70]　Hinton T J，Hudson A，Pusch K，Lee A，Feinberg A W. 3D Printing PDMS elastomer in a hydrophilic support bath via freeform reversible embedding. ACS Biomaterials Science & Engineering，2016，2（10）：1781-1786.

[71]　Bhattacharjee N，Parra Cabrera C，Yong T K，Kuo A P，Folch A. Desktop-stereolithography 3D-printing of a poly（dimethylsiloxane）-based material with sylgard-184 properties. Advanced Materials，2018，30（22）：1800001.

[72]　Elomaa L，Pan C C，Shanjani Y，Malkovskiy A，Seppala J，Yang Y. Three-dimensional fabrication of cell-laden biodegradable poly（ethylene glycol-*co*-depsipeptide）hydrogels by visible light stereolithography. Journal of Materials Chemistry B，2011，3（42）：8348-8358.

[73] Aung A，Theprungsirikul J，Han L L，Varghese S. Chemotaxis-driven assembly of endothelial barrier in a tumor-on-a-chip platform. Lab on a Chip，2016，16（10）：1886-1898.

[74] Miri A K，Nieto D，Iglesias L，Hosseonabadi H G，Maharjan S，Guillermo U R，Khoshakhlagh P，Manbachi A，Dokmeci M R，Chen S，Shin S R，Zhang Y S，Khademhosseini A. Microfluidics-enabled multimaterial maskless stereolithographic bioprinting. Advanced Materials，2018，30（27）：1800242.

[75] Yue K，Santiago T D，Alvarez M M，Tamayol Ali，Annabi N，Khademhosseini A. Synthesis，properties，and biomedical applications of gelatin methacryloyl（GelMA）hydrogels. Biomaterials，2015，73：254-271.

[76] Choudhury D，Han W T，Wang T，Naing M W. Organ-derived decellularized extracellular matrix：a game Changer for bioink manufacturing？. Trends in Biotechnology，2018，36（8）：S1315849934.

[77] Pati F，Jang J，Ha D H，Kim S W，Rhie J W，Shim J H，Kim D H，Cho D W. Printing three-dimensional tissue analogues with decellularized extracellular matrix bioink. Nature Communications，2014，5：3935.

[78] Toprakhisar B，Nadernezhad A，Bakirci E，Khani N，Skvortsov G A，Koc B. Development of bioink from decellularized tendon extracellular matrix for 3D bioprinting. Macromolecular Bioscience，2018，18（10）：1800024.

[79] Du Z，Mi S，Yi X，Xu Y Y，Sun W. Microfluidic system for modelling 3D tumour invasion into surrounding stroma and drug screening. Biofabrication，2018，10（3）：034102.

[80] Mi S，Yi X，Du Z，Xu Y Y，Sun W. Construction of a liver sinusoid based on the laminar flow on chip and self-assembly of endothelial cells. Biofabrication，2018，10（2）：25010.

[81] Pi Q，Maharjan S，Yan X，Liu X，Singh B，Genderen A M，Padilla F R，Saldivar R P，Hu N，Jia W，Xu C，Kang J，Hassan S，Cheng H，Hou X，Khademhosseini A. Digitally tunable microfluidic bioprinting of multilayered cannular tissues. Advanced Materials，2018，30（43）：1706913.

[82] Colosi C，Costantini M，Barbetta A，Mariella. Microfluidic bioprinting of heterogeneous 3D tissue constructs// Koledova Z. 3D Cell Culture：Methods and Protocols. New York：Springer New York，2017：369-380.

[83] Liu X，Zuo Y，Sun J，et al. Degradation regulated bioactive hydrogel as the bioink with desirable moldability for microfluidic biofabrication. Carbohydr Polymer，2017，178：8-17.

[84] Colosi C，Costantini M，Barbetta A，Dentini M. Microfluidic bioprinting of heterogeneous 3D tissue constructs. Advanced Materials，2016，28（4）：677-684.

[85] Attalla R，Puersten E，Jain N，Selvaganapathy P R. 3D bioprinting of heterogeneous bi-and tri-layered hollow channels within gel scaffolds using scalable multi-axial microfluidic extrusion nozzle. Biofabrication，2019，11：0150121.

[86] Zhou Y，Gao H，Shen L，Zhao Pan，Mao L B，Wu Tao，He J C，Zou D H，Zhang Z Y，Yu S H. Chitosan microspheres with an extracellular matrix-mimicking nanofibrous structure as cell-carrier building blocks for bottom-up cartilage tissue engineering. Nanoscale，2016，8（1）：309-317.

[87] Pérez R A，Jong-Eun W，Knowles J C，Kim H W. Naturally and synthetic smart composite biomaterials for tissue regeneration. Advanced Drug Delivery Reviews，2013，65（4）：471-496.

[88] Bhargava K C，Bryant T，Noah M. Discrete elements for 3D microfluidics. Proceedings of the National Academy of Sciences of the United States of America，2014，111（42）：15013-15018.

[89] Lee K G，Park K J，Seok S，Shin S，Kim D H，Park J Y，Heo Y S，Lee S J，Lee T J. 3D printed modules for integrated microfluidic devices. RSC Advances，2014，4（62）：32876-32880.

[90] Nie J，Gao Q，Qiu J，Sun M，Liu A，Shao L，Fu J，Zhao P，He Y. 3D printed Lego®-like modular microfluidic devices based on capillary driving. Biofabrication，2018，10（3）：035001.

[91]　Livingston C A, Fabre K M, Tagle D A. Facilitating the commercialization and use of organ platforms generated by the microphysiological systems（Tissue Chip）program through public-private partnerships. Computational and Structural Biotechnology Journal，2016，14：207-210.

[92]　Li X, Zhang J M, Yi X, Huang Z, Lv P, Duan H. Multimaterial microfluidic 3D printing of textured composites with liquid inclusions. Advanced Science，2019，6，18007303.

[93]　Cole R H, Tang S, Siltanen C A, Shahi P, Zhang J Q, Poust S, Gartner Z J, Abate A R. Printed droplet microfluidics for on demand dispensing of picoliter droplets and cells. Proceedings of the National Academy of Sciences of the United States of America，2017，114（33）：8728-8733.

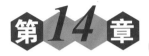

第14章

细胞打印共性问题：打印过程造成的 细胞损伤及分析

14.1 引言

细胞打印技术将细胞作为基本单元材料来实施打印，打印工艺及打印过程对细胞活性的影响是一个不容忽视的问题。力学生物学（mechanobiology）研究表明，细胞周围的机械信号能显著影响细胞生长、迁移、分化等生物学功能[1]。所以当细胞被人工操纵并暴露于机械制造（即细胞打印）过程时，细胞承受的机械力可能影响其活性或者表型。例如，在随水凝胶材料挤出过程中，细胞会受到拉伸、挤压和剪切的联合作用，打印挤出力以及喷头/喷嘴尺寸的变化均会影响细胞的活性及功能。鉴于细胞对周遭微环境敏感这一特点，了解材料和打印参数如何影响细胞基本活性和表型至关重要。

尽管前面就微挤出式打印工艺对细胞的损伤已做过部分介绍，但这些介绍往往是针对其章节的特定内容而给出的。本章欲系统阐述挤出式打印过程中的剪切力造成细胞损伤的机理并针对这一问题给出理论和有限元分析解答。本章先从理论上就打印参数对打印工艺的影响以及挤出过程单丝内部的最大剪切力进行计算分析，随后总结各种工艺参数对细胞存活率的影响，并进一步阐明剪切力将如何引起细胞损伤。本章另外还给出应用多尺度有限元的计算方法，通过变形能量计算在统计学意义下的单细胞损伤，并结合理论计算、有限元计算和实验结果，推导共性参数与细胞活性之间的关系图谱，由此可根据剪切力大小或工艺参数预测打印后细胞状态，最后达到调节工艺参数控制细胞损伤的目的。最后本章还对由打印引起的细胞损伤给出了各种生物学表征方法及表征结果。

14.2 打印过程的流体力学基本理论分析

14.2.1 细胞打印系统简介

本章展示的分析和计算是基于图 14-1 所示微挤出气压驱动的细胞打印工艺。此设备可以将细胞包裹在水凝胶材料里挤出构建设计形状的结构。除此之外，该细胞打印机具有多个喷嘴，可以精确地对多种类型的细胞、生长因子和其他生物活性物质进行定量空间排布[2]。细胞打印机可在温控状态下运行，通过控制挤出压力和气动微型阀控制细胞和生物材料的打印沉积，实现由 CAD 驱动软件控制的打印图案。本章后续内容将对该系统的挤出压力和喷嘴尖端直径对挤出打印细胞-海藻酸盐混合物中的细胞活性的影响展开介绍，挤出压力的变化范围为 5～40psi（1psi = 6.89476×10³Pa），喷嘴直径的变化范围为 150～400μm。

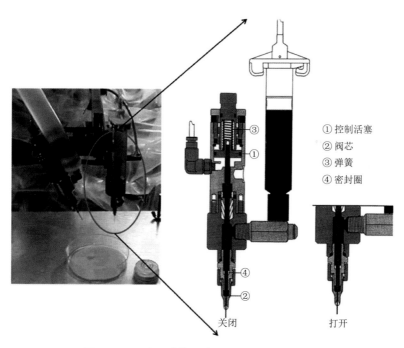

①控制活塞
②阀芯
③弹簧
④密封圈

关闭　　打开

图 14-1　压力驱动的细胞打印机及喷头示意图

14.2.2 挤出过程的流量计算

挤出式细胞打印中最可能引起细胞机械力损伤的环节是狭窄喷嘴段的挤出过

程。以标准的打印针头为例，由于打印时的挤出流速相对较低，包裹有细胞的水凝胶材料在其中的流动可以认为是一种典型的层流流动，其流速分布如图 14-2 所示。

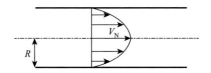

图 14-2　打印喷嘴内部流速分布示意图

水凝胶类黏弹性材料是典型的非牛顿流体，基于此，Khalil 等[3]推导了非牛顿流体流速表达的解析模型。模型推导基于牛顿流体修正的 Poiseulle 方程，此方程适用于气体驱动的挤出式细胞打印。打印工艺参数包括挤出压力 P、喷嘴直径 R、流体黏度 η 和针头长度 L，z 指向为喷嘴轴线方向。根据 Poiseulle 方程，挤出流量 Q 可以表示为

$$Q = -\frac{\pi R^2}{8\eta L}\frac{\partial P}{\partial z}\tag{14-1}$$

打印过程中水凝胶作为非牛顿流体流经均匀圆形横截面且不可压缩，满足以下方程：

$$\left(\frac{\partial v}{\partial x}\right)^n = \frac{r\dot{\gamma}_0^{n-1}}{2\eta_0}\frac{\partial P}{\partial z}\tag{14-2}$$

其中，η_0 为低剪切速率下的极限黏度；常数 γ_0 为相应的剪切速率；x 指向与喷嘴轴线垂直的径向方向；v 为在半径 r 处的流速；当 $r = R$ 时，$v = 0$，在此区间内对上式进行积分得

$$v = \left(\frac{n}{n+1}\right)\dot{\gamma}_0^{\frac{n-1}{n}}\left(\frac{\partial P/\partial z}{2\eta_0}\right)^{\frac{1}{n}}\left(r^{\frac{n+1}{n}} - R^{\frac{n+1}{n}}\right)\tag{14-3}$$

在 $r = 0$ 处，有 $v = v_0$，则：

$$v_0 = \left(\frac{n}{n+1}\right)\dot{\gamma}_0^{\frac{n-1}{n}}\left(\frac{\partial P/\partial z}{2\eta_0}\right)^{\frac{1}{n}} R^{\frac{n+1}{n}}\tag{14-4}$$

所以在给定半径处的流速 v 可被表示为

$$v = v_0\left(1 - \left(\frac{r}{R}\right)^{\frac{n+1}{n}}\right)\tag{14-5}$$

当流速确定以后，单位时间内流经有效截面的流体量可以由下式计算：

$$Q = \int_0^R 2\pi rv\,\mathrm{d}r = \int_0^R 2\pi rv_0 \left(1 - \left(\frac{r}{R} \right)^{\frac{n+1}{n}} \right)\mathrm{d}r \qquad (14\text{-}6)$$

将式（14-4）中推导出的 v_0 代入式（14-6），计算可得

$$Q = \left(\frac{n}{3n+1} \right) \pi \dot{\gamma}_0^{\frac{n-1}{n}} \left(\frac{\partial P/\partial z}{2\eta_0} \right)^{\frac{1}{n}} R^{\frac{3n+1}{n}} \qquad (14\text{-}7)$$

其中，n 为流体的幂律指数；z 为针头管轴的方向；$\partial P/\partial z$ 为喷嘴处的挤出压力梯度。幂律指数 n 表征了该流体的非线性特征，当 $n=1$ 时，该式适用于牛顿流体。为了验证这一模型的准确性，在实验中选择内径 D 为 250μm、330μm 和 410μm 的喷嘴，分别在不同压力下进行 3% 海藻酸钠溶液挤出流量的分析计算，并与实验结果进行比较。结果如图 14-3 所示，随着喷嘴直径和挤出压力的变大，挤出流量增大，实验数据与经式（14-7）计算所得的分析结果拟合良好，表明上述模型与计算公式具有可靠性。

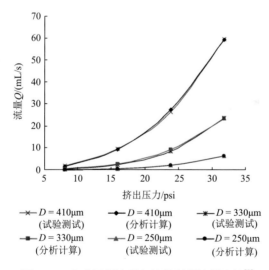

图 14-3　实验测得流量与计算所得流量比较[3]

14.2.3　挤出过程中剪切力的计算

为了计算出打印过程中水凝胶内部剪切力的大小，Khalil 等[4]根据非牛顿流体的流动特性，将剪切力 τ 和剪切速率 $\dot{\gamma}$ 的关系表达为

$$\tau = K\dot{\gamma}^n \tag{14-8}$$

其中，常数 K 为黏稠度常数；剪切速率 $\dot{\gamma}$ 为未知量，可以用以下方程表示：

$$\dot{\gamma} = \frac{v_N}{R} \tag{14-9}$$

其中，R 为喷嘴半径；v_N 为水凝胶挤出速度。根据挤出速度与流量的关系可得

$$v_N = \frac{Q}{\pi R^2} \tag{14-10}$$

根据式（14-8）～式（14-10），喷嘴中的最大剪切力 τ_{max} 可由挤出流量表示：

$$\tau_{max} = K\left(\frac{Q}{\pi R^3}\right)^n \tag{14-11}$$

结合 14.2.2 节中得到的流量计算公式（14-7），对于不同的挤出压力和喷嘴直径，水凝胶中最大剪切力不同，且可以描述为以下表达式：

$$\tau_{max} = K\left(\frac{Q}{\pi R^3}\right)^n = K\left(\frac{n}{3n+1}\right)^n \dot{\gamma}_0^{n-1}\left(\frac{\partial P/\partial z}{2\eta_0}\right)R \tag{14-12}$$

值得指出的是，上述公式虽然是基于 14.2.1 节中提到的气压挤出式细胞打印工艺推出，但对于相似的打印系统和一般由生物墨水流变黏滞引起的剪切力，此表达式具有通用性[5]。

14.3 剪切力对细胞影响的理论分析

14.3.1 基于打印参数的经验公式建立

为了将细胞存活率与打印相关参数相关联，建立了一个经实验数据验证而得的定量模型[6]。此模型中，挤出压力 P 和喷嘴内径 R 作为两个可以分别调整的独立变量，不同状态细胞的百分比 $E(y)$ 可用具有两个独立变量的二阶模型表示：

$$E(y) = \beta_0 + \beta_1 x_1 + \beta_2 x_2 + \beta_3 x_1 x_2 + \beta_4 x_1^2 + \beta_5 x_2^2 \tag{14-13}$$

其中，$E(y)$ 为细胞百分比（P_L）、损伤细胞百分比（P_I）、死细胞百分比（P_D）的预期值（平均值）；x_1 和 x_2 分别为打印系统中喷嘴内径和挤出压力；常数 $\beta_0 \sim \beta_5$ 由相关实验数据计算获得。为了计算二阶模型内的常数，研究以混合有大鼠肾上腺髓质内皮 RAMEC 细胞的中等黏度海藻酸钠溶液（1.5%，质量浓度）为例，进行了细胞打印实验。实验将不同规格的喷嘴内径（150μm、250μm 和 400μm）和

挤出压力（5psi、10psi、20psi 和 40psi）相互组合为 12 个不同的实验组，并将未打印的含细胞海藻酸钠水凝胶作为对照组。在打印之后立即使用 Annexin-V 染色试剂盒对细胞存活率、损伤率和死亡率进行定量分析，损伤细胞表现为仅 Annexin-V 阳性，而晚期凋亡坏死细胞表现为 Annexin-V 和膜完整性检测均为阳性，结果如图 14-4 所示。随着挤出压力的增加和喷嘴尖端直径的减小，细胞存活率下降，受伤和坏死细胞的占比增加。同时可以看出，压力的影响明显大于喷嘴直径的影响。在较高的压力下，受损细胞和坏死细胞的数量有较大幅度的增加。

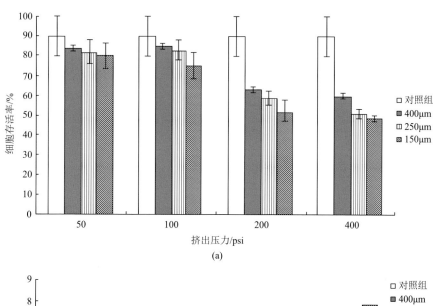

(a)

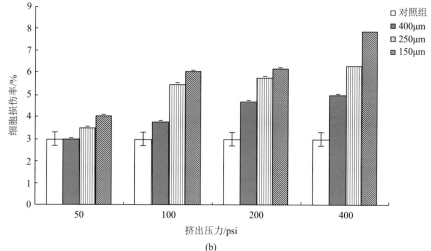

(b)

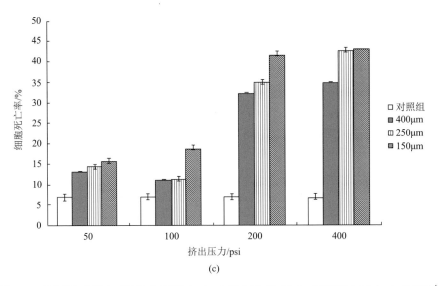

(c)

图 14-4　不同挤出压力对细胞存活率（a）、细胞损伤率（b）、细胞死亡率（c）的影响[6]

图 14-5 从左至右依次展示了未经打印的细胞、在 400μm 喷嘴内径和 5psi 挤出压力条件以及 150μm 喷嘴内径和 40psi 挤出压力条件下打印后的细胞染色结果，同时进行的 DNA 染色和细胞膜染色可以清楚地观察样本中细胞形态变化。从图中可以看出，挤出压力和喷嘴内径的变化可引起细胞核的形态变化，较大挤出压力和较小喷嘴内径会导致细胞固缩和核解［如图 14-5（c）中箭头所示］，从而导致细胞死亡和细胞活力降低。而细胞打印过程中使用较低的挤出压力和较大的喷嘴内径时，从细胞形态上看，未见明显的形态损伤［图 14-5（b）］，其结果与对未经细胞打印组［图 14-5（a）］相近。

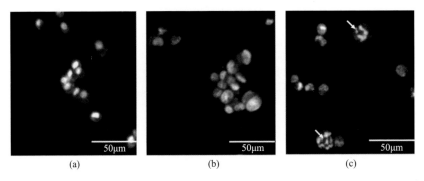

(a)　　　　　　　　　　(b)　　　　　　　　　　(c)

图 14-5　未经打印的样品（a）、在 5psi 和 400μm 喷嘴直径参数条件下制备的样品（b）、在 40psi 和 150μm 喷嘴直径参数条件下制备的样品（c）的复染结果[6]

基于上述实验结果，细胞存活率 $E(P_L)$、受损率 $E(P_I)$ 和死亡率 $E(P_D)$ 可表示为挤出压力和喷嘴直径的函数，其表达式如下：

$$E(P_L) = 0.8563 + 0.655x_1 + 0.0268x_2 + 0.0061x_1x_2 - 0.76x_1^2 + 0.000352x_2^2$$

$$E(P_I) = 0.0370 - 0.0469x_1 + 0.00297x_2 - 0.002754x_1x_2 - 0.00003488x_1^2 + 0.0283x_2^2$$

$$E(P_D) = 0.099 - 0.561x_1 + 0.0242x_2 - 0.00496x_1x_2 + 0.665x_1^2 + 0.000321x_2^2$$

根据二阶模型的求解结果，可以得到拟合曲面结果，如图 14-6 所示。

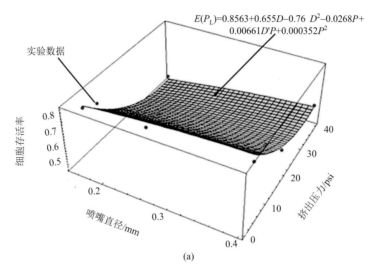

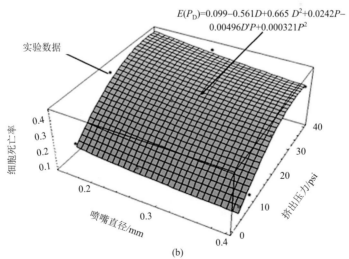

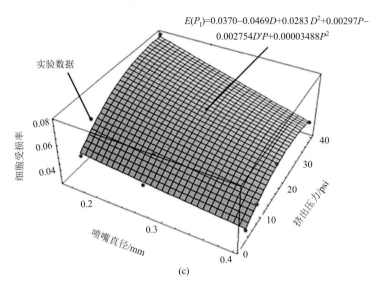

$$E(P_1)=0.0370-0.0469D+0.0283\,D^2+0.00297P-$$
$$0.002754D'P+0.00003488P^2$$

图 14-6　工艺参数对细胞存活率（a）、细胞死亡率（b）、细胞受损率（c）的影响曲面图[6]

14.3.2　作用于细胞的剪切力与细胞存活率的关系

　　为了进一步将细胞损伤程度与对应工艺参数产生的剪切力相关联从而验证剪切力是导致细胞损伤的主要因素，对 14.2.3 节中推导的工艺参数与最大剪切力的关系进行了进一步分析。图 14-7 展示了喷嘴内径固定为 250μm，最大剪切力随着挤出压力增大发生非线性增长。

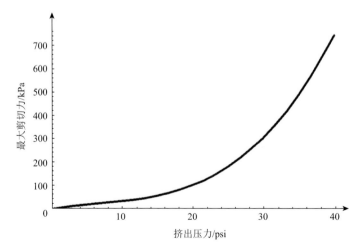

图 14-7　在 250μm 喷嘴内径固定不变的情况下，挤出压力对最大剪切力的影响[6]

对 14.3.1 节中构建的二阶定量模型进行进一步分析，将工艺参数与细胞存活率相关联起来。细胞存活率的测量来源于图像分析，假设所有样本的结果满足正态分布，通过对同一实验组内不同样本的数据分析可以计算平均值和标准差。图 14-8 表示了在喷嘴固定为 250μm 时，在不同挤出压力下的细胞存活率概率密度分布图，曲线的移动清楚地表明挤出压力对细胞活力的显著影响，受到 5psi 挤出压力进行打印的细胞平均存活率相比于受到 10psi 挤出压力打印的高出 6%左右，相比于 40psi 挤出压力进行打印的细胞存活率则显著提高了 35%左右。

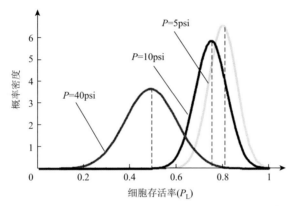

图 14-8　**固定喷嘴内径为 250μm，在压力为 5psi、10psi 和 40psi 进行细胞打印后的细胞存活率概率密度曲线**[6]

将图 14-6 所示的曲面模型与式（14-8）所得到的剪切力数学公式结合在一起，细胞存活率与最大剪切力的关系模型得以构建，并用于预测细胞存活率。其函数关系图如图 14-9 所示，随着剪切力的增加，细胞存活率逐渐降低。需要注意的是，

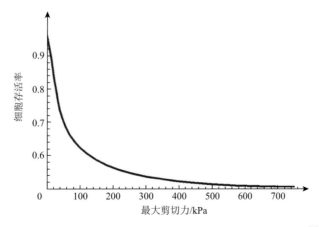

图 14-9　**细胞存活率与细胞打印过程所受最大剪切力的关系**[6]

虽然构建的具体函数关系只针对本实验所采用的具体条件，但所提出的模型构建方法可以推广到不同类型的细胞和材料。

14.3.3 细胞损伤多尺度有限元分析

为了进一步研究机械力对细胞的影响，Chang 等[7]利用 ABAQUS 开发了一种跨尺度建模方法，用于预测包埋在打印材料中的细胞对周围机械环境的响应。具体方法为通过 3D 跨尺度数值模型分析当打印结构受到宏观机械载荷后，内部包埋细胞的应力和变形，并根据应力预测细胞损伤。该模型表征了支架的宏观结构变形，并在微观水平上量化了细胞在三维空间中受到的应力和变形。除此之外，研究基于细胞具有承受临界载荷而无损伤的固有能力的假设，建立了细胞损伤的临界值条件方程，并采用随机模拟预测了支架结构中细胞存活率，分析过程如图 14-10 所示。

宏观尺度：单丝结构　　介观尺度：多细胞单元　　微观尺度：单细胞

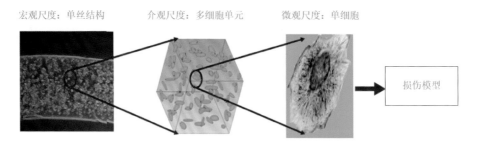

损伤模型

图 14-10　单个细胞损伤分析整体方法示意图[7]

多尺度有限元分析常被用来建立异质结构中微观行为和宏观现象之间的联系。它可用于确定外部负载引起的细胞响应，并了解不同尺度下参数的影响。在宏观层面，组织构造被假设为均质材料。当目标区域进行进一步细分后，该方法进行包含多个细胞的介观水平分析，以确定该区域内的局部变形和应力。然后利用局部变形和应力场，分析单个细胞以确定亚细胞水平的响应。最后通过单细胞损伤标准来预测细胞存活状态，即探索随机模拟建立的单个细胞状态与实验观测到细胞存活率之间的联系。有限元网格单元划分如图 14-11 所示。具体模型分析如下。

1. 宏观尺度分析

开发了 3D 有限元模型来模拟压缩测试，假设支架结构的力学行为满足 Ogeden 模型，其应变能可以表示为

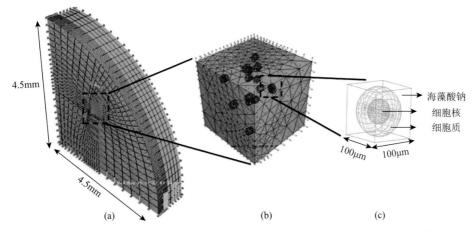

图 14-11　多尺度数值模型：宏观尺度（a）、介观尺度（b）、微观尺度（c）[7]

$$W = \sum_{i=1}^{n} \frac{2\mu_i}{\alpha_i^2} \left(\lambda_1^{-\alpha_i} + \lambda_2^{-\alpha_i} + \lambda_3^{-\alpha_i} - 3 \right) \qquad (14\text{-}14)$$

其中，μ_i 和 α_i 为与材料有关的常数；n 为求和总数，可以改变取值以适应实验测试数据。在该研究中，令 $n = 4$，表 14-1 列出了相应的常数。同时在宏观模型中施加载荷和边界条件以模拟压缩测试。

表 14-1　材料常数 μ_i 和 α_i 的取值

变量	取值			
i	1	2	3	4
μ_i	−0.5	0.23	0.65	−0.37
α_i	8.71	9.37	7.83	7.66

2. 介观尺度分析

在建立了宏观尺度模型后，引入了含有多个细胞的单元模型来确定应力和微变形。假设在区间 $[a, b]$ 中细胞均匀分布，则满足以下表达式：

$$f(t) = \begin{cases} \dfrac{1}{b-a}, & a \leqslant t \leqslant b \\ 0, & \text{其他情况} \end{cases} \qquad (14\text{-}15)$$

其中，自变量 t 为 x_i、y_i 或 z_i，即给定细胞的中心坐标。为了保证细胞浓度可以达到 1×10^6 个/mL，在 200μm×200μm 的体积内包埋 8 个模型细胞，对应的区间 $[a, b]$ 为 [0μm, 200μm]。随机集的子集满足以下条件：

$$\sqrt{(x_i - x_k)^2 + (y_i - y_k)^2 + (z_i - z_k)^2} > r_i + r_k \tag{14-16}$$

其中，i 和 k 为两个相邻细胞，r_i 和 r_k 为相应半径。据已有研究，内皮细胞的平均直径在 20～30μm 范围内，因此将细胞直径假定为 30μm，并且将细胞视为单相夹杂物。虽然在宏观尺度上使用 Ogeden 模型进行描述，但是对于介观尺度和微观尺度等非均质结构，使用 Neo-Hookean 模型描述更为准确，故在不同尺度下使用不同模型进行描述。根据 Neo-Hookean 模型，相应的应变能函数为

$$W_{NH} = a_1(I_1 - 3) \tag{14-17}$$

其中，I_1 为第一拉伸不变量；a_1 为材料参数，可以由下式确定：

$$E = 4(1 + \nu)a_1 \tag{14-18}$$

依据混合规则可确定细胞的弹性模量，将细胞核和细胞质的弹性模量分别设置为 4462Pa 和 323Pa，并设置泊松比 ν 为 0.5，取值依据为 Caille 等[8]的研究。此介观尺度分析的边界条件可以通过宏观层面的变形映射获得，映射方式为

$$U_A(n_i) = f(\overrightarrow{x_i}) \xrightarrow{\text{映射}} U_B(N_i) = f(\overrightarrow{X_i}) \tag{14-19}$$

其中，U_A 和 U_B 分别为宏观尺度和介观尺度的节点位移，根据插入函数 Mathematica 获得。该研究生成了 8 个具有不同几何分布的模型，以探索空间异质性的影响。

3. 单细胞尺度分析

在细胞尺度上，单个细胞被建模为两相包含物。将位移从介观尺度映射到单细胞尺度以分析细胞内亚结构的变形，单个细胞的应变能密度计算方式如下：

$$
\begin{aligned}
W_{cell} &= W_{nucleus} + W_{cyto} \\
&= \sum_{i=1}^{N} (W_{inuc} \times Vol_{inuc}) / Vol_{nuc} \\
&\quad + \sum_{i=1}^{N} (W_{icyto} \times Vol_{icyto}) / Vol_{cyto}
\end{aligned}
\tag{14-20}
$$

其中，下标 inuc 和 icyto 分别为细胞核和细胞质区域内的组成成分，包括细胞核内的核膜、核仁、染色质、核基质，以及细胞质内的基质、细胞器和包含物等；Vol_{nuc} 和 Vol_{cyto} 分别为细胞核和细胞质的体积。由于细胞通常随机分布在支架材料中，这种几何分布和材料的异质性将导致构建物中每个细胞的位移场不同，因此可以通过统计学分布来表征细胞的应变能密度。

4. 细胞损伤模型

机械力可以导致细胞发生多种形式的损伤，如膜破裂、细胞凋亡和细胞坏

死。尽管细胞可以主动修复某些损伤，但当机械力产生的微变形和应力超过承受限度时也会导致细胞不可逆损伤和死亡。此研究提出一个基于应变能密度的损伤标准：

$$\Gamma(W_{\text{cell}}) > \Gamma(W_{\text{cr}}) \Rightarrow 细胞损伤 \tag{14-21}$$

其中，$\Gamma(W_{\text{cell}})$ 为 W_{cell} 的函数；W_{cr} 为细胞损伤的临界应变能密度。作为细胞的固有特征，W_{cr} 会随细胞的不同发生变化，这与细胞的其他内部变量是相关联的，如细胞核体积与细胞质体积的比值不同可能导致 W_{cr} 发生变化。为了求解 W_{cr}，采用随机模拟方法进行实验，对随机参数条件下的一系列细胞打印样本进行统计分析，进而得到 W_{cr} 的具体统计学分布，该方法也称为蒙特卡罗法。根据式 (14-21) 提出的损伤标准，W_{cr} 可以从下面的方程中求解得到：

$$\int_0^{\Gamma(W_{\text{cr}})} \text{PDF}(\Gamma(W_{\text{cell}})) \mathrm{d}\Gamma(W_{\text{cell}}) = P_{\text{via}} \tag{14-22}$$

其中，P_{via} 为由实验测算得到的打印结构内细胞存活率，其分布函数可用于表征 W_{cr} 的统计分布函数；$\text{PDF}(X)$ 为变量 X 的概率密度函数。此外，针对每一个细胞都可以定义一个参数 d_p，用于表示各种细胞生存状态，其表达式如下：

$$d_p = \begin{cases} \dfrac{W_{\text{cell}}}{W_{\text{cr}}}, & 0 \leqslant W_{\text{cell}} \leqslant W_{\text{cr}} \\ 1, & 其他情况 \end{cases} \tag{14-23}$$

尽管该研究只使用应变能密度作为损伤准则，但该建模方法可以通过复合分析进一步扩展以确定细胞对不同载荷类型的承受极限。在 W_{cr} 的统计分布确定后，可以再一次使用随机模拟预测在给定的机械力作用下给定打印结构内细胞的存活率。假设细胞活力研究中的样本量为 N，则对于总共 N 个细胞中的第 i 个细胞，可以计算其 d_{p_i} 值，则预测的细胞存活率可由以下公式表达：

$$p_{\text{via}}^{\text{predict}} = 1 - \frac{1}{N} \sum_{i=1}^{N} d_{p_i}, \quad 当 d_{p_i} = 1 代入计算 \tag{14-24}$$

通过上述多尺度建模的方法，细胞的微环境被量化，可以详细计算出在宏观机械力的作用下，细胞活性在不同尺度所受到的影响。为了验证该方法的实用性，对于给定条件同时进行了数值计算和实验验证，结果如图 14-12 所示，在外部施加应变一定的情况下，无论是针对打印结构内部产生的应力受力，还是细胞存活率，模型预测与实验测得曲线几乎完全吻合，且再一次验证了图 14-9 展示的细胞存活率随着最大剪切力的增加而减小的结论。此计算结果有望应用于通过调节工艺参数来控制细胞损伤。

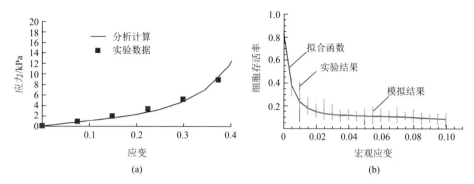

图 14-12 宏观应变对于打印结构内部应力（a）和细胞存活率（b）的影响的分析计算与实验数据[7]

14.4 对由打印引起细胞损伤的生物学表征

为了评估挤出压力和喷嘴尺寸对细胞活力的影响，Chang 等[9]进行了一系列的参数化实验研究。打印材料选用中等黏度的 3.0%（质量浓度）海藻酸钠溶液，交联剂选择 5.0%（质量浓度）氯化钙，细胞选用常用于药代动力学研究的 HepG2 细胞，将其培养后均匀混合在打印材料中。实验对细胞挤出打印程的两个基本参数进行调整：喷嘴内径分别取值 150μm、250μm、400μm，挤出压力分别取值为 5psi、10psi、20psi 和 40psi，共有 12 个实验组，对照组为仅受重力作用的打印材料与细胞的混合物。对不同的实验组进行了细胞活性测试和细胞增殖测试，并同时进行了时长为 1 天的短期评估和时长为 7 天的长期评估。

14.4.1 细胞活性

将每个生物打印的样品通过活-死细胞分析试剂盒进行分析并在荧光显微镜下观察样品，根据样品染色图像计算细胞存活率，并将未经过打印的对照组样本在 0h 的细胞存活率作为基准值。图 14-13（a）展示了在喷嘴内径恒定为 150μm 的条件下，细胞存活率可视为挤出压力的函数。细胞打印过程中的挤出压力为 5psi、10psi、20psi 和 40psi，在 0h 对应的细胞存活数占基准值百分比分别为 84.30%、82.71%、68.99% 和 58.89%，可以发现挤出压力越大，细胞存活率越低。图 14-13（b）展示了在挤出压力恒定为 40psi 时，细胞存活率可视为喷嘴内径的函数。细胞打印过程中使用的喷嘴直径为 150μm、250μm 和 400μm 时，在 0h 对应的细胞存活数占基准值百分比分别为 68.60%、76.15% 和 76.41%，可以发现喷嘴直径越大，细胞存活率越高。此外，不同挤出压力组细胞存活率相差较大，最大相差值可达 25.41 个百分点，而不同喷嘴直径组间细胞存活率相差较小，最大相差值为 7.81 个百分点，可以初步判断，挤出压力对细胞存活率的影响大于喷嘴直径，特别是在刚完成打印的时间点（0h）尤为明显。

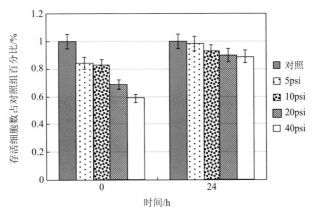

(a) 喷嘴直径固定为150μm后不同挤出压力对细胞活性的影响

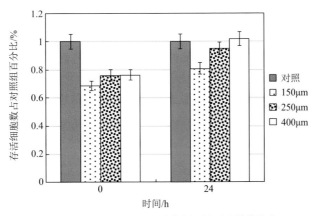

(b) 挤出压力固定为40psi后不同喷嘴直径对细胞活性的影响

图 14-13 挤出压力和喷嘴直径对细胞存活率的影响[9]

14.4.2　细胞恢复行为

从图 14-13 可以看出一个有趣的现象，未打印的海藻酸钠和细胞混合物中的存活细胞数没有增长，即整个研究期间均未发生细胞增殖，而实验组打印样品中的细胞存活率却随时间延长发生增长，由此可以得出结论，实验组中细胞存活率的增加都归因于机械性细胞损伤后的细胞恢复。也就是说，当正常的细胞受到细胞打印时，打印过程产生的剪切力会使细胞表现出二种行为：①保持原有表型且能够增殖；②损伤；③坏死。随着培养的进行，处于损伤状态的细胞还可能进一步表现出三种行为：①恢复原始功能；②表型变化和/或去分化；③损伤导致的凋亡。

为了研究细胞恢复与打印参数之间的关系，根据图 14-13 计算 24h 内的细胞恢复百分比，计算结果为：当喷嘴直径固定为 150μm 时，细胞打印过程中的挤出压力为 5psi、10psi、20psi 和 40psi，在 24h 对应的细胞存活数占基准值百分比分别为 98.34%、92.69%、89.98% 和 88.94%，对应细胞恢复率分别为 14.04%、9.98%、20.99%、30.05%。在挤出压力恒定为 40psi 时，细胞打印过程中使用的喷嘴直径为 150μm、250μm 和 400μm 时，在 24h 对应的细胞存活数占基准值百分比分别为 80.82%、94.91% 和 100%，对应细胞恢复率分别为 12.22%、18.76% 和 23.59%。从上述结果中可以发现，细胞恢复率随工艺参数的变化趋势与细胞存活率所受影响的趋势是不同的，即随着喷嘴半径的增加和挤出压力的增加，细胞恢复率增加，且挤出压力影响更甚。也就是说，在较高挤出压力下进行细胞打印，在打印完成瞬时损伤细胞较多，但是这些损伤是可逆的，会在 1 天之内完成修复。

为了验证细胞恢复过程的持续时间，将另一批打印所得结构进一步培养至 7 天，并对 7 天后的细胞存活率进行检测，结果如图 14-14 所示。图 14-14（a）展示了在喷嘴内径恒定为 150μm 的条件下，细胞打印过程中的挤出压力为 5psi、10psi、20psi 和 40psi，在 7 天对应的细胞恢复数占基准值百分比分别为 13.35%、11.74%、17.47% 和 20.45%，可以发现挤出压力越大，细胞恢复率越高。图 14-14（b）展示了在挤出压力恒定为 40psi 时，细胞存活率可视为喷嘴内径的函数。细胞打印过程中使用的喷嘴直径为 150μm、250μm 和 400μm 时，在 7 天对应的细胞恢复数占基准值百分比分别为 15.26%、18.90% 和 20.56%，可以发现喷嘴直径越大，细胞恢复率越高。

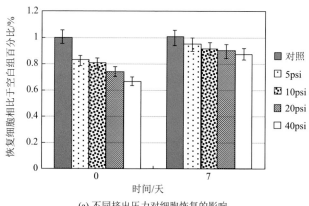

(a) 不同挤出压力对细胞恢复的影响

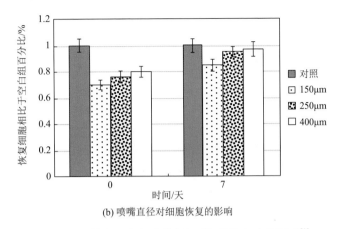

(b) 喷嘴直径对细胞恢复的影响

图 14-14 挤出压力和喷嘴直径对细胞恢复率的影响[9]

不同的工艺参数引起不同尺度的细胞损伤。从表 14-2 展示的 0～24h 和 0～7 天的细胞恢复研究结果可以看出，经过打印的细胞在最初的 24h 发生了明显的细胞恢复，当进一步把培养时间延长至 7 天后，细胞恢复数没有显著提高，这表明大部分细胞恢复发生在最初的 24h 内。

表 14-2 0～24h 与 0～7 天培养后细胞恢复率比较

	培养时间	细胞恢复数占对照组细胞基数百分比/%			
		5psi	**10psi**	**20psi**	**40psi**
喷嘴直径固定为 150μm	0～24h	14.04	9.98	20.99	30.05
	0～7 天	13.35	11.74	17.47	20.45
	培养时间	细胞恢复数占对照组细胞基数百分比/%			
		150μm	**250μm**	**400μm**	
挤出压力固定为 40psi	0～24h	12.22	18.76	23.59	
	0～7 天	15.26	18.90	20.56	

14.4.3 细胞种类的影响

需要指出的是，打印参数与挤出剪切力对细胞活性的影响还与细胞种类密切相关。图 14-15 展示了在相同工艺参数（7.5%Gel + 1%Alg 材料，22.5℃打印温度）下，HeLa 宫颈癌细胞、C2C12 成肌细胞以及 mESC 小鼠胚胎干细胞打印后的活-死荧光染色图片。从图中可以看出癌细胞能保持 90% 左右的存活率，可以认为该参数满足打印要求，然而成纤维细胞以及胚胎干细胞的存活率都远低于90%，特别是胚胎干细胞，只有不到15%。该结果说明，不同细胞对挤出过程的承受能力并不一样，针对一些较为强势的细胞（如癌细胞）进行的工艺优化，并不一定能应用到较为敏感的细胞（如胚胎干细胞）上。

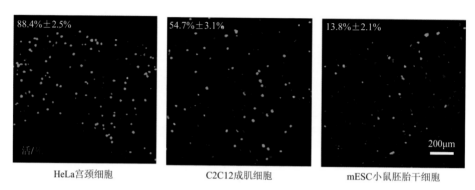

图 14-15　不同细胞在相同工艺参数下的存活率比较[11]

为了更好地说明针对不同细胞的工艺优化不同，引用 Zhao 等[10]和 Ouyang 等[11]的两篇文章进行对比，前者使用的细胞为 A549 肺癌细胞，后者使用的细胞为胚胎干细胞。这两项研究均采用机械推挤的方式进行支架制造，能够与上述基于气压推挤方式的工作形成有效补充。从工艺参数来看，两者均选用规格为 25G 的针头，针对挤出流量前者设置为 1.91μL／s，后者设置为 0.68μL／s。材料体系的选择和打印后的细胞存活率如图 14-16 所示，在 A549 肺癌细胞的打印中，采用的材料体系为 5%Gel＋1%Alg（生物墨水 A）和 7%Gel＋1%Alg（生物墨水 B）。从图 14-16（a）中可以看出，在不同温度条件下水凝胶材料的储能模量（G'）和损耗模量（G''）有所不同，温度越低，模量越高且凝胶时间越短。A549 细胞在打印后的存活率如图 14-16（b）所示，在 15℃和 19℃温度下细胞存活率的区别并不明显，在 30min 的打印时长内均能保持在 80%以上。对于胚胎干细胞的打印，采用的材料体系为 5%Gel＋1%Alg、7.5%Gel＋1%Alg 和 10%Gel＋1%Alg，从图 14-16（c～e）可以看出，随着打印温度的提高，胚胎干细胞存活率显著提高。此外，在相对较低温度打印时（22.5℃、25℃），细胞存活率随着打印时间延长显著降低，可能的原因是打印材料的黏度随着时间逐渐提高，并导致施加在细胞上的剪切力提高，从而造成更大的细胞损伤。实验数据显示，当打印温度设置为 30℃时，打印后 20min 内细胞存活率在各个材料体系中均能保持在 80%以上。综上所述，进行细胞打印的相关研究时，要谨慎地根据所打印细胞类型选取合适的工艺参数。

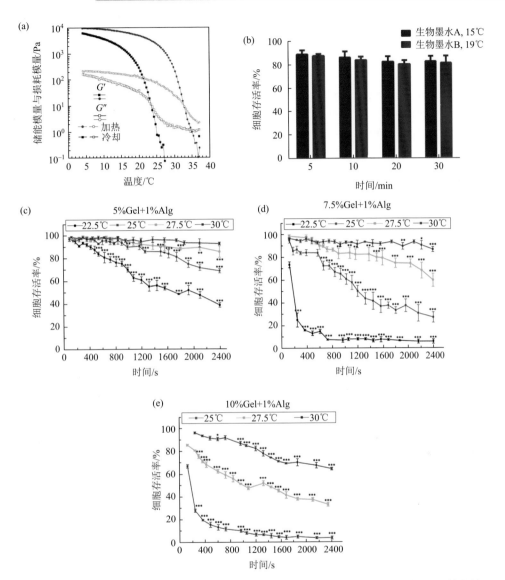

图 14-16　（a）不同温度对 **7.5%Gel + 1%Alg** 的流变性能影响；（b）在 **15℃** 和 **19℃** 的条件下均可以实现高存活率的 **A549** 细胞打印；（c）**5%Gel + 1%Alg** 材料中温度对细胞存活率的影响；
（d）**7.5%Gel + 1%Alg** 材料中温度对细胞存活率的影响；
（e）**10%Gel + 1%Alg** 材料中温度对细胞存活率的影响[11, 12]

14.5　小结

本章首先通过理论计算的方式推导了非牛顿流体在打印过程中典型物理量

（流量和最大剪切力）与工艺参数的相关公式。随后通过评估和量化细胞凋亡程度来表征与优化挤出式细胞打印系统，定量地研究了挤出压力和喷嘴直径对细胞损伤的影响。为了建立可靠的预测模型，通过数学分析将过程参数与对应产生的剪切力相关联，与经验公式的拟合曲面共同进行分析可得到通过剪切力预测细胞损伤程度的函数关系。通过对最大剪切力的计算实现对细胞存活率的预测，使研究人员能够更好地控制和调节整个细胞打印过程中的细胞损伤。此模型为表征和优化细胞打印的工艺参数提供了理论依据。此外，跨尺度有限元分析凭借其对异质结构的有效模拟也被应用到细胞损伤分析与预测的研究中。

实际上，细胞打印是涉及多参数的复杂过程，各种参数的调整都可能会对最后的结果产生较大的影响，除了挤出压力和喷嘴直径以外，材料的性质也会对细胞的力学响应产生较大的调控作用，且能够显著影响结构的可打印性[12]。此外，针对不同种类的细胞，导致其损伤的参数临界点不同，预测模型也应该相应做出调整。本章所涉及的理论分析、实验方法和主要结论是基于挤出式细胞打印而言，其他类型的打印技术在细胞损伤方面可能具有不同的特征，如喷墨打印中的振荡频率[13]和材料黏性[14]被认为是对细胞影响较大的参数。未来，针对不同打印技术的多参数优化和建模，以及其他作用力对细胞的长时间培养过程中功能和表型的影响仍有待进一步研究。

参 考 文 献

[1] Guilak F，Butler D L，Goldstein S A，Baaijens P. Biomechanics and mechanobiology in functional tissue engineering. Journal of Biomechanics. 2014，47（9）：1933-1940.

[2] Chang R，Nam J，Sun W. Direct cell writing of 3D microorgan for *in vitro* pharmacokinetic model. Tissue Engineering Part C：Methods，2008，14：157-166.

[3] Khalil S，Sun W. Biopolymer deposition for freeform fabrication of hydrogel tissue constructs. Materials Science and Engineering：C，2007，27：469-478.

[4] Khalil S，Sun W. Bioprinting endothelial cells with alginate for 3D tissue constructs. Journal of Biomechanical Engineering，2009，131：1-8.

[5] Paxton N，Smolan W，Bock T，Melchels F，Groll J，Jungst T. Proposal to assess printability of bioinks for extrusion-based bioprinting and evaluation of rheological properties governing bioprintability. Biofabrication，2017，9（4）：44107.

[6] Nair K，Gandhi M，Khalil S，Yan K. Characterization of cell viability during bioprinting processes. Biotechnology Journal：Healthcare Nutrition Technology，2009，4：1168-1177.

[7] Chang Y K，Nair K，Sun W. Three dimensional multi-scale modelling and analysis of cell damage in cell-encapsulated alginate constructs. Journal of Biomechanics，2010，43：1031-1038.

[8] Caille N，Thoumine O，Tardy Y，Meister J. Contribution of the nucleus to the mechanical properties of endothelial cells. Journal of Biomechanics，2002，35：177-187.

[9] Chang R，Nam J，Sun W. Effects of dispensing pressure and nozzle diameter on cell survival from solid freeform

fabrication-based direct cell writing. Tissue Engineering：Part A，2008，14：41-48.

[10] Zhao Y，Li Y，Mao S，Sun W，Yao R. The influence of printing parameters on cell survival rate and printability in microextrusion-based 3D cell printing technology. Biofabrication，2015，7：45002.

[11] Ouyang L，Yao R，Zhao Y，Sun W. Effect of bioink properties on printability and cell viability for 3D bioplotting of embryonic stem cells. Biofabrication，2016，8：1-12.

[12] Kyle S，Jessop Z M，Al-Sabah A，Whitaker S. 'Printability' of candidate biomaterials for extrusion based 3D printing：state-of-the-art. Advanced healthcare materials，2017，6（16）：1-16.

[13] Koo Y，Kim G. New strategy for enhancing *in situ* cell viability of cell-printing process via piezoelectric transducer-assisted three-dimensional printing. Biofabrication，2016，8（2）：025010.

[14] Forget A，Blaeser A，Miessmer F，Köpf M，Campos D，Voelcker H，Shastri P. Mechanically tunable bioink for 3D bioprinting of human cells. Advanced Healthcare Materials，2017，6：1-7.

◆◆◆关键词索引◆◆◆

A

阿伦尼乌斯方程 ················ 58
癌细胞 ············· 13, 66, 116, 233
癌症干细胞 ················· 247
按需喷墨 ················ 90, 97
按需递送 ·················· 362

B

宾厄姆流体 ················· 382
边际效应 ·················· 252
表面粗糙度 ············ 135, 382
表面电位 ·················· 134
表面改性 ·········· 97, 127, 133
表面亲水性 ················ 24
病理研究 ·················· 116
包埋培养 ·················· 260
半透膜 ··················· 341
波形蛋白 ············· 168, 240
靶向药物治疗 ············· 300
靶向递送 ················· 362

C

存储模量 ········· 57, 214, 313
成纤维细胞··· 66, 106, 160, 198, 252, 282
磁共振成像 ············ 10, 186

成骨细胞 ·············· 135, 301
刺激响应 ············· 254, 275
材料黏度 ·········· 8, 67, 155
成形性能 ·············· 70, 189
创伤修复 ················· 11
侧链连接系统 ············· 339
层粘连蛋白 ··············· 265
传质 ·················· 241, 346

D

打印性 ··················· 52
单层空间异形网状结构 ········· 139
单细胞尺度分析 ············· 406
单细胞微滴阵列 ············· 293
单细胞肿瘤模型 ············· 253
等离子体 ·················· 134
低温沉积 3D 打印技术 ········· 22
低温沉积 3D 打印设备 ········· 30
电场刺激 ·················· 202
电流体动力 ················· 92
定向孔隙结构 ··············· 186
定向生长 ·················· 157
动物模型 ··········· 12, 154, 207
多级孔隙结构 ············ 45, 350
多聚赖氨酸 ················· 227
多孔支架 ········ 11, 45, 132, 346

多能性 …………………… 334
多喷头系统 ………………… 34
多细胞肿瘤模型 …………… 253

E

二次交联 …………………… 54
恶性肿瘤 …………… 236, 283
二维培养 …… 72, 116, 236, 300

F

菲克第一定律 …………… 339
分级血管 ………………… 185
非牛顿流体 ……………… 396
仿生骨软骨支架 ………… 41
仿生宫颈修复体 ………… 351
辅助冷却系统 …………… 124
肺肿瘤细胞系 …………… 213
复杂微生理环境 ………… 274

G

骨传导性 ………………… 38
钙沉积 …………………… 138
工程化血管网络 ………… 17
工程化心肌组织 ………… 179
宫颈癌细胞 ……………… 231
骨科植入物 ……………… 3
功能重建 ………………… 11
肝内胆管癌细胞 ………… 264
骨软骨复合损伤 ………… 25
钙磷盐 …………………… 23
光敏树脂 ………………… 189
过凝胶 …………………… 61
骨髓基质干细胞 ………… 43
高通量 …………………… 116
高分辨率 ………………… 383

贯通率 …………………… 132
个性化医疗 ……………… 300
个性化肿瘤模型 ………… 253
骨诱导性 ………………… 38

H

后交联 …………………… 50
宏观孔隙 ………………… 40
宏观尺度分析 …………… 404
化学交联 ………………… 33
化学控释 ………………… 339
耗散模量 ………………… 57
合适凝胶 ………………… 62
活塞挤压 ………………… 122
海藻酸钠 … 5, 50, 95, 208, 292, 347, 408
患者原代肿瘤细胞 ……… 261

J

交变滞惯力喷射 ……… 2, 291
近场静电纺丝 ……… 157, 172
挤出式打印 ………… 7, 155
接触抑制 ………………… 72
间充质干细胞 …………… 110
静电纺丝 …… 148, 154, 204, 286, 347
静电喷墨打印 …………… 92
节段性缺损修复 ………… 37
饥饿处理 ………… 242, 243
甲基丙烯酸酯 …………… 50
降解 …………………… 24, 26
降解周期 ………………… 128
聚己内酯 …… 4, 24, 121, 195, 340
聚乙二醇 ………………… 100
介孔 …………………… 347
介观尺度分析 …………… 405
交联程度 ………………… 52

交联机理 ····················· 6, 55, 311

角膜组织工程 ····················· 153

角膜上皮层 ····················· 173

角膜基质层 ····················· 174

聚羟基乙酸 ····················· 24

剪切损伤 ····················· 55

聚乳酸 ····················· 24

聚乳酸/羟基乙酸共聚物 ····················· 24

计算机断层扫描 ············ 10, 131, 386

机械性能 ····················· 126

胶原 ···· 4, 26, 50, 98, 160, 183, 252, 344

聚乙二醇 ·············· 4, 100, 347

集成打印 ····················· 294

激光辅助打印 ····················· 288

碱性磷酸酶 ····················· 132

剪切变稀性 ····················· 258

计算机辅助设计 ····················· 369

径向压缩测试 ····················· 145

基因组测序评价 ····················· 268

基质胶 ············ 4, 6, 241, 253, 311

基质金属蛋白酶 ····················· 265

角质细胞 ····················· 108

基质硬度 ····················· 208

精准医疗 ····················· 253

K

矿化 ····················· 136

壳聚糖 ········· 5, 24, 41, 161, 286, 345

可控缓释 ····················· 22, 344

可打印性 ····················· 258, 414

可逆交联 ····················· 54

克隆形成效率 ····················· 324

快速原型 ·········· 1, 2, 9, 380, 386

孔隙结构 ····················· 25, 186, 347

孔隙率 ····················· 25

扩散作用 ····················· 186

抗药性测试 ····················· 232

L

零泊松比 ····················· 139

流变学表征 ····················· 61

临床应用 ····· 115, 139, 153, 281, 359

临床转化 ····················· 1

冷冻干燥 ····················· 29

力电特性耦合 ····················· 179

氯化钙 ····················· 231

螺杆挤压 ····················· 122

类器官结构 ····················· 275

拉伸强度 ············ 128, 166, 355

离散-堆积 ····················· 2, 346

立体光刻 ····· 1, 2, 4, 6, 8, 346, 376

流体剪切应力 ····················· 105

类血管通道 ····················· 180

力学性能 ············ 3, 126, 387

力学生物学 ····················· 394

连续喷墨 ····················· 97

离子交联 ············ 5, 50, 61, 215

M

脉动灌注 ····················· 199

明胶 ············ 4, 50, 98, 184, 208, 308

蒙特卡罗法 ····················· 407

N

凝胶 ····················· 56

凝胶点 ············ 65, 214, 315

凝胶时间 ····················· 58

纳米颗粒 ····················· 362

纳米纤维 ····················· 153

纳米形貌 ····················· 346

柠檬酸钠 ··············· 73
内皮细胞 ········ 66, 102, 184, 295, 406
拟胚体 ················· 81
黏弹性 ················ 211

P

普朗尼克 F127 ··········· 5, 258, 376
喷墨打印 ··· 16, 55, 89, 254, 288, 346
喷射速度 ················· 32
胚胎干细胞 ······ 66, 75, 179, 308, 411

Q

羟丙基甲壳素 ·············· 311
气动挤压 ················· 122
器官移植 ················· 14
器官芯片 ············· 9, 274, 382
全厚度皮肤创伤 ············· 111
前后共交联 ················ 50
羟基磷灰石 ········· 3, 23, 132, 209
欠凝胶 ·················· 61
全能性 ·················· 81
取向结构 ················· 180
腔室 ··················· 386

R

溶胶 ············· 5, 50, 56, 189, 217
瑞格菲尼 ················· 270
软光刻 ·················· 368
人胚肾细胞 ················ 71
人体芯片 ················· 387
熔融沉积 ······· 1, 2, 121, 122, 126, 134, 148, 190, 376
人诱导多能干细胞 ········· 179, 308
熔融电纺 ················· 148
溶液电纺 ················· 148

软骨组织工程 ··············· 37
热喷墨打印 ················ 90
热致相分离 ················ 29
溶蚀系统 ················· 339
溶胀原理 ················· 339

S

三点弯曲测试 ··············· 145
顺铂 ··················· 270
时空梯度浓度 ··············· 272
索拉菲尼 ················· 270
扫描速度 ················· 32
水凝胶 ···· 2, 50, 100, 153, 208, 263, 396
上皮-间充质转化 ············· 239
渗透原理 ················· 339
生物标志物 ················ 244
生物材料墨水 ··············· 3
生物大分子材料 ·············· 51
生物反应器 ················ 17
生物活性 ········· 6, 30, 128, 272, 338
生物降解性能 ··············· 22
生物墨水 ····· 3, 49, 100, 180, 288, 385, 398
生物医药工程 ··············· 157
生物相容性 ····3, 40, 98, 121, 153, 189, 287
生物纸 ·················· 112
生物 3D 打印 ······ 11, 45, 85, 153, 207, 281, 370
生物 4D 打印 ··············· 86
三维癌肿瘤结构 ·············· 117
三维体外类宫颈癌肿瘤模型 ······ 239
三维仿生结构 ··············· 114
三维培养 ················· 116
四维生物打印 ··············· 17

三维运动系统 ························· 96

三维 HeLa 细胞结构体 ············· 233

释放动力学 ························· 362

双重缓释 ··························· 344

顺序性释放 ························· 344

数学建模 ··························· 188

数学模型 ·············· 341, 361, 382

四轴联动打印 ······················ 125

生长因子 ··························· 17

生物凝胶包埋法 ···················· 285

生物绘图技术 ······················ 290

生物信号 ··························· 338

随形打印 ··························· 296

T

梯度支架 ··························· 36

团簇形成机制 ······················ 329

泰勒锥 ···················· 92, 148, 381

透明质酸 ··········· 4, 258, 262, 285, 380

脱细胞基质材料 ············· 16, 256, 275

体外测试模型 ······················ 13

体外发育学 ························ 74

体外生命系统 ······················ 11

体外血管化微肿瘤组织芯片 ········· 209

体外肿瘤模型 ············· 207, 275, 295

突释 ······························· 357

拓扑结构 ········ 149, 186, 253, 272, 339

弹性模量 ··························· 116

特异性连接 ························· 342

W

微泵/微阀 ··························· 386

网格结构 ··························· 62

微孔结构 ··························· 31

微流道 ····························· 371

微流控纺丝 ························· 155

微流控生物打印 ···················· 384

微流控芯片 ························· 287

物理交联 ··························· 50

温敏材料 ························ 8, 53

温敏交联 ··························· 55

微纳加工制造 ······················ 115

X

细胞存活率 ························· 67

细胞恢复率 ························· 410

细胞骨架 ········ 72, 201, 234, 237, 263

细胞扩增 ·············· 74, 184, 323

细胞黏附 ·············· 24, 100, 301

细胞损伤多尺度有限元分析 ········· 404

细胞损伤模型 ······················ 406

细胞团簇 ············· 5, 72, 284, 327

细胞外基质 ·· 4, 121, 182, 240, 347, 373

细胞行为调控 ······················ 17

细胞形态 ·········· 168, 232, 282, 400

细胞微球 ··························· 284

细胞增殖 ·············· 53, 74, 135, 236

循环肿瘤细胞 ······················ 272

悬浮打印 ··························· 182

悬浮培养 ··························· 72

血管化 ················ 17, 114, 178

血管化心肌组织结构 ················ 178

血管化肿瘤模型 ···················· 272

心肌细胞 ··························· 182

心肌组织工程 ······················ 179

纤维蛋白 ······ 4, 24, 100, 181, 208, 272

纤维板层结构 ······················ 161

纤维化指标 ························· 264

纤维间隔 ··························· 132

纤维直径 ··························· 132

心血管支架 …………………… 121
牺牲模技术 …………………… 187

Y

压电喷墨打印 …………………… 91
压缩模量 …………………… 167
应变能密度 …………………… 407
诱导因子 …………………… 240
预交联 …………………… 50
诱导多能干细胞 …………………… 17
原位打印 …………………… 102, 117
原位增殖 …………………… 77, 331
药物代谢 …………………… 273, 386
药物递送系统 …………………… 338
药物敏感性 …………………… 282
药物缓释 …………………… 45
药物释放载体 …………………… 5
药物筛选 …………………… 116
药物洗脱支架 …………………… 138
医用聚氨酯 …………………… 351
炎症反应 …………………… 24
异质组分的控制 …………………… 16
异种移植模型 …………………… 207
异质细胞模型 …………………… 289
异质细胞打印 …………………… 289
异质肿瘤模型 …………………… 281

Z

脂肪族聚酯 …………………… 127
智能型响应性材料 …………………… 272
支架柔顺性 …………………… 145
转基因模型 …………………… 207
组织工程人工骨 …………………… 37
组织工程皮肤 …………………… 106
组织工程支架 …………………… 1, 4, 10, 11

组织相容性 …………………… 39
增材制造 …… 1, 7, 11, 51, 86, 120, 288, 346, 369
肿瘤恶性程度 …………………… 264
肿瘤侵袭和迁移 …………………… 207
肿瘤微环境 …………………… 252
肿瘤治疗 …………………… 253
肿瘤转移 …………………… 248
肿瘤异质性 …………………… 282
阵列化打印 …………………… 387
转录组信息特征分析 …………………… 270
再生医学 …………………… 117
自愈性 …………………… 182
自组装 …… 17, 153, 201, 283, 347
载药微球 …………………… 342
载药支架 …………………… 346
植入物 …………………… 10, 121, 344

其他

3D 打印肿瘤模型 …………………… 253
3D 跨尺度数值模型分析 …………………… 404
ABAQUS …………………… 404
A549 …………………… 217
Ⅰ型胶原蛋白 …………………… 109, 240
Ⅲ型前胶原蛋白 …………………… 265
Ⅳ型胶原蛋白 …………………… 265
EMT …………………… 239
E-钙黏着蛋白 …………………… 243
FRESH …………………… 184
GelMA …………………… 385
hiPSC …………………… 308
Matrigel …………………… 311
MMP-2 …………………… 236
MMP-9 …………………… 236
Murray 定律 …………………… 192

N-钙黏着蛋白 ···························· 243

Neo-Hookean 模型 ····················· 406

Ogeden 模型 ···························· 404

PEG ····························· 5, 101

PDMS ·························· 371

Poiseulle ······················· 396

PCL ················· 24, 141, 195, 340

PGA ······················ 24, 340

PLA ······················· 24, 340

PLGA ················ 24, 161, 301, 340

Polyjet ··························· 376

Pr 值 ···························· 62

SEM ··························· 142

Snail ·························· 243

STL ························· 123

SWIFT ························· 184

Weibull ························ 359